Allergic Diseases

From Basic Mechanisms to Comprehensive Management and Prevention

过敏性疾病
从基本机制到综合管理与预防

原著 [德] Claudia Traidl-Hoffmann

[德] Torsten Zuberbier

[德] Thomas Werfel

主译 刘 方

中国科学技术出版社

·北 京·

图书在版编目（CIP）数据

过敏性疾病：从基本机制到综合管理与预防 /（德）克劳迪娅·特拉德尔 - 霍夫曼（Claudia Traidl-Hoffmann）等原著；
刘方主译 . 北京：中国科学技术出版社，2025. 1. -- ISBN 978-7-5236-1098-5

Ⅰ . R593.1

中国国家版本馆 CIP 数据核字第 2024MS3134 号

著作权合同登记号：01-2024-1550

First published in English under the title

Allergic Diseases-From Basic Mechanisms to Comprehensive Management and Prevention

edited by Claudia Traidl-Hoffmann, Torsten Zuberbier, Thomas Werfel

Copyright © Springer Nature Switzerland AG 2022

This edition has been translated and published under licence from Springer Nature Switzerland AG.

All rights reserved.

策划编辑	宗俊琳　张　龙	
责任编辑	王久红	
文字编辑	魏旭辉	
装帧设计	华图文轩	
责任印制	徐　飞	

出　　版	中国科学技术出版社
发　　行	中国科学技术出版社有限公司
地　　址	北京市海淀区中关村南大街 16 号
邮　　编	100081
发行电话	010-62173865
传　　真	010-62179148
网　　址	http：//www.cspbooks.com.cn

开　　本	889mm×1192mm　1/16
字　　数	558 千字
印　　张	20
版　　次	2025 年 1 月第 1 版
印　　次	2025 年 1 月第 1 次印刷
印　　刷	北京博海升彩色印刷有限公司
书　　号	ISBN 978-7-5236-1098-5 / R·3366
定　　价	288.00 元

译校者名单

主　译　刘　方
副主译　支玉香
译校者　（以姓氏汉语拼音为序）

董　洁　首都医科大学附属北京朝阳医院
巩慧子　首都医科大学附属北京朝阳医院
黄新绿　首都医科大学附属北京朝阳医院
贾红侠　首都医科大学附属北京朝阳医院
刘　方　首都医科大学附属北京朝阳医院
彭世光　首都医科大学附属北京朝阳医院
苏日娜　首都医科大学附属北京朝阳医院
苏湘淅　首都医科大学附属北京朝阳医院
谭亚琦　首都医科大学附属北京朝阳医院
王　奔　首都医科大学附属北京朝阳医院
王诗琪　首都医科大学附属北京朝阳医院
魏相博　北京常好丽格医疗美容诊所
张海红　北京怀柔医院
张晋卿　首都医科大学附属北京朝阳医院
张静雅　中国医学科学院皮肤病医院
张　怡　首都医科大学附属北京朝阳医院
章　烜　首都医科大学附属北京朝阳医院
支玉香　中国医学科学院北京协和医院

内容提要

本书引自 Springer 出版社，由德国奥格斯堡大学医学院环境医学部 Claudia Traidl-Hoffmann 教授、德国柏林夏里特医学院皮肤病学系门诊 Torsten Zuberbier 教授、德国汉诺威医学院皮肤病学与过敏学系免疫皮肤病及过敏反应研究中心 Thomas Werfel 教授共同编写，立足全球视角介绍了过敏性疾病的由来、流行病学、疾病负担、过敏原和 IgE 发现的历史、斑贴试验的实施与应用及在职业性过敏性疾病中的诊断价值、新型靶向药物的应用、患者健康教育的重要意义、过敏性疾病的预防等诸多内容。全书共八篇 28 章，总结了过敏性疾病在不同系统的临床表现、研究进展、前沿的治疗技术和方法，同时配有大量精美图片和简明表格，方便读者快速查阅、理解。本书内容全面且贴近临床，适合变态反应科、皮肤科、耳鼻咽喉科、眼科、呼吸科、消化科医生，以及护理人员、科普工作者、过敏性疾病患者及其家属、公共卫生管理部门的工作人员、从事生命科学等研究的工作者阅读参考。

主译简介

　　刘方，医学博士，主任医师，副教授，硕士研究生导师，首都医科大学附属北京朝阳医院皮肤性病与医学美容科主任。师从北京协和医院王家璧教授，获得皮肤性病学专业博士学位。2011年3月至2012年6月于美国波士顿大学皮肤病学系做博士后研究，曾获得国家自然科学基金及北京市自然科学基金面上项目资助。近5年来，以第一作者或通讯作者身份发表SCI论文20余篇。多次在中央电视台、北京广播电台等媒体开展科普讲座，为宣传皮肤健康、减少皮肤疾病发生、促进皮肤病规范化诊疗做出了贡献。

译者前言

近年来，过敏性疾病发病率逐年上升，全球发病率高达 10% ～ 30%，已成为非感染性疾病中发病率最高的疾病，可累及多个系统，表现为特应性皮炎、接触性皮炎、荨麻疹、过敏性鼻炎、过敏性结膜炎、过敏性哮喘、食物过敏、药物性皮炎、过敏性休克等。

作为皮肤科医生，我们每天接诊的以皮疹为主要表现的荨麻疹、接触性皮炎、特应性皮炎、药物性皮炎等患者日渐增多，不禁让我们思考：过敏性疾病的发病率为何持续升高？发病机制是什么？为何特应性皮炎患者常常伴发过敏性鼻炎和过敏性哮喘？最有诊断价值的实验室检查是什么？治疗学上有哪些最新进展？除了药物治疗以外，我们如何更好地管理患者、给予患者及其家属哪些生活指导和建议以提高患者的生活质量、节约治疗费用、让患者最大限度地回归家庭和社会生活？幸运的是，经中国科学技术出版社推荐，我们接触到这部 *Allergic Diseases: From Basic Mechanisms to Comprehensive Management and Prevention* 英文著作，由过敏领域的专家和团队共同撰写，涉及过敏领域多个主题的综述，内容涵盖了过敏性疾病的起源、历史记载、机制研究、临床表现、治疗进展、预防和综合管理等多个方面。我们团队初次阅读即感到本书不仅言简意赅，而且涉及多个学科和过敏的多种表现，有助于拓展我们的视野；我们认为有必要引进翻译并推荐给国内的同行，相信国内的皮肤科同行，以及耳鼻咽喉科、呼吸科、消化科、全科医学领域的医生、健康管理部门的从业人员、康复机构的医护人员、患者及其家属阅读之后都会有所获益。

本书的译者主要来自首都医科大学附属北京朝阳医院皮肤性病与医学美容科医师团队，其中多数译者具有医学博士学位，大家在繁重的临床工作之余高效率完稿，且达到翻译的"信、达、雅"着实不易。此外，首都医科大学基础医学院免疫学系的孙英教授、北京协和医院变态反应科的支玉香教授为本书提出了宝贵意见，令我们获益良多，在此一并致谢。

由于中外术语规范及语言表述习惯有所不同，加之译者众多，各家编译风格稍有不同，中文版可能遗有疏漏之处，恳请广大读者批评指正。

首都医科大学附属北京朝阳医院皮肤性病与医学美容科　刘方

原书前言

欧洲过敏症患者每年因身体不适而致缺席工作或无法去学校的天数达 1 亿天！人们可以想象在如此漫长的时间里能取得什么成就，这还不包括他们虽然上班或上学但不能完全胜任工作或学习的天数。

过敏性疾病的负担很重，不仅是疾病本身的症状，如流鼻涕、打喷嚏、皮肤瘙痒等，还有伴随而来的失眠、被迫放弃某些活动和易过敏食物、对过敏性休克的焦虑，以及费时且昂贵的治疗，都会降低患者的生活质量。许多患者都会出现焦虑和抑郁等心理健康问题。在这种情况下，患者及其家人会遭受巨大痛苦。

据估计，到 2025 年，50% 欧盟居民将不得不应对某种形式的过敏，也就是说，将有 2.25 亿人出现过敏反应。鉴于过敏性疾病日益流行的情况，我们致力于了解过敏的机制并制订有效的预防和管理措施。本书旨在为众多科学家、从业者和相关人员提供有关过敏性疾病的最新知识。

本书汇集了来自 8 个不同国家的 65 位该领域顶尖科学家的观点和专业知识，仔细研究了过敏的各个方面，内容涵盖历史、不同形式、发展机制、风险因素、诊断、疾病管理等。更重要的是，本书收集了有关预防的方法，不仅介绍了最新技术，还概述了基础科学，内容比教科书更加丰富，对已经建立的及仍有待探索的内容均有涉猎，希望在不久的将来，可以减轻所有患者的负担，防止过敏患病率的进一步上升。

本书的第一篇解释了过敏的历史与流行病学背景。Ring 先描述了古代、中世纪和文艺复兴时期的过敏反应，接着介绍了 19 世纪初过敏学的开端，最后描述了 20 世纪过敏性疾病的诊断、治疗和病理生理学机制的发展。Genuneit 和 Standl 从流行病学的角度总结了我们对 21 世纪过敏性疾病的自然病程和危险因素的认识。

尽管过敏发生或触发时的作用机制尚不完全清楚，至少在分子水平上是这样，但第二篇描述了一些已被认定为重要的一般机制。Knol 和 Gilles 仔细研究了过敏反应免疫系统背后的四种类型，并将 60 多年前形成的这种区别与实际发现统一起来。Biedermann 等专注于皮肤的屏障功能，并强调其完整性的重要意义，这种完整性受到伤口修复或抗感染免疫反应等复杂措施的保护。对新方法（如新的测序技术）也提供了令人着迷的新见解。Schwierzeck、Hülpüsch 和 Reiger 使用这些方法分析了各种微生物组。他们在文章中解释了研究方法，并报道了与过敏性疾病相关的皮肤、肺和鼻咽微生物组的变化。

第三篇转向过敏性疾病的各种表现和新的医疗形式。Papadopoulos 等提供了有关哮喘的最新观点，提供了有关流行病学、定义、诊断和治疗选择的最新信息。Müller 阐明了过敏性结膜炎的特点。Traidl 等关注特应性湿疹的发病机制和病理生理学，尤其关注靶向治疗提供的新的治疗可能，如 IL-4 受体 α 特异性单克隆抗体度普利尤单抗。Maurer 等概述了荨麻疹的分类、诊断和治疗。Pfützner 等讨论了过敏原免疫疗法的实际可能性，Wang 则深入探讨了精准医疗治疗慢性鼻窦炎的可能性。

第四篇侧重于不同环境触发的各种形式的过敏性疾病的治疗。本篇先重点介绍了食物过敏。食物作为一种环境诱发物，可引发过敏反应，最常见的是牛奶、鸡蛋、鱼、贝类、花生、大豆、树坚果或小麦。Bohle 和 Werfel 描述了食物过敏反应的不同机制和类型，以及治疗选择。以花生和苹果过敏为例阐述了治疗方案。另一个相关的诱因可能是药物。Mockenhaupt 阐述了药物的不良过敏反应，并专注于皮肤上的表现。此外，在工作场所暴露于过敏原可能会导致某些职业过敏的风险更高。例如，面包师对小麦蛋白或其他谷物过敏，从而导致面包师哮喘。在本篇之后的章节中，Giminez Arnau 和 João Luís 概述了接触性皮炎，并强调了斑贴试验与接触性皮炎的相关性。

第五篇主要关注了过敏性疾病在分子水平上的表达。Ferreira 通过 AIT 研究了 B 细胞在过敏发展和耐受诱导中的作用。Ohnmacht 和 Eyerich 详细介绍了不同类型的辅助性 T 细胞和调节性 T 细胞及其在过敏性炎症发展中的作用。Martin 和 Esser 反过来解释了在理解过敏原诱导炎症过程背后的细胞和病理机制方面取得的进展，这些发现为治疗过敏的新方法扫清了道路。

某些因素会增加过敏性疾病的发生风险。本书第六篇介绍了这些危险因素。过敏有遗传因素。Haider 等总结了目前有关哮喘和过敏性疾病的遗传学知识。识别特定的哮喘基因是困难的，但有几种方法可以理清哮喘和过敏的遗传学，如基于过敏亚型的定义。然而，遗传学并不能解释过去几十年过敏症的增加。环境因素在这方面发挥了重要作用。这就是为什么理解 Potaczek 等解释的表观遗传机制有可能改善过敏性疾病的治疗和预防。空气污染是与发病率和死亡率相关的环境因素之一。Schikowski 描述了空气污染如何影响我们的健康，以及室内和室外污染对过敏性疾病的影响。过敏性疾病的患病率和发病率的增加通常被认为与生活方式的改变相关。但不仅是行为和生活方式、社会和环境结构也在发生变化。Heuson 描述了气候变化和全球化如何增加了过敏原的暴露，从而可能增加过敏风险。由于过敏原的暴露和过敏性疾病的流行遵循社会梯度，因此也提出了伦理问题，并提出了对过敏政策的影响。

第七篇讨论了诊断不同类型过敏的可能性。首先，Treudler 和 Simon 描述了 I 型过敏的诊断程序。Mahler 和 Uter 随后精确地解释了应用和分析皮肤斑贴试验的过程和问题，并罗列了当前指南中已制订的最佳实践建议。

预防过敏性疾病是一项重要的公共卫生目标。因此，第八篇重点介绍了一级（Landgraf-Raulf 和 von Mutius）、二级和三级预防（Fieten 等）。由于营养干预对预防特应性疾病有很好的效果，Szklany 等对此主题进行了综述。最后介绍了同样重要的内容，即对患者进行教育。患者教育可以提高生活质量，降低症状的严重程度。Traidl 等回顾了特应性湿疹患者教育计划的积极影响。不仅是特应性湿疹患者，还有过敏性哮喘等其他慢性病患者，都可以从教育和培训计划的实施中受益。

近年来，过敏研究取得了巨大成功。过敏治疗改善了许多患者的生活。但过敏性疾病仍然没有得到应有的重视和正确的评估。许多患者仍然不重视自己的疾病，可以通过以患者为中心的护理予以改善，也可以通过制订实用和必要的法规来改善。随着气候的变化，过敏患者的数量将会增加。例如，花粉季节的持续时间总体上变得更长，空气中花粉的数量增加，甚至花粉本身的致敏性升高。面对将影响我们生活的变化，我们必须继续寻找解决方案以维持稳态，并为许多仍未破解的问题寻找答案。究竟是什么把一个人变成过敏者，把某种物质变成过敏原？最近的一项研究讨论了过敏表型的可能进化价值：过敏可能会防止寄生虫感染、加速伤口修复、抵抗毒液甚至肿瘤。许多机制仍不完全清楚。

我们还需要进一步的研究来解释不同过敏原引起的不同类型过敏反应的机制、慢性化的基本机制或导致疾病的病理机制，特别是对于将结果转化为复杂和可持续疾病的管理。我们需要研究个体对过敏原的阈值，以及在空间和时间上理解为什么过敏会演变成过敏性疾病。我们需要知道哪些环境因素或心理社会因素会增加过敏和疾病发展的风险，并尽可能将研究成果广泛传播。我们需要更多地了解食物过敏和不耐受、肠道过敏性疾病、对药物的过敏性、过敏性鼻结膜炎，以及它们的进展和可行的治疗方法。我们的研究清单还没有结束。

最后，我们要感谢所有为本书做出贡献的同仁，他们以丰富经验为过敏研究奠定了重要基石。

我们已经取得了不小的进步，但仍有很长的路要走。

Claudia Traidl-Hoffmann
Germany，Augsburg
Torsten Zuberbier
Germany，Berlin
Thomas Werfel
Germany，Hanover

目 录

第一篇

历史与流行病学
History and Epidemiology

第 1 章 过敏史：临床描述、病理生理学和治疗
History of Allergy: Clinical Descriptions, Pathophysiology, and Treatment

Johannes Ring 著

彭世光 译 董 洁 校

摘要

在过去的几十年里，过敏的发生率急剧上升。但自古以来，过敏都不是什么新鲜事。古代埃及、中国和希腊 - 罗马文化等古代社会均有对哮喘和湿疹的记载。中世纪波斯 - 阿拉伯的文学典籍中可以找到对花粉热的描述（当时称为"玫瑰热"）。过敏反应的科学研究始于 19 世纪，当时对花粉热进行了实验研究，发现花粉是过敏的诱导剂。20 世纪过敏反应的里程碑包括：描述过敏反应、创造"过敏"和"特应性"的术语、Prausnitz-Küstner 试验、IgE 的发现，并开发了常规检测特异性 IgE 抗体的放射过敏原吸附试验（RAST）。另外，由于细胞免疫学的进展，还对 T 细胞亚群 Th1 和 Th2 首次进行了描述。自从对组胺释放过程进行研究后，对肥大细胞和嗜碱性粒细胞的认识也取得了进展，并首次检测到了白三烯。过敏的药物治疗始于 20 世纪初，先是肾上腺素，然后是抗组胺药物和可的松，并在那时开创了过敏原特异性免疫疗法。流行病学研究指出，环境污染物会加重过敏，农场环境则对过敏起保护作用。基于实验过敏反应学和免疫学的进步，针对各种特应性疾病的靶向治疗方法也有了突破。

关键词：过敏；生物制剂；历史；免疫球蛋白 E；免疫疗法；肥大细胞；花粉

过敏被称为"21 世纪的流行病"，尽管在过去 50 年中过敏性疾病的发病率急剧上升，但它们并不是新兴疾病。下面让我们简要回顾一下过敏性疾病的历史发展、对发病机制的认识，以及诊断、治疗和预防方面的进展。

一、古代的过敏

过敏性疾病在埃及、中国、美洲原住民和希腊 - 罗马文化等许多文化的早期医学文献中均有记载。在这些经文中发现的许多名称，如"哮喘""湿疹""特质"，至今仍在使用（Samter，1969；Simons，1994；Bergmann 和 Ring，2014；Schadewaldt，1983）。

我们在埃及的《埃伯斯纸草卷》（*Papyrus Ebers*）中找到了哮喘和哮喘疗法的描述。在公元

前 2611 年记载有一位死于黄蜂蜇伤的法老 Menes（Avenberg 等，1980），目前尚不清楚他是否为第一个记录在案的过敏患者。

在古代中国，某些植物被用于治疗哮喘和流涕，如 1878 年从麻黄中分离出的活性物质麻黄素。

希波克拉底的著作中并没有记录干草热，但是多次提到了哮喘，他的学生收集的《希波克拉底文集》中也多次提到了哮喘。其中最详细的记录来自卡帕多西亚的 Aretaeus 和 Dioscurides（Bergmann 和 Ring，2014）。湿疹（eczema）一词出现在公元 600 年左右，出自阿米达的 Aetius，暗指水壶里的汤冒出来（ek= 涌出，zeo= 活动性）。通常认为是 Titus Lucretius Carus 在《自然》一书中的一句话"quod alii cibus est alii fuad acre venenum"（对某些人来说正常的食物对另一些人可能是致命的毒药）（表 1-1），首次提出了食物过敏。

表 1-1 历史上的过敏性疾病

时 间	患 者	疾 病
公元前 2641 年	法老 Menes	过敏性反应
公元前 460 年	Hippocrates	奶酪特异症
公元前 200 年	Dioscurides	哮喘
公元前 70 年	Lucretius	食物过敏
600 年	Aetius Amida	湿疹
900 年	Al Rhazes	玫瑰热
1783 年	Phoebus	干草热
1819 年	Bostock	自传"干草热"
1870 年	Blackley	花粉，皮肤试验
1872 年	Quincke	血管性水肿
1891 年	Brocq	神经性皮炎
1902 年	Richet/Portier	过敏性反应

引自 Bergmann and Ring，2014

文献记载中最可能是第一个有阳性家族史的特应性个体是 Octavianus Augustus 皇帝，他患有花粉热的症状（春风时节的卡他症状）、哮喘（胸闷）和湿疹（需要用工具抓挠的多发瘙痒性皮损）（图 1-1）。此外，在 Julian Claudian 皇室，Claudius 和 Britannicus 皇帝也被记载有过敏症状（Ring，1985）。

二、中世纪和文艺复兴时期的过敏史

希腊 - 罗马传统与希波克拉底和盖伦经文一起被保存在中东的波斯 - 阿拉伯医学中，并被翻译成拉丁语，通过意大利南部和西班牙回到欧洲。在这些经文中，我们发现早期提到了"玫瑰热"——其症状与 Al Rhazes 和 Ibn Sina（Avicenna）描述的花粉热相似。他们还描述了一种与荨麻疹非常相似的疾病，称为"Essera"。Sultan Saladin

的私人医生 Moses Maimonides 详细描述了哮喘及其治疗（Avenberg 等，1980）。而到了 17 世纪和 18 世纪，可以找到越来越多的关于哮喘和鼻季节性症状的描述（van Helmont，1648）。

三、19 世纪，科学过敏反应学的开端

对最常见的过敏性疾病——"花粉热"的第一个科学描述来自工业化起源的英国，这可能不是巧合。首次提出的是 John Bostock 医生，他在皇家学会的一次会议上介绍了自己的疾病（Bostock，1819）。19 世纪后期，Charles Blackley 首次证明花粉是花粉热的致病因素，他还进行了第一次皮肤和结膜激发试验，并检测了空气中的

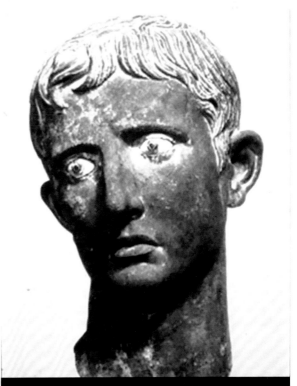

春风时节的卡他症状和胸闷 ... 用工具抓挠的瘙痒性皮损

孙子 Claudius
鼻结膜炎
曾外甥 Britannicus
马过敏

（Ring, Hautarzt 1981）

▲ 图 1-1 Octavianus Augustus 皇帝
引自 Ring J, Hautarzt, 1985

花粉（Blackley，1873）。

Wyman 证明了秋季卡他病是由豚草引起的（Wyman，1875）。Henry Hide Salter 在 19 世纪下半叶首次对哮喘进行了经典描述（Salter，1864）。

Paul Ehrlich（Ehrlich，1879）开发的新染色法可以区分不同的炎症细胞，特别是嗜酸性粒细胞和肥大细胞，这是阐明疾病的病理生理学方面取得的第一个进展。19 世纪最后 10 年，Charcot 和 Von Leyden 在哮喘患者的痰液中发现了针状晶体（Charcot 和 Robin，1853；Leyden，1872）。Curschmann 描述了典型的螺旋体（Curschmann，1882）。特应性湿疹被更贴切地描述为"神经性皮肤病"或"diathésique 痒疹"（Besnier，1892；Wallach 等，2004）。1895 年，Josef Jadassohn（Jadassohn，1896）首次进行了针对汞接触过敏的斑贴试验。这一药物反应被称作碘仿疹（Neisser，1884）。

四、20 世纪的里程碑

实验过敏反应学的进展始于 Charles Richet 和 Paul Portier 的一项著名观察，他们希望为狗接种针对地中海蛇海葵毒素的疫苗。他们在摩纳哥王子的游艇上开始了实验（图 1-2），并将在巴黎继续进行。在反复注射毒素后，本应因接种疫苗而受到保护的狗"海王星"在戏剧性的情况下死亡（Portier 和 Richet，1902）。Richet 在观察这一现象时想将其归因为"缺乏保护"，而不是"保护"（phylaxie）。正确的词应该是"无防御力"（aphylaxis），但 Richet 更喜欢有节奏感的术语"anaphylaxis"（今译作过敏反应），这个词很快在全世界传播开来。Richet 于 1913 年获得诺贝尔奖，但他仍不了解这种现象的病理生理学，认为这是对毒素缺乏保护，而不是高反应性。

1906 年，维也纳儿科医生 Clemens von Pirquet 在《慕尼黑医学周刊》（1906 年 7 月 24 日）（图 1-3）中提出了"过敏"一词，他想更准确地描述在免疫反应过程中观察到的不同现象，并提出了该术语来表示"改变的状态"，即有机体在接触有机生物或无生命的毒素时呈现的状态。"对于这种反应性改变的一般概念，我建议使用'过敏'这个术语"（von Pirquet，1906）。Pirquet 在研究白喉抗毒素，以及与 Bela Schick 一起研究血清病的发生时，已经意识到了免疫诱导的不良反应。

Maurice Arthus 研究了通过向家兔皮肤反复注射马血清引起的皮肤反应（Arthus，1909），后来称为"Arthus 现象"，该现象被 Coombs 和 Gell 归类为Ⅲ型（Coombs 和 Gell，1963）。Alexandre Besredka 在实验工作中发表了关于动物过敏性休克的研究，他试图通过接种抗过敏疫苗来预防这种休克（Besredka 和 Steinhardt，1907）；他认为大脑参与了过敏性休克的过程。

与动物的实验性过敏相反，像花粉热这样典型的过敏性疾病会在没有明显主动致敏的情况下

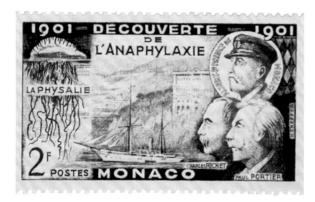

▲ 图 1-2　为了纪念研究人员 **Richet** 和 **Portier** 在摩纳哥王子的游艇上进行实验发行的首次描述过敏反应的邮票
引自 Ring，2010

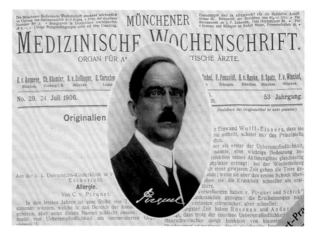

▲ 图 1-3　1906 年"过敏"一文的照片，作者 **Clemens von Pirquet** 的肖像出现在 1986 年《慕尼黑医学周刊》80 周年纪念刊的封面上

出现，即"自发"。此外，它们也往往发生在患者的其他家庭成员中。这一现象导致美国研究人员 Arthur Fernandez Coca 和 Robert Anderson Cooke 用"特应性"一词来定义这种反应性改变的状态（Coca 和 Cooke，1923）。

1915 年，Coca 创立了《免疫学杂志》。Cooke 本人也是过敏体质，在注射白喉抗毒素后差点死于严重的过敏反应。于是他在纽约创办了一家治疗过敏性疾病的诊所。他还解释了如何通过"阻断抗体"进行免疫治疗。

Kämmerer 以其"过敏体质"（Kämmerer，1926；Wise 和 Sulzberger，1933）提出了呼吸道黏膜和皮肤等各种疾病之间密切联系的概念。Karl Hansen 认为花粉热和哮喘与过敏反应相似，并提出了"休克碎片"（shock fragment）（Hansen，1941）一词。

自从有了异源蛋白质诱导血清病，以及过敏状态会通过输血转移的报道后，人们开始在血液中寻找"过敏体"。这项开创性试验是由 Karl Prausnitz 在 Breslau（Wroclaw）完成的，他的助手 Heinz Küstner 对鱼过敏，他给自己注射了助手的血清。次日，他在注射部位附近注射了一种鱼类提取物，即刻出现肿胀和红斑（Prausnitz 和 Küstner，1921）。因此，证实过敏可通过血清转移，这种使用了几十年的方法被称为 Prausnitz-Küstner 试验。Zoltan Ovary 在动物实验中也采用了这一想法，在动物（通常是豚鼠）中引入"被动皮肤过敏反应"（passive cutaneous anaphylaxis，PCA），以更好地测量应用过敏原和血清及染色剂（伊文思蓝）后出现的风团和炎症反应（Ovary，1999）。

人体皮肤试验起源于 Charles Blackley 的划痕试验，此后 Clemens von Pirquet 提出用皮内法进行强化，Oscar Menderson Schloss 提出了标准化的划痕试验。Pirquet 首先使用了最常用的"点刺试验"，即用"针头"刺破皮肤，滴入结核菌素。今天使用的点刺试验是由维也纳皮肤科的 Helmtraud Ebruster 发明的（Ebruster，1959）。英国的 Morrow Brown 使用了不同的装置和标准化

针头，是该试验的一大进展（Brown 等，1981；Brown，1992）。

激发试验始由 Charles Blackley 完成，后来由 Alfred Wolff-Eisner（Wolff-Eisner，1906、1907）、Noon 和 Freeman 作为"眼科测试"完成。此后，William Duke（Duke，1925） 和 Erich Urbach（Urbach，1933）将激发试验作为常规检查。

1925 年，Simon 和 Charles Leopold 兄弟开发了一种用于实验环境的过敏原吸入技术（Leopold 兄弟，1925）。1956 年，Gronemyer 和 Fuchs 发表了《吸入性肺炎试验》，建议将该试验作为哮喘过敏诊断的常规方法（Fuchs 等，1956）。

在过敏的病理生理学的理解方面，20 世纪下半叶出现了两个重大突破，即检测免疫球蛋白 E（IgE）及发现新的炎症性血管活性介质。

五、免疫球蛋白 E 的发现

由于 Prausnitz 和 Küstner 已经证明了血清的可转移性，人们对这些所谓的反应素的性质进行了深入的研究。通过现代生物化学方法（如电泳法和抗体检测试验），人们有机会发现丙种球蛋白组分的反应性。两个相互独立的团队进行了这项研究，即丹佛的 Kimishige 和 Teruko Ishizaka 团队，他们从花粉热患者的血清中提取出了少量他们称为"丙种球蛋白"的物质（Ishizaka 等，1966）。

在乌普萨拉，SGO Johansson 与 Hans Bennich 从 1 名多发性骨髓瘤患者中发现了骨髓瘤蛋白，该患者的特征迄今未知，他们根据患者姓名的首字母命名为"IgND"（Johansson，1967）。他们发现 60% 的过敏性哮喘患者表达 IgND；他们还开发了一种针对常见过敏原（如花粉或室内尘螨）的 IgND 抗体的放射免疫测定方法，为此后几十年来用于检测特定 IgE 抗体的放射过敏原吸附试验（raidio-allergo-sorbent test，RAST）奠定了基础。1968 年，世界卫生组织（World Health Organization，WHO）将这些研究团队召集在一起，共享试剂，于是该年在洛桑正式宣布了一种新的免疫球蛋白——IgE（Bennich 等，1968）。

六、T 淋巴细胞免疫

直到 20 世纪 50 年代，才明确淋巴细胞不仅在淋巴细胞性白血病中具有抗肿瘤性，在免疫反应中还发挥关键作用。随着免疫学研究的进展，从最初发现 T 淋巴细胞（简称 T 细胞）和 B 淋巴细胞（简称 B 细胞）开始，越来越多新的淋巴细胞亚群被揭示；其中"T"代表胸腺，"B"代表鸟类的法氏囊。

B 细胞会转化为浆细胞，并合成和分泌抗体。T 细胞处于免疫反应的中心，不同的 T 细胞亚群可表达不同的细胞因子。首先发现的亚群是辅助性 T 细胞（helper T cell，Th 细胞）和抑制性 T 细胞（suppressor T cell，Ts 细胞）；在辅助性 T 细胞中，20 世纪 80 年代末检测出了 1 型辅助性 T 细胞(Th1 细胞)和 2 型辅助性 T 细胞(Th2 细胞)。细胞亚群只能通过其分泌的细胞因子来区分，而不能通过形态标记来区分。Th1 细胞产生 γ 干扰素和白细胞介素（interleukin，IL）-2，继而激活巨噬细胞。而 Th2 细胞产生 IL-4、IL-5 和 IL-13（Mosmann 和 Coffman，1989），在特应性条件下促进 IgE 的产生。很显然，Th2 反应是主要的过敏增强免疫反应，而 Th1 反应在器官特异性自身免疫性疾病或慢性炎症性疾病中普遍存在。

在随后的几十年里，人们发现了大量具有特定生理和病理生理学功能的细胞因子和 T 细胞亚群（Romagnani，1991）。更重要和特别有趣的是寻找所谓的抑制性细胞（Tada 等，1991），这些细胞被认为可以介导免疫耐受，但无法表达分子表征，因此几乎被遗忘。它们再次出现在人们视线中是在 90 年代，被京都的 Sakaguchi "重新检测"，将其命名为"调节性 T 细胞"（regulatory T cell，Treg），其特征是表达 IL-2 受体（CD25）（Sakaguchi 等，1995）。

虽然这些调节性 T 细胞在过敏性或自身免疫性疾病中发挥有益作用，但它们会阻止对恶性肿瘤的正常免疫监视。现代癌症治疗的主要进展之一是研制出针对调节性 T 细胞的 CTLA4 标志物的单克隆抗体，从而延长转移性恶性黑色素瘤患者的生存期。

过敏原特异性免疫治疗（allergen-specific immunotherapy，ASIT）的机制之一是诱导调节性 T 细胞，从而在不同的 T 细胞亚群之间重新建立正常的稳态（Norman 和 Lichtenstein，1978；Ring 和 Gutermuth，2011）。

七、肥大细胞、嗜碱性粒细胞和组胺

自 1877 年 Paul Ehrlich 发现并首次描述肥大细胞（名字的由来是因为内部颗粒看起来像"gemästet"，德语"填充"的意思）以来，花了几十年时间，肥大细胞才与血液中的嗜碱性粒细胞一起被认为可以贮存和产生组胺（Riley 和 West，1952）。此外，在外周血和骨髓中发现的几种肥大细胞群也是一大进展。组胺作为肥大细胞的主要介质，被认为是介导过敏反应的物质（Dale 和 Laidlaw，1910）。1964 年，Lichtenstein 和 Osler 证明了特定的过敏原能够刺激人类白细胞（即嗜碱性粒细胞）释放组胺（Lichtenstein 和 Osler，1964）。

在发现 IgE 和 IgE 受体后，学者们发现肥大细胞和嗜碱性粒细胞均表达高度特异性的 IgE 受体。1971 年，在腹膜肥大细胞中发现 IgE 致敏的肥大细胞在过敏原激发后释放组胺。活化的肥大细胞可以释放多种蛋白质和细胞因子及低分子量血管活性物质（如组胺、白三烯），称为以后被广为人知的"过敏反应慢反应物质"（Samuelsson，1983）或血小板活化因子。肥大细胞不仅可以被过敏原激活，还可以被化学激活，如用 40/80 物质或其他刺激和途径激活（Austen 和 Brocklehurst，1960）。对于看起来像过敏反应但没有免疫致敏证据的临床过敏表现，Paul Kallos 提出术语"假性过敏反应"（Bergmann 和 Ring，2014）（表 1-2）。

八、嗜酸性粒细胞

自从发现嗜酸性粒细胞以来，人们发现它们不仅与过敏性疾病有关，还与机体保护因素有关。几十年来，人们一直在争论嗜酸性粒细胞是"好"还是"坏"，是"朋友"还是"敌人"（Simon 和

表 1-2 过敏现象与疾病的里程碑

与过敏相关的项目	作 者	时间（年）
皮肤和激发试验，花粉作为激发物	Blackley	1873
肥大细胞	Ehrlich	1877
斑贴试验	Jadassohn	1895
速发型过敏反应	Richet, Portier	1902
局部过敏反应	Arthus	1905
血清病	vPirquet, Schick	1905
过敏	vPirquet	1906
类似过敏反应的花粉热	Wolff-Eisner	1906
花粉抗体（Pollantin）	Dunbar	1910
类似于过敏反应的组胺效应	Dale, Laidlaw	1910
预防接种	Noon, Freeman	1911
体液的血清转移	Prausnitz, Küstner	1921
特应性	Coca, Cooke	1923
麻黄素（来自麻黄）	Shen, Schmidt	1924
组胺三联征	Lewis	1927
无尘气候室	Storm van Leeuwen	1928
过敏体质	Kämmerer	1928
抗组胺药（异丙嗪）	Bovet, Staub	1937
阻断抗体	Loveless	1940
休克碎片	Hansen	1941
可的松	Kendall, Hench	1949
被动皮肤过敏反应（PCA）	Ovary	1952
肥大细胞颗粒中的组胺	Riley, West	1953
安慰剂对照试验（ASIT）	Frankland	1954
常规支气管激发	Fuchs, Gronemeyer	1956
免疫复合物	Dixon	1958
青霉素过敏（半抗原二价）	DeWeck, Levine	1960
农民肺	Pepys	1961
Ⅰ～Ⅳ型致病性免疫反应	Coombs, Gell	1963
嗜碱性粒细胞释放组胺	Lichtenstein, Osler	1964

（续表）

与过敏相关的项目	作　者	时间（年）
IgE	Ishizaka	1966
	Johansson	1967
屋尘螨	Vorhoorst, Spieksma	1967
色甘酸盐	Altounyan	1967
接触性过敏（小鼠）	Macher, Chase	1969
过敏反应中的淋巴细胞转化	Halpern	1977
假性过敏反应	Kallos	1978
白三烯（作为 SRS-A）	Samuelsson	1979
IgE 受体	Metzger	1984
Th1、Th2 概念	Mossman	1987
IL-4	Coffman	1988
过敏反应毒理学	Behrendt	1987
重组过敏原	Tovey, Kraft	1989
白三烯拮抗药	Piper	1987
外用钙调磷酸酶抑制药	Stütz, Meingassner	1995
抗 IgE	Heusser	1996
特应性湿疹中的聚丝蛋白突变	McLean, Irvine	2007

引自 Bergmann and Ring，2014

Simon，2007）。

毫无疑问，嗜酸性粒细胞在各种过敏性疾病中发挥促炎作用；随着嗜酸性粒细胞性食管炎和嗜酸性粒细胞性胃肠炎等疾病的患病率逐渐增加，与之相关的胃肠道嗜酸性粒细胞病理学随之兴起。此外，嗜酸性粒细胞在防御反应中也发挥有益的作用，并在组织重塑中发挥作用。由于针对 IL-5（主要的促进嗜酸性粒细胞的细胞因子）的单克隆抗体的开发，嗜酸性粒细胞性哮喘、高嗜酸性粒细胞综合征及其他伴有嗜酸性粒细胞异常活化的多种疾病的治疗有了新的希望（Renz 等，2021）。

九、组胺和抗组胺药物

1907 年，Windaus 和 Vogt 用化学方法鉴定出组胺，1910 年，Ackermann 从细菌组胺发酵的代谢产物中分离出组胺（Windaus 和 Vogt，1907）。

Henry Dale 随后进行了开创性的实验，显示了模拟过敏症状的药理作用（Dale 和 Laidlaw，1910）。1937 年，Daniel Bovet 开发了第一款抗组胺药（Bovet 和 Staub，1937）。1942 年，第一种药物二甲基乙二胺（品牌名 Antergan）上市（Halpern，1942）。组胺通过 H_1、H_2、H_3、H_4 等受体起作用，其中 H_1 受体在过敏反应中最为重要。H_2 主要调控胃肠道的组胺反应，在皮肤的小血管中也有分布。James Black 因发现组胺 H_2 受体获得了诺贝尔奖（Black 等，1972），现已证实 H_2 受体拮抗药能有效降低胃酸分泌并预防消化性溃疡。

H_3 受体存在于大脑中，在觉醒调控中发挥作用。H_4 受体在免疫细胞上表达，可能与瘙痒感觉相关。在过敏性疾病治疗中，H_1 受体拮抗药是关键。第一代抗组胺药物（美吡拉敏、二美替丁、克马司汀等）有明显的镇静不良反应，但从特非那定和氯雷他定开始的第二代抗组胺药的不良反应得到了改善，而"第三代"抗组胺药，即代谢产物，如非索非那定、左西替利嗪、地氯雷他定等则明显改善了不良反应。

十、过敏流行病学

过敏性疾病的发病率在 20 世纪有所上升，人群中约 20% 的人患有特应性疾病（哮喘、花粉热、湿疹）。发病率的升高首先发生在北半球的西方国家，但在新千年，它成为遍布各大陆的全球现象。1960—1990 年，30 年里，伴随着北半球生活方式的显著变化，如农村环境的减少、交通尾气暴露增加和城市化进程加快，过敏发病率最显著的增长出现在北半球（Behrendt 等，1999）。随着授粉期的延长，气候变化可能会导致过敏发生率的升高。这种增长的原因可以通过两个假说来解释。

(1) 感染率降低和卫生状况改善导致了生命早期免疫刺激减少（卫生假说）（Strachan，1989）。

(2) 大气中环境污染物的增加，特别是细颗粒物（污染假说）（Behrendt 等，2014）。

来自于日本（Miyamoto 和 Takafuji，1991）的早期研究，以及对前东德和西德学龄儿童的比较研究（Krämer 等，1999）提示污染物暴露与过敏相关。

研究发现在奥地利、瑞士和巴伐利亚的高山农民中，同一地区农户儿童比非农户儿童过敏的患病率低（Gassner，1985；Von Mutius 等，2000）。类似的发现来自于特定选择的、主要是信仰宗教的、具有非常传统生活方式的传统保守社区（如斯德哥尔摩的人类学家庭或美国的阿米什人）的研究（Fagerstedt 等，2015；Ober 等，2017）。

尽管所涉及的病理生理学机制尚未完全阐明，但人们普遍认为，"西方生活方式"的文明

与过敏性疾病的发展和恶化有关（Behrendt 等，2014；Behrendt 和 Ring，2021）。

十一、药物治疗

过敏性疾病的药物治疗始于儿茶酚胺，早在古代中国就开始使用麻黄碱。肾上腺素的引入，则是过敏治疗的突破性进展。1893 年，肾上腺素在肾上腺中被发现，这是肾上腺提取物的首次治疗经验。1901—1905 年，提取出了活性成分肾上腺素、苏帕林或肾上腺素，1906 年 Josef Friedmann 确定了其化学结构（Friedmann，1906）。

通过证明几种特定的肾上腺素受体，可以清晰地看出，对于过敏和哮喘，肾上腺素受体尤其是 β_2 肾上腺素受体与各自的激动药结合来治疗过敏，这一反应非常重要。肾上腺素本身在过敏反应的治疗药物中发挥着核心作用（Ring 等，2018）。

当我们查看 1950 年以前教科书中过敏性疾病的治疗方案时，可以发现过敏治疗有显而易见的巨大进展（表 1-3）。

表 1-3　1950 年以前教科书中的过敏治疗建议

- 戒酒（尽量避免饮酒）
- 蛋白胨
- 疫苗（细菌、结核菌素等）
- 脱敏
- 非特异性脱敏（组胺、组胺酶等）
- 拟交感神经药（麻黄碱、苯丙胺、肾上腺素等）
- 副交感神经抑制药（颠茄、阿托品、莨菪属、曼陀罗粉等）
- 阿片类药物（阿片、可待因、可卡因等）
- 抗组胺药
- 祛痰药（碘化物等）
- 激素（胰岛素、垂体和肾上腺提取物）
- 金盐
- 维生素和钙
- 催眠药（氨基甲酸乙酯、乙醚、三溴乙醇等）
- X 线治疗（胸部、脾脏）
- 外科手术（颈交感神经切除术、神经节切除术等）
- 其他（阿司匹林、威士忌等）

十二、过敏原

自从 1873 年 Blackley 发现花粉是花粉热的诱因，并检测到屋尘螨是屋尘中的活性成分（Voorhorst 等，1964）后，人们花了很长时间才阐明鳕鱼（Elsayed 和 Aas，1970）、屋尘螨（Tovey 等，1989）和桦树花粉（Breiteneder 等，1992；Kraft 和 Sehon，1993）的过敏原分子性质。

在药物过敏领域，从接触性过敏的首个斑贴试验开始（Jadassohn，1896），主要突破是发现了青霉素过敏中肥大细胞和嗜碱性粒细胞表面 IgE 的二价桥联的分子机制（DeWeck，2008）。

十三、过敏原特异性免疫疗法

通过疫苗接种来影响过敏性疾病的早期尝试可以追溯到 19 世纪。在 20 世纪的第一个 10 年里，使用不同的流程发表了几份报告，并将 Wolf-Eissner、Dunbar 和其他人的名字联系起来（Ring 和 Gutermuth，2011）。

Leonard Noon 和 John Freeman 的研究取得了突破，他们观察到"预防性接种"后患者的花粉热症状明显改善（Noon，1911）。

过敏原特异性免疫疗法（allergen-specific immunotherapy，ASIT）的第一项临床对照试验由 Frankland 和 Augustine 于 1953 年完成（Frankland 和 Augustine，1954）。从那时起，通过更好地纯化和标准化过敏原提取物，学者们引入佐剂和改良过敏原，于是免疫疗法取得了进展。而到了今天，过敏原特异性免疫疗法已被明确证实对多种过敏性疾病和多种过敏原有效（Norman 和 Lichtenstein，1978）。然而，仍有许多过敏性疾病和过敏原诱导物，尚无规范的过敏原特异性免疫疗法可用，尤其是在皮肤过敏性疾病和食物过敏领域。

尽管在过敏反应学和免疫学领域，以及呼吸科、皮肤科和耳鼻咽喉科等临床专业取得了巨大进展，但数以百万计的过敏性疾病患者日常生活中仍然存在诸多困扰。生物制剂（如特异性地阻断过敏反应炎症信号转导级联中细胞因子或因素的靶向分子）的发展，为过敏性疾病患者带来了希望的曙光，可能在不久的将来，患者生活质量会得到极大改善。

参考文献

［1］ Arthus N-M (1909) La séro-anaphylaxie du lapin. Arch Int Physiol 7:471

［2］ Austen KF, Brocklehurst WE (1960) Inhibition of the anaphylactic release of histamine from chopped Guinea pig lung by chymotrypsin substrates and inhibitors. Nature 186:866-868

［3］ Avenberg KM, Harper DS, Larsson BL (1980) Footnotes on allergy. Pharmacia, Uppsala

［4］ Behrendt H, Ring J (2021) Allergy-a disease of civilization. In: Oexle K, Molls M, Wilderer P (eds) Violent earth - violated earth. TUM-IAS

［5］ Behrendt H, Ewers HJ, Hüttl RF, Jaenicke M, Plassmann E, Rehbinder E, Sukopp H (1999) Allergien und Umwelteinflüsse. In: Umwelt und Gesundheit - Risiken richtig einschätzen. Sondergutachten des Rates der Sachverständigen für Umweltfragen (SRU). Metzler Poeschel, Stuttgart

［6］ Behrendt H, Alessandrini F, Buters J, Krämer U, Koren H, Ring J (2014) Environmental pollution and allergy: historical aspects. In: Bergmann K-C, Ring J (eds) History of allergy. Chemical immunology and allergy, vol 100. Karger, Basel, pp 268-277

［7］ Bennich HH, Ishizaka K, Johansson SGO, Rowe DS, Stanworth DR, Terry WD (1968)Immunoglobuline E: a new class of human immunoglobulin. Bull World Health Organ 38:151-152

［8］ Bergmann KC, Ring J (eds) (2014) History of allergy. Karger, Basel

［9］ Besnier E (1892) Premiére note et observations préliminaires pour servir d'introduction á l'étude des prurigos diathésiques (dermatites multiformes prurigineuses chroniques exacerbantes et paroxystiques, du type du prurigo de Hebra). Ann Derm Syphil 3:634-648

［10］ Besredka A, Steinhardt E (1907) Du mechanisme de l'anti-anaphylaxie vis-a-vis du serum de cheval. Ann Inst Pasteur 21:118

［11］ Black JW, Duncan WA, Durant CJ, Ganellin CR, Parsons EM (1972) Definition and antagonism of histamine H2-receptors. Nature 236:385-390

[12] Blackley C (1873) Experimental researches on the causes and nature of Catarrhus Aestivus (hay fever or hay asthma). Balière, Tindal and Cox, London (facsimile: Abington, Oxford Historical Books, 1988, pp 155-156)

[13] Bostock J (1819) Case of a periodical affection of the eyes and chest. Med Chir Trans 10:161

[14] Bovet D, Staub AM (1937) Action protectrice des ethers phenoliques au cours de l'intoxication histaminique. CR Soc Biol (Paris) 124:547-549

[15] Breiteneder H, Ferreira F, Reikerstorfer A et al (1992) Complementary DNA cloning and expression in Escherichia coli of Aln g 1, the major allergen in pollen of alder (Alnur glutinosa). J Allergy Clin Immunol 90:909-917

[16] Brown HM (1992) The relationship of aerobiological data to seasonal allergic symptoms: a review of 27 years experience. Immunol Allergy Pract 14:3318-3329

[17] Brown HM, Su S, Thantrey N (1981) Prick testing for allergend standardized by using a precision needle. Clin Allergy 11:95

[18] Charcot JM, Robin CP (1853) Observation de leucocythemie. C R Soc G Mem Soc Biol 5:44

[19] Coca AF, Cooke RA (1923) On the classification of the phenomena of hypersensitiveness. J Immunol 8:163-182

[20] Coombs RRA, Gell PGH (1963) Classification of allergic reactions underlying disease. In: Gell PGH, Coombs RRA (eds) Clinical aspects of immunology. Davies, Philadelphia, p 317

[21] Curschmann H (1882) Über Bronchiolitis exsudativa und ihr Verhältnis zum Asthma nervosum. Dtsch Arch Klin Med 32:1

[22] Dale HH, Laidlaw P (1910) The physiological action of β-iminazolylethylamine. J Physiol 41:318-344

[23] DeWeck A (2008) Memories, failures and dreams. Huber, Bern

[24] Duke WW (1925) Allergy, asthma, hay fever, urticaria and other manifestation of reaction. Mosby, St Louis

[25] Ebruster H (1959) Der Pricktest, eine neuere Cutanprobe zur Diagnose allergischer Erkrankungen. Wien klin Wschr 71:551-554

[26] Ehrlich P (1879) Beiträge zur Kenntnis der granulierten Bindegewebszellen und der eosinophilen Leukocythen. Arch Anat Physiol (Leipzig) 3:166

[27] Elsayed SK, Aas K (1970) Characterization of a major allergen (cod). Chemical composition and immunological properties. Int Arch Allergy Appl Immunol 38:536-548

[28] Fagerstedt S, Hesla HM, Ekhager E, Rosenlund H, Mie A, Benson L, Scheynius A, Alm J (2015) Anthroposophic lifestyle is associated with a lower incidence of food allergen sensitization in early childhood. J Allergy Clin Immunol 137(4):1253-1256.e3

[29] Frankland AW, Augustine R (1954) Prophylaxis of summer hay fever and asthma: a controlled trial comparing crude grass-pollen extracts with the isolated main protein component. Lancet 1:1055-1057

[30] Friedmann E (1906) Die Konstitution des Adrenalins. Beitr Z Chem Physiol Pathol 8:95-120

[31] Fuchs E, Gronemeyer W, Iwanoff I (1956) Der inhalative Antigen-Pneumometrie-Test zur Ermittlung des aktuellen Allergens bei berufsbedingtem Asthma bronchiale. Dtsch Med Wochenschr 81:339

[32] Gassner M (1985) Häufigkeit allergologischer Erkrankungen bei Schulkindern einer Landbevölkerung im Hinblick auf die Berufsberatung. Zbl Haut Geschlkr 150:649

[33] Halpern BN (1942) Les antihistaminiques de synthèse. Essais de chimiothérapie des états allergiques. Arch Int Pharmacodyn Ther 681:339-408

[34] Hansen K (1941) Asthma als Schockfragment. Wien Klin Wochenschr 54:175

[35] Ishizaka K, Ishizaka T, Hornbrook MM (1966) Physicochemical properties of reaginic antibody. 5. Correlation of reaginic activity with gamma-E-globulin antibody. J Immunol 97:840-853

[36] Jadassohn J (1896) Zur Kenntnis der medikamentösen Dermatosen. Verh Dtsch Derm Ges 5:103

[37] Johansson SGO (1967) Raised levels of a new immun-oglobulin class (IgND) in asthma. Lancet 2:951-953

[38] Kraft D, Sehon A (eds) (1993) Molecular biology and immunology of allergens. CRC press, Boca Raton

[39] Kaemmerer H. (1926) Allergische Diathese und allergische Erkrankungen. Munich, Bergmann

[40] Krämer U, Behrendt H, Dolgner R, Ranft U, Ring J, Willer H, Schlipköter HN (1999) Airway diseases and allergies in East and West German children during the first 5 years after reunification:time trends and the impact of Sulphur dioxide and total suspended particles. Int J Epidemiol 28:865-873

[41] Leopold SS, Leopold CS (1925) Bronchial asthma and allied allergic disorders. J Am Med Assoc 84:731

[42] Leyden EV (1872) Zur Kenntnis des Bronchialasthmas. Arch Pathol Anat 54:324

[43] Lichtenstein LM, Osler AG (1964) Studies on the mechanisms of hypersensitivity phenomena. 9. Histamine release from leukocytes by ragweed pollen allergen. J Exp Med 120:507-530

[44] Miyamoto T, Takafuji S (1991) Environment and allergy. In: Ring J, Przybilla B (eds) New trends in allergy III. Springer, Berlin, pp 459-468

[45] Mosmann TR, Coffman RL (1989) Heterogeneity of cytokine secretion patterns and functions of helper T cells. Adv Immunol 119:382-392

[46] Neisser A (1884) Über Jodoform-Exantheme. Dtsch Med Wochenschr 10:467-468

[47] Noon L (1911) Prophylactic inoculation against hay fever. Lancet i:1572-1573

[48] Norman PS, Lichtenstein LM (1978) The clinical and immunologic specificity of immunotherapy. J Allergy Clin Immunol 61:370-377

[49] Ober C, Sperling AI, von Mutius E, Vercelli D (2017) Immune development and environment:lessons from Amish and Hutterite children. Curr Opin Immunol 48:51-60

［50］ Ovary Z (1999) Souvenirs: around the world in ninety years. India Ink Press, New York

［51］ Portier P, Richet C (1902) De l 'action anaphylactique dé certains vénins. CR Soc Biol 54:170-172/Trav Labor Physiol 1902; 5:506

［52］ Prausnitz K, Küstner H (1921) Studien über die Überempfindlichkeit. Zentralbl Bakteriol 86:160-169

［53］ Renz H, Bachert C, Berek C, Hamelmann E, Levi-schaffer F, Raap U, Simon HU, Ploetz S, Taube C, Valent P, Voehringer D, Werfel T, Zhang N, Ring J (2021) Physiology and pathgology of eosinophils: recent developments. Scand J Immunol 93:e13032

［54］ Riley JG, West GB (1952) Histamine in tissue mast cells. J Physiol 117:72-73

［55］ Ring J (1985) Erstbeschreibung einer "atopischen Familienanamnese" im Julisch-Claudischen Kaiserhaus: Augustus, Claudius, Britannicus. Hautarzt 36:470-474

［56］ Ring J (ed) (2010) Anaphylaxis. Karger, Basel

［57］ Ring J, Gutermuth J (2011) 100 years of hyposensitization: history of allergen-specific immunotherapy (ASIT). Allergy 66:713-724

［58］ Ring J, Klimek L, Worm M (2018) Adrenalin in der Akutbehandlung der Anaphylaxie. Dtsch Aerztebl Int 115:528-534

［59］ Romagnani S (1991) Human Th1 and Th2 subsets: doubt no more. Immunol Today 12:256-257

［60］ Sakaguchi S, Sakaguchi N, Asano M, Itoh M, Toda M (1995) Immunologic self-tolerance maintained by activated T cells expressing IL-2 receptor alpha chains (CD25). Breakdown of a single mechanism of self-tolerance causes various autoimmune diseases. J Immunol 155:1151-1164

［61］ Salter HH (1864) On asthma: its pathology and treatment. Blanchard, Philadelphia

［62］ Samter M (1969) Excerpts from classics in allergy. Ross Laboratories, Columbus

［63］ Samuelsson B (1983) Leukotrienes: mediators of immediate hypersensitivity reactions and inflammation. Science 220:568-575

［64］ Schadewaldt H (1983) Geschichte der Allergie. 4 volumes, Munich, Dustri 1983-84

［65］ Simon D, Simon HU (2007) Eosinophilic disorders. J Allergy Clin Immunol 119:1291-1300

［66］ Simons FER (ed) (1994) Ancestors of allergy. Global Medical Communications, New York

［67］ Strachan DP (1989) Hay fever, hygiene and household size. BMJ 299:1259-1260

［68］ Tada T, Hu FY, Kishimoto H, Furutani-Seiki M, Asano Y (1991) Molecular events in the T cellmediated suppression of the immune response. Ann N Y Acad Sci 636:20-39

［69］ Tovey ER, Johanson MC, Roche AL, Cobon GS, Baldo BA (1989) Cloning and sequencing of a cDNA expressing a recombinant house dust mite protein that binds human IgE and corresponds to an important low molecular weight allergen. J Exp Med 170:1457-1462

［70］ Urbach E (1933) Methodik des Allergennachweises. Münch Med Wochenschr 80:134

［71］ van Helmont JB (1648) Asthma et Tussis. In: van Helmont JB (ed) Ortus medicinae. Dtsch.: Aufgang der Arzney-Kunst, Sulzbach, Amsterdam, p 366

［72］ Von Mutius E, Braun-Fahrländer C, Schierl R, Riedler J, Ehlermann S, Maisch S, Waser M, Nowak D (2000) Exposure to endotoxin or other bacterial components might protect against the development of allergy. Clin Exp Allergy 30:1230-1234

［73］ Von Pirquet C (1906) Allergie. Münch Med Wochenschr 53:1457-1458

［74］ Voorhorst R, Spieksma-Boezeman MI, Spieksma FT (1964) Is a mite (Dermatophagoides spp.) the producer of the house-dust mite allergen? Allerg Asthma (Leipz) 10:329-334

［75］ Wallach D, Taieb A, Tilles G (2004) Histoire de la dermatite atopique. Masson, Paris

［76］ Windaus A, Vogt W (1907) Synthese des Imidazol-Äthylamins. Ber Dtsch Chem Ges 40:3691-3695

［77］ Wise F, Sulzberger MG (1933) Year book of dermatology and Syphilology. Chic Year B Med 1933:38-39

［78］ Wolff-Eisner A (1906) Das Heufieber, sein Wesen und seine Behandlung. J.F. Lehmann, München, pp 130-131

［79］ Wolff-Eisner A (1907) Die kutane und konjunktivale Tuberkulinreaktion, ihre Bedeutung für Diagnostik und Prognose der Tuberkulose. Z Tuberk 12:21-25

［80］ Wyman M (1875) Autumnal catarrh. Boston Med Surg J 93:209-212

第 2 章　过敏流行病学：过敏性疾病的自然病程和危险因素

Epidemiology of Allergy: Natural Course and Risk Factors of Allergic Diseases

Jon Genuneit　Marie Standl　**著**

彭世光　**译**　董　洁　**校**

摘要

在过去的几十年里，过敏性疾病、哮喘、特应性皮炎、过敏性鼻炎和食物过敏的发病率一直在升高。有学者认为，高收入国家的过敏性疾病发病率已达到稳定水平，而在低收入和中等收入国家仍在上升。一般来说，过敏性疾病多发于儿童期而非成年期，过敏性疾病患病率的上升更多受儿童发病率升高的影响，而非成人。流行病学证据表明，并非所有特应性皮炎和哮喘病例都可归因于特应性致敏。事实上，主要的遗传关联研究已经揭示了屏障功能障碍是导致特应性皮炎和继发于该功能障碍的特应性致敏哮喘的病理机制的主要原因。在遗传易感性的背景下，对过敏性疾病的危险因素和保护因素的流行病学研究已获得大量证据。著名的流行病学观察是"兄弟姐妹效应"和"农场效应"，并引出了"卫生假说"和稍后提及的"生物多样性假说"。未来的流行病学研究需要根据从特应性致敏到屏障功能障碍的范式转变来评估和重新定义这些假说，目前环境表征的选择越来越多，如微生物学和代谢中的"组学"技术，过敏技术的表型选择也越来越多，如高分辨率症状时间序列和传感技术。

关键词：共患病；流行病学；自然史；风险和保护因素；时间趋势

过敏性疾病、哮喘、特应性皮炎（也称为特应性湿疹）、过敏性鼻炎和近年提出的食物过敏的患病率在过去几十年里一直在升高（Campbell 和 Mehr，2015；Platts-Mills，2015；Prescott 和 Allen，2011）。有学者认为，高收入国家的过敏性疾病患病率已达到稳定水平，而中低收入国家仍在上升（Asher 等，2006；Lundbäck 等，2016）。一般来说，儿童期比成人期更易发生过敏性疾病，过敏性疾病患病率的上升更多受儿童患病率升高的影响，而非成人。

过敏性鼻炎和哮喘是最常见的过敏性疾病，估计分别影响全球 4 亿人和 3.6 亿人（Greiner 等，2011；GBD，2015；Chronic Respiratory Disease Collaborators，2017）。过敏性鼻炎通常发生在儿童和青春期，各国的发病率各不相同，成人发病率为 10%～30%，儿童发病率高达 40%（Pawankar 等，2013）。哮喘的患病率可能稍低，约 4% 的成年人诊断患有哮喘，约 10% 的儿童有哮喘症状（Pearce 等，2007；Papi 等，2018）。值得注意的是，在有哮喘症状的儿童中，中低收入国家比高收入国家更严重（Lai 等，2009）。据估计，特应性皮炎影响 10%～20% 的人口，约 60% 的病例发生在 1 岁以内（Weidinger 和 Novak，2016）。曾有学者推论特应性皮炎儿童随着年龄增加会明显缓解，但最近的研究表明缓解率低于之前的预期（Margolis 等，2014；Weidinger 和 Novak，2016）。

过敏性疾病的患病率较难估计，因为不同国家对这些疾病的症状、诊断标准和管理可能有所不同。此外，如何定义哮喘或实施哮喘的流行病学研究等问题尚未达成共识（Van Wonderen 等，2009）。国际儿童哮喘和过敏研究（International Study on Asthma and Allergies in Childhood，ISAAC）是一项使用标准化方法调查儿童过敏性疾病患病率和严重程度的全球性研究（Asher 等，1995），因此可进行全球范围的比较。它于 1991 年启动，已成为有史以来最大的国际合作研究项目，共纳入超过 100 个国家近 200 万儿童。ISAAC 网站提供了关于 ISAAC 各阶段的大量信息及 500 多份 ISAAC 出版物的数据库。在成年人中，欧洲共同体呼吸健康调查（ECRHS）对 22 个欧洲国家 48 个中心的 20—44 岁成年人的哮喘和过敏性鼻炎患病率进行了调查（Burney 等，1994）。ECRHS 网站是获取 ECRHS 调查信息的良好入门资料，还提供 200 多份 ECRHS 出版物的清单。

流行病学研究报告显示，特应性湿疹、哮喘和过敏性鼻炎的患病率在儿童时期随着年龄的增长逐渐变化，这被称为"特应性进程"（Hill 和 Spergel，2018）。关于此现象的一种假设是，患者体内会按照时间进展出现一系列症状，从湿疹开始，发展到哮喘，然后发展到鼻炎。而研究表明，只有 3% 的研究人群和约 12% 的特应性皮炎的儿童经历了这种级联症状，这使得该假说受到质疑（Belgrave 等，2014）。另一个仍在争论的问题是特应性疾病共患病的重要性及其在疾病进展中的重要性。ISAAC 的第二阶段数据记录了与过敏标志物有关的国际差异，过敏标志物包括特异性总免疫球蛋白 E（IgE）、皮肤点刺试验（skin prick test，SPT）及过敏性疾病症状（Weinmayr 等，2010）。早在 20 年前，流行病学证据就表明，可归因于特应性致敏的哮喘病例的人口比例通常不到 50%（Pearce 等，1999）。同样，流行病学研究对特应性致敏在特应性皮炎中的因果作用提出了质疑，并显示两者之间的关联在不同研究中存在显著差异（Williams 和 Flohr，2006）。事实上，主要是遗传关联研究，促使屏障功能障碍成为导致特应性皮炎和继发于这种功能障碍的特应性哮喘的病理机制的主要原因（Williams 和 Flohr，

2006；Weidinger 和 Novak，2016；Martinez 和 Vercelli，2013）。

在遗传易感性的背景下，对过敏性疾病的危险因素和保护因素的流行病学研究已经产生大量的证据。许多学者进行了综述评论，提供了很多高水平见解，如本书这部分引用的评论。另一种是对过敏流行病学的系统综述（Genuneit 等，2017a；Genuneit 等，2017b）。图 2-1 展示了关于过敏流行病学翔实的系统综述，包括哪些关键词与哪些疾病一起被调查。值得注意的是，一些疾病，如荨麻疹和过敏性休克，比其他过敏性疾病受到的关注少得多。此外，一些关键词主要只与某些过敏性疾病相关，例如，几乎所有关于空气污染的系统综述都涉及哮喘，但其中只有一小部分涉及另一种呼吸道过敏性疾病，即过敏性鼻炎。相反，饮食和微生物因素在综述中一般可以得到更均衡地讨论。

关于哮喘流行病学系统综述的结果，图 2-2 翔实地描述了大量的可能或确定与哮喘发病相关的因子。该图主要是对遗传因素的系统综述，这可能比对其他因素的系统综述更容易进行。显然，对从哮喘患病率低的国家迁移到哮喘患病率高的国家的研究证明了环境因素的重要性，因为移民的哮喘患病率低于本地人，并且随着居住时间的增加，患病率上升到与本地人类似的水平（Cabieses 等，2014）。此外，西方社会过敏性疾病"流行"的开始及其在城市化过程中发病率的升高表明，与这种生活方式相关的非遗传因素可能在过敏性疾病的发展中发挥因果作用。著名的流行病学观察是"兄弟姐妹效应"（Strachan，1989）和"农场效应"（von Mutius 和 Vercelli，2010），它们引发了"卫生假说"（Strachan，2000）和后来的"生物多样性假说"（Haahtela，2019）。未来的流行病学研究需要根据从特应性致敏到屏障功能障碍的范式转变来评估和重新定义这些假说，目前环境特征的选择越来越多，如微生物学和代谢学中的"组学"技术，过敏性技术表型的选择也越来越多，包括高分辨率症状时间序列和传感技术。

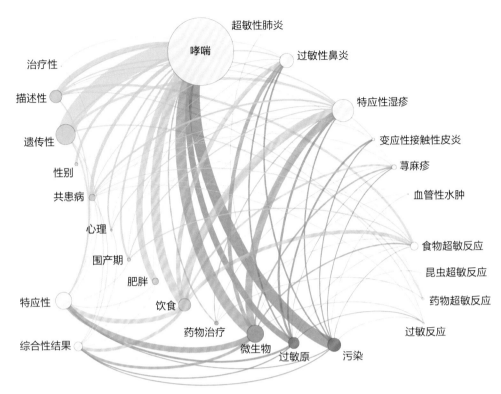

▲ 图 2-1　被索引的过敏性疾病与过敏流行病学系统综述所用关键词之间的相关性

气泡直径与对应检索疾病术语的综述数量成正比。线条粗细与两个相连的检索词的综述数量成正比。颜色是任意的，疾病术语用灰色标注，关键词用蓝色 / 绿色到红色标注，线条用关键词对应的颜色标注

引自 Genuneit et al, 2017

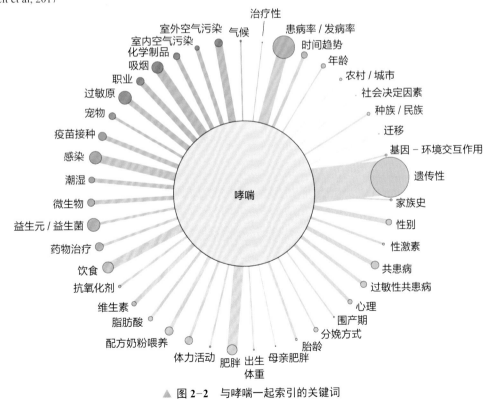

▲ 图 2-2　与哮喘一起索引的关键词

气泡直径与对应检索术语的系统综述数量成正比（基于图 2-1 中所示的所有 421 篇过敏流行病学系统综述，包括非哮喘系统综述）。线条粗细与两个相连的检索术语的系统综述数量成正比。颜色是任意的，按顺时针顺序覆盖了从蓝色到红色的色谱

参考文献

［1］ Asher MI, Keil U, Anderson HR et al (1995) International Study of Asthma and Allergies in Childhood (ISAAC): rationale and methods. Eur Respir J 8:483-491. https://doi.org/10.1183/ 09031936.95.08030483

［2］ Asher MI, Montefort S, Björkstén B et al (2006) Worldwide time trends in the prevalence of symptoms of asthma, allergic rhinoconjunctivitis, and eczema in childhood: ISAAC phases one and three repeat multicountry cross-sectional surveys. Lancet 368:733-743. https://doi.org/10.1016/S0140-6736(06)69283-0

［3］ Belgrave DCM, Granell R, Simpson A, Guiver J, Bishop C, et al. (2014) Developmental profiles of eczema, wheeze, and rhinitis: two population-based birth cohort studies. PLoS Med 11(10): e1001748. https://doi.org/10.1371/journal.pmed.1001748

［4］ Burney PG, Luczynska C, Chinn S, Jarvis D (1994) The European Community Respiratory Health Survey. Eur Respir J 7:954-960

［5］ Cabieses B, Uphoff E, PinartM et al (2014) A systematic review on the development of asthma and allergic diseases in relation to international immigration: the leading role of the environment confirmed. PLoS One 9:e105347. https://doi.org/10.1371/journal.pone.0105347

［6］ Campbell DE, Mehr S (2015) Fifty years of allergy: 1965-2015. J Paediatr Child Health 51:91-93. https://doi.org/10.1111/jpc.12806

［7］ GBD 2015 Chronic Respiratory Disease Collaborators (2017) Global, regional, and national deaths, prevalence, disability-adjusted life years, and years lived with disability for chronic obstructive pulmonary disease and asthma, 1990-2015: a systematic analysis for the global burden of disease study 2015. Lancet Respir Med 5:691-706. https://doi.org/10.1016/S2213-2600(17) 30293-X

［8］ Genuneit J, Seibold AM, Apfelbacher CJ et al (2017a) Overview of systematic reviews in allergy epidemiology. Allergy 72:849-856. https://doi.org/10.1111/all.13123

［9］ Genuneit J, Seibold AM, Apfelbacher CJ et al (2017b) The state of asthma epidemiology: an overview of systematic reviews and their quality. Clin Transl Allergy 7:12. https://doi.org/10. 1186/s13601-017-0146-y

［10］ Greiner AN, Hellings PW, Rotiroti G, Scadding GK (2011) Allergic rhinitis. Lancet 378:2112-2122. https://doi.org/10.1016/S0140-6736(11)60130-X

［11］ Haahtela T (2019) A biodiversity hypothesis. Allergy 74:1445-1456. https://doi.org/10.1111/all. 13763

［12］ Hill DA, Spergel JM (2018) The atopic march: critical evidence and clinical relevance. Ann Allergy Asthma Immunol 120:131-137. https://doi.org/10.1016/j.anai.2017.10.037

［13］ Lai CKW, Beasley R, Crane J et al (2009) Global variation in the prevalence and severity of asthma symptoms: phase three of the International Study of Asthma and Allergies in Childhood (ISAAC). Thorax 64:476-483. https://doi.org/10.1136/thx.2008.106609

［14］ Lundbäck B, Backman H, Lötvall J, Rönmark E (2016) Is asthma prevalence still increasing? Expert Rev Respir Med 10:39-51. https://doi.org/10.1586/17476348.2016.1114417

［15］ Martinez FD, Vercelli D (2013) Asthma. Lancet 382:1360-1372. https://doi.org/10.1016/S0140- 6736(13)61536-6

［16］ Margolis JS, Abuabara K, Bilker W, Hoff stad O, Margolis DJ (2014) Persistence of mild to moderate atopic dermatitis. JAMA Dermatol 150:593-600

［17］ Papi A, Brightling C, Pedersen SE, Reddel HK (2018) Asthma. Lancet 391:783-800. https://doi. org/10.1016/ S0140-6736(17)33311-1

［18］ Pawankar R, Canonica GW, Holgate ST et al (2013) The WAO White Book on Allergy (Update 2013). WAO, UK

［19］ Pearce N, Pekkanen J, Beasley R (1999) How much asthma is really attributable to atopy? Thorax 54:268

［20］ Pearce N, Aït-Khaled N, Beasley R et al (2007) Worldwide trends in the prevalence of asthma symptoms: phase III of the International Study of Asthma and Allergies in Childhood (ISAAC). Thorax 62:758-766. https://doi.org/10.1136/thx.2006.070169

［21］ Platts-Mills TAE (2015) The allergy epidemics: 1870-2010. J Allergy Clin Immunol 136:3-13. https://doi.org/10.1016/ j.jaci.2015.03.048

［22］ Prescott S, Allen KJ (2011) Food allergy: riding the second wave of the allergy epidemic. Pediatr Allergy Immunol 22:155-160. https://doi.org/10.1111/j.1399-3038.2011.01145.x

［23］ Strachan DP (1989) Hay fever, hygiene, and household size. Br Med J 299:1259

［24］ Strachan DP (2000) Family size, infection and atopy: the first decade of the "hygiene hypothesis". Thorax 55(Suppl 1):S2-S10

［25］ Van Wonderen KE, Van Der Mark LB, Mohrs J et al (2009) Different definitions in childhood asthma: how dependable is the dependent variable? Eur Respir J 36:48-56. https://doi.org/10. 1183/09031936.00154409

［26］ von Mutius E, Vercelli D (2010) Farm living: effects on childhood asthma and allergy. Nat Rev Immunol 10:861-868. https://doi.org/10.1038/nri2871

［27］ Weidinger S, Novak N (2016) Atopic dermatitis. Lancet 387:1109-1122. https://doi.org/10.1016/S0140-6736(15)00149-X

［28］ Weinmayr G, Genuneit J, Nagel G et al (2010) International variations in associations of allergic markers and diseases in children: ISAAC phase two. Allergy 65:766-775. https://doi.org/10. 1111/j.1398-9995.2009.02283.x

［29］ Williams H, Flohr C (2006) How epidemiology has challenged 3 prevailing concepts about atopic dermatitis. J Allergy Clin Immunol 118:209-213. https://doi.org/10.1016/ j.jaci.2006.04.043

第二篇

一般机制
General Mechanisms

第3章 过敏的类型：I、II、III、IV型

Allergy: Type I, II, III, and IV

Edward F. Knol　　Stefanie Gilles　**著**

彭世光 **译**　董　洁 **校**

摘要　超敏反应是免疫系统的过度反应，临床上被视为过敏性和自身免疫性疾病。Gell 和 Coombs 在约60年前最早描述了四种不同类型的超敏反应，直至今日，这种分类仍在广泛使用。当然，对最初的定义已做了一些修改和扩展。在过敏性疾病中，多种类型的过敏反应显然通常可以同时发生。这种认识的进步不仅有助于更好地理解过敏性疾病，对改进诊断和指导治疗尤其重要。

关键词：过敏；Gell 和 Coombs；超敏反应

反应过度的免疫系统是许多炎症性疾病中的潜在发病机制。细胞免疫和体液免疫以不同的方式相互作用，造成组织损伤。这些反应中的大多数（但不是全部）都是无害或自身抗原性的，被称为超敏反应。1963 年，Philip Gell 和 Robert Coombs 对四种不同类型的超敏反应进行了分类。尽管在此后的近 60 年里，人们发现了许多免疫过程，包括主要组织相容性复合体（major-histocompatibility complex，MHC）限制性、细胞因子的作用，甚至 IgE（Bennich 等，1968），但这种简单的分类仍然被使用。这四种类型不仅描述了包括药物过敏在内的过敏的免疫病理机制，也描述了许多自身免疫性疾病［如系统性红斑狼疮（systemic lupus erythematosus，SLE）、类风湿关节炎、重症肌无力］，以及对感染病原体的反应（如链球菌感染后肾小球肾炎）。无论是诊断还是治疗干预、识别特定疾病中相关类型的都很重要。本章将描述 I～IV 型中的免疫因子及其相互作用。此外，鉴于我们最新的认识，还将讨论 Gell 和 Coombs 对过敏性疾病分类的局限性和面临的挑战。最后，我们将进一步探讨慢性特应性疾病和病毒感染有关的超敏反应。

一、I、II、III、IV 型超敏反应中的免疫因子

Coombs 和 Gell 的分类将超敏反应分为四种病理生理类型，即速发型（I 型）、细胞毒性型（II 型）、免疫复合物介导型（III 型）和迟发型（IV 型）。这四种类型的病理生理机制不同，其相应的潜伏期长短不等：I 型症状在数秒到数分钟后就可出现；II 型反应的症状在数分钟到数小时后出现；III 型反应的迹象见于数小时后；而对于 IV 型反应，通常会有长达 2～3 天的潜伏期。值得注意的是，所有超敏反应之前的致敏阶段可能时间更长，可发生在数年前。这里不讨论致敏阶段。

I 型是指过敏原激发后发生的急性过敏反应。其最重要的体液因子是过敏原特异性 IgE，它由 Th2 细胞介导，后者与一系列特应性谱系疾病相关，如过敏性鼻炎、过敏性哮喘、食物过敏、特应性皮炎及过敏反应。过敏原特异性 IgE 通过

其 Fc 段与组织中肥大细胞和血液中嗜碱性粒细胞上的高亲和力 Fc 受体（FcεRI）结合。过敏原与肥大细胞和嗜碱性粒细胞上的多种 IgE 分子结合，即所谓的 IgE 交联，继而激活这些细胞，致其脱颗粒并迅速释放包括组胺、白三烯和前列腺素在内的一些预先合成的炎症介质（Kay，2001）。这导致过敏原暴露部位的瘙痒和水肿（这是众所周知的过敏症状），即瘙痒（过敏性鼻炎、结膜炎、特应性皮炎）、打喷嚏和流鼻涕（过敏性鼻炎）、眼睛发红（过敏性结膜炎）、腹痛和腹泻（食物过敏）、喘息和呼吸困难（哮喘），或血压突然下降（过敏性休克）。此外，肥大细胞和嗜碱性粒细胞会释放炎性细胞因子和趋化因子。这些可以预先储存在细胞内，如 TNF-α，或新致敏，如 IL-4、IL-13 和 RANTES/CCL-5（Varricchi 等，2018）。当肥大细胞和嗜碱性粒细胞激活后，细胞因子和趋化因子调节所谓的迟发型过敏反应，该反应在最初的早期反应后约 8h 开始，并且持续时间更长。在晚期反应中，在肥大细胞脱颗粒的部位出现明显的细胞浸润，包括 T 细胞、嗜酸性粒细胞、嗜碱性粒细胞及最明显的巨噬细胞。这些不属于 Ⅰ 型，我们稍后会讨论。

Ⅱ 型主要由 IgG 和 IgM 抗体驱动，它们与人体自身细胞上的特定结构结合。Ⅱ 型最常见的病理机制是携带抗原的细胞被抗体识别，然后是吞噬或破坏。这可以通过两种机制：①通过抗体依赖细胞介导的细胞毒作用（antibody-dependent cellular cytotoxicity，ADCC），主要涉及中性粒细胞、巨噬细胞和 NK 细胞；②通过经典的（抗体介导的）补体途径激活。Ⅱ 型介导的疾病包括，以红细胞膜蛋白为靶抗原的自身免疫性溶血性贫血、以血小板膜蛋白为靶抗原的自身免疫性血小板减少性紫癜，或以表皮细胞间连接蛋白为靶抗原的寻常型天疱疮。

并非所有 Ⅱ 型都必然导致细胞直接死亡。在某些情况下，自身反应抗体与细胞受体结合，可以通过激活或阻断细胞受体改变其功能。在这种情况下，由功能改变的受体触发相应的病理生理学变化。这种 Ⅱ 型的一个例子是重症肌无力，乙酰胆碱受体被自身抗体靶向识别，从而抑制乙酰胆碱与受体的结合，导致肌肉无力。另一个例子是毒性弥漫性甲状腺肿（Graves 病），自身抗体与促甲状腺激素（thyroid-stimulating hormone，TSH）受体结合，导致慢性受体刺激和甲状腺功能亢进。由于与受体结合的抗体与介导细胞死亡的抗体不同，这些反应现在也被归类为 Ⅴ 型（Basu 和 Banik，2018）。

Ⅲ 型与 Ⅱ 型一样，由 IgG 或 IgM 抗体介导。然而，与 Ⅱ 型相比，抗体是大量的抗原抗体复合物的一部分，即所谓的免疫复合物。免疫复合物是机体用以清除循环抗原的正常成分。然而，在抗原存在的情况下，过多且相对较大的免疫复合物可在小血管（如皮肤和肾脏微血管中）的内皮上形成微沉淀。这些沉淀物最终通局部补体激活、启动凝血级联反应和募集炎症细胞，即中性粒细胞、巨噬细胞和血小板，导致组织损伤和血管阻塞。在系统性红斑狼疮（systemic lupus erythematosus，SLE）中，免疫复合物直接作用于细胞死亡后释放的自身 DNA 和核蛋白，导致肾炎、关节炎和血管炎。链球菌感染后肾小球肾炎是由链球菌细胞壁抗原引起的，通常发生在原发感染清除后。鸽子和干草粉尘或霉菌孢子的抗原形成局部免疫复合物沉淀可分别引发鸽子饲养者肺炎或农民肺炎。

Ⅳ 型迟发型超敏反应（delayed type hypersensitivity，DTH）的独特之处在于，虽然随着病情发展可以检测到抗体水平升高，但抗体不起主要作用。DTH 反应的核心是 T 淋巴细胞，后者可杀死抗原呈递细胞或分泌细胞因子，主要是 TNF-α、IFN-γ 和 IL-17。Ⅳ 型是许多经典自身免疫性疾病的病理生理学的一部分；在自身免疫性疾病中，自身反应性 T 细胞识别自身抗原，如多发性硬化中的髓磷脂碱性蛋白或 1 型糖尿病中的谷氨酸脱羧酶和胰岛特异性葡萄糖 -6- 磷酸酶催化亚基相关蛋白。即使在许多已知的自身免疫性疾病中，相关的 T 细胞抗原也不清楚，例如，在类风湿关节炎中，自身反应性 T 细胞可能靶向胶原蛋白或瓜氨酸自身蛋白。

皮肤的"迟发型过敏反应"或"变应性接触性皮炎"就是广为人知的 DTH 反应实例。变应性接触性皮炎中识别的抗原通常是小分子，如镍离子、丙烯酸酯或局部抗生素，它们形成半抗原，这些分子与构成抗原表面的细胞蛋白形成共价复合物。约 48h 后，在激发部位可见红斑和水肿。在组织病理学上，48～72h 后，组织病理真皮中可发现由巨噬细胞和 CD4[+] T 细胞组成的血管周围的单个核细胞浸润。如果 DTH 非常严重或变为慢性，则局部可形成肉芽肿性炎症。为了检测变应性接触性皮炎，需要进行皮外测试（斑贴试验），通过斑试器（Finn 腔）将可疑的过敏原置于载体(如凡士林)内，贴在皮肤上。48h 和 72h 后，医生判读结果。局部红斑、肿胀和水肿性丘疹提示存在接触性皮炎，这些现象主要是抗原呈递细胞（antigen-presenting cell，APC）、吞噬细胞、T 细胞及局部凋亡的半抗原呈递细胞浸润的结果。

除了皮肤，气道偶尔也是 DTH 的靶点，如某些形式的（如对环氧化合物的反应）职业性哮喘。气道 DTH 通常继发于皮肤的 DTH，对接触性过敏原的致敏被认为主要通过皮肤发生。因此，斑贴试验也可以帮助诊断肺部的 DTH。最终，还必须进行支气管激发试验以确认接触性过敏原是哮喘的诱因。

二、Gell 和 Coombs 分类的局限性和挑战

当仔细研究不同疾病涉及的免疫系统和相关的机制时，很显然，许多疾病并不严格遵循一种特定类型，而是不同类型的组合，大多处于疾病的不同阶段。许多过敏性疾病也是如此，如下所述。

在药物过敏中，可以发生许多不同类型的超敏反应（Coombs 和 Gell，1968；Descotes 和 Choquet-Kastylevsky，2001）。最常见的是由药物特异性 IgE 抗体诱导的 I 型和由药物特异性 T 细胞诱导的 IV 型。这些反应甚至可以同时发生在同一患者身上（DiFonzo 等，1999）。即使是同一药物，每个患者的反应也可以由四种类型中的任一种组合

成。青霉素反应可见于由前期合成的 IgE 抗体引起的速发型，遵循典型的 I 型模式；也可见于 II 型引起的溶血性贫血；以及由免疫复合物引起的血清病样反应的 III 型。此外，由于 DTH 导致的迟发性皮疹可能是青霉素的 IV 型的结果。其他抗生素也可能引发不同类型的超敏反应（Vervloet 等，1999）。

三、过敏性炎症反应的挑战

在过敏性疾病中，特别是在疾病的慢性阶段，典型的 I 型机制并不真正适用。干预研究证实了这一点。在猫过敏原肽免疫治疗的发展过程中，肽注射后的晚期过敏反应与 IgE 无关，而受主要组织相容性复合体（MHC）的限制。这表明 APC 和 T 细胞足以诱导过敏性炎症反应（Haselden 等，1999）。通过尝试用抗 IgE 抗体（奥马珠单抗）治疗过敏性疾病，很明显，即使长期消耗 IgE 也只有有限的效果；在过敏性哮喘中，只有约 1/3 的患者 IgE 阻断后获得生活质量的改善，比如能够停止使用糖皮质激素。1/3 的患者临床反应较差，另外 1/3 的患者对抗 IgE 治疗完全没有反应（Holgate，2012）。在特应性皮炎中，奥马珠单抗对 IgE 的阻断作用尚未得到广泛研究。总体而言，特应性皮炎中 IgE 耗竭的临床获益似乎更少，尽管不能排除这可能是由于奥马珠单抗在阻断高 IgE 血清水平的药理学局限性（Wang 等，2016）。奥马珠单抗治疗过敏性哮喘和特应性皮炎的疗效有限，提示其主要致病机制可能是复杂的免疫失调，而非 IgE。

其他干预研究表明，阻断 Th2 细胞因子 IL-4 和（或）IL-13 可能具有更明显的疗效。在特应性皮炎中，度普利尤单抗通过阻断 IL-4 和 IL-13 共享的 IL-4 受体 −α 链证明了这一点。度普利尤单抗的疗效是显著的，这与 IgE 水平无关，并且发生在血清中 IgE 水平降低之前（Beck 等，2014）。进一步的结果表明，在慢性特应性皮炎中，主要病理机制很可能是由不同亚群的浸润 Th 细胞分泌的细胞因子介导的，并且在很大限度上独立于 IgE 介导的反应。

对存在 IgE 致敏的特应性皮炎患者进行皮肤相关过敏原斑贴试验，可以观察到经典的 DTH（Mitchell 等，1982）。这些实验性结果强调了皮肤驻留 APC 和 T 细胞的作用。因此，人们提出一个颇具挑战性的假设：在慢性过敏性炎症反应中，IgE 只是 Th2 活性的一个指标。

这是否意味着 IgE 在过敏中的作用非常有限？事实并非如此。IgE 过敏原的相互作用在急性过敏反应中仍然至关重要，例如，在食物过敏反应或过敏性休克中可以看到。此外，IgE 还有一个重要的额外作用，除了其 Fc 介导的与肥大细胞和嗜碱性粒细胞的结合外，它还通过其 Fc 段与抗原呈递细胞上的 Fcε- 受体结合（van Neerven 等，2006）。在特应性皮炎患者中，研究证明 IgE 不仅与真皮肥大细胞结合，还与表皮朗格汉斯细胞结合（Bruijnzeel-Koomen 等，1986）。过敏原特异性 IgE 在抗原呈递细胞上的作用是促进过敏原摄取、加工和递呈给 T 细胞。IgE 与 Fcε- 受体结合使抗原呈递细胞对获取微量过敏原并将其呈递给 T 细胞的敏感性提高了约 100 倍（Mudde 等，1990）。总的来说，有证据表明，至少在特应性皮炎中，来自Ⅰ型（IgE）和Ⅳ型（抗原呈递细胞和 T 细胞）的免疫因子都参与了发病机制（Leung，2000）。因此，虽然在慢性过敏性疾病（如特应性皮炎）中，MHC Ⅱ类限制的 APC 向 T 细胞呈递过敏原来源的多肽是至关重要的；但与"经典"DTH 仍然存在差异。反应性 T 细胞是细胞毒性和（或）Th1 细胞，主要产生 IFN-γ，而在慢性特应性疾病中，T 细胞主要是 Th2，并释放 IL-4、IL-5 和 IL-13（Kay，2001）。为了将这种反应类型包括在 Gell 和 Coombs 的分类中，Pichler 引入了一种新的类型，即Ⅳ b 型，它与嗜酸性炎症和以 IL-4、IL-5 和 IL-13 为特征的 Th2 反应有关（Pichler 等，2010）。

四、对病毒的超敏反应

鉴于 COVID-19 大流行，超敏反应的概念还有另外一层新含义，即对病毒的超敏反应。对致病性微生物的超敏反应乍一看似乎不合时宜，因为免疫系统的功能就是保护宿主免受微生物感染。

然而，已知几种致病性病毒会触发针对病毒本身的超敏反应。最著名的针对病毒的现象是抗体依赖性增强（antibody-dependent enhancement，ADE）（Lee 等，2020）。ADE 依赖于病毒特异性抗体，通常是 IgG 的同种型，归类于Ⅱ型（如果涉及大分子的免疫复合物，则为Ⅲ型）。它是通过 IgG FcγR Ⅱ a 相互作用介导，涉及的 IgG 抗体通常是非中和型。除了介导 IgG 调控的病毒颗粒增强吞噬作用外，FcRs 还可触发下游效应器功能的激活，如抗体依赖的细胞毒作用或过量的细胞因子分泌，进而导致免疫反应。ADE 已被证明适用于埃博拉病毒（Takada 等，2001）和人类免疫缺陷病毒（human immunodeficiency virus，HIV）感染（Robinson Jr 等，1988），同时也适用于许多其他病毒，无论其是否具有嗜巨噬细胞性，包括呼吸道病毒 [如呼吸道合胞病毒（van Erp 等，2019）和流感病毒（Ochiai 等，1992）]。最后，与严重新型冠状病毒病（COVID-19）相关的"细胞因子风暴"可能通过增强免疫激活提示 ADE 的发生。新型冠状病毒的高抗体滴度似乎与更严重的 COVID-19 相关（Zhao 等，2020），而在所有无症状、有症状和重症病例中均发现了强烈的 T 细胞反应（Mathew 等，2020；Sekine 等，2020）。然而，ADE 是否确实与新型冠状病毒感染有关仍有待研究，还需要更多的体内研究（图 3-1）。

结论

超敏反应可导致各种免疫病理改变，如自身免疫和过敏。但也可能是保护性抗微生物免疫反应的副产物，这就是为什么在面临病毒和细菌感染的近期或远期临床并发症时必须考虑到超敏反应。

Gell 和 Coombs 对超敏反应的分类对于我们理解不同免疫因子与外部和自身抗原的相互作用具有重要意义。由于这种最初的分类，我们对涉及的炎症性疾病的了解大大增加，这很大程度是从选择性抑制个体免疫因子的生物制剂的治疗

中获得的经验。这加深了我们对 Gell 和 Coombs 分类局限性的理解。目前，修正后的 Gell 和

Coombs 分类不仅有助于诊断，也有助于治疗方案的选择。

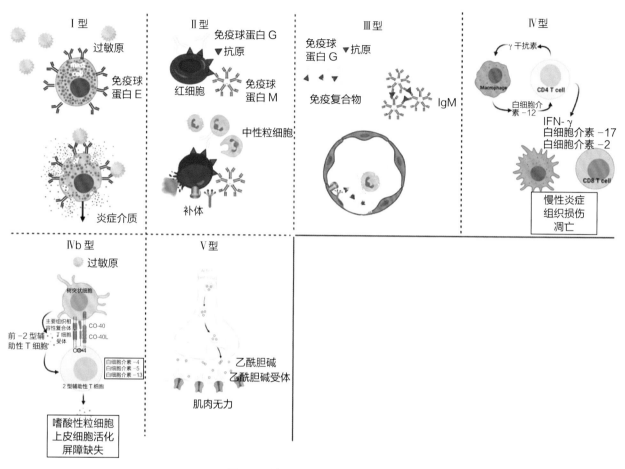

▲ 图 3-1　修正的 Gell 和 Coombs 分类

抗原可引起多种不同的超敏反应。IgE 介导Ⅰ型。肥大细胞和嗜碱性粒细胞上的 IgE 抗原复合物与高亲和力 IgE 受体（FcεRⅠ）交联，导致细胞脱颗粒和释放介质，可引起各种症状。Ⅱ型是 IgG 或 IgM 介导的，与携带 Fcγ 受体的中性粒细胞、NK 细胞或巨噬细胞相互作用，导致细胞破坏。Ⅱ型还包括特定中性粒细胞、NK 细胞或巨噬细胞激活或抑制细胞受体。Ⅱ型还包括特定自身抗体激活或抑制细胞受体，这通常被称为Ⅴ型。Ⅲ型也是 IgG 或 IgM 介导的。免疫复合物不能清除，因而在微血管系统中沉积。这导致补体在小血管中沉积和激活，中性粒细胞被募集，并经由 IgG-FcγR 相互作用激活，导致所谓的抑制吞噬作用和释放组织损伤产物。此外，局部补体的激活也会导致组织损伤。Ⅳ型相当于 Th1 型反应，分泌大量 γ 干扰素，并涉及单核 / 巨噬细胞的活化，且经常导致 CD8 细胞受累。Ⅳb 型反应则对应慢性过敏性炎症，存在 Th2 反应，且伴有 IL-4/IL-5/IL-13 和嗜酸性粒细胞的活化；它们通常与 IgE 介导的Ⅰ型反应相关。更多信息可参考 Abbas 等（2018），Kumar 等（2018），MacPherson and Austyn（2012），Pichler 等（2010）。BioRender.com 创建

参考文献

［1］　Abbas AK, Lichtman AH, Pillai S (2018) Hypersensitivity disorders. In: Abbas AK, Lichtman AH, Pillai S (eds) Cellular and molecular immunology, 9th edn. Elsevier, Philadelphia, pp 437-457

［2］　Basu S, Banik BK (2018) Hypersensitivity: an overview. Immunol Curr Res 2(1):105

［3］　Beck LA, Thaçi D, Hamilton JD, Graham NM, Bieber T, Rocklin R, Ming JE, Ren H, Kao R, Simpson E, Ardeleanu

M, Weinstein SP, Pirozzi G, Guttman-Yassky E, Suárez-Fariñas M, Hager MD, Stahl N, Yancopoulos GD, Radin AR (2014) Dupilumab treatment in adults with moderate-to-severe atopic dermatitis. N Engl J Med 371(2):130-139

[4] Bennich HH, Ishizaka K, Johansson SG, Rowe DS, Stanworth DR, Terry WD (1968) Immunoglobulin E: a new class of human immunoglobulin. Immunology 15(3):323-324

[5] Bruijnzeel-Koomen CAFM, van Wichen DF, Toonstra J, Berrens L, Bruijnzeel PL (1986) The presence of IgE molecules on epidermal Langerhans cells in patients with atopic dermatitis. Arch Dermatol Res 278(3):199-205

[6] Coombs RRA, Gell PGH (1968) Classification of allergic reactions responsible for drug hypersensitivity reactions. In: Coombs RRA, Gells PGH (eds) Clinical aspects of immunology, 2nd edn. Davis, Philadelphia, pp 575-596

[7] Descotes J, Choquet-Kastylevsky G (2001) Gell and Coombs's classification: is it still valid? Toxicology 158(1-2):43-49

[8] DiFonzo M, Romano A, Quarantino D, Papa G, ViolaM(1999) Type-I allergy to cephaloridine and type IV allergy to ampicillin in the same subject: a case report. Allergy 54(S. 52):199

[9] Gell PGH, Coombs RRA (1963) The classification of allergic reactions underlying disease. In:Coombs RRA, Gells PGH (eds) Clinical aspects of immunology. Blackwell, Oxford

[10] Haselden BM, Kay AB, Larché M(1999) Immunoglobulin E-independent major histocompatibility complex-restricted T cell peptide epitope-induced late asthmatic reactions. J Exp Med 89 (12):1885-1894

[11] Holgate ST (2012) Trials and tribulations in identifying new biologic treatments for asthma. Trends Immunol 33(5):238-246

[12] Kay AB (2001) Allergy and allergic diseases. First of two parts. N Engl J Med 344(1):30-37

[13] Kumar V, Abbas AK, Aster JC (2018) Diseases of the immune system. In: Kumar V, Abbas AK, Aster JC (eds) Robbins basic pathology, 10th edn. Elsevier, Philadelphia, pp 121-188. https://www-clinicalkey-com.proxy.library. uu.nl/#!/browse/book/3-s2.0-C20140017194. Accessed 3 Jun 2020

[14] Lee WS, Wheatley AK, Kent SJ, DeKosky BJ (2020) Antibody-dependent enhancement and SARS-CoV-2 vaccines and therapies. Nat Microbiol 5(10):1185-1191

[15] Leung DY (2000) Atopic dermatitis: new insights and opportunities for therapeutic intervention. J Allergy Clin Immunol 105(5):860-876

[16] MacPherson GG, Austyn JM (2012) Immunity, disease and therapy. In: MacPherson GG, Austyn JM (eds) Exploring immunology. Concepts and evidence, 1st edn. Wiley-Blackwell, Augsburg, pp 259-312

[17] Mathew D, Giles JR, Baxter AE, Oldridge DA, Greenplate AR, Wu JE, Alanio C, Kuri-Cervantes L, Pampena MB, D'Andrea K, Manne S, Chen Z, Huang YJ, Reilly JP, Weisman AR, Ittner CAG, Kuthuru O, Dougherty J, Nzingha K, Han N, Kim J, Pattekar A, Goodwin EC, Anderson EM, Weirick ME, Gouma S, Arevalo CP, Bolton MJ, Chen F, Lacey SF, Ramage H, Cherry S, Hensley SE, Apostolidis SA, Huang AC, Vella LA, UPenn COVID Processing Unit, Betts MR, Meyer NJ, Wherry EJ (2020) Deep immune profiling of COVID-19 patients reveals distinct immunotypes with therapeutic implications. Science 369(6508):eabc8511

[18] Mitchell EB, Crow J, Chapman MD, Jouhal SS, Pope FM, Platts-Mills TA (1982) Basophils in allergen-induced patch test sites in atopic dermatitis. Lancet 1(8264):127-130

[19] Mudde GC, Van Reijsen FC, Boland GJ, de Gast GC, Bruijnzeel PL, Bruijnzeel-Koomen CA (1990) Allergen presentation by epidermal Langerhans' cells from patients with atopic dermatitis is mediated by IgE. Immunology 69(3):335-341

[20] Ochiai H, Kurokawa M, Matsui S, Yamamoto T, Kuroki Y, Kishimoto C, Shiraki K (1992) Infection enhancement of influenza A NWS virus in primary murine macrophages by antihemagglutinin monoclonal antibody. J Med Virol 36:217-221

[21] Pichler WJ, Adam J, Daubner B, Gentinetta T, Keller M, Yerly D (2010) Drug hypersensitivity reactions: patho-mechanism and clinical symptoms. Med Clin North Am 94(4):645-664

[22] Robinson WE Jr, Montefiori DC, MitchellWM(1988) Anti-body-dependent enhancement of human immunodeficiency virus type 1 infection. Lancet 1:790-794

[23] Sekine T, Perez-Potti A, Rivera-Ballesteros O, Strålin K, Gorin JB, Olsson A, Llewellyn-Lacey S, Kamal H, Bogdanovic G, Muschiol S, Wullimann DJ, Kammann T, Emgård J, Parrot T, Folkesson E, Karolinska COVID-19 Study Group, Rooyackers O, Eriksson LI, Henter JI, Sönnerborg A, Allander T, Albert J, Nielsen M, Klingström J, Gredmark-Russ S, Björkström NK, Sandberg JK, Price DA, Ljunggren HG, Aleman S, Buggert M (2020) Robust T cell immunity in convalescent individuals with asymptomatic or mild COVID-19. Cell 183 (1):158-168.e14

[24] Takada A, Watanabe S, Okazaki K, Kida H, Kawaoka Y (2001) Infectivity-enhancing antibodies to Ebola virus glycoprotein. J Virol 75:2324-2330

[25] van Erp EA, Feyaerts D, Duijst M, Mulder HL, Wicht O, Luytjes W, Ferwerda G, van Kasteren PB (2019) Respiratory syncytial virus infects primary neonatal and adult natural killer cells and affects their antiviral effector function. J Infect Dis 219(5):723-733

[26] van Neerven RJ, Knol EF, Ejrnaes A, Würtzen PA (2006) IgE-mediated allergen presentation and blocking antibodies: regulation of T-cell activation in allergy. Int Arch Allergy Immunol 141 (2):119-129

[27] Varricchi G, Raap U, Rivellese F, Marone G, Gibbs BF (2018) Human mast cells and basophilshow are they similar how are they different? Immunol Rev 282(1):8-34

[28] Vervloet D, Pradal M, Castelain M (1999) Antibiotics, antiviral, antifungal drugs. In: Vervloet D, Pradal M, Castelain M (eds) Drug allergy. Pharmacia & Upjohn, pp 53-104

[29] Wang H, Li Y, Huang Y (2016) Efficacy of Omalizumab in patients with atopic dermatitis: a systematic review and meta-analysis. J Allergy Clin Immunol 138(6):1719-1722

[30] Zhao J et al (2020) Antibody responses to SARS-CoV-2 in patients of novel coronavirus disease 2019. Clin Infect Dis. https://doi.org/10.1093/cid/ciaa344

第 4 章 皮肤屏障与皮肤免疫

Cutaneous Barriers and Skin Immunity

Martin Köberle　Yacine Amar　Inga Marie Hölge　Susanne Kaesler　Tilo Biedermann　**著**

董　洁 **译**　彭世光 **校**

摘要

皮肤屏障为我们提供了数道免受外界危害的防线。它最外层的角质层和表皮构成了一个酸性、干燥和相对凉爽的表面，将我们的身体密封在内，以阻挡微生物入侵。此外，皮肤表面的大多数共生菌群与表皮细胞及免疫系统之间均有微妙的相互作用，以维持健康的稳态，并在必要时启动修复过程。在此，我们简要地回顾一下这一复杂屏障内部运作的最新进展。

关键词： 免疫；微生物组；皮肤屏障；葡萄球菌

皮肤是我们身体最大的器官之一，是抵御环境侵害的第一道防线。可能皮肤最重要的功能就是形成屏障，保护人类和动物免受化学、物理和微生物的侵害。皮肤屏障的完整性受损，如创伤或感染，往往会导致严重的病理改变，而创伤修复或抗感染免疫反应等复杂措施会抵消这些病理改变。

一、上皮屏障的构成因素

（一）建立前线：角质层蛋白质、脂质和 pH

皮肤的屏障功能在很大程度上取决于最外层，即角质层。在角质化过程中，来自下层的角质形成细胞转化为无核的扁平角质细胞，并嵌入高度组织化的脂质基质中。它们被一种不可溶的蛋白质结构，即角质包膜（cornified envelope，CE）包围，角质包膜是脂质附着的支架（Candi 等，2005）。除了外皮蛋白或兜甲蛋白，聚丝蛋白对角化包膜的形成尤为重要。在角质化过程中，前聚丝蛋白去磷酸化并水解成小的聚丝蛋白

单体。它们与角蛋白中间丝结合，聚集成紧密的束状，促进细胞塌陷成扁平状（Candi 等，2005；Sandilands 等，2009）。角质细胞的半胱氨酸蛋白酶 −14 将聚丝蛋白降解为游离氨基酸，它是一种维持表皮水合作用至关重要的天然保湿因子（Kezic 等，2009；Hoste 等，2011）。表皮脂质对皮肤屏障功能至关重要，因为它们将角质细胞嵌入角质层。皮脂腺形成皮肤的水脂膜，限制经皮水分和电解质的丢失（Feingold，2009）。神经酰胺、胆固醇和游离脂肪酸是同样丰富的表皮脂质（Pappas，2009）。角质层被酸化至 pH 为 4～6，如通过分泌型磷脂酶 A_2 产生游离脂肪酸或将活性质子运输到细胞外间隙（Panther 和 Jacob，2015），抑制致病微生物，如金黄色葡萄球菌和白色念珠菌的生长（Feingold，2009）（图 4-1A）。特应性湿疹（atopic eczema，AE）是最常见的慢性炎症性皮肤病，影响工业化国家 10%～20% 的儿童和 2%～5% 的成年人（Yamazaki 等，2017）。它显然与聚丝蛋白、神经酰胺和皮肤酸度的失调有关（Jungersted 等，2008）。

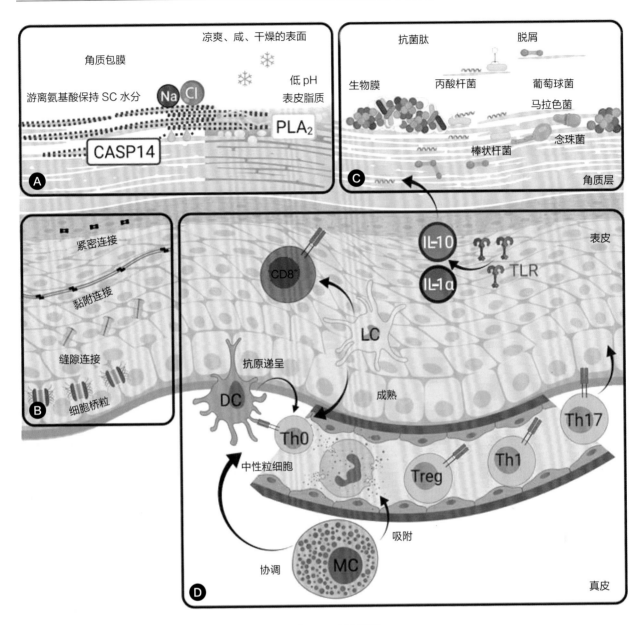

▲ 图 4-1 皮肤屏障

A. 角质层屏障。角质包膜（CE）作为脂质附着的支架，脂质被分泌磷脂酶 A_2（phospholipase A_2，PLA_2）部分水解释放脂肪酸，导致皮肤 pH 降低。半胱氨酸蛋白酶（caspase，CASP）14 降解角质膜聚丝蛋白，释放保持水分的氨基酸。凉爽、咸、干燥和低 pH 的皮肤表面不利于微生物生存。B. 有核表皮屏障。不同类型的连接蛋白和桥粒密封表皮细胞之间的细胞间隙，同时也能够交换选定的分子。C. 皮肤微生物组。细菌、噬菌体和酵母遍布皮肤表面。生物膜的形成保护它们免受抗微生物免疫。皮肤通过脱屑，使其上附着的微生物不断被去除。D. 皮肤免疫。Toll 样受体（Toll like receptor，TLR）感知微生物，诱导分泌抗菌肽和募集免疫细胞。朗格汉斯细胞（Langerhans cell，LC）在树突状细胞（dendritic cell，DC）抗原呈递和肥大细胞（mast cell，MC）的帮助下，使幼稚辅助性 T 细胞（T helper，Th）成熟，协调免疫应答。由 BioRender.com 创建

（二）同等重要的是：有核表皮细胞的屏障蛋白

　　紧密连接（tight junction，TJ）是相邻上皮细胞和内皮细胞质膜之间的紧密接触。它们主要调节细胞间通透性（Gruber 等，2015）。紧密连接是相互作用的跨膜蛋白构成的复杂结构，这些蛋白包括紧密连接蛋白（claudin，Cldn），闭合蛋白（occluding，Ocln），以及细胞质斑块蛋白（如闭锁小带蛋白）。跨膜蛋白允许离子和亲水小分子沿浓度梯度被动、选择性弥散。Cldn 蛋白对于

膜内链的形成和决定组织特异性渗透特性是必不可少的。它们由两个细胞外环组成，决定了结合处离子的选择性（Cummins，2011）。在临床前动物研究中，Cldn-1/5/7/18 的敲除与组织功能障碍有关，如水分失衡、炎症或癌症。敲除 Cldn-2、Cldn-15 或 Cldn-19 等会导致代谢紊乱（Tsukita等，2019）。当黏附分子连接构成和桥粒发生改变时，会出现皮肤屏障功能受损。间隙连接（gap junction，GJ）在形成相邻细胞之间形成通道，允许离子和小分子通过，从而实现细胞间的直接信息沟通。它们由连接蛋白亚基组成，在细胞膜上形成同源或异二聚体连接外显子（Proksch等，2008）。它们在屏障功能中的重要性在有错义突变导致的残毁性掌跖角皮症（Vohwinkel 综合征）（连接子蛋白 26）或有汗性外胚层发育不良（Clouston综合征）（连接子蛋白 30）的患者中尤为突出（Richard，2005）（图 4-1B）。角蛋白是角质形成细胞的主要结构蛋白，为角质形成细胞提供结构稳定性和灵活性，而角质形成细胞保持皮肤的完整性（Proksch等，2008；Chamcheu等，2011）。

二、上皮微生物组及其相互作用

（一）健康皮肤微生物组

人类皮肤上分布着各种各样的共生微生物群，包括细菌、古生菌、真核生物（真菌、螨虫）和病毒。年龄或性别等宿主因素影响了皮肤生态系统，从而影响了微生物群的组成（Schommer 和 Gallo，2013）。不同的皮肤生态位有不同的微生物定植群落。尽管不断暴露在环境因素中，成人皮肤的微生物群在一段时间内仍保持相对稳定。来自不同临床生态位的细菌核糖体基因分型（见第 5 章），揭示至少有 19 个门（主要是放线菌门、厚壁菌门、变形菌门和拟杆菌门等）和约 204 个属，其中丙酸杆菌、棒状杆菌和葡萄球菌最为丰富。每个属的丰度受到局部生态位生态特性的强烈影响。丙酸杆菌和葡萄球菌主要分布在皮脂腺部位（如前额）；棒状杆菌主要分布在潮湿的部位（如腋窝），这些部位也有葡萄球菌分

布。干燥部位（前臂掌侧）的微生物群最为多样，β- 变形菌门和黄杆菌门的患病率更高（Grice 等，2009）。相比之下，真菌在皮肤微生物组成员中所占比例不到 1%。定植在皮脂腺区域（耳朵、前额）的马拉色菌对皮肤真菌菌群组的贡献超过 90%（Oh 等，2014）。健康皮肤中也有数量较少的蠕形螨（Balato 等，2018）。宏基因组学研究确定了皮肤上的大量病毒群，主要由丙酸杆菌和葡萄球菌噬菌体组成（Hannigan 等，2015）（图 4-1C）。

（二）宿主 - 微生物组相互作用

人类皮肤上的微生物与宿主共同进化，形成了从共生、腐生再到致病的关系。这主要取决于宿主状态和菌群组成（Christensen 和 Brüggemann，2014）。大多数微生物会破坏体内平衡；同时训练皮肤免疫力，反过来保护宿主免受病原体入侵（Schommer 和 Gallo，2013；Meisel 等，2018）。皮肤通过限制微生物的渗透来控制其表面定植的微生物的生长，同时也通过不断的脱屑来去除微生物。此外，低温、pH、干燥和咸度会阻止许多微生物的生长（Oh 等，2014）。

（三）皮肤疾病中的微生物组

许多研究已经将微生物群的改变与皮肤疾病（如特应性湿疹、银屑病或痤疮）联系起来。然而，皮肤生态失衡是这类疾病的结果还是原因仍存在争议（Lynch 等，2016）。因此，目前的人类微生物组研究旨在收集大数据，以更好地了解微生物组的作用，并最终开发新的治疗手段（Nelson 等，2010）。微生物失调可能由遗传易感性、当前感染或抗生素治疗引起，导致异常免疫反应，破坏上皮屏障的完整性并允许微生物抗原渗透。长时间接触抗原可能会进一步扰乱免疫反应，最终导致慢性炎症（Balato 等，2018）。在 >90% 的特应性湿疹患者中观察到微生物组多样性降低和金黄色葡萄球菌的定植（Grice 和 Segre，2011）。穿透表皮的金黄色葡萄球菌诱导多种 Th2 细胞因子释放和分泌丝氨酸蛋白酶（如激肽酶），降解聚丝蛋白和桥粒芯糖蛋白 -1，从而进一步损害皮肤屏障的

完整性（Williams 等，2017）。其他葡萄球菌（如表皮葡萄球菌），在特应性湿疹皮损部位也有增加，并抑制其他属（Kong 等，2012）。银屑病是另一种皮肤炎症性疾病，其特征是角质形成细胞增殖增加、皮肤免疫细胞浸润、血管生成和角化过度（Schommer 和 Gallo，2013）。与特应性湿疹相反，在银屑病病变中观察到 α 多样性的增加，厚壁菌门增加，放线菌门减少（特别是丙酸杆菌属）（Langan 等，2019）（见第 5 章）。

三、皮肤免疫与组织修复

皮肤的免疫屏障协调防御入侵的病原体，并与共生微生物群持续对话（Skabytska 等，2016；Eyerich 等，2018）。

（一）先天免疫

皮肤通过不同的模式识别受体如 Toll 样受体（Toll like receptor，TLR）感知微生物信号，从而产生不同的基因表达模式和各种免疫反应的激活（Meisel 等，2018）。通过这种方式，调控先天因子（如 IL-1a）的表达、角质形成细胞和脂肪细胞分泌抗菌肽（antimicrobial peptide，AMP），如抗菌肽和 β- 防御素（Chen 等，2018）。此外，金黄色葡萄球菌等病原体通过吸引中性粒细胞来触发随后的清除反应（Yamazaki 等，2017）。此外，马拉色菌等共生酵母菌能够诱导 17 型反应，协调抗真菌免疫并加剧皮肤炎症（Sparber 等，2019）。最近的一项研究分析了微生物群对小鼠皮肤转录组的影响，共鉴定出 2820 个差异表达基因，主要涉及宿主先天免疫和表皮分化（Meisel 等，2018）。另外，许多皮肤定植者已经进化出了躲避宿主防御的策略。表皮葡萄球菌生物膜相关多糖保护其免受可溶性因子和吞噬作用的影响（Christensen 和 Brüggemann，2014）。抗菌肽抗性也由多种蛋白酶或抗菌肽抑制药介导。

表皮抗原通过朗格汉斯细胞（Langerhans cell，LC）呈递给 T 细胞，朗格汉斯细胞是一种皮肤专属抗原呈递细胞。成熟的朗格汉斯细胞可根据周围环境使初始 Th 细胞分化为不同的 Th 亚型。它们对病毒感染产生有效的 CD8⁺ T 细胞反应，同时也是导致利什曼原虫排出和接触性皮炎的过敏反应所必需的。它们还通过非传统的 MHC 分子 CD-1a 呈递引起对脂质抗原的过敏反应（Kim 等，2016）。真皮树突状细胞通过呈递真皮抗原来补充朗格汉斯细胞。它们对入侵的病原体进行免疫监视，并能分泌大量的 TNF-α，但也被认为是导致银屑病的病因之一（Matejuk 2018）。肥大细胞（mast cell，MC）主要分布在真皮上部。众所周知，它们在 Th2 自身免疫和过敏中的有害作用，越来越多地被认为是充分炎症反应的协调者（图 4-1D）。感染后，它们启动中性粒细胞、树突状细胞和 T 细胞的募集，但也通过释放肥大细胞蛋白酶或 NETosis，发挥直接的抗微生物作用（Dudeck 等，2019）。最近，脂多糖激活的肥大细胞通过释放趋化因子 10（CXCL10）招募 T 细胞显示出抗肿瘤活性（Kaesler 等，2019）。

（二）适应性免疫

关于皮肤细菌如何调节适应性免疫，还有很多有待了解。我们知道金黄色葡萄球菌通过直接诱导 Th 细胞麻痹（Kaesler 等，2016）或通过超抗原介导的 Treg 细胞增殖来影响 T 细胞数量和功能（Ou 等，2004）。在 IL-4 受体同时激活的情况下，金黄色葡萄球菌衍生的 TLR2 配体可诱导特应性湿疹慢性化（Kaesler 等，2014）。其他共生体，如表皮葡萄球菌，也具有免疫调节作用，通过诱导树突状细胞分泌 IL-10（Volz 等，2018）或 CD17A⁺ CD8⁺ T 细胞以增强上皮屏障功能（Naik 等，2015）。最近的证据表明，新生儿时期有一个较短的机会窗，在此期间，共生菌可以永久塑造皮肤免疫力（Scharschmidt 等，2015）。然而，皮肤微生物群诱导免疫调节的另一种方式是通过 TLR2/6 结合脂肽（革兰阳性细菌的典型 DAMP）诱导骨髓来源的抑制细胞（Skabytska 等，2014）。此外，共生菌的 DAMP 能够通过非经典 MHC Ⅰ途径诱导具有免疫调节和组织修复特征的 T 细胞（Linehan 等，2018）。

结论

我们仍需要学习皮肤的内部工作机制。皮肤免疫和创伤愈合还远未被完全了解，对皮肤微生物组的全面研究才刚刚开始。尽管如此，根据我们现有的知识，已显示出皮肤是一个多面的器官，将我们与环境隔离开来。

参考文献

［1］ Balato A, Cacciapuoti S, Di Caprio R, Marasca C, Masarà A, Raimondo A, Fabbrocini G (2018)Human microbiome: composition and role in inflammatory skin diseases. Arch Immunol Ther Exp (Warsz) 67:1-18

［2］ Candi E, Schmidt R, Melino G (2005) The cornified envelope: a model of cell death in the skin. Nat Rev Mol Cell Biol 6:328-340

［3］ Chamcheu JC, Siddiqui IA, Syed DN, Adhami VM, Liovic M, Mukhtar H (2011) Keratin gene mutations in disorders of human skin and its appendages. Arch Biochem Biophys 508:123-137

［4］ Chen YE, Fischbach MA, Belkaid Y (2018) Skin microbiota-host interactions. Nature 553:427-436

［5］ Christensen GJM, Brüggemann H (2014) Bacterial skin commensals and their role as host guardians. Benefic Microbes 5:201-215

［6］ Cummins PM (2011) Occludin: one protein, many forms. Mol Cell Biol 32:242-250

［7］ Dudeck A, Köberle M, Goldmann O, Meyer N, Dudeck J, Lemmens S, Rohde M, Roldán NG, Dietze-Schwonberg K, Orinska Z, Medina E, Hendrix S, Metz M, Zenclussen AC, von Stebut E, Biedermann T (2019) Mast cells as protectors of health. J Allergy Clin Immunol 144:S4-S18

［8］ Eyerich S, Eyerich K, Traidl-Hoffmann C, Biedermann T (2018) Cutaneous barriers and skin immunity: differentiating a connected network. Trends Immunol 39:315-327

［9］ Feingold KR (2009) The outer frontier: the importance of lipid metabolism in the skin. J Lipid Res 50:S417-S422

［10］ Grice EA, Segre JA (2011) The skin microbiome. Nat Rev Microbiol 9:244-253

［11］ Grice EA, Kong HH, Conlan S, Deming CB, Davis J, Young AC, Program NCS, Bouffard GG, Blakesley RW, Murray PR, Green ED, Turner ML, Segre JA (2009) Topographical and temporal diversity of the human skin microbiome. Science 324:1190-1192

［12］ Gruber R, Börnchen C, Rose K, Daubmann A, Volksdorf T, Wladykowski E, Vidal-y-Sy S, Peters EM, Danso M, Bouwstra JA, Hennies HC, Moll I, Schmuth M, Brandner JM (2015) Diverse regulation of Claudin-1 and Claudin-4 in atopic dermatitis. Am J Pathol 185:2777-2789

［13］ Hannigan GD, Meisel JS, Tyldsley AS, Zheng Q, Hodkinson BP, SanMiguel AJ, Minot S, Bushman FD, Grice EA, Heitman J (2015) The human skin double-stranded DNA virome: topographical and temporal diversity, genetic enrichment, and dynamic associations with the host microbiome. MBio 6

［14］ Hoste E, Kemperman P, Devos M, Denecker G, Kezic S, Yau N, Gilbert B, Lippens S, De Groote P, Roelandt R, Van Damme P, Gevaert K, Presland RB, Takahara H, Puppels G, Caspers P, Vandenabeele P, DeclercqW(2011) Caspase-14 is required for Filaggrin degradation to natural moisturizing factors in the skin. J Investig Dermatol 131:2233-2241

［15］ Jungersted JM, Hellgren LI, Jemec GBE, Agner T (2008) Lipids and skin barrier function - a clinical perspective. Contact Dermatitis 58:255-262

［16］ Kaesler S, Volz T, Skabytska Y, Koberle M, Hein U, Chen KM, Guenova E, Wolbing F, Rocken M, Biedermann T (2014) Toll-like receptor 2 ligands promote chronic atopic dermatitis through IL-4-mediated suppression of IL-10. J Allergy Clin Immunol 134:92-99

［17］ Kaesler S, Skabytska Y, Chen K-M, Kempf WE, Volz T, Köberle M, Wölbing F, Hein U, Hartung T, Kirschning C, Röcken M, Biedermann T (2016) Staphylococcus aureus-derived lipoteichoic acid induces temporary T-cell paralysis independent of Toll-like receptor 2. J Allergy Clin Immunol 138:780-790.e786

［18］ Kaesler S, Wölbing F, Kempf WE, Skabytska Y, Köberle M, Volz T, Sinnberg T, Amaral T, Möckel S, Yazdi A, Metzler G, Schaller M, Hartmann K, Weide B, Garbe C, Rammensee H-G, Röcken M, Biedermann T (2019) Targeting tumor-resident mast cells for effective antimelanoma immune responses. JCI Insight 4(19):e125057

［19］ Kezic S, Kammeyer A, Calkoen F, Fluhr JW, Bos JD (2009) Natural moisturizing factor components in the stratum corneum as biomarkers of filaggrin genotype: evaluation of minimally invasive methods. Br J Dermatol 161:1098-1104

［20］ Kim JH, Hu Y, Yongqing T, Kim J, Hughes VA, Le Nours J, Marquez EA, Purcell AW, Wan Q, Sugita M, Rossjohn J, Winau F (2016) CD1a on Langerhans cells controls inflammatory skin disease. Nat Immunol 17:1159-1166

［21］ Kong HH, Oh J, Deming C, Conlan S, Grice EA, Beatson MA, Nomicos E, Polley EC, Komarow HD, Program NCS, Murray PR, Turner ML, Segre JA (2012) Temporal shifts in the skin microbiome associated with disease flares and treatment in children with atopic dermatitis. Genome Res 22:850-859

［22］Langan EA, Künstner A, Miodovnik M, Zillikens D, Thaçi D, Baines JF, Ibrahim SM, Solbach W, Knobloch JK (2019) Combined culture and metagenomic analyses reveal significant shifts in the composition of the cutaneous microbiome in psoriasis. Br J Dermatol 181(6):1254-1264

［23］Linehan JL, Harrison OJ, Han S-J, Byrd AL, Vujkovic-Cvijin I, Villarino AV, Sen SK, Shaik J, Smelkinson M, Tamoutounour S, Collins N, Bouladoux N, Dzutsev A, Rosshart SP, Arbuckle JH, Wang C-R, Kristie TM, Rehermann B, Trinchieri G, Brenchley JM, O'Shea JJ, Belkaid Y (2018) Non-classical immunity controls microbiota impact on skin immunity and tissue repair. Cell 172:784-796.e718

［24］Lynch SV, Phimister EG, Pedersen O (2016) The human intestinal microbiome in health and disease. N Engl J Med 375:2369-2379

［25］Matejuk A (2018) Skin Immunity. Arch Immunol Ther Exp (Warsz) 66:45-54

［26］Meisel JS, Sfyroera G, Bartow-McKenney C, Gimblet C, Bugayev J, Horwinski J, Kim B, Brestoff JR, Tyldsley AS, Zheng Q, Hodkinson BP, Artis D, Grice EA (2018) Commensal microbiota modulate gene expression in the skin. Microbiome 6

［27］Naik S, Bouladoux N, Linehan JL, Han S-J, Harrison OJ, Wilhelm C, Conlan S, Himmelfarb S, Byrd AL, Deming C, Quinones M, Brenchley JM, Kong HH, Tussiwand R, Murphy KM, Merad M, Segre JA, Belkaid Y (2015) Commensal-dendritic-cell interaction specifies a unique protective skin immune signature. Nature 520:104-108

［28］Nelson KE, Weinstock GM, Highlander SK, Worley KC, Creasy HH, Wortman JR, Rusch DB, Mitreva M, Sodergren E, Chinwalla AT, Feldgarden M, Gevers D, Haas BJ, Madupu R, Ward DV, Birren BW, Gibbs RA, Methe B, Petrosino JF, Strausberg RL, Sutton GG, White OR, Wilson RK, Durkin S, Giglio MG, Gujja S, Howarth C, Kodira CD, Kyrpides N, Mehta T, Muzny DM, Pearson M, Pepin K, Pati A, Qin X, Yandava C, Zeng Q, Zhang L, Berlin AM, Chen L, Hepburn TA, Johnson J, McCorrison J, Miller J, Minx P, Nusbaum C, Russ C, Sykes SM, Tomlinson CM, Young S, Warren WC, Badger J, Crabtree J, Markowitz VM, Orvis J, Cree A, Ferriera S, Fulton LL, Fulton RS, Gillis M, Hemphill LD, Joshi V, Kovar C, Torralba M, Wetterstrand KA, Abouellleil A, Wollam AM, Buhay CJ, Ding Y, Dugan S, FitzGerald MG, Holder M, Hostetler J, Clifton SW, Allen-Vercoe E, Earl AM, Farmer CN, Liolios K, Surette MG, Xu Q, Pohl C, Wilczek-Boney K, Zhu D (2010) A catalog of reference genomes from the human microbiome. Science 328:994-999

［29］Oh J, Byrd AL, Deming C, Conlan S, Kong HH, Segre JA (2014) Biogeography and individuality shape function in the human skin metagenome. Nature 514:59-64

［30］Ou L-S, Goleva E, Hall C, Leung DYM (2004) T regulatory cells in atopic dermatitis and subversion of their activity by superantigens. J Allergy Clin Immunol 113:756-763

［31］Panther D, Jacob S (2015) The importance of acidification in atopic eczema: an underexplored avenue for treatment. J Clin Med 4:970-978

［32］Pappas A (2009) Epidermal surface lipids. Dermatoend-ocrinol 1:72-76

［33］Proksch E, Brandner JM, Jensen JM (2008) The skin: an indispensable barrier. Exp Dermatol 17:1063-1072

［34］Richard G (2005) Connexin disorders of the skin. Clin Dermatol 23:23-32

［35］Sandilands A, Sutherland C, Irvine AD, McLean WHI (2009) Filaggrin in the frontline: role in skin barrier function and disease. J Cell Sci 122:1285-1294

［36］Scharschmidt TC, Vasquez KS, Truong H-A, Gearty SV, Pauli ML, Nosbaum A, Gratz IK, Otto M, Moon JJ, Liese J, Abbas AK, Fischbach MA, Rosenblum MD (2015) A wave of regulatory T cells into neonatal skin mediates tolerance to commensal microbes. Immunity 43:1011-1021

［37］Schommer NN, Gallo RL (2013) Structure and function of the human skin microbiome. Trends Microbiol 21:660-668

［38］Skabytska Y, Wölbing F, Günther C, Köberle M, Kaesler S, Chen K-M, Guenova E, Demircioglu D, Kempf WE, Volz T, Rammensee H-G, Schaller M, Röcken M, Götz F, Biedermann T (2014) Cutaneous innate immune sensing of toll-like receptor 2-6 ligands suppresses T cell immunity by inducing myeloid-derived suppressor cells. Immunity 41:762-775

［39］Skabytska Y, Kaesler S, Volz T, Biedermann T (2016) How the innate immune system trains immunity: lessons from studying atopic dermatitis and cutaneous bacteria. J Dtsch Dermatol Ges 14:153-156

［40］Sparber F, De Gregorio C, Steckholzer S, Ferreira FM, Dolowschiak T, Ruchti F, Kirchner FR, Mertens S, Prinz I, Joller N, Buch T, Glatz M, Sallusto F, LeibundGut-Landmann S (2019) The skin commensal yeast malassezia triggers a type 17 response that coordinates anti-fungal immunity and exacerbates skin inflammation. Cell Host Microbe 25:389-403.e386

［41］Tsukita S, Tanaka H, Tamura A (2019) The Claudins: from tight junctions to biological systems. Trends Biochem Sci 44:141-152

［42］Volz T, Kaesler S, Draing C, Hartung T, Röcken M, Skabytska Y, Biedermann T (2018) Induction of IL-10-balanced immune profiles following exposure to LTA from *Staphylococcus epidermidis*. Exp Dermatol 27:318-326

［43］Williams MR, Nakatsuji T, Sanford JA, Vrbanac AF, Gallo RL (2017) Staphylococcus aureus induces increased serine protease activity in keratinocytes. J Investig Dermatol 137:377-384

［44］Yamazaki Y, Nakamura Y, Núñez G (2017) Role of the microbiota in skin immunity and atopic dermatitis. Allergol Int 66:539-544

第 5 章　过敏中屏障器官的微生物组：谁管理世界？细菌！

Microbiome of Barrier Organs in Allergy: Who Runs the World? Germs!

Vera Schwierzeck　Claudia Hülpüsch　Matthias Reiger　**著**

董　洁 **译**　彭世光 **校**

摘要

在过去的几十年里，过敏性疾病在世界范围内稳步增加，这一现象尚未被完全了解。然而，最近的证据表明，微生物组的改变可能是一个促进因素。微生物组是指栖息部位的所有微生物，包括细菌、真菌和病毒。利用现代测序技术，我们现在能够较以前更详细地检测和分析人类微生物组。流行病学和实验研究表明，复杂的肠道微生物组支持儿童免疫系统的发育，从而保护儿童免受包括食物过敏在内的过敏性疾病的侵害。微生物组成为人类生理学的重要组成部分，并与我们的各种屏障系统形成动态关系。例如，细菌生态失调是特应性皮炎的标志，并与疾病进展相关。同样，哮喘和过敏性鼻炎患者的肺和鼻咽微生物组也发生了改变。虽然这些结果很有趣，但其潜在的机制仍不清楚，需要进行功能研究。本篇综述简要概述了微生物组研究中使用的术语和方法，然后重点介绍了过敏性疾病中肺部、皮肤和肠道微生物组的研究结果。

关键词：过敏反应；微生物组；测序

一、微生物组测序和分析

人们对微生物组研究的兴趣日益高涨。细菌以人与细菌细胞 1∶1 的比例共存于人体内，其中大多数细菌以共生体与我们生活在一起（Khan 等，2019）。然而，微生物组对人类健康的影响是巨大的。早在 1989 年，Strachan 就提出了"卫生假说"，指出家庭规模与特应性疾病呈负相关，这引发了人们对细菌群落结构的兴趣（Strachan，1989）。后来，Haahtela 进一步将这一理论发展为生物多样性假说，将低细菌生物多样性与特应性湿疹等疾病联系起来（Haahtela 等，2013）。由于多达 20%～60% 的人体定植细菌是不可培养的，因此在微生物学中需要建立不依赖于培养的方法（Pei 等，2004）。2005 年，当第一台进行大规模平行测序的测序仪上市后，测序的时间和成本显著降低，从而为非专业人员进行微生物组研究开辟了新的领域（Shendure 等，2017）。

微生物组一词是指在一个栖息地中的所有微生物基因，包括细菌、古生菌、低等和高等真核生物，以及病毒。然而，当我们谈论微生物组时，我们通常只指在特定栖息地发现的细菌基因的集合（Marchesi 和 Ravel，2015）。*16S rRNA* 基因全长 1500 个碱基对（base pair，bp），由高度保守的核苷酸序列组成，具有 9 个特征性的高变区（Chakravorty 等，2007；Janda 和 Abbott，2007）。由于扩增子读取长度有限（到目前为止，扩增子大小限制在 ≤ 300bp），因此仅对 *16S rRNA* 基因的部分进行测序（Cruaud 等，2017）。*16S rRNA* 基因测序选择的可变区域将取决于测序栖息地和定植的细菌，因为根据细菌家族的不同，在不同的可变区域中可能存在着不同的细菌种属（Walker

等，2015）。

虽然通过 16S 测序已经对肠道微生物组进行了 20 年的研究，但皮肤、肺和胎盘微生物组等新的低生物量环境，需要新的金标准和污染物识别（Goffau 等，2018；Kong 等，2017）。例如，干性皮肤每平方厘米只有约 10^3 个细菌细胞，而结肠内容物的细菌细胞含量为每毫升 10^{11} 个（Bibel 和 Lovell，1976；Sender 等，2016）。进行任何微生物组研究时的一般考虑因素包括研究设计、采样和存储、样品处理、引物选择和测序。

然而，除了实验设计之外，遗传信息的生物信息学处理也可能是偏差的来源（Sinha 等，2015）。通常，根据 97% 的序列相似性，将序列聚类为操作分类单元（operational taxonomic unit，OTU）。一种相对较新的方法是形成扩增子序列变异（amplicon sequence variant，ASV），它不设置阈值，而是考虑单核苷酸差异（Callahan 等，2017）。使用公共数据库对这些集群进行识别，并进行分类注释。不同的数据库的性能不尽相同，这可以通过数据库的大小、管理和上次更新来解释；使用 Ezbiocloud 获得了最佳结果（Park 和 Won，2018）。之后，需要进行质量控制以去除 PCR 错误，如嵌合体扩增子和单态。

最后，可以对样品进行分析。经典的分析方法包括 α 多样性（样本内的多样性），β 多样性（由差异矩阵决定的样本间的多样性）和分类法（Bray 和 Curtis，1957；Lozupone 和 Knight，2005）。α 多样性关注的是丰富度（谁在那里），或均匀度（它们的分布）。Simpson 和 Shannon 则将两者都考虑在内（Jost，2007；Wagner 等，2018）。

通过查看特定栖息地的所有基因组进行的宏基因组学，提供了更多的遗传和功能信息（Ranganathan 等，2019）。自 2008 年以来，美国国立卫生研究院（National Institutes of Health，NIH）的人类微生物组项目（human microbiome project，HMP）已通过 16S NGS 和宏基因组学对包括鼻、口腔、皮肤、肠道和泌尿生殖道在内的健康个体的微生物组进行了特征分析。广泛的分析不仅涵盖健康个体，还包括早产、炎症性肠病和糖尿病前期患者（2019 年整合人类微生物群项目）。

除了微生物组，真菌生物组（指栖息地中的真菌群落），以及代表 RNA 和 DNA 病毒的病毒组，都必须纳入人类健康的等式中。然而，到目前为止，这两个领域的研究仍然不足。真菌生物群落通过内部转录间隔区（internal transcribed spacer，ITS）或 RNA（18S、5.8S 和 28S rRNA）进行分析。真菌群落研究中最关键的是真菌分类和供选择的扩增引物的可靠数据库（Jo 等，2017）。病毒组面临着低生物量、生物信息学工具不足及缺乏精选数据库等挑战。然而，更具挑战性的是缺乏常见的病毒标志物和高度异质性（Zou 等，2016）。人类病毒组可以直接或通过改变宿主的微生物组成影响宿主的健康。

二、儿童早期的微生物组与过敏

儿科先驱，如 Theodor Escherich，一直致力于研究新生儿肠道中的定植细菌。Theodor Escherich 研究了胎粪，并证明了细菌会在婴儿出生后 3～24h 定植于儿童的肠道。此外，他还证明了母乳喂养会影响细菌定植（Escherich，1989）。虽然这些早期研究使用传统培养方法探索细菌的组成，但许多关键发现至今仍然有效。很显然，由于仅靠遗传学无法解释工业化国家儿童过敏的稳步增加，科学家们已将注意力转向微生物组，将其作为过敏性疾病发展的影响因素（Huang 等，2017）。因此，微生物组研究已经成为 David Strachan 卫生假说现代观点的一部分。

儿童肠道的定植相当于一个新的微生物群落的组装。这些微生物来源于母体微生物群和环境。因此，出生后影响肠道微生物群的关键因素取决于分娩方式和饮食（Bäckhed 等，2015）。第一批在新生儿肠道定植的细菌是兼性厌氧菌，而非专性厌氧菌（Koenig 等，2011）。类杆菌属、双歧杆菌属和埃希菌属在阴道分娩婴儿的肠道微生物组中占主导地位。这些细菌是在通过产道的过程中获得的。相反，剖宫产分娩的新生儿显示肠道微生物组包括与皮肤和黏膜相关的细菌种类，如嗜血杆菌和葡萄球菌。随着肠道细菌群落的聚集和稳定，这些差异似乎在生命的最初几个月里逐渐减少（Chu 等，2017）。

越来越多的证据表明，复杂的肠道微生物组对婴儿期的免疫系统的形成至关重要，并可防止过敏性疾病的发生（Gomez de Agüero 等，2016）。有趣的是，与对照动物相比，无菌小鼠的 IgA 水平降低，但 IgE 水平升高（Cahenzli 等，2013；Herbst 等，2011）。其他数据表明，当细菌定植具有保护性时，存在着一个关键的时间窗口（Cahenzli 等，2013）。虽然这些结果是基于动物模型得出的，但与流行病学的观察结果一致（Metzler 等，2019）。

剖宫产期间预防性使用抗生素和无阴道接触会影响出生后微生物组的组成（Chu 等，2017）。几项研究调查了分娩方式与过敏性疾病发展之间的关系。一项研究招募了 2917 名儿童，并对他们随访至 8 岁。结果提示，剖宫产与哮喘显著相关，尤其是如果父母双方本身都过敏。然而，只有在父母不过敏的情况下，致敏风险才会增加（Roduit 等，2009）。尽管结果不一致，但最近的一项实验性试点研究提出了剖宫产后"阴道播种"（Dominguez-Bello 等，2016）。出生后第 1 周的详细分析表明，接种了母亲阴道液的新生儿产生的微生物组与阴道分娩的婴儿相似。然而，因为缺乏关于安全性和患者获益的充分数据，"阴道接种"仍处于实验阶段。

农村环境中的抗过敏防护研究（Protection Against Allergy-Study in Rural Environment，PASTURE）出生队列研究前瞻性地收集了数据，以调查产前和产后暴露与过敏性疾病发展之间的关系。被调查的环境因素还包括抗生素的使用。来自五个欧洲国家（奥地利、芬兰、法国、德国和瑞士）农村地区的 1133 名儿童被纳入研究，并观察他们生命的前 6 年（von Mutius 和 Schmid，2006）。产前接触抗生素与出生第一年的食物过敏和特应性湿疹显著相关（Metzler 等，2019）。还检测到生命早期抗生素疗程数与特应性湿疹之间的剂量－反

应关系，这表明一个时间窗内，抗生素是发生过敏性疾病的危险因素。在出生 1 年内使用 ≥ 3 个疗程抗生素的儿童，在 4 岁时发生特应性湿疹的风险增加了 7 倍。

三、皮肤微生物组与过敏

（一）皮肤微生物组中的关键细菌和真菌种类

皮肤是我们人体最大的器官，它不仅是一个物理屏障，还是一个复杂微生物组的家园，该微生物组与该屏障和人类免疫系统存在动态相互作用（Eyerich 等，2018；Naik 等，2012）。皮肤所处的环境因身体部位而异，不同部位的皮肤含有不同的细菌（Costello 等，2009）。湿润的皮肤区域，如腋窝，主要由葡萄球菌和棒状细菌定植。丙酸杆菌通常存在于前额和背部等皮脂腺皮肤区域。它们最著名的代表是痤疮丙酸杆菌，能够代谢甘油三酯，从而维持皮肤的酸性 pH。皮肤微生物组受年龄和性别等内部因素的影响，也受到个人习惯、心理压力和环境因素（紫外线辐射和湿度）等外部因素的影响（Harter 等，2019）。

此外，大多数体表都有真菌定植，其中最常见的是马拉色菌属、念珠菌属、曲霉菌属和青霉属。

（二）皮肤微生物分析：特应性湿疹的新发现

皮肤微生物组失衡是特应性湿疹的一个标志。接触细菌不仅会导致先天和适应性免疫反应的成熟，而且共生菌（如表皮葡萄球菌、溶血性葡萄球菌和卢登葡萄球菌）也能够诱导人角质形成细胞产生抗菌肽（antimicrobial peptide，AMP）。例如，共生菌通过抗菌物质或抗生素本身抑制金黄色葡萄球菌的生长，这是由群体感应机制调节的（Naik 等，2012；Williams 等，2019；Zipperer 等，2016）。基于培养的研究已经发现，金黄色葡萄球菌在特应性湿疹中发挥作用。特应性湿疹中的炎症与金黄色葡萄球菌的过度生长有关，导致皮肤微生物组多样性降低，屏障层和免疫系统发生变化（Altunbulakli 等，2018；Kong 等，2012）。然而，目前尚不清楚微生物的变化是该疾病的原因还是

结果。现代基于测序的微生物分析仅限于在物种水平上识别微生物，然而对于致病性和功能性（如金黄色葡萄球菌），菌株水平上鉴定很重要。已有研究证明，重症特应性湿疹患者存在金黄色葡萄球菌菌株的克隆扩增（Byrd 等，2017）。

此外，病变皮肤中检出较多马拉色菌 DNA，主要集中在头颈部等皮脂腺区域，并与疾病严重程度有关。更详细的调查显示，健康人和患者身上会出现不同的马拉色菌。这表明至少有一种致病菌株参与了特应性湿疹和皮肤炎症的恶化（Glatz 等，2015）。

如今，病毒的作用，如人乳头瘤病毒（human papilloma virus，HPV）、多瘤病毒、噬菌体或疱疹病毒，也在特应性湿疹中进行了研究（Traidl 等，2018）。噬菌体具有高度变异性，可以作为宿主细菌的适应性载体（Hannigan 等，2017）。

四、肺部微生物组与过敏

一般来说，呼吸道微生物研究的重点是鼻咽，这是呼吸系统的最上部和最容易接近的部分。鼻咽不仅更容易取样，而且是吸入物质与上皮细胞最容易接触的部位。尤其在健康个体中，这种与环境的持续接触和交换影响呼吸道微生物组的组成（Dickson 等，2015）。鼻咽的微生物组与下呼吸道（声门以下）有显著差异，但仍有某些相似之处，尤其是在口腔菌群方面（Marsh 等，2016）。然而，不同的气道截面的差异比个体间的差异更相似（Dickson 和 Huffnagle，2015）。长期以来，人们认为肺部在健康状态下是无菌的，但今天人们知道，肺部有稀疏菌群，每平方厘米只有约 2000 个基因组，低微生物密度的限制是保持健康的基本前提（Hilty 等，2010）。在健康人中，普雷沃氏菌属、链球菌属、细孔菌属、奈瑟菌属、嗜血杆菌属和梭杆菌属的细菌在肺部微生物组中占主导地位，这些微生物组是不断变化的。就哮喘和变应性鼻炎等呼吸系统疾病而言，一项新生儿研究结果提示，鼻咽部微生物组多样性降低和变形杆菌比例升高与变应性鼻炎有关，而棒状杆菌则与健康婴儿有关（Le Ta 等，2018）。在哮喘患者中，多项研究观察到肺部微生物组微生态失调（Hooks 和 O'Malley，2017）。例如，研究表明哮喘患者痰液中变形菌门增加，哮喘患者样本微生物组的多样性也高于健康参与者（Marri 等，2013）。除了呼吸道的细菌微生物组，病毒和真菌也发挥作用。后者可能是相关的，因为真菌孢子可以在我们呼吸的空气中占很高比例（Pashley 等，2012）。空气中的真菌孢子和对某些真菌的过敏导致特应性个体 IgE 水平升高，并与过敏性哮喘有关。然而，目前尚不清楚真菌菌群微生态失调是否及如何在过敏性哮喘中发挥作用（Kozik 和 Huang，2019）。

五、肠道微生物组与过敏

肠道微生物组是一个复杂的生态系统，包含约 2000 种细菌。此外，人的肠道也有真菌和病毒的定植。然而，只有最近的研究才开始关注肠道真菌群落和病毒组（Lim 等，2019）。未来有必要研究肠道病毒和真菌如何影响我们的免疫系统。

我们的肠道免疫系统面临着从食物中或共生体中提取无害抗原与病原体挑战。对食物蛋白质的异常免疫反应和不能建立口服耐受性会导致食物过敏。几项基于小鼠模型的研究已经将食物过敏与肠道微生物组联系起来。在其中一项研究中，无菌小鼠被用健康婴儿供体或患有牛奶过敏的婴儿的微生物组样本重新构建。随后小鼠被致敏，并用牛奶来源的蛋白质进行激发。无菌对照动物和接受了牛奶过敏婴儿微生物组的小鼠的过敏反应明显强于重组对照动物（Feehley 等，2019）。用微生物组分析比较健康儿童和牛奶过敏儿童的粪便样本。健康儿童的样本富含毛螺菌科细菌。有趣的是，将该菌科的一种细菌定植在无菌小鼠中也具有保护作用。一项使用花生过敏小鼠模型的研究也显示了类似的结果。该研究提示，用梭状芽胞杆菌属的单克隆可使实验动物免受食物过敏原致敏。该研究还表明，该重组可诱导 IL-22 的产生、IgA 分泌、调节性 T 细胞（Treg）的扩增，这可以协同促进口服耐受（Stefka 等，2014）。其他研究将细菌代谢产物与食物过敏联系起来。一些细菌种类，如双歧杆菌，将膳食纤维转化为短链脂肪酸。小鼠模型实验表明，短链脂肪酸通过促进 Treg 功能保护动物免受食物过敏（Lyons 等，2010）。另一个概念是所谓的肠 – 肺轴，提示肠道微生物组可以通过细菌代谢产物或影响免疫系统来影响肺部病理（Schroeder 和 Bäckhed，2016）。例如，在哮喘模型中，用抗生素万古霉素治疗的新生小鼠的炎症反应增加（Russell 等，2012）。由于抗生素治疗会影响肠道微生物组，这些研究的结果表明，儿童早期增加抗生素使用可能会在免疫耐受建立期间改变肠道微生物组，从而增加过敏性疾病的风险。

六、微生物组与治疗

有很多临床方法可以通过前共生、原共生和共生来影响微生物组。早期临床研究表明，局部应用黏膜玫瑰单胞菌可减轻特应性湿疹症状，减少对类固醇治疗的需求（Myles 等，2018）。一项使用益生菌鼠李糖乳杆菌联合花生口服免疫疗法治疗儿童食物过敏的双盲、安慰剂对照随机试验表明，联合给药与皮肤点刺试验反应降低和花生特异性 IgE 水平降低相关（Tang 等，2015）。尽管取得了这些令人鼓舞的结果，但对微生物组的许多潜在分子机制仍知之甚少。因此，研究微生物组是否或如何改变，以及这种改变是否对患者有益，是微生物组研究的一个重要目标。由于过敏性疾病的多因素性质，借助微生物组作为治疗或预防只能是过敏性疾病多模式治疗方法的一部分（表 5-1）。

表 5-1　微生物组的相关研究

项　目	皮　肤	呼吸道
健康微生物组（共生体）	细菌 - 棒状杆菌属 - 葡萄球菌属 - 皮杆菌属 - 微球菌属 - 痤疮丙酸杆菌 真菌 - 马拉色菌属 - 念珠菌属 - 曲霉菌属 - 青霉菌属	细菌 - 链球菌属 - 奈瑟菌属 - 嗜血杆菌属 厌氧菌 - 普雷沃菌属 - 韦荣球菌 - 梭杆菌属 真菌 - 念珠菌属
空间分布	身体区域特定微生物群（即富含皮脂腺的皮肤区域：痤疮丙酸杆菌）	鼻咽的微生物组与下呼吸道有显著差异
微生态失调	特应性湿疹 金黄色葡萄球菌↑ 马拉色菌属↑	哮喘和变应性鼻炎 变形杆菌↑ 微生物组多样性↑
参考文献	Altunbulakli 等（2018），Byrd 等（2017），Costello 等（2009），Glatz 等（2015），Harada 等（2015），Kong 等（2012）	Dickson 等（2015），Dickson and Huffnagle（2015），Findley 等（2013），Hilty 等（2010），Hooks and O'Malley（2017），Krause 等（2016），Le Ta 等（2018），Marri 等（2013）

参考文献

［1］ The Integrative Human Microbiome Project (2019) Nature 569:641-648. https://doi. org/10.1038/s41586-019-1238-8

［2］ Altunbulakli C, Reiger M, Neumann AU, Garzorz-Stark N, Fleming M, Huelpuesch C, Castro-Giner F, Eyerich K, Akdis CA, Traidl-Hoffmann C (2018) Relations between epidermal barrier dysregulation and staphylococci-dominated microbiome dysbiosis in atopic dermatitis. J Allergy Clin Immunol. https://doi.org/10.1016/j.jaci.2018.07.005

［3］ Bäckhed F, Roswall J, Peng Y, Feng Q, Jia H, Kovatcheva-Datchary P, Li Y, Xia Y, Xie H, Zhong H, Khan MT, Zhang J, Li J, Xiao L, Al-Aama J, Zhang D, Lee YS, Kotowska D, Colding C, Tremaroli V, Yin Y, Bergman S, Xu X, Madsen L, Kristiansen K, Dahlgren J, Wang J (2015) Dynamics and stabilization of the human gut microbiome during the first year of life. Cell Host Microbe 17:852. https://doi.org/10.1016/j.chom.2015.05.012

［4］ Bibel DJ, Lovell DJ (1976) Skin flora maps: a tool in the study of cutaneous ecology. J Invest Dermatol 67:265-269. https://doi.org/10.1111/1523-1747.ep12513459

［5］ Bray JR, Curtis JT (1957) An ordination of the upland Forest communities of southern Wisconsin. Ecol Monogr 27:325-349. https://doi.org/10.2307/1942268

［6］ Byrd AL, Deming C, Cassidy SKB, Harrison OJ, Ng WI, Conlan S, Nisc Comparative Sequencing Program, Belkaid Y, Segre JA, Kong HH (2017) Staphylococcus aureus and *Staphylococcus epidermidis* strain diversity underlying pediatric atopic dermatitis. Sci Transl Med 9. https://doi.org/10.1126/scitranslmed.aal4651

［7］ Cahenzli J, Köller Y, Wyss M, Geuking MB, McCoy KD (2013) Intestinal microbial diversity during early-life colonization shapes long-term IgE levels. Cell Host Microbe 14:559-570. https://doi.org/10.1016/j.chom.2013.10.004

［8］ Callahan BJ, McMurdie PJ, Holmes SP (2017) Exact sequence variants should replace operational taxonomic units in marker-gene data analysis. ISME J 11:2639-2643. https://doi.org/10.1038/ismej.2017.119

［9］ Chakravorty S, Helb D, Burday M, Connell N, Alland D (2007) A detailed analysis of 16S ribosomal RNA gene segments for the diagnosis of pathogenic bacteria. J Microbiol Methods 69:330-339. https://doi.org/10.1016/j.mimet.2007.02.005

［10］ Chu DM, Ma J, Prince AL, Antony KM, Seferovic MD, Aagaard KM (2017) Maturation of the infant microbiome community structure and function across multiple body sites and in relation to mode of delivery. Nat Med 23:314-326. https://doi.org/10.1038/nm.4272

［11］ Costello EK, Lauber CL, Hamady M, Fierer N, Gordon JI, Knight R (2009) Bacterial community variation in human body habitats across space and time. Science 326:1694-1697. https://doi. org/10.1126/science.1177486

［12］ Cruaud P, Rasplus J-Y, Rodriguez LJ, Cruaud A (2017) High-throughput sequencing of multiple amplicons for barcoding and integrative taxonomy. Sci Rep 7:2045. https://doi.org/10.1038/srep41948

［13］ Dickson RP, Huffnagle GB (2015) The lung microbiome: new principles for respiratory bacteriology in health and disease. PLoS Pathog 11:e1004923. https://doi.org/10.1371/journal.ppat. 1004923

［14］ Dickson RP, Erb-Downward JR, Freeman CM, McCloskey L, Beck JM, Huffnagle GB, Curtis JL (2015) Spatial variation in the healthy human lung microbiome and the adapted island model of lung biogeography. Ann Am Thorac Soc 12:821-830. https://doi.org/10.1513/AnnalsATS. 201501-029OC

［15］ Dominguez-Bello MG, Jesus-Laboy KMD, Shen N, Cox LM, Amir A, Gonzalez A, Bokulich NA, Song SJ, Hoashi M, Rivera-Vinas JI, Mendez K, Knight R, Clemente JC (2016) Partial restoration of the microbiota of cesarean-born infants via vaginal microbial transfer. Nat Med 22:250-253. https://doi.org/10.1038/nm.4039

［16］ Escherich T (1989) The intestinal bacteria of the neonate and breast-fed infant. 1885. Rev Infect Dis 11:352-356. https://doi.org/10.1093/clinids/11.2.352

［17］ Feehley T, Plunkett CH, Bao R, Choi Hong SM, Culleen E, Belda-Ferre P, Campbell E, Aitoro R, Nocerino R, Paparo L, Andrade J, Antonopoulos DA, Berni Canani R, Nagler CR (2019) Healthy infants harbor intestinal bacteria that protect against food allergy. Nat Med 25:448-453. https://doi.org/10.1038/s41591-018-0324-z

［18］ Findley K, Oh J, Yang J, Conlan S, Deming C, Meyer JA, Schoenfeld D, Nomicos E, Park M, Kong HH, Segre JA (2013) Topographic diversity of fungal and bacterial communities in human skin. Nature 498:367-370. https://doi.org/10.1038/nature12171

［19］ Glatz M, Bosshard PP, Hoetzenecker W, Schmid-Grendelmeier P (2015) The role of Malassezia spp. in atopic dermatitis. J Clin Med 4:1217-1228. https://doi.org/10.3390/jcm4061217

［20］ Goffau MCD, Lager S, Salter SJ, Wagner J, Kronbichler A, Charnock-Jones DS, Peacock SJ, Smith GCS, Parkhill J (2018) Recognizing the reagent microbiome. Nat Microbiol 3:851-853. https://doi.org/10.1038/s41564-018-0202-y

［21］ Gomez de Agüero M, Ganal-Vonarburg SC, Fuhrer T, Rupp S, Uchimura Y, Li H, Steinert A, Heikenwalder M, Hapfelmeier S, Sauer U, McCoy KD, Macpherson AJ (2016) The maternal microbiota drives early postnatal innate immune development. Science 351:1296-1302. https://doi.org/10.1126/science.aad2571

［22］ Haahtela T, Holgate S, Pawankar R, Akdis CA, Benjaponpitak S, Caraballo L, Demain J, Portnoy J, Lv H (2013) The biodiversity hypothesis and allergic disease: world allergy organization position statement. World Allergy Organ J 6:3. https://doi.org/10.1186/1939-4551-6-3

[23] Hannigan GD, Zheng Q, Meisel JS, Minot SS, Bushman FD, Grice EA (2017) Evolutionary and functional implications of hypervariable loci within the skin virome. PeerJ 5:e2959. https://doi. org/10.7717/peerj.2959

[24] Harada K, Saito M, Sugita T, Tsuboi R (2015) Malassezia species and their associated skin diseases. J Dermatol 42:250-257. https://doi.org/10.1111/1346-8138.12700

[25] Harter K, Hammel G, Krabiell L, Linkohr B, Peters A, Schwettmann L, Ring J, Johar H, Ladwig K-H, Traidl-Hoffmann C (2019) Different psychosocial factors are associated with seasonal and perennial allergies in adults -cross-sectional results of the KORA FF4 study. Int Arch Allergy Immunol (4):179, 262-272

[26] Herbst T, Sichelstiel A, Schär C, Yadava K, Bürki K, Cahenzli J, McCoy K, Marsland BJ, Harris NL (2011) Dysregulation of allergic airway inflammation in the absence of microbial colonization. Am J Respir Crit Care Med 184:198-205. https://doi.org/10.1164/rccm.201010-1574OC

[27] Hilty M, Burke C, Pedro H, Cardenas P, Bush A, Bossley C, Davies J, Ervine A, Poulter L, Pachter L, Moffatt MF, Cookson WOC (2010) Disordered microbial communities in asthmatic airways. PLoS One 5:e8578. https://doi.org/10.1371/journal.pone.0008578

[28] Hooks KB, O'Malley MA (2017) Dysbiosis and its discontents. MBio 8. https://doi.org/10.1128/mBio.01492-17

[29] Huang YJ, Marsland BJ, Bunyavanich S, O'Mahony L, Leung DYM, Muraro A, Fleisher TA (2017) The microbiome in allergic disease: current understanding and future opportunities-2017 PRACTALL document of the American Academy of Allergy, Asthma & Immunology and the European Academy of Allergy and Clinical Immunology. J Allergy Clin Immunol 139:1099-1110. https://doi.org/10.1016/j.jaci.2017.02.007

[30] Janda JM, Abbott SL (2007) 16S rRNA gene sequencing for bacterial identification in the diagnostic laboratory: pluses, perils, and pitfalls. J Clin Microbiol 45:2761-2764. https://doi. org/10.1128/JCM.01228-07

[31] Jo J-H, Kennedy EA, Kong HH (2017) Topographical and physiological differences of the skin mycobiome in health and disease. Virulence 8:324-333. https://doi.org/10.1080/21505594. 2016.1249093

[32] Jost L (2007) Partitioning diversity into independent ALPHA and BETA components. Ecology 88:2427-2439. https://doi.org/10.1890/06-1736.1

[33] Khan R, Petersen FC, Shekhar S (2019) Commensal bacteria: an emerging player in defense against respiratory pathogens. Front Immunol 10:1203. https://doi.org/10.3389/fimmu.2019.01203

[34] Koenig JE, Spor A, Scalfone N, Fricker AD, Stombaugh J, Knight R, Angenent LT, Ley RE (2011) Succession of microbial consortia in the developing infant gut microbiome. Proc Natl Acad Sci U S A 108(Suppl 1):4578-4585. https://doi.org/10.1073/pnas.1000081107

[35] Kong HH, Oh J, Deming C, Conlan S, Grice EA, Beatson MA, Nomicos E, Polley EC, Komarow HD, Murray PR, Turner ML, Segre JA (2012) Temporal shifts in the skin microbiome associated with disease flares and treatment in children with atopic dermatitis. Genome Res 22:850-859. https://doi.org/10.1101/gr.131029.111

[36] Kong HH, Andersson B, Clavel T, Common JE, Jackson SA, Olson ND, Segre JA, Traidl-Hoffmann C (2017) Performing skin microbiome research: a method to the madness. J Investig Dermatol 137:561-568. https://doi.org/10.1016/j.jid.2016.10.033

[37] Kozik AJ, Huang YJ (2019) The microbiome in asthma: role in pathogenesis, phenotype, and response to treatment. Ann Allergy Asthma Immunol 122:270-275. https://doi.org/10.1016/j. anai.2018.12.005

[38] Krause R, Moissl-Eichinger C, Halwachs B, Gorkiewicz G, Berg G, Valentin T, Prattes J, Högenauer C, Zollner-Schwetz I (2016) Mycobiome in the lower respiratory tract - a clinical perspective. Front Microbiol 7:2169. https://doi.org/10.3389/fmicb.2016.02169

[39] Le Ta DH, Yap GC, Tay CJX, Lim ASM, Huang C-H, Chu CW, de Sessions PF, Shek LP, Goh A, van Bever HPS, Teoh OH, Soh JY, Thomas B, Ramamurthy MB, Goh DYT, Lay C, Soh S-E, Chan YH, Saw S-M, Kwek K, Chong Y-S, Godfrey KM, Hibberd ML, Lee BW (2018) Establishment of the nasal microbiota in the first 18 months of life: correlation with earlyonset rhinitis and wheezing. J Allergy Clin Immunol 142:86-95. https://doi.org/10.1016/j.jaci.2018.01.032

[40] Lim ES, Zhou Y, Zhao G, Bauer IK, Droit L, Ndao IM, Warner BB, Tarr PI, Wang D, Holtz LR (2015) Early life dynamics of the human gut virome and bacterial microbiome in infants. Nat Med 21:1228-1234. https://doi.org/10.1038/nm.3950

[41] Lozupone C, Knight R (2005) UniFrac: a new phylogenetic method for comparing microbial communities. Appl Environ Microbiol 71:8228-8235. https://doi.org/10.1128/AEM.71.12. 8228-8235.2005

[42] Lyons A, O'Mahony D, O'Brien F, MacSharry J, Sheil B, Ceddia M, Russell WM, Forsythe P, Bienenstock J, Kiely B, Shanahan F, O'Mahony L (2010) Bacterial strain-specific induction of Foxp3+ T regulatory cells is protective in murine allergy models. Clin Exp Allergy 40:811-819. https://doi.org/10.1111/j.1365-2222.2009.03437.x

[43] Marchesi JR, Ravel J (2015) The vocabulary of microbiome research: a proposal. Microbiome 3:8. https://doi.org/10.1186/s40168-015-0094-5

[44] Marri PR, Stern DA, Wright AL, Billheimer D, Martinez FD (2013) Asthma-associated differences in microbial composition of induced sputum. J Allergy Clin Immunol 131:346-352.e1-3. https://doi.org/10.1016/j.jaci.2012.11.013

[45] Marsh RL, Kaestli M, Chang AB, Binks MJ, Pope CE,

Hoffman LR, Smith-Vaughan HC (2016) The microbiota in bronchoalveolar lavage from young children with chronic lung disease includes taxa present in both the oropharynx and nasopharynx. Microbiome 4:37. https://doi.org/10.1186/s40168-016-0182-1

［46］ Metzler S, Frei R, Schmaußer-Hechfellner E, Ev M, Pekkanen J, Karvonen AM, Kirjavainen PV, Dalphin J-C, Divaret-Chauveau A, Riedler J, Lauener R, Roduit C (2019) Association between antibiotic treatment during pregnancy and infancy and the development of allergic diseases. Pediatr Allergy Immunol 30:423-433. https://doi.org/10.1111/pai.13039

［47］ Ev M, Schmid S (2006) The PASTURE project: EU support for the improvement of knowledge about risk factors and preventive factors for atopy in Europe. Allergy 61:407-413. https://doi.org/10.1111/j.1398-9995.2006.01009.x

［48］ Eyerich S, Eyerich K, Traidl-Hoffmann C, Biedermann T (2018) Cutaneous barriers and skin immunity: differentiating a connected network. Trends immunol 39(4):315-327. https://doi.org/10.1016/j.it.2018.02.004. Epub 2018 Mar 15. PMID: 29551468

［49］ Myles IA, Earland NJ, Anderson ED, Moore IN, Kieh MD, Williams KW, Saleem A, Fontecilla NM, Welch PA, Darnell DA, Barnhart LA, Sun AA, Uzel G, Datta SK (2018) First-in-human topical microbiome transplantation with Roseomonas mucosa for atopic dermatitis. JCI Insight 3. https://doi.org/10.1172/jci.insight.120608

［50］ Naik S, Bouladoux N, Wilhelm C, Molloy MJ, Salcedo R, Kastenmuller W, Deming C, Quinones M, Koo L, Conlan S, Spencer S, Hall JA, Dzutsev A, Kong H, Campbell DJ, Trinchieri G, Segre JA, Belkaid Y (2012) Compartmentalized control of skin immunity by resident commensals. Science 337:1115-1119. https://doi.org/10.1126/science.1225152

［51］ Park S-C, Won S (2018) Evaluation of 16S rRNA databases for taxonomic assignments using Mock Community. Genomics Inform 16:e24. https://doi.org/10.5808/GI.2018.16.4.e24

［52］ Pashley CH, Fairs A, Free RC, Wardlaw AJ (2012) DNA analysis of outdoor air reveals a high degree of fungal diversity, temporal variability, and genera not seen by spore morphology. Fungal Biol 116:214-224. https://doi.org/10.1016/j.funbio.2011.11.004

［53］ Pei Z, Bini EJ, Yang L, Zhou M, Francois F, Blaser MJ (2004) Bacterial biota in the human distal esophagus. Proc Natl Acad Sci 101:4250-4255. https://doi.org/10.1073/pnas.0306398101

［54］ Ranganathan S, Gribskov MR, Nakai K, Schönbach C (eds) (2019) Encyclopedia of bioinformatics and computational biology. Elsevier, Amsterdam

［55］ Roduit C, Scholtens S, JCD J, Wijga AH, Gerritsen J, Postma DS, Brunekreef B, Hoekstra MO, Aalberse R, Smit HA (2009) Asthma at 8 years of age in children born by caesarean section. Thorax 64:107-113. https://doi.org/10.1136/thx.2008.100875

［56］ Russell SL, Gold MJ, Hartmann M, Willing BP, Thorson L, Wlodarska M, Gill N, Blanchet M-R, Mohn WW, McNagny KM, Finlay BB (2012) Early life antibiotic-driven changes in microbiota enhance susceptibility to allergic asthma. EMBO Rep 13:440-447. https://doi.org/10.1038/embor.2012.32

［57］ Schroeder BO, Bäckhed F (2016) Signals from the gut microbiota to distant organs in physiology and disease. Nat Med 22:1079-1089. https://doi.org/10.1038/nm.4185

［58］ Sender R, Fuchs S, Milo R (2016) Revised estimates for the number of human and bacteria cells in the body. PLoS Biol 14:e1002533. https://doi.org/10.1371/journal.pbio.1002533

［59］ Shendure J, Balasubramanian S, Church GM, Gilbert W, Rogers J, Schloss JA, Waterston RH (2017) DNA sequencing at 40: past, present and future. Nature 550:345-353. https://doi.org/10.1038/nature24286

［60］ Sinha R, Abnet CC, White O, Knight R, Huttenhower C (2015) The microbiome quality control project: baseline study design and future directions. Genome Biol 16:207. https://doi.org/10.1186/s13059-015-0841-8

［61］ Stefka AT, Feehley T, Tripathi P, Qiu J, McCoy K, Mazmanian SK, Tjota MY, Seo G-Y, Cao S, Theriault BR, Antonopoulos DA, Zhou L, Chang EB, Fu Y-X, Nagler CR (2014) Commensal bacteria protect against food allergen sensitization. Proc Natl Acad Sci U S A 111:13145-13150. https://doi.org/10.1073/pnas.1412008111

［62］ Strachan DP (1989) Hay fever, hygiene, and household size. BMJ 299:1259-1260. https://doi.org/10.1136/bmj.299.6710.1259

［63］ Tang MLK, Ponsonby A-L, Orsini F, Tey D, Robinson M, Su EL, Licciardi P, Burks W, Donath S (2015) Administration of a probiotic with peanut oral immunotherapy: a randomized trial. J Allergy Clin Immunol 135:737-744.e8. https://doi.org/10.1016/j.jaci.2014.11.034

［64］ Traidl S, Kienlin P, Begemann G, Jing L, Koelle DM, Werfel T, Roesner LM (2018) Patients with atopic dermatitis and history of eczema herpeticum elicit herpes simplex virus-specific type 2 immune responses. J Allergy Clin Immunol 141:1144-1147.e5. https://doi.org/10.1016/j.jaci.2017.09.048

［65］ Wagner BD, Grunwald GK, Zerbe GO, Mikulich-Gilbertson SK, Robertson CE, Zemanick ET, Harris JK (2018) On the use of diversity measures in longitudinal sequencing studies of microbial communities. Front Microbiol 9:461. https://doi.org/10.3389/fmicb.2018.01037

［66］ Walker AW, Martin JC, Scott P, Parkhill J, Flint HJ, Scott KP (2015) 16S rRNA gene-based profiling of the human infant gut microbiota is strongly influenced by sample processing and PCR primer choice. Microbiome 3:440. https://doi.org/10.1186/s40168-015-0087-4

［67］ Williams MR, Costa SK, Zaramela LS, Khalil S, Todd DA, Winter HL, Sanford JA, O'Neill AM, Liggins MC, Nakatsuji T, Cech NB, Cheung AL, Zengler K, Horswill AR, Gallo RL (2019) Quorum sensing between bacterial species on the skin protects against epidermal injury in atopic dermatitis. Sci Transl Med 11. https://doi.org/10.1126/sci-translmed.aat8329

[68] von Mutius E, Schmid S (2006) PASTURE study group. The PASTURE project: EU support for the improvement of knowledge about risk factors and preventive factors for atopy in Europe. Allergy 61(4):407-413. https://doi.org/10.1111/j.1398-9995.2006.01009.x. PMID: 16512801

[69] Zipperer A, Konnerth MC, Laux C, Berscheid A, Janek D, Weidenmaier C, Burian M, Schilling NA, Slavetinsky C, Marschal M, Willmann M, Kalbacher H, Schittek B, Brotz-Oesterhelt H, Grond S, Peschel A, Krismer B (2016) Human commensals producing a novel antibiotic impair

pathogen colonization. Nature 535:511-516. https://doi.org/10.1038/nature18634

[70] Zou S, Caler L, Colombini-Hatch S, Glynn S, Srinivas P (2016) Research on the human virome:where are we and what is next. Microbiome 4:142. https://doi.org/10.1186/s40168-016-0177-y

[71] Zuo T, Lu X-J, Zhang Y, Cheung CP, Lam S, Zhang F, Tang W, Ching JYL, Zhao R, Chan PKS, Sung JJY, Yu J, Chan FKL, Cao Q, Sheng J-Q, Ng SC (2019) Gut mucosal virome alterations in ulcerative colitis. Gut 68:1169-1179. https://doi.org/10.1136/gutjnl-2018-318131

第三篇

症状与疾病

Symptoms and Diseases

第6章　过敏性哮喘从发病机制到管理的研究进展

A Current Perspective of Allergic Asthma:From Mechanisms to Management

Nikolaos G. Papadopoulos　Michael Miligkos　Paraskevi Xepapadaki　**著**

谭亚琦 **译**　章烜 **校**

摘要

哮喘是一种异质性的、由复杂的基因－环境相互作用导致的疾病，伴有各种临床表型、炎症和气道重塑。它影响着全球3.3亿多人的教育和职业生涯，而哮喘的加重给生产力带来了沉重的成本或负担。儿童哮喘的特点是以变应性致敏和多病共存，而在成人中，多重致敏与哮喘的发生呈正相关。尽管近几十年来有了显著的改善，但哮喘的管理仍然具有挑战性。最近，一组专家建议，最好将"哮喘"一词用作症状的描述性术语。此外，2型炎症已成为一种关键的疾病机制，包括特定IgE产生的重叠内型，而2型炎症表现低的哮喘包括几种疾病内型。最佳的哮喘控制既需要适当的药物学干预，为每个患者量身定制，也需要避免触发因素。有必要定期监测以维持症状控制、保持肺功能、监测与治疗相关的不良反应。过敏原特异性免疫疗法和难控制哮喘患者的新靶向治疗的出现提供了更多治疗选择。本章综述了过敏性哮喘的流行病学、定义、诊断和当前治疗策略的最新进展。

关键词: 过敏; 哮喘; 哮喘治疗

一、定义

"过敏"和"哮喘"都很难定义。根据最新公布的指南，目前对哮喘的定义包括持续性和（或）复发性症状，如喘息、咳嗽和呼吸困难，与可逆性气流阻塞和气道高反应性相关（GINA报告，2017）。此外，诊断指南强调了使用客观的测量指标来支持哮喘诊断的重要性，包括通过测量肺活量和（或）脉冲振荡来评估肺功能，气道支气管激发试验测定气道高反应性（airway hyperresponsiveness，AHR），测定呼出气一氧化氮分数来反映炎症反应（NICE、GINA等）（Papi等，2018）。哮喘是一种异质性的、由复杂的基因－环境相互作用导致的疾病，伴有各种临床表型、炎症和气道重塑。最近，一组专家建议，最好将"哮喘"一词用作症状的描述性术语，而不考虑不同的潜在病理生理机制，这些机制与不同研究对象之间根本不同的疾病模式有关（Pavord等，2018）。相反，确定明确的、可测量的和可能改善/治愈的可治疗特征，即气流限制、气道炎症等被建议作为现实的管理目标。此外，已有文献对过敏和由此产生的"过敏性哮喘"提出了明确的定义（Johansson等，2004）；然而，文献中使用了不同的方法，这些方法并没有得到统一。最近，有学者提议重新定义（Ring等，2018）。特别是在哮喘方面，特异性IgE的产生或"2型"细胞因子表达的重叠内型可通过不同的方式归类:"过敏性哮喘"可能包括由过敏原触发的哮喘，或通过免疫机制介导的哮喘，或IgE抗体发挥核心作用的哮喘。在大多数情况下,这些亚组有重叠,但又不完全相同，这也解释了各组之间在流行病学、诊断和（或）治疗应答之间的部分差异。

二、流行病学

全世界 3.3 亿多人的学习和工作受到哮喘的影响，而哮喘的加重给生产力带来了沉重的成本 / 负担（Vos 等，2012）。不同国家的自我报告哮喘的患病率差异很大，从中国的 0%～2% 到澳大利亚的高达 21%，全球平均患病率为 4.5%（To 等，2012）。国际儿童哮喘和过敏研究会（International Study of Asthma and Allergies in Childhood，ISAAC）针对儿童和青少年的研究记录了更显著的差异，欧盟和北美的总体患病率为 10%（欧洲呼吸学会，2013）。虽然来自流行病学研究的数据存在相互矛盾，但公认的是，采取西方化的生活方式的发展中国家，哮喘患病率正在稳步上升，而同样的趋势也出现在几个欧洲国家和澳大利亚（Anandan 等，2010；欧洲呼吸学会，2013）。

由于慢性呼吸系统疾病的沉重经济负担和发病率负担，欧盟理事会发布了一份公共卫生政策文件，其中包括关于过敏性疾病和哮喘的早期检测、预防、有效护理和新治疗目标的倡议（Samolinski 等，2012）。

儿童哮喘的特点是变应性致敏和多病共存，男性更是如此，但是这种性别模式在青春期开始逆转（Gabet 等，2016）。最近，一篇关于过敏的流行病学系统综述确认了哮喘是最常见的过敏性疾病（Genuneit 等，2017）。在过去的 20 年里，儿童中变应性致敏的记录大幅增加，可能导致在未来几年中过敏性哮喘的发病率增加（Ronmark 等，2009）。此外，哮喘的发展和持续与室内过敏原暴露、过敏性疾病的多病共存和（或）多重致敏密切相关（Murray 等，2001）。在几项儿童队列研究中，其他过敏性疾病的共存与晚年哮喘风险的增加显著相关（Gough 等，2015）。学龄儿童的因果网络分析表明，过敏原致敏、过敏性炎症和鼻炎活动解释了一半以上的哮喘严重程度的差异（Liu 等，2016）。

在成年人中，过敏性哮喘的发病率从 1996 年到 2006 年，再到 2016 年，都在持续增加，而非过敏性哮喘发病率保持稳定（Backman 等，2017）。此外，多重致敏也与哮喘的发生呈正相关（Toppila-Salmi 等，2015），而最近成人期发病的哮喘与多种过敏性疾病的数量呈剂量依赖性的正相关，在较年轻的人群中更明显（Toppila-Salmi 等，2019）。

已经证明在一些特定人群如移民和农业社区中，暴露于特定环境因素（如室内过敏原、潮湿、霉菌等）对哮喘和哮喘发展的重要性（Radhakrishnan 等，2019）。最近，已经证明子宫内和（或）生命早期暴露对哮喘和致敏发生的重要性（Lundback 等，2016）。

三、发病机制

哮喘和炎症之间的关联已经确立了 50 多年（Mosmann 等，1986）。目前认为哮喘中的"经典"免疫致病概念基于以下认识：$CD4^+$ Th2 细胞是适应性免疫应答的主要细胞，其通过诱导 IL-4、IL-5、IL-13 对特异性过敏原刺激产生应答，从而导致嗜酸性粒细胞性气道炎症（Kuruvilla 等，2019）。IL-4 作为 2 型效应细胞因子上游的调节性细胞因子，结合于 IL-4R α 受体，调控 Th0 向 Th2 分化和调节 T 细胞增殖（Gandhi 等，2017）。IL-5 可调控骨髓中嗜酸性粒细胞的发育、成熟和激活，以及后续的动员和存活，还可调控肥大细胞和嗜碱性粒细胞的发育和功能（Rosenberg 等，2007）。此外，IL-13 在哮喘发病机制中具有多重功能作用，包括 B 细胞亚型转换、黏液高分泌、杯状细胞增生，上皮下纤维化和气道高反应性（Akdis 等，2016）。这一概念的演变，导致哮喘分类为 Th2 高（嗜酸性粒细胞性）和 Th2 低（非嗜酸性粒细胞性）内型（Sterk 和 Lutter，2014）。Th2 高和低表型可对现有治疗表现出差异性反应，非 Th2 驱动的哮喘患者可能对类固醇反应不佳。后续研究显示了各种炎症通路对哮喘内型的影响具有显著的异质性。近来，哮喘命名法已经证实，Th2 高内型中细胞因子由多种类型细胞分泌，包括恒定 T 细胞、自然杀伤细胞、嗜酸性粒细胞/嗜碱性粒细胞祖细胞、某些条件下 Th1 细胞、2 型先天淋巴样细胞（innate lymphoid cell，ILC）（Robinson 等，2017）。因此，2 型炎症逐渐成为关键的疾病机制，而 2 型低表型（type 2-low）哮喘包括几种疾病内型，每种影响到相对较小的患者亚组。

现已发现一种新型的天然免疫细胞亚群，名为先天淋巴样细胞（ILC），可分为 3 大类：ILC 1 和 ILC 3 分别主要产生干扰素和 IL-17/IL-22。ILC 2 可诱导产生大量 CD4$^+$ Th2 样白细胞介素，如 IL-4、IL-5 和 IL-13，进一步激活肥大细胞、嗜碱性粒细胞和嗜酸性粒细胞，并可诱导 IgE 抗体产生，从而导致过敏性气道炎症（Annunziato 等，2015；Halim 等，2012）。ILC 2 缺乏抗原特异性受体；然而，作为对蛋白酶的反应，它们可被源自上皮细胞的介质激活，如 IL-33、IL-25 和胸腺基质淋巴细胞生成素（thymic stromal lymphopoietin，TSLP），称为警报素（Peebles 和 Aronica，2019）。具体而言，IL-33 不仅在 ILC 2 诱导细胞因子产生中发挥主要作用，还可诱导抗原特异性 IL-5$^+$ CD$^+$ T 细胞（不依赖于 IL-4），并可促进 CD4 T 细胞的促过敏性炎症特性（Morita 等，2017）。在哮喘患者中，IL-33 和 TSLP 的含量与肺活量测定评估的肺功能呈负相关（Momen 等，2017），而气道灌洗液中 IL-25 mRNA 表达增加与支气管高反应性和嗜酸性粒细胞激活显著相关（Cheng 等，2014）。此外，已经确定病毒性 IL-33 和 IL-25 先天淋巴样细胞 2 型（innate lymphoid cells type 2，ILC 2）反应为病毒诱导的哮喘急性加重期间的主要决定因素和潜在治疗靶标，而病毒诱导的哮喘急性加重构成了哮喘发病的重要部分（Andreakos 和 Papadopoulos，2014；Jackson 等，2014）。

哮喘发病机制中的另一个重要途径包括可产生 IL-17A 和 IL-17F 的 CD4$^+$ Th17 细胞。这些细胞反过来诱导细胞因子和趋化因子的产生，促进气道和肺中中性粒细胞的趋化作用和存活（Veldhoen，2017）。动物模型和临床研究表明，IL-17A 增加 Th2 介导的气道反应性、炎症和气道平滑肌增生，同时与哮喘活动显著相关（Barlow 等，2011；Chang 等，2012）。

此外，另一类脂质介质，类花生酸类也参与哮喘发病，主要是前列腺素（prostaglandins，PG），如 PGD$_2$、半胱氨酸白三烯（leukotrienes，LT）和血栓烷类（Kytikova 等，2019）。它们通过花生四烯酸（源自脱颗粒的肥大细胞和嗜碱性粒细胞的细胞膜）代谢生成，可促进平滑肌收缩和炎症，引起过敏反应。PGD$_2$ 是肥大细胞和嗜酸性粒细胞生成的主要的前列腺素，已经发现与哮喘控制的水平、急性加重的次数和 Th2 炎症标志物呈正相关（Fajt 等，2013）。目前研究正在评价 PGD$_2$ 拮抗药在未控制哮喘管理中的作用（Erpenbeck 等，2016）。

半胱氨酸 LT 主要由嗜酸性粒细胞、嗜碱性粒细胞、肥大细胞和巨噬细胞在特定刺激（如 IgE、IgG 复合物、内毒素和吞噬作用）作用下形成（Sirois，2019）。半胱氨酸与其各自受体的结合可诱导支气管收缩、黏液分泌、气道水肿，从而增加肺阻力并降低肺顺应性。

脂质组学的最新进展已经确定并描述了一种新识别的具有促分解能力的生物活性代谢物组的生物学作用，如乳脂素、脂氧素、消退素和保护素（Serhan 和 Levy，2018）。已知它们在气道疾病中参与炎症后稳态，目前正作为新的免疫消退疗法进行研究（Kytikova 等，2019）。

过敏性哮喘的持续和重塑机制在很大程度上尚未研究。体内外研究突出强调了特应性和过敏性炎症在呼吸道过敏性疾病的诱导和持续中的重要性。早期体外模型表明，作为哮喘急性加重主要诱因的人鼻病毒感染，可通过延迟上皮修复调控上皮反应（Bossios 等，2005）。此外，人鼻病毒感染可通过诱导血管生成［通过血管内皮生长因子（vascular endothelial growth factor，VEGF）介导］促进气道重塑，在特应性存在下该效应也增强（Psarras 等，2006），而其他促纤维化因子（如成纤维细胞生长因子 2）（Skevaki 等，2012）和［转化生长因子（transforming growth factor，TGF）－β］（Bielor 等，2017）观察到相似的反应。在临床环境中，研究表明，在存在相关过敏原的高 IgE 滴度的情况下，人鼻病毒诱导的哮喘急性加重更普遍，表明宿主特应性状态的重要作用（Soto-Quiros 等，2012）。此外，气道高反应性的持续时间（哮喘严重度和炎症的间接标志），仅在感冒次数增加的特应性存在下显著延长，可能导致炎症和哮喘症状的持续（Xepapadaki 等，2005）。基于上述结果，在欧盟资助的项目 PreDicta（www.predicta.eu）中评价了如下假说：重复、急性感染介导的事件可将天然、适应性和（或）调节性免疫反应再程序化为慢性炎症模式。来自 PreDicta 儿童队列的数据表明，哮喘患者和健康对照中存在不同的体液免疫反应，导致对不同鼻病毒种属的保护作用发生改变（Megremis 等，2018）。

最近，已认识到气道和肠道微生物组在哮喘发生和严重度中的复杂作用（Sullivan 等，2016）。研究表明，生命早期菌群的定植类型与学龄前哮喘诊断密切相关（Bisgaard 等，2007），而气道细菌负荷与哮喘表型、疾病活动度和气道高反应性密切相关（Durack 等，2017）。此外，还探讨了病毒在哮喘发病机制和急性发作中的作用（Megremis 等，2018）。

四、诊断

当前诊断标准突出强调了准确病史和体格检查的重要性，但评估肺功能、气道炎症和高反应性的客观确认性试验的使用同等重要（https：//www.nice.org.uk/guidance/ng80）。已经证明客观评估的纳入可在相当比例的儿童和成人中最大限度地减少误诊，并可避免不适当的哮喘处方用药（MacNeil 等，2016）。此外，非用力肺功能试验（如脉冲振荡法）目前正在专业化中心进行评估，获得了正面结果（Knihtila 等，2018）。然而，必须考虑到某些局限性：肺功能结果的解释即使是在专家之间也存在差异，不同年龄阶段没有"正常"值下限。此外，无论疾病严重度如何，儿童通常保留正常肺功能（Teague 等，2018），只有在哮喘发作期间才能记录到阳性支气管扩张反应，且持续时间较短（Konstantinou 等，2013）。此外，

在轻度哮喘患者中，通过肺活量测定检查时通常不存在气道阻塞，从而导致诊断存在不确定性（Schneider 等，2009）。疾病活动度的变异性和气流受限、肺活量测定检查时无阳性支气管扩张反应及哮喘表型的复杂性等因素，均可导致哮喘诊断过度和不足（Saglani 和 Menzie-Gow，2019）。

气道高反应性是哮喘的基本病理生理学特征，其测量值是哮喘诊断的重要工具。在专业化中心，采用药理学和非药理学药物进行的间接支气管激发试验，可用于评估高反应性（Nair 等，2017a）。直接胆碱能药物主要用于排除哮喘诊断，具有合理的确定性，而间接激发与基础嗜酸性粒细胞性炎症和潜在运动诱发的支气管收缩显示显著性关联（Comberiati 等，2018）。应注意的是，尽管反映平滑肌功能的某些要素可代表更稳定的组分（Leuppi，2014），但是气道高反应性是高度动态的，具体取决于疾病活动度和持续性（Xepapadaki 等，2005）、对特定触发因素和过敏原的暴露及治疗。

五、表型

哮喘综合征的复杂性导致了根据可观察到的特征对患者进行分类的必要性，这些特征与潜在的疾病过程没有必要的直接关系；这些类别被命名为"表型"（Skloot，2016）。目前的哮喘分层方法主要依赖于识别表型，因为尚未达到建立独特的机制途径（内型）所需的理解水平。分层的主要目标是便于根据个体特征进行个性化管理（Chung，2015）。常用的哮喘表型基于：①炎症特征，如过敏性和非过敏性，或最近提出的 T_2 和非 T_2 哮喘；②触发因素：病毒、运动和（或）过敏原诱发的哮喘；③流行病学，如早发性和迟发性、一过性或持续性；④合并症，如肥胖相关哮喘（Bacharier 等，2008；Wenzel，2012）。

相比之下，术语"内型"用于描述可能存在于表型集群中的不同疾病实体，但每一种都由特定的生物/分子机制定义（Stokes 和 Casale，2016）。最常用的基于细胞谱的分类是嗜酸性和嗜中性哮喘。使用表型和内型时必须考虑某些局

限性。前瞻性研究显示，在儿童和成人中，表型和内型之间存在显著性转变，提示需要重复测量来评估生物标志物的波动（Kupczyk 等，2014；Oksel 等，2019）。此外，在临床环境中，当采用预先规定的或假定的标准确定主观性亚型时，表型之间观察到显著的重叠，而不太明显或罕见的模式可能会被遗漏（Xepapadaki 等，2018）。

为了将来自大型纵向数据集的几种病理生理特征纳入表型，已经使用了机器学习和潜在类别分析等更复杂的方法，从而揭示哮喘受试者的新类别 / 轨迹（Saglani 和 Custovic，2019）。然而，从纵向数据的横截面分析得出的结论可能无法准确反映个体的纵向轨迹。

为了确定驱动气道炎症的内型组，使用了如 U_BIOPRED 和 SARP 研究背景下的组学等复杂的技术，并结合基因表达数据（Jarjour 等，2012；Lefaudeux 等，2017）。然而，需要考虑几种其他因素对内型表现的影响，如环境、感染和治疗。此外，上述研究缺乏数据复制和时间上的重叠 / 不稳定性是主要的局限（Bush，2019）。

六、生物标志物

任何与疾病诊断、治疗反应和监测相关的客观测量的过程均可定义为生物标志物（生物标志物定义工作组，2001）。第一个关键问题是，简单、单一的生物标志物评估是否充分，因为哮喘表型，即嗜酸性和非嗜酸性是非常不稳定的。已经提出数种生物标志物用于监测 2 型气道炎症，如痰液中嗜酸性粒细胞计数或嗜酸性粒细胞阳离子蛋白的水平，鼻分泌物中胰蛋白酶水平；然而，这些尚未纳入临床路径中（Amat 和 Labbe，2018）。下文中我们提供了哮喘管理中研究最多的 / 最有前景的生物标志物的数据。

（一）呼出气一氧化氮分数

呼出气一氧化氮分数（fraction of exhaled nitric oxide，FeNO）的测量已被确定为一种气道炎症的非侵入性标志物，即使在学龄前儿童中也容易评估。高水平的 FeNO 通常被认为是气道嗜酸性粒细胞炎症的一种标志物，并与哮喘控制恶化有关（Pijnenburg，2019）。最近的一篇系统综述和 Meta 分析显示，FeNO 测量值（建议的临界值为 50 ppb）对哮喘诊断具有较高的特异性，同时可预测吸入性糖皮质激素（inhaled corticosteroids，ICS）的阳性反应（Karrasch 等，2017）。尽管 FeNO 是否可用于 ICS 剂量调整和哮喘管理尚有争论（Turner，2015），但最近证据表明本策略可预防重度哮喘急性加重，基于此最新 NICE 指导原则已将 FeNO 测定纳入哮喘管理标准中（Ferraro 等，2018）。

（二）痰液和血液中的嗜酸性粒细胞

目前，痰液中的嗜酸性粒细胞评估仅用于重度成人哮喘患者的管理，但不用于诊断目的。一些局限性，如获得和分析样品面临的挑战，特别是在儿童中，限制其在临床实践中的用途（Westerhof 等，2015）。近期数据显示，痰液中的嗜酸性粒细胞与其他非侵入性标志物（如呼出气一氧化氮分数、血液中的嗜酸性粒细胞、血清总 IgE 等）存在中度相关性，提示没有任何单一的生物标志物能够准确预测哮喘诊断（Korevaar 等，2015）。儿童中的相应数据甚至更缺乏。

相反，在所有临床环境中，血液中的嗜酸性粒细胞评估是一项简单的即时检验，已经用作类固醇和抗嗜酸性粒细胞单克隆抗体应答患者的标志物。在儿童中，必须考虑以下因素，如健康状态下嗜酸性粒细胞升高（因此改变正常范围临界值），特应性本身和类固醇治疗对外周血嗜酸性粒细胞计数的影响及疾病活动度（Aldrimer 等，2013；Fitz Gerald 等，2018；Ullmann 等，2013）。最近，已经在患有哮喘的学龄前儿童中证明了血液中的嗜酸性粒细胞预测类固醇反应的作用（Fitzpatrick 等，2016）。

（三）呼出气冷凝液

呼出气冷凝液采集是一种简单的非侵入性技术，可评估几种生物标志物，如 pH、氧化应激标志物（包括过氧化氢）、微小 RNA 图谱、脂氧素、细胞因子和白三烯（Konstantinidi 等，2015）。尽管最初发现 pH 降低与哮喘活性和症状急性加重有关，后续研究未能证实这些结果。此外，氧化应激的生物标志物 H_2O_2 与哮喘控制的水平和肺功能指数如 FEV_1 有关，但仅在成人中（Davis 和 Montpetit，2018）。最大的问题依然是呼出气冷凝液采集、保存、处理和分析方面缺乏标准化，因此该方法依然仅用于研究（Bannier 等，2019）。

（四）呼出气温度

呼出气温度（exhaled breath temperature，EBT）反映气道中热量的损失，由于气道内血流增加，已被提出作为检测气道炎症过程的非侵入性方法（Popov 等，2017）。基于成人和（或）儿童的研究表明，哮喘控制不佳患者的呼气温度升高（Ntontsi 等，2018）。我们之前已经证明，在病毒诱导的哮喘急性加重期间，EBT 值升高，并且该升高与其他炎症标志物密切相关（Xepapadaki 等，2010）。目前的器械包括微型传感器，可为评估 EBT 提供准确、简单和可接受的非侵入性和用户友好的评估方法。

（五）血清骨膜蛋白

骨膜蛋白存在于气道上皮细胞和肺成纤维细胞内，由 IL-4 和 IL-13 诱导，可在动物和人类研究中作为 Th2 炎症的替代标志物（Blanchard 等，2008）。哮喘患者的血清骨膜蛋白与血液嗜酸性粒细胞计数、血清 IgE 和嗜酸性粒细胞阳离子蛋白水平密切相关（Matsumoto，2014）。在治疗方面，骨膜蛋白是吸入性糖皮质激素治疗反应的可靠的生物标志物，可有助于确定患者是否适合接受抗 IL-13 治疗（Hanania 等，2015）。

（六）挥发性有机化合物

挥发性有机化合物是体内产生的代谢活动产物；因此可直接反映细胞、组织和微生物组的当前状态——为个体健康提供了丰富的有价值的信息。挥发性有机化合物是一种高度创新的生物标志物，仅在最近才被研究用于哮喘诊断和监测

（Rufo 等，2016）。

研究表明，挥发性有机化合物水平升高可区分哮喘患者与其他呼吸道疾病患者和健康对照受试者。此外，研究还发现其与气道阻塞和气道炎症的严重程度显著相关，并可能作为哮喘急性加重的预测因子（van Vliet 等，2017）。

七、哮喘管理

哮喘管理和治疗的目标可分为两个方面：一是控制哮喘，二是降低与疾病本身的并发症和所用药物有关的未来风险。良好哮喘控制的实现和维持包括：减少哮喘相关的白天和夜间症状，优化肺功能，不频繁使用作为援救吸入剂的短效 β_2 受体激动药（short-acting β_2-agonists，SABA），维持正常的日常活动。在管理哮喘患者时，将哮喘相关死亡、哮喘加重、肺发育不佳（儿童）或功能不佳（成人），以及用于治疗哮喘的药物的不良反应的风险降至最低是另一个重要考虑因素。作为一种慢性疾病，哮喘的管理需要持续评估、调整治疗方案和评估疗效（Selroos 等，2015）。患者的偏好和实际问题也应考虑在内。因此，所有国际指南均推荐在哮喘患者治疗中采用阶梯式治疗方法，即哮喘控制未实现或未能维持足够时间时采用"升阶梯"治疗，当哮喘控制理想且无急性加重时采用"降阶梯"治疗。需要指出的是，在改变治疗计划之前，应始终评估治疗的依从性、吸入器技术和合并症。

随着设计良好的研究的新证据不断积累，建议的治疗策略也在改进。全球哮喘倡议（Global Initiative for Asthma，GINA）在 2019 年发表的最新报告，强调了在哮喘成人和青少年哮喘患者按需或定期使用 ICS 控制药物的重要性（GINA 报告，2019）。下一步首选治疗是增加 ICS 剂量或添加其他药物。此外，SABA 不再是首选的缓解药物。在 6—11 岁儿童中，首选的初始治疗是每日低剂量 ICS，进一步可考虑添加其他药物或增加 ICS 剂量。在年幼儿童中（≤ 5 岁），哮喘的诊断依然面临挑战。在该年龄组中，对于不同表型和内型的作用，以及学龄前喘鸣（儿童哮喘的

标志）与后期发生哮喘的相关性，目前尚缺乏了解（Papadopoulos 等，2019）。这类患者的首选控制用药是逐渐增加 ICS 的剂量（GINA 报告，2019）。

因此，用于治疗哮喘的药物可分为两类，即控制药物和缓解药物。总结如下。

（一）控制药物

1. 吸入性糖皮质激素　吸入性糖皮质激素（ICS）是当前维持治疗的金标准，是所有年龄和疾病严重程度人群中大多数哮喘患者最有效的抗炎药物。吸入设备类型包括有或无储雾罐的加压计量吸入器（pressurized metered-dose inhaler，pMDI）、干粉吸入器（dry powder inhaler，DPI）和雾化器，在临床实践中，根据患者的呼吸功能水平、年龄、偏好和设备操作能力选择最合适的设备。最佳吸入器技术（需要适当宣教和定期再评估）及治疗依从性被认为是降低哮喘急性加重风险和控制症状的最重要因素。然而，在一篇最近的系统综述中，研究者认为，尽管在某些情况下存在可能改善吸入器技术的干预措施，但证据不足以明确哪些是临床医生使用的最有效的干预措施，以及对临床结果有哪些可测量的影响（Normansell 等，2017）。在多项随机对照试验（randomized controlled trial，RCT）中已对 ICS 的相对疗效进行了检验。氟替卡松以布地奈德或倍氯米松日剂量的相同剂量或一半剂量给药，可使某些肺功能指标略有改善，且该效应适用于所有药物剂量、年龄组和设备类型（Adams 等，2007）。在哮喘加重、β_2 受体激动药的使用或哮喘症状方面未观察到差异（Adams 等，2007）。指南建议持续性哮喘的成人和儿童每天使用低剂量 ICS。在接受低或中等剂量 ICS 和高初始剂量 ICS 的患者之间，没有观察到肺功能、哮喘加重风险、救援药物的使用或症状控制方面的临床显著差异（Powell 和 Gibson，2004）。对于无法实现哮喘控制的患者，增加剂量或添加另一种控制药物是两种可用的选择。另外，对于控制良好的哮喘成年患者，减少 ICS 吸入剂量的最佳时机证

据很少（Crossingham 等，2017）。学龄期哮喘儿童和反复喘息的学龄前儿童在哮喘加重初期使用吸入性糖皮质激素一直是各种研究和综述文章的焦点。与定期使用 ICS 的儿童相比，间歇性使用 ICS 的儿童在口服糖皮质激素使用或其他严重健康事件的风险方面没有显著差异。然而，日常使用 ICS 可改善肺功能、哮喘控制和气道炎症的标志物（Chauhan 等，2013）。糖皮质激素的一个主要问题是其潜在的不良反应，尽管 ICS 不良反应较少且不太严重，但长期使用这类药物会增加全身反应的风险，尤其是儿童和老年人。吸入性糖皮质激素有局部（如口腔念珠菌病、声音嘶哑）和全身（如肾上腺抑制、白内障、骨质疏松）不良反应。ICS 的使用似乎与儿童线性生长速度的小幅下降有关，这种影响遵循剂量－反应曲线（Pruteanu 等，2014；Zhang 等，2014）。值得注意的是，过敏性鼻炎或特应性皮炎等共病的存在可能会通过不同给药途径进一步增加糖皮质激素的累积剂量。因此，对长期使用高剂量 ICS 的患者应定期监测，以早期发现不良反应。

2. ICS/LABA 组合　已批准的用于哮喘患者的长效 β_2 受体激动药（long-acting β_2-agonists，LABA）包括沙美特罗、福莫特罗和超长效的（作用持续时间 24h）维兰特罗。茚达特罗和奥达特罗目前批准用于慢性阻塞性肺病（chronic obstructive pulmonary diseases，COPD）患者。对于接受低至中剂量 ICS 哮喘控制不佳的年龄＞5 岁的患者，推荐茚达特罗和奥达特罗联合 ICS，作为下一步治疗（GINA 报告，2019）。在哮喘成人患者中，与相同剂量的 ICS 相比，ICS 和 LABA 联合使用降低了哮喘急性加重的风险，改善了肺功能和哮喘症状（Ducharme 等，2010）。不同的是，在儿童中，与 ICS 单药治疗相比，在 ICS 基础上添加 LABA，未减少需要系统使用类固醇的急性加重可能性，但改善了哮喘控制的其他测量指标（Chauhan 等，2015）。单一吸入器作为控制和缓解药物的治疗选择，称为"单一吸入器治疗"（Single Inhaler Therapy，SiT）或"单一吸入器维持和缓解治疗"（Single Maintenance

and Reliever Therapy，SMART），由于其便利性和改善治疗依从性的潜能，近年来逐渐流行。在成人和青少年中，与较高剂量 ICS/LABA 联合吸入器和按需 SABA 相比，布地奈德和福莫特罗联合 SiT 降低了需要全身类固醇或住院的哮喘患者的急性加重的风险（Kew 等，2013）。3 项近期发表的基于患有轻度哮喘的成人和青少年的 RCT 研究了按需使用布地奈德 / 福莫特罗（Bateman 等，2018；O'Byrne 等，2018；Beasley 等，2019）。在按需使用布地奈德 / 福莫特罗和布地奈德维持治疗 / 按需使用 SABA（沙丁胺醇或特布他林）组中观察到相似的急性加重率，但每日布地奈德组对哮喘症状控制更佳。与按需使用沙丁胺醇或特布他林相比，按需使用布地奈德 / 福莫特罗的患者发生的急性加重较少且哮喘症状控制得到改善。需要说明的是，布地奈德 / 福莫特罗联合导致了较低的糖皮质激素暴露。基于上述 RCT 研究，GINA 目前建议，在成人和青少年中，对于所有严重度级别的哮喘，将按需使用 ICS/ 福莫特罗作为首选的缓解药物（GINA 报告，2019）。由于对有关发病率和死亡率增加的担忧，LABA 不应作为哮喘患者的单一疗法。然而，目前使用固定剂量联合吸入器的不断积累的证据令人放心，FDA 得出结论，与 ICS 单一疗法相比，ICS/LABA 联合不会增加严重哮喘相关不良事件的风险（FDA 药物安全通讯，2018）。

3. 白三烯调节药　白三烯调节药包括 3 种白三烯受体拮抗药（leukotriene receptor antagonist，LTRA）(孟鲁司特、扎鲁司特、普仑司特)和 1 种 5- 脂氧合酶抑制药（齐留通）。全球不同国家的药品供应情况不同，但孟鲁司特是迄今为止最常用的药物，而扎鲁司特在美国用量较小。对于轻度哮喘患者，白三烯调节药可作为 ICS 的替代方案，对于病情较重的患者，其可作为增加 ICS 剂量或添加 LABA 的替代方案（GINA 报告，2019）。在以轻度持续性哮喘为主的成人和青少年中，LTRA 单药治疗在降低哮喘急性加重风险，以及改善哮喘控制指标和生活质量方面优于安慰剂（Miligkos 等，2015）。然而，在成人和儿童中，通常认为

LTRA 的疗效低于 ICS 治疗。LTRA 单药治疗导致了更多地需要口服糖皮质激素的哮喘急性加重，以及肺功能、哮喘症状和生活质量的更差结果（Chauhan 和 Ducharme，2012）。Chauhan 及其同事在患有哮喘的成人和青少年中评估了在 ICS 基础上添加 LTRA 与相同、增加或逐渐减少 ICS 剂量相比的效果。ICS 为基础添加 LTRA 与相同剂量的 ICS 相比，降低了需要口服糖皮质激素的哮喘急性加重的一半风险，改善了肺功能和哮喘控制的大多数测量指标，但 LTRA 与较高或逐渐降低的 ICS 剂量相比，任何结果测量指标未观察到统计学显著性差异（Chauhan 等，2017）。LTRA 在成人和年龄＞6 岁的儿童中作为二线治疗，在肺功能检查方面劣于 LABA，导致哮喘急性加重风险在统计学上显著（但两者相当）增加（Chauhan 和 Ducharme，2014）。在患有哮喘或复发性喘息的学龄前儿童中，LTRA 维持治疗似乎不如 ICS 有效（Castro-Rodriguez 和 Rodriguez-Martinez，2018）。在已发表的随机对照试验中，LTRA 的安全性特征与安慰剂或活性药物相似（Chauhan 和 Ducharme，2012；Miligkos 等，2015）。每日 1 次或 2 次口服给药的优势，以及在特定特征的患者中（如伴有过敏性鼻炎患者、幼儿）理论上应答良好，使白三烯调节药成为不愿使用或不能耐受 ICS 的患者的有效的治疗选择。

4. 长效毒蕈碱受体拮抗药　长效毒蕈碱受体拮抗药（long-acting muscarinic antagonist，LAMA）目前作为 ICS 的药物的补充治疗，用于难以控制的哮喘的治疗，以及作为 ICS/LABA 联合的替代方案。通过干粉吸入器给药的噻托溴铵已获批用于年龄≥6 岁的哮喘患者。在纳入 2563 名成人哮喘患者的 5 项随机对照试验中，噻托溴铵 /ICS 联合与相同剂量的 ICS 相比，降低了哮喘急性加重的风险，改善了肺功能，尽管其他重要疗效测量指标的证据仍不确定（Anderson 等，2015）。在约 2000 名成人哮喘患者中，在 ICS 基础上添加噻托溴铵与在 ICS 基础上添加沙美特罗或福莫特罗相比，前者不能降低哮喘急性加重的风险，但在一些肺功能测量指标方面有微小但具有统计学

意义的改善（Kew 等，2015）。还在哮喘成人中研究了在 ICS/LABA 联合基础上添加噻托溴铵的疗效，显示了小幅的额外获益（Kew 和 Dahri，2016）。

5. 生物制剂　目前有几种靶向疗法可用，更多的疗法正在开发，用于尽管采用吸入器进行了最佳治疗仍未控制的哮喘患者。奥马珠单抗是约15 年前获得上市许可批准的、首个靶向 IgE 的单克隆抗体，在 ≥ 6 岁的儿童和重度未控制哮喘的成人中，作为 ICS 的辅助治疗，可降低急性加重率，改善症状控制和生活质量（Normansell等，2014）。此外，奥马珠单抗可同时治疗其他共存的过敏相关疾病（如过敏性鼻炎和重度食物过敏），使奥马珠单抗成为一种有吸引力的治疗选择（Humbert 等，2019）。另外 3 种针对 IL-5或 IL-5 受体的单克隆抗体已经获得批准，用于患有重度嗜酸性粒细胞哮喘的成人、青少年（瑞利珠单抗、贝伐珠单抗）和 ＞6 岁的儿童（美泊利珠单抗）。所有这些治疗与安慰剂相比，均可降低重度急性加重的次数，改善肺功能和其他哮喘控制标志物（Pavord 等，2012；Ortega 等，2014；Castro 等，2015；Bleecker 等，2016；FitzGerald 等，2016）。值得注意的是，在依赖系统使用糖皮质激素控制哮喘的患者中，美泊利珠单抗和贝伐珠单抗均显示出口服糖皮质激素节约效应（Bel 等，2014；Nair 等，2017b）。2019 年初，另一种针对IL-4 受体的单克隆抗体度普利尤单抗获得批准，用于患有中至重度嗜酸性粒细胞哮喘或依赖口服糖皮质激素的青少年或成人。与安慰剂相比，接受度普利尤单抗治疗的患者的重度急性发作频率较少，且肺功能和哮喘控制得到改善，在基线高嗜酸性粒细胞计数的患者中观察到最为显著的作用（Castro 等，2018）。在口服糖皮质激素依赖性患者中，与安慰剂相比，度普利尤单抗可显著减少口服糖皮质激素使用量（Rabe 等，2018）。尽管现有证据有限，但迄今为止尚未观察到具有临床意义的不良事件，因此上述生物制剂成为重度未控制哮喘（主要以 Th2 炎症为特征）患者的一种重要的治疗选择。然而，仍有大量非 Th2 炎症

患者对标准治疗应答不足，目前的靶向治疗也可能无效。靶向其他白细胞介素的各种其他药物（如Brodalumab、Tezepelumab、RGN3500）、前列腺素 D_2 受体抑制药（如 Fevipiprant）和原癌基因受体酪氨酸激酶 -KIT 抑制药（伊马替尼），目前正在 Ⅱ 期或 Ⅲ 期临床试验中进行评估，早期有希望的结果仍有待重复（Corren，2019）。

6. 系统性糖皮质激素　系统性糖皮质激素仍然是中重度哮喘发作的主要药物。然而，尽管有最佳的治疗效果和依从性，但哮喘未得到控制的患者，可能需要定期口服糖皮质激素而不是长期口服。长期糖皮质激素治疗可导致临床显著不良反应和潜在的严重的不良反应，应避免常规使用。

7. 其他　目前使用有限的控制药物包括茶碱和色酮类（奈多罗米和色甘酸钠）。茶碱是一种口服支气管扩张药，疗效不如 ICS（Dahl 等，2002）或 LABA（Tee 等，2007），不良反应风险较高，包括危及生命的心血管和神经毒性（Cooling，1993）。克罗莫内是一种吸入性药物，具有良好的安全性，尽管在成人和儿童哮喘患者中，它们被认为不如低剂量 ICS 有效（Guevara 等，2006；Sridhar 和 McKean，2006）。

（二）变应原免疫治疗

变应原免疫治疗（allergen immunotherapy，AIT）是一种通过指定过敏原反复给药诱导对特定过敏原耐受的方法，对治疗方式的需求越来越大，这将有利于过敏性哮喘患者。2019 年，欧洲过敏和临床免疫学会（European Academy of Allergy and Clinical Immunology，EAACI）发布了一份使用屋尘螨（house dust mite，HDM）AIT作为儿童和成人 HDM 驱动的过敏性哮喘的附加治疗的实践指南（Agache 等，2019）。该指南评估了目前可用的给药途径包括皮下免疫治疗（subcutaneous immunotherapy，SCIT）和舌下免疫治疗（sublingual immunotherapy，SLIT）。对于患有可控的 HDM 驱动过敏性哮喘的儿童和成人，指南推荐将 HDM-SCIT 作为减轻症状和药物使用的附加治疗，尽管缺乏关于哮喘恶化率、哮喘控

制和肺功能标志物的确凿证据，尚无法对这些重要结果提出任何建议（Agache 等，2019）。同样，对于患有可控的 HDM 驱动过敏性哮喘的儿童，指南推荐将 HDM-SLIT 滴剂作为控制症状和减少药物使用的辅助治疗（Agache 等，2019）。基于中等质量的证据，该指南建议将 HDM-SLIT 片剂用于控制性或部分控制性 HDM 驱动哮喘的成人，作为常规药物治疗的附加治疗，以降低病情加重的风险并改善哮喘控制（Agache 等，2019）。由于缺乏哮喘失控患者的安全性数据，HDM-AIT 在这些患者中是禁忌证。总体而言，AIT 在特定的过敏原引发的哮喘患者中显示出显著的益处（Dhami 等，2017）。然而，在已发表的系统综述中观察到的发表偏倚和不良事件风险增加，以及临床（如不同种类的过敏原，单一过敏和多重过敏患者）和方法学异质性（如缺乏经过验证的症状评估工具）降低了结论的可推广性（Abramson 等，2010；Dhami 等，2017）。

（三）缓解症状药物

近年来，速效 β_2 受体激动药一直是急性呼吸道症状患者的首选治疗方案，包括短效药物，如沙丁胺醇、特布他林和长效 β_2 受体激动药福莫特罗。传统上，短效 β_2 受体激动药（SABA）被开具给每一位诊断为哮喘的患者，按需使用，以缓解支气管痉挛引起的症状。此外，对于间歇性哮喘患者（即哮喘症状每月<2 次，过去 1 个月无夜间觉醒，前 1 年无加重），速效 β_2 受体激动药

是唯一被推荐的药物（GINA 报告，2018；NAEPP EPR3 关于哮喘的诊断和管理，2007）。但是，事实上，即使是轻度哮喘患者也可能会发生重度急性加重或进行性肺功能丧失，并且观察到相当比例的患者过度使用 SABA，因此近期指南对推荐的用药方式做了调整（GINA 报告，2019）。总之，SABA 不再被认为是间歇性哮喘患者单一吸入器的最佳选择，目前也不是所有其他患者的首选缓解药物。由于福莫特罗与其他长效 β_2 受体激动药相比起效迅速，目前建议间歇性或持续性哮喘患者可将福莫特罗与吸入性糖皮质激素联合，按需使用（GINA 报告，2019）。尽管对 SABA 治疗是否具有增量效益受到质疑，但异丙托溴铵（Ipratropium）作为一种抗胆碱能药物，在医院内常用于急性哮喘患者（Vezina 等，2014）。

（四）非药物干预

与其他慢性疾病一样，哮喘是由各种因素相互作用导致的突然发作的疾病。因此，除药物治疗外，还需要考虑其他相关策略，但大多数缺乏强有力的证据。这些策略包括但不限于戒烟、避免过敏原或职业暴露，避免用药（如非甾体抗炎药），养成健康的生活方式（如健康饮食、正常体重、有规律的体育活动）、接种疫苗，特别是预防肺炎球菌性疾病和流感。支气管热成形术涉及用射频脉冲治疗气道，适用于慎重选择的、尽管已经充分的药物治疗但仍难以控制哮喘的成人哮喘患者。

参考文献

［1］　Abramson MJ, Puy RM, Weiner JM (2010) Injection allergen immunotherapy for asthma. Cochrane Database Syst Rev 8:CD001186. https://doi.org/10.1002/14651858. CD001186.pub2

［2］　Adams N, Lasserson TJ, Cates CJ, Jones PW (2007) Fluticasone versus beclomethasone or budesonide for chronic asthma in adults and children. Cochrane Database Syst Rev 4:CD002310. https://doi.org/10.1002/14651858. CD002310.pub4

［3］　Agache I, Lau S, Akdis CA et al (2019) EAACI guidelines on allergen immunotherapy: house dust mite-driven allergic asthma. Allergy 74:855-873. https://doi.org/10.1111/all.13749

［4］　Akdis M, Aab A, Altunbulakli C et al (2016) Interleukins (from IL-1 to IL-38), interferons, transforming growth factor beta, and TNF-alpha: receptors, functions, and roles in diseases. J Allergy Clin Immunol 138:984-1010. https://doi.org/10.1016/j.jaci.2016.06.033

［5］ Aldrimer M, Ridefelt P, Rodoo P et al (2013) Population-based pediatric reference intervals for hematology, iron and transferrin. Scand J Clin Lab Invest 73:253-261. https://doi.org/10.3109/00365513.2013.769625

［6］ Amat F, Labbe A (2018) Biomarkers for severe allergic asthma in children: could they be useful to guide disease control and use of omalizumab? Expert Rev Respir Med 12:475-482. https://doi. org/10.1080/17476348.2018.1475233

［7］ Anandan C, Nurmatov U, van Schayck OC, Sheikh A (2010) Is the prevalence of asthma declining? Systematic review of epidemiological studies. Allergy 65:152-167. https://doi.org/10.1111/j. 1398-9995.2009.02244.x

［8］ Anderson DE, Kew KM, Boyter AC (2015) Long-acting muscarinic antagonists (LAMA) added to inhaled corticosteroids (ICS) versus the same dose of ICS alone for adults with asthma. Cochrane Database Syst Rev 8:CD011397. https://doi.org/10.1002/14651858.CD011397. pub2

［9］ Andreakos E, Papadopoulos NG (2014) IL-25: the missing link between allergy, viral infection, and asthma? Sci Transl Med 6:256fs38. https://doi.org/10.1126/scitranslmed.3010273

［10］ Annunziato F, Romagnani C, Romagnani S (2015) The 3 major types of innate and adaptive cellmediated effector immunity. J Allergy Clin Immunol 135:626-635. https://doi.org/10.1016/j. jaci.2014.11.001

［11］ Bacharier LB, Boner A, Carlsen KH et al (2008) Diagnosis and treatment of asthma in childhood: a PRACTALL consensus report. Allergy 63:5-34. https://doi.org/10.1111/j.1398-9995.2007. 01586.x

［12］ Backman H, Raisanen P, Hedman L et al (2017) Increased prevalence of allergic asthma from 1996 to 2006 and further to 2016-results from three population surveys. Clin Exp Allergy 47:1426-1435. https://doi.org/10.1111/cea.12963

［13］ Bannier M, Rosias PPR, Jobsis Q, Dompeling E (2019) Exhaled breath condensate in childhood asthma: a review and current perspective. Front Pediatr 7:150. https://doi.org/10.3389/fped. 2019.00150

［14］ Barlow JL, Flynn RJ, Ballantyne SJ, McKenzie AN (2011) Reciprocal expression of IL-25 and IL-17A is important for allergic airways hyperreactivity. Clin Exp Allergy 41:1447-1455. https://doi.org/10.1111/j.1365-2222.2011.03806.x

［15］ Bateman ED, Reddel HK, O'Byrne PM et al (2018) As-needed budesonide-formoterol versus maintenance budesonide in mild asthma. N Engl J Med 378:1877-1887. https://doi.org/10. 1056/NEJMoa1715275

［16］ Beasley R, Holliday M, Reddel HK et al (2019) Controlled trial of budesonide-formoterol as needed for mild asthma. N Engl J Med 380:2020-2030. https://doi.org/10.1056/NEJMoa1901963

［17］ Bel EH, Wenzel SE, Thompson PJ et al (2014) Oral glucocorticoid-sparing effect of mepolizumab in eosinophilic asthma. N Engl J Med 371:1189-1197. https://doi.org/10.1056/NEJMoa1403291

［18］ Bielor C, Sopel N, Maier A et al (2017) Role of TGF-beta in anti-rhinovirus immune responses in asthmatic patients. J Allergy Clin Immunol 140:283-286 e10. https://doi.org/10.1016/j.jaci. 2016.10.049

［19］ Biomarkers Definitions Working Group (2001) Biomarkers and surrogate endpoints: preferred definitions and conceptual framework. Clin Pharmacol Ther 69:89-95. https://doi.org/10. 1067/mcp.2001.113989

［20］ Bisgaard H, Hermansen MN, Buchvald F et al (2007) Childhood asthma after bacterial colonization of the airway in neonates. N Engl J Med 357:1487-1495. https://doi.org/10.1056/NEJMoa052632

［21］ Blanchard C, Mingler MK, McBrideMet al (2008) Periostin facilitates eosinophil tissue infiltration in allergic lung and esophageal responses. Mucosal Immunol 1:289-296. https://doi.org/10. 1038/mi.2008.15

［22］ Bleecker ER, FitzGerald JM, Chanez P et al (2016) Efficacy and safety of benralizumab for patients with severe asthma uncontrolled with high-dosage inhaled corticosteroids and long-acting beta2-agonists (SIROCCO): a randomised, multicentre, placebo-controlled phase 3 trial. Lancet 388:2115-2127. https://doi.org/10.1016/S0140-6736(16)31324-1

［23］ Bossios A, Psarras S, Gourgiotis D et al (2005) Rhinovirus infection induces cytotoxicity and delays wound healing in bronchial epithelial cells. Respir Res 6:114. https://doi.org/10.1186/1465-9921-6-114

［24］ Bush A (2019) Pathophysiological mechanisms of asthma. Front Pediatr 7:68. https://doi.org/10. 3389/fped.2019.00068

［25］ Castro M, Zangrilli J, Wechsler ME et al (2015) Reslizumab for inadequately controlled asthma with elevated blood eosinophil counts: results from two multicentre, parallel, double-blind, randomised, placebo-controlled, phase 3 trials. Lancet Respir Med 3:355-366. https://doi.org/ 10.1016/S2213-2600(15)00042-9

［26］ Castro M, Corren J, Pavord ID et al (2018) Dupilumab efficacy and safety in moderate-to-severe uncontrolled asthma. N Engl J Med 378:2486-2496. https://doi.org/10.1056/NEJMoa1804092

［27］ Castro-Rodriguez JA, Rodriguez-Martinez CE (2018) Daily inhaled corticosteroids or montelukast for preschoolers with asthma or recurrent wheezing: a systematic review. Pediatr Pulmonol 53:1670-1677. https://doi.org/10.1002/ppul.24176

［28］ Chang Y, Al-Alwan L, Risse PA et al (2012) Th17-associated cytokines promote human airway smooth muscle cell proliferation. FASEB J 26:5152-5160. https://doi.org/10.1096/fj.12-208033

［29］ Chauhan BF, Ducharme FM (2012) Anti-leukotriene agents compared to inhaled corticosteroids in the management of recurrent and/or chronic asthma in adults and children. Cochrane Database Syst Rev 5:Cd002314. https://doi.org/10.1002/14651858.CD002314.pub3

［30］ Chauhan BF, Ducharme FM (2014) Addition to inhaled corticosteroids of long-acting beta2-agonists versus anti-leukotrienes for chronic asthma. Cochrane Database Syst Rev 1:Cd003137. https://doi.org/10.1002/14651858.CD003137.pub5

［31］ Chauhan BF, Chartrand C, Ducharme FM (2013) Intermittent versus daily inhaled corticosteroids for persistent asthma in children and adults. Cochrane Database Syst Rev 2:CD009611. https://doi.org/10.1002/14651858.CD009611.pub3

［32］ Chauhan BF, Chartrand C, Ni Chroinin M et al (2015) Addition of long-acting beta2-agonists to inhaled corticosteroids for chronic asthma in children. Cochrane Database Syst Rev 11:Cd007949. https://doi.org/10.1002/ 14651858.CD007949.pub2

［33］ Chauhan BF, Jeyaraman MM, Singh Mann A et al (2017) Addition of anti-leukotriene agents to inhaled corticosteroids for adults and adolescents with persistent asthma. Cochrane Database Syst Rev 3:Cd010347. https://doi.org/10.1002/14651858.CD010347.pub2

［34］ Cheng D, Xue Z, Yi L et al (2014) Epithelial interleukin-25 is a key mediator in Th2-high, corticosteroid-responsive asthma. Am J Respir Crit Care Med 190:639-648. https://doi.org/10.1164/rccm.201403-0505OC

［35］ Chung KF (2015) Targeting the interleukin pathway in the treatment of asthma. Lancet 386:1086-1096. https://doi.org/10.1016/S0140-6736(15)00157-9

［36］ Comberiati P, Katial RK, Covar RA (2018) Bronchoprovocation testing in asthma: an update. Immunol Allergy Clin N Am 38:545-571. https://doi.org/10.1016/j.iac.2018.06.010

［37］ Cooling DS (1993) Theophylline toxicity. J Emerg Med 11:415-425

［38］ Corren J (2019) New targeted therapies for uncontrolled asthma. J Allergy Clin Immunol Pract 7:1394-1403. https://doi.org/10.1016/j.jaip.2019.03.022

［39］ Crossingham I, Evans DJ, Halcovitch NR, Marsden PA (2017) Stepping down the dose of inhaled corticosteroids for adults with asthma. Cochrane Database Syst Rev 2:CD011802. https://doi. org/10.1002/14651858.CD011802.pub2

［40］ Dahl R, Larsen BB, Venge P (2002) Effect of long-term treatment with inhaled budesonide or theophylline on lung function, airway reactivity and asthma symptoms. Respir Med 96:432-438

［41］ Davis MD, Montpetit AJ (2018) Exhaled breath condensate: an update. Immunol Allergy Clin N Am 38:667-678. https://doi.org/10.1016/j.iac.2018.06.002

［42］ Dhami S, Kakourou A, Asamoah F et al (2017) Allergen immunotherapy for allergic asthma: a systematic review and meta-analysis. Allergy 72:1825-1848. https://doi.org/10.1111/all.13208

［43］ Ducharme FM, Ni Chroinin M, Greenstone I, Lasserson TJ (2010) Addition of long-acting beta2-agonists to inhaled corticosteroids versus same dose inhaled corticosteroids for chronic asthma in adults and children. Cochrane Database Syst Rev 5:Cd005535. https://doi.org/10.1002/14651858.CD005535.pub2

［44］ Durack J, Lynch SV, Nariya S et al (2017) Features of the bronchial bacterial microbiome associated with atopy, asthma, and responsiveness to inhaled corticosteroid treatment. J Allergy Clin Immunol 140:63-75. https://doi.org/10.1016/j.jaci.2016.08.055

［45］ Erpenbeck VJ, Popov TA, Miller D et al (2016) The oral CRTh2 antagonist QAW039 (fevipiprant):a phase II study in uncontrolled allergic asthma. Pulm Pharmacol Ther 39:54-63. https://doi.org/10.1016/j.pupt.2016.06.005

［46］ European Respiratory Society (2013) The European lung white book. Respiratory health and disease in Europe. European Respiratory Society Publications, Sheffield

［47］ Fajt ML, Gelhaus SL, Freeman B et al (2013) Prostaglandin D(2) pathway upregulation: relation to asthma severity, control, and TH2 inflammation. J Allergy Clin Immunol 131:1504-1512. https://doi.org/10.1016/j.jaci.2013.01.035

［48］ FDA Drug Safety Communication (2018) FDA review finds no significant increase in risk of serious asthma outcomes with long-acting beta agonists (LABAs) used in combination with inhaled corticosteroids (ICS). https://www.fda.gov/drugs/drug-safety-and-availability/fda-drug-safety-communication-fda-review-finds-no-significant-increase-risk-serious-asthma-outcomes

［49］ Ferraro V, Carraro S, Bozzetto S et al (2018) Exhaled biomarkers in childhood asthma: old and new approaches. Asthma Res Pract 4:9. https://doi.org/10.1186/s40733-018-0045-6

［50］ FitzGerald JM, Bleecker ER, Nair P et al (2016) Benralizumab, an anti-interleukin-5 receptor alpha monoclonal antibody, as add-on treatment for patients with severe, uncontrolled, eosinophilic asthma (CALIMA): a randomised, double-blind, placebo-controlled phase 3 trial. Lancet 388:2128-2141. https://doi.org/10.1016/S0140-6736(16)31322-8

［51］ FitzGerald JM, Bleecker ER, Menzies-Gow A et al (2018) Predictors of enhanced response with benralizumab for patients with severe asthma: pooled analysis of the SIROCCO and CALIMA studies. Lancet Respir Med 6:51-64. https://doi.org/10.1016/S2213-2600(17)30344-2

［52］ Fitzpatrick AM, Jackson DJ, Mauger DT et al (2016) Individualized therapy for persistent asthma in young children. J Allergy Clin Immunol 138:1608-1618 e12. https://doi.org/10.1016/j.jaci.2016.09.028

［53］ Gabet S, Just J, Couderc R et al (2016) Early polysensitiz-ation is associated with allergic multimorbidity in PARIS birth cohort infants. Pediatr Allergy Immunol 27:831-837. https://doi.org/10.1111/pai.12622

［54］ Gandhi NA, Pirozzi G, Graham NMH (2017) Commonality of the IL-4/IL-13 pathway in atopic diseases. Expert Rev Clin Immunol 13:425-437. https://doi.org/10.1080/1744666X.2017. 1298443

［55］ Genuneit J, Seibold AM, Apfelbacher CJ et al (2017) Overview of systematic reviews in allergy epidemiology. Allergy 72:849-856. https://doi.org/10.1111/all.13123

［56］ Global Initiative for Asthma (2017) Global strategy for asthma management and prevention. www. ginasthma.org

［57］ Global Initiative for Asthma (2018) Global strategy for asthma management and prevention. www. ginasthma.org

［58］ Global Initiative for Asthma (2019) Global strategy for asthma management and prevention. www. ginasthma.org

［59］ Gough H, Grabenhenrich L, Reich A et al (2015) Allergic multimorbidity of asthma, rhinitis and eczema over 20 years in the German birth cohort MAS. Pediatr Allergy Immunol 26:431-437. https://doi.org/10.1111/pai.12410

［60］ Guevara JP, Ducharme FM, Keren R et al (2006) Inhaled corticosteroids versus sodium cromoglycate in children and adults with asthma. Cochrane Database Syst Rev 2:CD003558. https://doi.org/10.1002/14651858. CD003558.pub2

［61］ Halim TY, Krauss RH, Sun AC, Takei F (2012) Lung natural helper cells are a critical source of Th2 cell-type cytokines in protease allergen-induced airway inflammation. Immunity 36:451-463. https://doi.org/10.1016/ j.immuni.2011.12.020

［62］ Hanania NA, Noonan M, Corren J et al (2015) Lebrikizumab in moderate-to-severe asthma: pooled data from two randomised placebo-controlled studies. Thorax 70:748-756. https://doi.org/10. 1136/thoraxjnl- 2014-206719

［63］ Humbert M, Bousquet J, Bachert C et al (2019) IgE-mediated multimorbidities in allergic asthma and the potential for omalizumab therapy. J Allergy Clin Immunol Pract 7:1418-1429. https://doi.org/10.1016/j.jaip.2019. 02.030

［64］ Jackson DJ, Makrinioti H, Rana BM et al (2014) IL-33-dependent type 2 inflammation during rhinovirus-induced asthma exacerbations in vivo. Am J Respir Crit Care Med 190:1373-1382. https://doi.org/10.1164/ rccm.201406-1039OC

［65］ Jarjour NN, Erzurum SC, Bleecker ER et al (2012) Severe asthma: lessons learned from the National Heart, Lung, and Blood Institute Severe Asthma Research Program. Am J Respir Crit Care Med 185:356-362. https://doi.org/10.1164/ rccm.201107-1317PP

［66］ Johansson SG, Bieber T, Dahl R et al (2004) Revised nomenclature for allergy for global use: report of the Nomenclature Review Committee of the World Allergy Organization, October 2003. J Allergy Clin Immunol 113:832- 836. https://doi.org/10.1016/j.jaci.2003.12.591

［67］ Karrasch S, Linde K, Rucker G et al (2017) Accuracy of FENO for diagnosing asthma: a systematic review. Thorax 72:109-116. https://doi.org/10.1136/thoraxjnl-2016-208704

［68］ Kew KM, Dahri K (2016) Long-acting muscarinic antagonists (LAMA) added to combination longacting beta2-agonists and inhaled corticosteroids (LABA/ICS) versus LABA/ICS for adults with asthma. Cochrane Database Syst Rev 1:CD011721. https://doi.org/10.1002/ 14651858. CD011721.pub2

［69］ Kew KM, Karner C, Mindus SM, Ferrara G (2013) Combination formoterol and budesonide as maintenance and reliever therapy versus combination inhaler maintenance for chronic asthma in adults and children. Cochrane Database Syst Rev 12:Cd009019. https://doi.org/10.1002/ 14651858. CD009019.pub2

［70］ Kew KM, Evans DJW, Allison DE, Boyter AC (2015) Long-acting muscarinic antagonists (LAMA) added to inhaled corticosteroids (ICS) versus addition of long-acting beta2-agonists (LABA) for adults with asthma. Cochrane Database Syst Rev 6:CD011438. https://doi.org/10. 1002/ 14651858.CD011438.pub2

［71］ Knihtila H, Kotaniemi-Syrjanen A, Pelkonen AS et al (2018) Small airway function in children with mild to moderate asthmatic symptoms. Ann Allergy Asthma Immunol 121:451-457. https://doi. org/10.1016/j.anai. 2018.07.026

［72］ Konstantinidi EM, Lappas AS, Tzortzi AS, Behrakis PK (2015) Exhaled breath condensate: technical and diagnostic aspects. Sci World J 2015:435160. https://doi.org/ 10.1155/2015/ 435160

［73］ Konstantinou GN, Xepapadaki P, Manousakis E et al (2013) Assessment of airflow limitation, airway inflammation, and symptoms during virus-induced wheezing episodes in 4- to 6-year-old children. J Allergy Clin Immunol 131:87-93 e1- 5. https://doi.org/10.1016/j.jaci.2012.10.033

［74］ Korevaar DA, Westerhof GA, Wang J et al (2015) Diagnostic accuracy of minimally invasive markers for detection of airway eosinophilia in asthma: a systematic review and meta-analysis. Lancet Respir Med 3:290-300. https://doi. org/10.1016/S2213-2600(15)00050-8

［75］ Kupczyk M, Dahlen B, Sterk PJ et al (2014) Stability of phenotypes defined by physiological variables and biomarkers in adults with asthma. Allergy 69:1198-1204. https://doi.org/10.1111/all.12445

［76］ Kuruvilla ME, Lee FE, Lee GB (2019) Understanding asthma phenotypes, endotypes, and mechanisms of disease. Clin Rev Allergy Immunol 56:219-233. https://doi. org/10.1007/s12016-018-8712-1

［77］ Kytikova O, Novgorodtseva T, Denisenko Y et al (2019) Pro-resolving lipid mediators in the pathophysiology of asthma. Medicina 55:284. https://doi.org/10.3390/medicina55060284

［78］ Lefaudeux D, De Meulder B, Loza MJ et al (2017) U-BIOPRED clinical adult asthma clusters linked to a subset of sputum omics. J Allergy Clin Immunol 139:1797-1807. https://doi.org/10. 1016/j.jaci.2016.08.048

［79］ Leuppi JD (2014) Bronchoprovocation tests in asthma: direct versus indirect challenges. Curr Opin Pulm Med 20:31-36. https://doi.org/10.1097/MCP.0000000000000009

［80］ Liu AH, Babineau DC, Krouse RZ et al (2016) Pathways through which asthma risk factors contribute to asthma severity in inner-city children. J Allergy Clin Immunol 138:1042-1050. https://doi.org/10.1016/j.jaci.2016.06.060

［81］ Lundback B, Backman H, Lotvall J, Ronmark E (2016) Is asthma prevalence still increasing? Expert Rev Respir Med 10:39-51. https://doi.org/10.1586/17476348.2016.1114417

［82］ MacNeil J, Loves RH, Aaron SD (2016) Addressing the misdiagnosis of asthma in adults: where does it go wrong? Expert Rev Respir Med 10:1187-1198. https://doi. org/10.1080/17476348. 2016.1242415

［83］Matsumoto H (2014) Serum periostin: a novel biomarker for asthma management. Allergol Int 63:153-160. https:// doi.org/10.2332/allergolint.13-RAI-0678

［84］Megremis S, Niespodziana K, Cabauatan C et al (2018) Rhinovirus species-specific antibodies differentially reflect clinical outcomes in health and asthma. Am J Respir Crit Care Med 198:1490-1499. https://doi.org/10.1164/ rccm.201803-0575OC

［85］Miligkos M, Bannuru RR, Alkofide H et al (2015) Leukotriene-receptor antagonists versus placebo in the treatment of asthma in adults and adolescents: a systematic review and meta-analysis. Ann Intern Med 163:756-767. https:// doi.org/10.7326/M15-1059

［86］Momen T, Ahanchian H, Reisi M et al (2017) Comparison of interleukin-33 serum levels in asthmatic patients with a control group and relation with the severity of the disease. Int J Prev Med 8:65. https://doi.org/10.4103/ijpvm. IJPVM_179_16

［87］Morita H, Nakae S, Saito H, Matsumoto K (2017) IL-33 in clinical practice: size matters? J Allergy Clin Immunol 140:381-383. https://doi.org/10.1016/j.jaci.2017.03.042

［88］Mosmann TR, Cherwinski H, Bond MW et al (1986) Two types of murine helper T cell clone. I. Definition according to profiles of lymphokine activities and secreted proteins. J Immunol 136:2348-2357

［89］Murray CS, Woodcock A, Custovic A (2001) The role of indoor allergen exposure in the development of sensitization and asthma. Curr Opin Allergy Clin Immunol 1:407-412. https://doi.org/10.1097/01.all.0000011053.76412.14

［90］Nair P, Martin JG, Cockcroft DC et al (2017a) Airway hyperresponsiveness in asthma: measurement and clinical relevance. J Allergy Clin Immunol Pract 5:649-659 e2. https://doi.org/10. 1016/j.jaip.2016.11.030

［91］Nair P, Wenzel S, Rabe KF et al (2017b) Oral glucocorticoid-sparing effect of benralizumab in severe asthma. N Engl J Med 376:2448-2458. https://doi.org/10.1056/ NEJMoa1703501

［92］National Asthma Education and Prevention Program, Third Expert Panel on the Diagnosis and Management of Asthma (2007) Expert Panel Report 3: guidelines for the diagnosis and management of asthma. National Heart, Lung, and Blood Institute, Bethesda. https://www. ncbi.nlm.nih.gov/ books/NBK7232/

［93］Normansell R, Walker S, Milan SJ et al (2014) Omalizumab for asthma in adults and children. Cochrane Database Syst Rev 1:CD003559. https://doi.org/10.1002/14651858. CD003559.pub4

［94］Normansell R, Kew KM, Mathioudakis AG (2017) Interventions to improve inhaler technique for people with asthma. Cochrane Database Syst Rev 3:CD012286. https://doi. org/10.1002/14651858.CD012286.pub2

［95］Ntontsi P, Bakakos P, Papathanasiou E et al (2018) Exhaled breath temperature in optimally treated asthmatics: sever-

ity and underlying mechanisms. J Breath Res 12:026013. https://doi.org/10. 1088/1752-7163/aa9d46

［96］O'Byrne PM, FitzGerald JM, Bateman ED et al (2018) Inhaled combined budesonide-formoterol as needed in mild asthma. N Engl J Med 378:1865-1876. https://doi. org/10.1056/NEJMoa1715274

［97］Oksel C, Granell R, Haider S et al (2019) Distinguishing wheezing phenotypes from infancy to adolescence: a pooled analysis of five birth cohorts. Ann Am Thorac Soc 16:868-876. https://doi.org/10.1513/AnnalsATS.201811-837OC

［98］Ortega HG, Liu MC, Pavord ID et al (2014) Mepolizumab treatment in patients with severe eosinophilic asthma. N Engl J Med 371:1198-1207. https://doi.org/10.1056/NEJMoa1403290

［99］Papadopoulos NG, Custovic A, Cabana MD et al (2019) Pediatric asthma: an unmet need for more effective, focused treatments. Pediatr Allergy Immunol 30:7-16. https:// doi.org/10.1111/pai. 12990

［100］Papi A, Brightling C, Pedersen SE, Reddel HK (2018) Asthma. Lancet 391:783-800. https://doi. org/10.1016/ S0140-6736(17)33311-1

［101］Pavord ID, Korn S, Howarth P et al (2012) Mepolizumab for severe eosinophilic asthma (DREAM): a multicentre, double-blind, placebo-controlled trial. Lancet 380:651-659. https://doi.org/10.1016/S0140-6736(12)60988-X

［102］Pavord ID, Beasley R, Agusti A et al (2018) After asthma: redefining airways diseases. Lancet 391:350-400. https:// doi.org/10.1016/S0140-6736(17)30879-6

［103］Peebles RS, Aronica MA (2019) Proinflammatory pathways in the pathogenesis of asthma. Clin Chest Med 40:29-50. https://doi.org/10.1016/j.ccm.2018.10.014

［104］Pijnenburg MW (2019) The role of FeNO in predicting asthma. Front Pediatr 7:41. https://doi.org/10.3389/ fped.2019.00041

［105］Popov TA, Kralimarkova TZ, Labor M, Plavec D (2017) The added value of exhaled breath temperature in respiratory medicine. J Breath Res 11:034001. https://doi. org/10.1088/1752-7163/aa7801

［106］Powell H, Gibson PG (2004) High dose versus low dose inhaled corticosteroid as initial starting dose for asthma in adults and children. Cochrane Database Syst Rev 2:CD004109. https://doi. org/10.1002/14651858. CD004109. pub2

［107］Pruteanu AI, Chauhan BF, Zhang L et al (2014) Inhaled corticosteroids in children with persistent asthma: dose-response effects on growth. Cochrane Database Syst Rev 7:CD009878. https://doi.org/10.1002/14651858. CD009878.pub2

［108］Psarras S, Volonaki E, Skevaki CL et al (2006) Vascular endothelial growth factor-mediated induction of angiogenesis by human rhinoviruses. J Allergy Clin Immunol 117:291-297. https://doi.org/10.1016/j.jaci. 2005.11.005

［109］Rabe KF, Nair P, Brusselle G et al (2018) Efficacy and safety of dupilumab in glucocorticoiddependent severe asthma.

N Engl J Med 378:2475-2485. https://doi.org/10.1056/NEJMoa1804093

［110］Radhakrishnan D, Guttmann A, To T et al (2019) Generational patterns of asthma incidence among immigrants to Canada over two decades. A population-based cohort study. Ann Am Thorac Soc 16:248-257. https://doi.org/ 10.1513/AnnalsATS.201803-187OC

［111］Ring J, Jutel M, Papadopoulos N et al (2018) Provocative proposal for a revised nomenclature for allergy and other hypersensitivity diseases. Allergy 73:1939-1940. https://doi.org/10.1111/all. 13561

［112］Robinson D, Humbert M, Buhl R et al (2017) Revisiting type 2-high and type 2-low airway inflammation in asthma: current knowledge and therapeutic implications. Clin Exp Allergy 47:161-175. https://doi.org/10.1111/cea.12880

［113］Ronmark E, Bjerg A, Perzanowski M et al (2009) Major increase in allergic sensitization in schoolchildren from 1996 to 2006 in northern Sweden. J Allergy Clin Immunol 124:357-63 e1-15. https://doi.org/10.1016/j.jaci.2009.05.011

［114］Rosenberg HF, Phipps S, Foster PS (2007) Eosinophil trafficking in allergy and asthma. J Allergy Clin Immunol 119:1303-1310. ; quiz 1311-2. https://doi.org/10.1016/j.jaci.2007.03.048

［115］Rufo JC, Madureira J, Fernandes EO, Moreira A (2016) Volatile organic compounds in asthma diagnosis: a systematic review and meta-analysis. Allergy 71:175-188. https://doi.org/10.1111/all.12793

［116］Saglani S, Custovic A (2019) Childhood asthma: advances using machine learning and mechanistic studies. Am J Respir Crit Care Med 199:414-422. https://doi.org/10.1164/rccm.201810-1956CI

［117］Saglani S, Menzie-Gow AN (2019) Approaches to asthma diagnosis in children and adults. Front Pediatr 7:148. https://doi.org/10.3389/fped.2019.00148

［118］Samolinski B, Fronczak A, Kuna P et al (2012) Prevention and control of childhood asthma and allergy in the EU from the public health point of view: Polish Presidency of the European Union. Allergy 67:726-731. https://doi.org/10.1111/j.1398-9995.2012.02822.x

［119］Schneider A, Gindner L, Tilemann L et al (2009) Diagnostic accuracy of spirometry in primary care. BMC Pulm Med 9:31. https://doi.org/10.1186/1471-2466-9-31

［120］Selroos O, Kupczyk M, Kuna P et al (2015) National and regional asthma programmes in Europe. Eur Respir Rev 24:474-483. https://doi.org/10.1183/16000617.00008114

［121］Serhan CN, Levy BD (2018) Resolvins in inflammation: emergence of the pro-resolving superfamily of mediators. J Clin Invest 128:2657-2669. https://doi.org/10.1172/JCI97943

［122］Sirois P (2019) Leukotrienes: one step in our understanding of asthma. Respir Investig 57:97-110. https://doi.org/10.1016/j.resinv.2018.12.003

［123］Skevaki CL, Psarras S, Volonaki E et al (2012) Rhinovirus-induced basic fibroblast growth factor release mediates airway remodeling features. Clin Transl Allergy 2:14. https://doi.org/10.1186/2045-7022-2-14

［124］Skloot GS (2016) Asthma phenotypes and endotypes: a personalized approach to treatment. Curr Opin Pulm Med 22:3-9. https://doi.org/10.1097/MCP.0000000000000225

［125］Soto-Quiros M, Avila L, Platts-Mills TA et al (2012) High titers of IgE antibody to dust mite allergen and risk for wheezing among asthmatic children infected with rhinovirus. J Allergy Clin Immunol 129:1499-1505 e5. https://doi.org/10.1016/j.jaci.2012.03.040

［126］Sridhar AV, McKean M (2006) Nedocromil sodium for chronic asthma in children. Cochrane Database Syst Rev 3:CD004108. https://doi.org/10.1002/14651858.CD004108. pub2

［127］Sterk PJ, Lutter R (2014) Asthma phenotyping: TH2-high, TH2-low, and beyond. J Allergy Clin Immunol 133:395-396. https://doi.org/10.1016/j.jaci.2013.10.008

［128］Stokes JR, Casale TB (2016) Characterization of asthma endotypes: implications for therapy. Ann Allergy Asthma Immunol 117:121-125. https://doi.org/10.1016/j.anai.2016.05.016

［129］Sullivan A, Hunt E, MacSharry J, Murphy DM (2016) The microbiome and the pathophysiology of asthma. Respir Res 17:163. https://doi.org/10.1186/s12931-016-0479-4

［130］Teague WG, Phillips BR, Fahy JV et al (2018) Baseline features of the Severe Asthma Research Program (SARP III) cohort: differences with age. J Allergy Clin Immunol Pract 6:545-554 e4. https://doi.org/10.1016/j.jaip. 2017.05.032

［131］Tee AKH, Koh MS, Gibson PG et al (2007) Long-acting beta2-agonists versus theophylline for maintenance treatment of asthma. Cochrane Database Syst Rev 3:CD001281. https://doi.org/10. 1002/14651858.CD001281. pub2

［132］To T, Stanojevic S, Moores G et al (2012) Global asthma prevalence in adults: findings from the cross-sectional world health survey. BMC Public Health 12:204. https://doi.org/10.1186/1471-2458-12-204

［133］Toppila-Salmi S, Huhtala H, Karjalainen J et al (2015) Sensitization pattern affects the asthma risk in Finnish adult population. Allergy 70:1112-1120. https://doi.org/10.1111/all.12670

［134］Toppila-Salmi S, Chanoine S, Karjalainen J et al (2019) Risk of adult-onset asthma increases with the number of allergic multimorbidities and decreases with age. Allergy 74:2406-2416. https://doi.org/10.1111/all.13971

［135］Turner S (2015) Exhaled nitric oxide and the management of childhood asthma--yet another promising biomarker "has been" or a misunderstood gem. Paediatr Respir Rev 16:88-96. https://doi.org/10.1016/j.prrv.2014.07.005

［136］Ullmann N, Bossley CJ, Fleming L et al (2013) Blood eosinophil counts rarely reflect airway eosinophilia in children with severe asthma. Allergy 68:402-406. https://doi.org/10.1111/all. 12101

［137］van Vliet D, Smolinska A, Jobsis Q et al (2017) Can exhaled volatile organic compounds predict asthma exacerbations in children? J Breath Res 11:016016. https://doi.org/10.1088/1752-7163/aa5a8b

[138] Veldhoen M (2017) Interleukin 17 is a chief orchestrator of immunity. Nat Immunol 18:612-621. https://doi.org/10.1038/ni.3742

[139] Vezina K, Chauhan BF, Ducharme FM (2014) Inhaled anticholinergics and short-acting beta(2)-agonists versus short-acting beta2-agonists alone for children with acute asthma in hospital. Cochrane Database Syst Rev 7:CD010283. https://doi.org/10.1002/14651858.CD010283.pub2

[140] Vos T, Flaxman AD, Naghavi M et al (2012) Years lived with disability (YLDs) for 1160 sequelae of 289 diseases and injuries 1990-2010: a systematic analysis for the Global Burden of Disease Study 2010. Lancet 380:2163-2196. https://doi.org/10.1016/S0140-6736(12)61729-2

[141] Wenzel SE (2012) Asthma phenotypes: the evolution from clinical to molecular approaches. Nat Med 18:716-725. https://doi.org/10.1038/nm.2678

[142] Westerhof GA, Korevaar DA, Amelink M, de Nijs SB, de Groot JC, Wang J, Weersink EJ, ten Brinke A, Bossuyt PM,

Bel EH (2015) Biomarkers to identify sputum eosinophilia in different adult asthma phenotypes. Eur Respir J 46:688-696. https://doi.org/10.1183/09031936. 00012415

[143] Xepapadaki P, Papadopoulos NG, Bossios A et al (2005) Duration of postviral airway hyperresponsiveness in children with asthma: effect of atopy. J Allergy Clin Immunol 116:299-304. https://doi.org/10.1016/j.jaci.2005.04.007

[144] Xepapadaki P, Xatziioannou A, Chatzicharalambous M et al (2010) Exhaled breath temperature increases during mild exacerbations in children with virus-induced asthma. Int Arch Allergy Immunol 153:70-74. https://doi.org/10.1159/000301581

[145] Xepapadaki P, Bachert C, Finotto S et al (2018) Contribution of repeated infections in asthma persistence from preschool to school age: design and characteristics of the PreDicta cohort. Pediatr Allergy Immunol 29:383-393. https://doi.org/10.1111/pai.12881

[146] Zhang L, Prietsch SOM, Ducharme FM (2014) Inhaled corticosteroids in children with persistent asthma: effects on growth. Cochrane Database Syst Rev 7:CD009471. https://doi.org/10.1002/14651858.CD009471.pub2

第 7 章　过敏性结膜炎的最新进展

Allergic Conjunctivitis: An Update

Arthur Mueller **著**

谭亚琦 **译**　　章 烜 **校**

摘要

结膜炎是一种常见的眼科疾病，典型的临床体征是"红眼"，是由不同原因导致的一组非常异质化的疾病。一般来说，必须严格区分感染性结膜炎和非感染性结膜炎。过敏性结膜炎是非感染性结膜炎的一种亚型，可分为急性、间歇性或慢性，最常由空气传播的过敏原引起。主要的临床症状是结膜水肿，患者通常主诉结膜瘙痒。过敏性结膜炎通常是对局部和全身药物或化妆品及猫和（或）狗的动物毛发的反应。过敏性结膜炎分为以下几种形式，即季节性变应性结膜炎（也称为花粉热结膜炎）、特应性结膜炎、春季结膜炎、上角膜缘（角膜）结膜炎，以及与各种眼结膜皮肤综合征相关的结膜炎。每一种形式都有其独特的特点，包括临床表现、致敏原及治疗方法，均在本章列出。

关键词：过敏反应；特应性结膜炎；结膜炎；眼；花粉热结膜炎；季节性变应性结膜炎；春季结膜炎

一、感染性结膜炎与非感染性结膜炎

结膜炎是一种常见的眼部疾病。每个人一生中至少会发生一次结膜炎。结膜炎的典型临床症状是"红眼"，这是由于结膜血管血流增加（充血）造成的。结膜炎还可能伴有分泌物增多、结膜水肿（结膜肿胀）等症状。分泌物呈水样、黏液状或化脓性，结膜水肿通常为轻至中度。在致敏情况下，结膜水肿可以表现为眼球突出，导致患者闭眼受限。无论有无结膜水肿，分泌物的类型是独特的，这有助于确定结膜炎的不同病因（Grehn，2012）。

应严格区分感染性结膜炎与非感染性结膜炎。然而，在某些情况下，非传感染结膜炎可能存在感染性病原体重叠感染。在原发性感染性或继发性感染性结膜炎中，必须根据临床表现和微生物学检测结果，选择有效的抗生素、抗病毒和（或）抗真菌药物。然而，任何"过度治疗"（例如，

在没有指征的情况下局部使用抗生素）都可能使任何类型的结膜炎严重复杂化，因为抗生素本身及眼药水或眼膏中的防腐剂可能会诱发过敏反应或使过敏反应复杂化。

二、过敏性结膜炎

在非感染性结膜炎组中，可区分两种主要类型：非特异性结膜炎和过敏性结膜炎。非特异性结膜炎最常见的原因是缺乏眼泪（干眼综合征）或其他形式的流泪障碍。其他不太常见的原因包括各种外部条件，如眼睛长期暴露在烟、灰尘、热、冷、风、紫外线或其他眼部的物理问题。此外，多种其他情况也会导致非特异性结膜炎。这些情况包括眼睑异常、未矫正的屈光不正、双眼视力障碍，以及压力、睡眠不足和繁重的夜间工作。非特异性结膜炎的一个相对常见的原因是过度佩戴隐形眼镜，或者使用不洁的或其他情况下破损的隐形眼镜。所有这些引起非特异性结膜炎

的原因通常被称为"过敏性"，这是一种误导，因为免疫系统在这些情况下并没有被激活。

与上述类型相反，真正的过敏性结膜炎是一种急性、间歇性或慢性非感染性炎症，最常见的是由空气过敏原引起（Ono 和 Abelson，2005）。过敏性结膜炎是一种 I 型过敏反应。患有多种过敏症的患者尤其容易出现过敏性结膜炎。与其他形式的结膜炎相比，过敏性结膜炎患者经常主诉瘙痒。此外，结膜水肿是主要的临床表现。结膜水肿的外观通常是透明的，很少或没有水样分泌物。过敏性结膜炎通常是局部和系统应用药物或化妆品所致。动物（猫、狗）毛发可能是过敏反应的另一个来源。在动物"毛发诱发"的过敏性结膜炎中，引起过敏反应的原因不是毛发本身，而是黏附在毛发上的动物唾液（Friedlaender，1998）。

三、过敏性结膜炎分类

过敏性结膜炎又可细分为以下几种形式。下文中尽可能列出了每一种类型的临床表现、致敏原和治疗方法。

（一）季节性变应性结膜炎（花粉热结膜炎）

季节性变应性结膜炎是对花粉和其他植物源性过敏原的过敏反应。它在草和其他植物开花的时候最普遍，因此在春季和初秋最常见。季节性变应性结膜炎通常伴有水样鼻炎，患者会剧烈流泪和打喷嚏。此外，结膜水肿和异物感是常见症状。如有可能，患者应对致病源草和其他植物进行一般性脱敏治疗。局部治疗包括收敛性滴眼液，在极端情况下，可短期局部使用糖皮质激素。对于复发病例，使用色甘酸钠、洛度沙胺或奥洛他定（最好不含防腐剂）的眼药水进行预防性治疗有助于预防季节性结膜炎的恶化，因为这些药物可以抑制肥大细胞脱颗粒（Anderson，2001）。

（二）特应性结膜炎、红斑性（角）结膜炎和疱性角膜结膜炎

特应性结膜炎尤其常见于特应性儿童，是对

细菌毒素、灰尘、螨虫或动物皮屑过敏引起的。它常发生在营养不良或生活条件不太卫生的儿童身上。这些症状通常全年都有。结膜可出现小结节，角膜上也会出现小结节，从而导致角膜瘢痕。急性期患者受强光和流泪影响较大。疱性角膜结膜炎常与结核病有关，必须首先排除结核感染，然后在急性期给予局部抗生素和糖皮质激素。在角膜瘢痕形成的情况下，可能需要角膜移植，但应仅在没有急性炎症的情况下才能进行。

（三）春季结膜炎

春季结膜炎是一种严重的双侧过敏反应，主要影响男孩和男性青少年。它可以单独发生，也可以与一般的特应性疾病如哮喘、湿疹或一般的季节性过敏一起发生。春季结膜炎常在春季加重。在本病中，IgE 相关的免疫反应起着主要作用。有三种临床类型，即睑板或结膜型、角膜缘型、角膜并发症最常见的类型。在结膜型或睑板型的情况下，上睑板呈方形、扁平、灰色至微红色，呈乳头状铺路石样；角膜缘型的角膜周结膜增厚，呈灰色，3%～11% 的病例出现角膜溃疡。对于所有这三种类型，类固醇眼药水都是有效的，为了防止复发，在未患病期间也应使用含有色甘酸钠、洛度沙胺或奥洛他定的眼药水。后一种滴眼液也应作为预防用药连续使用。这减少了春季结膜炎的反复发作，因此，在急性期有必要少用或不用糖皮质激素眼药水。

（四）上角膜缘结膜炎

上角膜缘结膜炎是一种与甲状腺疾病相关的慢性炎症，主要影响女性。

（五）眼黏膜皮肤综合征

一组罕见但特别严重和复杂的过敏性结膜炎，与眼黏膜皮肤综合征（如 Stevens-Johnson 综合征、Lyell 综合征、眼结膜瘢痕性类天疱疮）有关。"眼黏膜皮肤综合征"这一术语表明，这些可能危及生命的疾病表现不局限于眼睛，而是影响到各种其他黏膜组织（耳、鼻、喉和其他）和皮肤。

Stevens-Johnson 综合征，也称为"多形性渗出性红斑"，可导致中毒性充血性膜性结膜炎。其特征是发生结膜水肿，随后形成睑球粘连。

Stevens-Johnson 综合征是一种对不同的全身给药药物（主要是抗生素）的严重且危及生命的过敏反应。另一种眼黏膜综合征是 Lyell 综合征，也被称为"中毒性表皮坏死松解症"，其眼科特征为过敏性膜性结膜炎和进一步发展导致睑球粘连。患者的皮肤通常类似于大面积烧伤。第三种非常罕见的眼黏膜皮肤综合征是眼结膜瘢痕性类天疱疮。这是一种严重的慢性角膜自身免疫性疾病，主要影响老年妇女。本病表现为结膜生长跨过角膜缘，在疾病的最后阶段，整个角膜被血管翳覆盖，睑球粘连。因此，睑球粘连具有特征性。结膜活检显示结膜基底膜中有免疫球蛋白和补体沉积。

综上所述，结膜炎是一组非常异质化的、由不同原因导致"红眼"的疾病。患者的具体病史及对症状的仔细询问是能进行准确分类的关键。对于过敏性结膜炎尤其如此。对过敏性结膜炎的任何无效的治疗尝试（如无明确指征地使用抗生素），通常会使疾病严重复杂化，并可能导致慢性病例，可能使患者病程持续数周甚至数月。

参考文献

［1］ Anderson DF (2001) Management of seasonal allergic conjunctivitis (SAC): current therapeutic strategies. Clin Exp Allergy 31(6):823-826

［2］ Friedlaender MH (1998) The current and future therapy of allergic conjunctivitis. Curr Opin Ophthalmol 9(4):54-58

［3］ Grehn F (2012) Augenheilkunde. Springer, Heidelberg

［4］ Ono SJ, Abelson MB (2005) Allergic conjunctivitis: update on pathophysiology and prospects for future treatment. J Allergy Clin Immunol 115(1):118-122

第 8 章　特应性湿疹的病理生理学新发现开启治疗选择的新时代

Atopic Eczema: Pathophysiological Findings as the Beginning of a New Era of Therapeutic Options

Stephan Traidl　Thomas Werfel　Claudia Traidl-Hoffmann　**著**

王　奔 **译**　　贾红侠 **校**

摘要

特应性湿疹（atopic eczema，AE）是一种以剧烈瘙痒和湿疹样病变为特征的慢性炎症性疾病。它描述了一种最常见的皮肤病，影响了大部分儿童和部分成年人。该病的发病机制和病理生理学改变包括皮肤屏障缺陷、免疫变化、环境和其他因素的复杂相互作用。AE 通常是其他过敏性疾病的起点，如过敏性哮喘、过敏性鼻炎、过敏性结膜炎。此外，发生食物过敏的风险也会增加。该病还常伴有对细菌、真菌和病毒感染的敏感性增加。通过对该病的病理生理机制的充分研究，使得基于靶向治疗的新疗法的发展得到了极大的推动，例如，IL-4Rα 特异性单克隆抗体度普利尤单抗，开启了中重度特应性湿疹治疗的新时代。本章概述了特应性湿疹的病因、发病机制、临床表现、诊断方法，以及当前和未来治疗的可能性，重点介绍了导致疾病过程的过敏反应方面的内容。

关键词：特应性湿疹；特应性；病理生理学；Ⅱ型免疫反应

一、历史回顾

特应性湿疹（atopic eczema，AE），也称为特应性皮炎，它是一种最常见的慢性炎症性皮肤病，影响工业化国家近 1/5 的人口（Weidinger 和 Novak，2016；Flohr 和 Mann，2014；Werfel 等，2016）。1808 年 Robert Willan 首次描述了这种疾病，1892 年 Ernest Henri Besnier 详细描述了该病（Besnier，1892）。"特应性"一词将 AE 归类为一种与过敏性哮喘、过敏性鼻结膜炎和食物过敏同属于特应性疾病谱系的疾病，由过敏症专家 Arthur F. Coca 和 Robert A. Cooke（1923）于 1922 年首次提出。

关于疾病的发病率，在过去几十年中，特别是在工业化国家中，发病率明显上升。与大多数国家一样，超过 20% 的儿童至少在一生中的某个时期受到影响。考虑到明显的地区差异，并基于数据收集中 AE 的定义有所不同，成年期的患病率为 1%～10%（Flohr 和 Mann，2014；Dizon 等，2018）。约 60% 的病例在 1 岁内出现，另外 85% 在 5 岁之前出现。然而，AE 可以持续终身（Garmhausen 等，2013；Vakharia 和 Silverberg，2019；Abuabara 等，2019）。大型出生队列研究表明，大多数受 AE 影响的儿童病情较轻，而在个别病例中，特别是在早期和严重受影响的儿童中，中至重度 AE 可以持续到成年期，这些儿童在婴儿期和幼儿期即表现出对各种过敏原敏感。需要进行登记研究，以调查 AE 在青少年期之后的持续性（Bieber 等，2020）。

AE 与其他过敏性疾病共同严重影响着社会经济（Chung 和 Simpson，2019）。然而，据报道，不仅经济负担沉重，生活质量也受到严重影响，尤其是严重的 AE 患者，因为这些患者的焦虑和抑郁水平更高（de Bruin-Weller 等，2020）

二、发病机制和病理生理学

AE 的发病机制是由遗传易感性和环境因素之间的复杂相互作用协调的（Gilles 等，2018）。

（一）遗传因素

遗传因素是 AE 发生的一个主要因素，单卵双胞胎 80% 的一致性和异卵双胞胎 20% 的一致性证实了这一点。AE 患者的遗传分析显示，AE 存在许多不同的突变，尤其是屏障蛋白和免疫途径的基因突变。2015 年，Paternoster 等发现了额外的 10 个风险位点，将数量最大化至 31 个，例如聚丝蛋白基因、细胞因子受体（如 IL-13 和 IL6R）及信号蛋白（如 STAT3）（Paternoster 等，2015）。然而，只有不到 20% 的遗传力估计值可以通过确定的易感性位点来解释（Weidinger 和 Novak，2016）。最突出的风险因素是聚丝蛋白基因的功能缺失突变。该基因编码一种蛋白质，这种蛋白质不仅对功能性皮肤屏障至关重要，而且对表皮的稳态也至关重要。聚丝蛋白功能缺失突变使得 AE 风险增加 3.12～4.78 倍（Irvine 等，2011；van den Oord 和 Sheikh，2009）。值得注意的是，整个人群中约 60% 的突变携带者没有发生 AE（Weidinger 和 Novak，2016；Irvine 等，2011）。

（二）环境因素

环境和社会因素的影响也得到了证实。调查表明，由于在妊娠期和儿童早期使用抗生素治疗，该病患病风险增加（Penders，2014），除此之外，还包括：家庭规模较小和社会经济地位较高的阶层（Ofenloch 等，2019），以及肠道微生物群多样性减少（Wang 等，2008）。此外，室内（Kim 等，2015；Kwon 等，2015；Lee 等，2011）和室外空气污染（Huang 等，2015）及心理社会压力也可

能导致 AE 风险增加（Gilles 等，2018）。在过敏的发展过程中，皮肤接触含有花生蛋白的粉尘可能会增加 AE 儿童或携带聚丝蛋白功能丧失突变的儿童发生花生过敏的风险（Brough 等，2015）。

（三）病理生理学

病理生理学上，皮肤屏障缺陷和免疫反应不足的复杂相互作用，被认为是导致 AE 的重要原因（Weidinger 和 Novak，2016）。AE 病变的免疫学特征是 Th2 型炎症浸润。Th 细胞和其他免疫细胞（细胞毒性 T 淋巴细胞、先天性淋巴细胞）的 2 型炎症细胞是由不同因素诱导分化的。角质形成细胞通过树突状细胞在 AE 皮肤中产生大量胸腺基质淋巴细胞生成素（thymic stromal lymphopoietin，TSLP），从而诱导幼稚 T 细胞引向 Th2 分化（Oyoshi 等，2010）。此外，花粉可以很容易地穿透破坏的皮肤屏障，通过抑制 IL-12 的产生，而形成有利于 2 型细胞因子分化的环境（Aglas 等，2018；Traidl-Hoffmann 等，2005）。

AE 的皮肤生理指标存在不同的异常：经表皮水分丢失（transepidermal water lass，TEWL）增加（Flohr 等，2010），脂质组成和结构变化（Ishikawa 等，2010；Janssens 等，2012），皮肤丝氨酸蛋白酶活性升高（Weidinger 和 Novak，2016；Voegeli 等，2009）。此外，存在皮肤微生物组的变化，特别是皮肤微生物组多样性降低，表皮定植的金黄色葡萄球菌（S.aureus）数量增加（Reiger 等，2019）。最近，研究表明，金黄色葡萄球菌（S.aureus）的丰度与皮肤屏障蛋白的表达相关，揭示了皮肤微生物组在 AE 病理生理学中的重要性（Altunblakli 等，2018）。然而，不仅皮肤微生物组参与发病，肠道细菌似乎也参与了 AE 的病理生理学改变。AE 患者中的双歧杆菌计数较低，此外，肠道普拉梭菌亚种与 AE 高度相关（Watanabe 等，2003；Song 等，2016；Reiger 等，2020）。几项研究表明，肠道微生物种群的异常先于 AE 的发生。一项正在进行的研究表明，肠道微生物组的改变有助于疾病的发展和皮肤炎症的 Th2 偏斜。

AE 的免疫学特征导致疾病分为内源性（非

过敏）和外源性（过敏）两类。后者的定义是血清中总 IgE 增加，可以检测到针对空气和食物过敏原的特异性 IgE 抗体，以及与 IgE 介导的临床反应和其他特应性疾病有关联（Novak 和 Bieber，2003；Johansson 等，2001）。相反，16%～45% 的成人 AE 患者既没有表现出特异性过敏反应，也没有表现出总 IgE 升高，因此存在着固有形式（Schmid Grendelmeier 等，2001）。值得注意的是，在婴儿（0—2 岁）中，固有型的患病率接近 60%（Park 等，2006），这表明总 IgE 正常和缺乏过敏原特异性 IgE 抗体可能仅在疾病初期出现。因此，这种二分法已经变得模糊，疾病内型分化的概念逐渐得到大家的认可（Eyerich 等，2019；Czarnowicki 等，2019）。除了针对环境过敏原的 IgE，还发现了许多被描述为"自身过敏"的对自身蛋白有反应的 IgE（Hradetzky 等，2014；Roesner 和 Werfel，2019）。自身过敏现象在 AE 中具有特异性，也可能导致炎症发生（Hradetzky 等，2015）。除了常见的 2 型细胞因子 IL-4 和 IL-13 外，对自身过敏原有反应的 T 细胞还产生 1 型炎症蛋白，如 IFN-γ 和其他细胞因子，如 IL-17 和 IL-22（Hradetzky 等，2014；Roesner 等，2016）。有趣的是，不仅在 AE 皮损中可以检测到 2 型炎症细胞因子，而且在成年患者的亚急性和慢性皮损中 Th1 细胞因子也上调（Werfel 等 1996）。在儿童的病变皮肤中，Brunner 等证实除了 Th2 炎症外，还存在 Th17 和 Th22 细胞因子的增加（Brunner 等，2018）。此外，可以检测到不同种族背景的变化——亚洲 AE 除了 Th2 型外，还可以表现为银屑病特征性的 Th17 型炎症类型（Noda 等，2015）。

总之，到目前为止，有关遗传学、免疫学、环境和皮肤屏障及其相互作用等不同方面已被确定为形成 AE 发病机制和病理生理学的复杂发病机制的网络。

三、临床表现

AE 的临床表现多种多样。除了瘙痒引起的抓痕和结痂外，该病还以炎症性病变为特征，并伴有表皮"湿疹样"皮肤病变，2 月龄以内的婴儿基本不会出现这些病变（Weidinger 和 Novak，2016）。皮损分布模式随年龄而变化，会出现三个阶段的分化。在婴儿时期，湿疹性皮损主要发生在头面部，还经常伴有渗出，这与金黄色葡萄球菌引起的重叠感染有关（Alexander 等，2020）。儿童期的疾病特征是皮损集中在肘部和褶皱部位，其渗出性比婴儿期少（Traidl 和 Werfel，2019）。成年后，皮损围绕头部、颈部和弯曲褶皱对称出现（图 8-1A 和 B）（Coors，2016）。此外，急性期常伴有渗出，慢性期出现苔藓化，皮肤纹理变粗（Finlay 等，1980）。

该病的特点是由多种因素引起的病情反复发作，例如，压力或细菌性皮肤感染。双盲、安慰剂对照研究显示，致敏患者可因空气过敏原或食物过敏原导而致疾病加重（Werfel 等，2015；Wassmann-Otto 等，2018）。

四、诊断

由于缺乏相应的实验室标志物，AE 的诊断只能基于临床特征。Jon M.Hanifin 和 Georg Rajka 于 1980 年发表的诊断标准仍然是诊断的金标准，也是临床试验中最常用的诊断标准（Vakharia 等，2018；Hanifin 和 Rajka，1980）。主要标准包括瘙痒、不同年龄典型的湿疹性病变（图 8-1C）、慢性或复发性病程，以及个人或家族特应性疾病史。此外，存在 23 个次要标准，如总 IgE 升高或眶下皱褶（Braun-Falco 等，2005）。这两个示例性次要标准都代表了该疾病的过敏方面的特征，因为它们也可以在过敏性鼻结膜炎患者中出现。AE 的诊断需满足至少三个主要标准和三个次要标准（Hanifin 和 Rajka，1980）。1994 年，英国工作组公布了他们对 Hanifin 和 Rajka 标准的改进，包含 AE 诊断的最低标准（Williams 等，1994）。因此，皮肤检查加上 IgE 检测并结合详细病史是诊断的关键。此外，后者也很重要，因为对空气和食物过敏原的敏感性会导致 AE 的发作（Werfel 等，2015；Wassmann-Otto 等，2018）。儿童 AE 的食物过敏，如对鸡蛋、牛奶和小麦的过敏，是最常见的，在成人中，对坚果的过敏则更为普遍（Wassmann 和 Werfel，2015）。

因此，从儿童 AE 患者到成人 AE 患者，会出现从食物过敏原向空气过敏原的转变，但这并不是一成不变的，因为一些成人 AE 患者仍然可能有食物过敏，而一些幼童也可能出现吸入性过敏。几项双盲、安慰剂对照研究证实了过敏原对致敏患者的加重作用，这种变化可通过临床皮肤评分（SCORAD 和 EASI）进行评估（Werfel 等，2015；Breuer 等，2004；Werfel 和 Kapp，1998）。

皮肤活检的组织学改变为：海绵水肿、轻度棘层增厚、角化过度，以及伴有嗜酸性粒细胞和多种噬黑素细胞的淋巴细胞浸润。然而，与其他临床特征相比，皮肤病理学对 AE 的诊断是次要的（图 8-1D）。

多种评分法可适用于评估 AE 的临床严重程度：湿疹面积和严重程度指数（eczema area and severity index，EASI）、以患者为导向的湿疹评分（patient-oriented eczema measure，POEM）和特应性皮炎严重程度评分（severity scoring of atopic dermatitis，SCORAD）指数（Schmitt 等，2007）。关于 SCORAD，除了受累体表面积以外，还评估

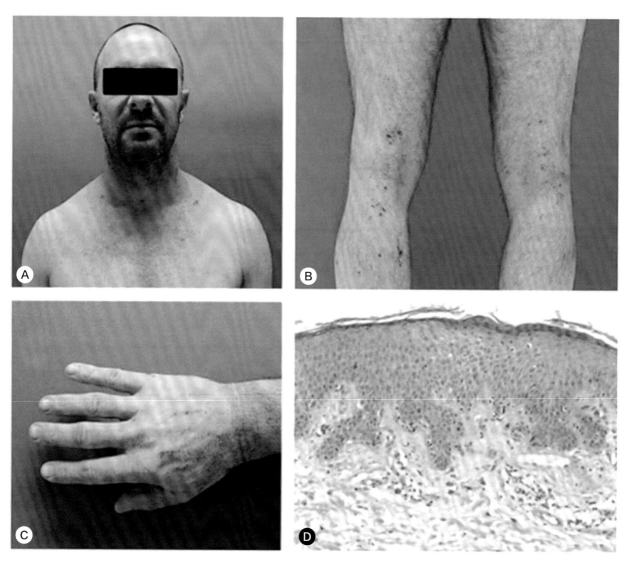

▲ 图 8-1 特应性湿疹（AE）的皮肤表现和组织学异常

A. 成年男性 AE 患者的典型头颈部受累；B. 屈侧丘疹伴抓痕、脱屑和苔藓化；C. 手部 AE 表现为强烈瘙痒、湿疹样病变；D. AE 的组织学变化：活检显示角化不全、中度棘层肥厚、海绵水肿，以及多种嗜酸性粒细胞和噬黑素细胞的混合浸润（图片 D 由 PD Dr.med.V. Schacht 提供）

红斑、水肿 / 丘疹、渗出 / 结痂、表皮剥脱、苔藓化和干燥的客观评分，而瘙痒和失眠的程度作为主观参数评分。EASI 评分侧重于与头部、上肢、身体和下肢四个区域相关的客观参数，如红斑、水肿和丘疹、苔藓化和表皮剥脱（Kunz 等，1997）。为了关注疾病的主观参数，经常使用以患者为导向的湿疹评分（POEM）。SCORAD、POEM 和 EASI 三种评分目前在临床试验中均有应用。

五、合并症和并发症：从过敏到感染

如前所述，AE 是四种特应性疾病之一。Gustafsson 等调查了 AE 对儿童其他特应性疾病发展的影响。对 94 名儿童进行了为期 7 年的调查，结果显示近 90% 的患者皮肤表现有所改善；然而，43% 的人出现了过敏性哮喘，45% 的人出现过敏性鼻炎（Gustafsson 等，2000），并且 AE 的早期发作与对空气过敏原过敏有关。此外，Martin 等对 1961 年出生的 5729 名患者进行了随访，直到 2004 年结束（Martin 等，2011）。研究表明，在 7 岁之前出现 AE 会增加成年后发生过敏性哮喘的风险，并且若哮喘发生在儿童时期，那么 AE 会持续到儿童时期之后。据推测，由聚丝蛋白表达不足引起的皮肤屏障功能障碍，导致对空气过

敏原过敏。德国多中心过敏研究（MAS）观察了 1314 名新生儿直至 20 岁，结果表明，如果有 ≥ 2 名直系亲属患有 AE 或另一种特应性疾病或脐带血 IgE 升高，则发生过敏和过敏性疾病的风险会增加（Lau 等，2002）。有趣的是，在这个特应性出生队列中，直到 20 岁时，仍有 10% 的女性和 4% 的男性患有湿疹（Gough 等，2015）。

总之，AE 通常只是过敏进程的第一步，随后是过敏性鼻结膜炎和过敏性哮喘及食物过敏。这种发展被称为"特应性进程"。AE 患者容易受到病毒和细菌感染，其中，A 组链球菌引起的感染性脓疱病及金黄色葡萄球菌重叠感染（图 8-2A）是最常见的。

关于病毒易感性，可能会出现单纯疱疹病毒（herpes simplex virus，HSV）、传染性软疣病毒（molluscum contagiosum virus，MCV）、人乳头瘤病毒（human papillomavirus，HPV）和痘病毒的播散性临床表现，最突出的是，被称为疱疹性湿疹（eczema herpeticum，EH）的疱疹病毒的传播（图 8-2B）可能伴有发热和不适等全身症状，当 HSV 影响大脑（疱疹性脑炎）和肝脏（疱疹性肝炎）时，可能导致危及生命的并发症（Traidl 等，2018、2021；Seegräber 等，2020）。

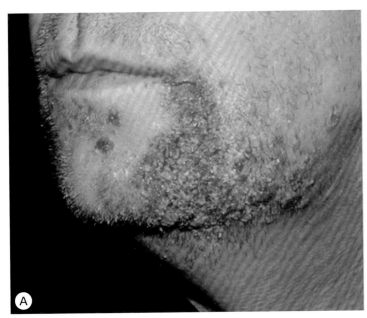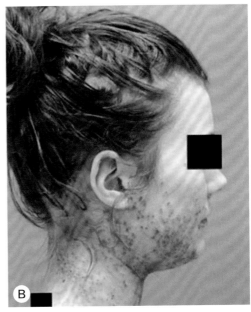

▲ 图 8-2　AE 患者的感染性并发症
A. AE 的葡萄球菌重叠感染。B. 疱疹性湿疹：一位年轻女性 AE 患者出现的成簇分散的红斑、糜烂和水疱

这些病毒的传播影响 7%～10% 的 AE 患者。值得注意的是，基于 AE 患者对病毒的易感性，AE 患者被认为是接种牛痘病毒疫苗的禁忌证（Grabenstein 和 Winkenwerder，2003）。AE 不仅增加了皮肤的病毒性疾病，而且一些皮肤外疾病在 AE 患者中也更为普遍，例如，在宫颈细胞学检查中，高危人乳头瘤病毒感染更常见于 AE 患者（Morgan 等，2015）。

除了躯体共病，大量研究集中于 AE 患者的精神共病。Schmitt 等调查了 60 万名德国儿童和青少年的注意力缺陷 / 多动障碍（attention-deficit/hyperactivity disorder，ADHD）患病率。研究表明，AE 患者的患病率显著增加，为 5.2%，而健康个体的患病率为 3.4%（Schmitt 等，2009）。来自不同国家的其他几项独立研究也证实了 ADHD 在 AE 中的患病率增加。进一步的前瞻性数据显示，患有 AE 的婴儿在 10 岁时出现心理健康问题的风险增加。即使 AE 在 2 岁之后痊愈，仍可能会导致持续的情绪和行为并发症（Schmitt 等，2010）。早期使用抗组胺药与 ADHD 症状存在显著相关性（OR=1.88；95%CI 1.04～3.39）（Schmitt 等，2018）。除了 ADHD 以外，抑郁症（OR=1.81；95%CI 1.33～2.46）、焦虑（OR=1.77；95%CI 1.36～2.29）、行为障碍（OR=1.87；95%CI 1.46～2.39）和自闭症（OR=3.04；95%CI 2.13～4.34）在 AE 中也显著增加（Yaghmaie 等，2013）。此外，AE 与儿童和成人自杀意念的发生率增加有关（OR =4.32；95%CI 1.93～9.66）。

六、治疗

基于该病的慢性复发特征，AE 的治疗具有挑战性。使用润肤霜是 AE 所有治疗的基础。对于大多数轻度的 AE 病例，外用类固醇、钙调磷酸酶抑制药和在美国批准的局部磷酸二酯酶 4 抑制药的润肤霜足以控制疾病。此外，即使没有可见的活动性皮损，积极使用即每周 2 次、低剂量间歇性长期外用类固醇或钙调磷酸酶抑制药，也可减少病情恶化（Berth-Jones 等，2003；Wollenberg 和 Ehmann，2012）。还应加强患者教育，AE 患者应当接受关于局部和全身治疗的获益，以及避免疾病触发因素的教育。对照研究显示，通过患者教育干预不仅提高了患者的生活质量，而且在儿童、青少年和成人中，参与针对 AE 的结构化患者教育计划（如 AGNES）也可以显著改善疾病严重程度（Heratizadeh 等，2017；Staab 等，2006）。由于 AE 在儿童中更为普遍，因此培训儿童及其照护者的教育理念也非常重要（有关此主题的详细内容，请参阅 Handbook of Experimental Pharmacology on Allergy: Patient/Relative Education）。

然而，对于慢性或经常复发的中至重度 AE，仅局部治疗可能不够。对于这些患者，需要额外的全身治疗。直到 2017 年，全身类固醇激素和环孢素一直都是 AE 唯一获批的治疗方案（Schmitt 等，2017）。其他超适应证的免疫抑制治疗（如甲氨蝶呤、霉酚酸酯或硫唑嘌呤）则很少使用。度普利尤单抗（Dupilumab，一种针对 IL-4 和 IL-13 受体 α 链的全人源单克隆 IgG4 抗体）是第一种已获批的可用于治疗 AE 的生物制剂。欧洲药品管理局对其有一个全面的标签，称其"适用于成年患者的中重度特应性皮炎的治疗"（欧洲药品管理局，2018）。在度普利尤单抗 III 期临床研究中，1379 名中重度特应性皮炎患者分为三组：每周皮下注射 300mg、隔周皮下注射 300mg、服用安慰剂组（Simpson 等，2016）。干预组中 36%～38% 的患者在 16 周后达到完全或几乎完全缓解。在使用度普利尤单抗治疗 16 周后，44%～51% 的患者达到 EASI-75，这意味着 EASI 评分与基线相比至少提高了 75%。德国注册中心关于成人 AE 患者的数据（TREAT germany）最近证实了度普利尤单抗在"真实世界"中的可靠疗效（Abraham 等，2020）。相比之下，环孢素治疗 12 周后的 EASI-75 在该注册中心之前显示为约 34%（Schmitt 等，2017）。度普利尤单抗最常见的不良事件是结膜炎，这是一种疾病特异性的不良反应，因为度普利尤单抗在哮喘或鼻息肉患者的研究中并没有观察到这种不良反应（Castro 等，2018；Bachert 等，2016）。值得一提的是，使用度普利尤单抗治疗可使疱疹性湿疹的风险降低，这可能是因为它对整体皮肤状况有积极的影响（Fleming 和 Drucker，2018）。

值得注意的是，度普利尤单抗只是中重度 AE 患者创新治疗选择新时代的开始，适用于那些无法通过局部治疗和光疗得到充分治疗的患者。除了针对主要的 2 型炎症相关细胞因子（如 IL-13、IL-22 和 IL-31）的单克隆抗体外，还有其他分子抗体或小分子靶向药，如 OX-40 和 TSLP（Honstein 和 Werfel，2020）。此外，细胞因子受体相关激酶，即 Janus 激酶，也可被几种有前景的药物所抑制，阻断不同细胞因子通路从而达到治疗效果。最近，组胺（histamine，H）4 受体也被确定为潜在靶点，在一项针对近 100 名 AE 患者的临床概念验证试验中，发现了与疾病严重程度有关的阻断受体的积极作用（Schaper-Gerhardt 等，2018；Werfel 等，2019）。

七、展望

近几十年来，AE 的研究得到了极大的推动。对病理生理学、相关细胞和细胞因子的理解不断提高，加上患病率的增加，推动了多种不同的新治疗靶点药物的开发。近年来，越来越清楚的是，该病除了具有相当一致的临床表现外，还包括不同的疾病内亚型。重要的是使用新的研究技术来识别疾病的不同内亚型并为患者提供量身定制的个体化治疗。由于过敏患病率上升及 AE 可同时存在有其他特应性共病，所以更需要一种全面的治疗方法。

然而，更重要的是对这种疾病的预防观点，尤其是对高危婴儿的早期干预是至关重要的。

总之，AE 是一种具有高度社会经济性和个体影响的疾病，可伴有多种共病和并发症，需要一种充分的治疗方法，尤其是有新的治疗可能性的治疗方法。因此，根据患者内亚型定制个体化治疗的深入研究非常重要。

参考文献

［1］ Abraham S, Haufe E, Harder I et al (2020) Implementation of dupilumab in routine care of atopic eczema: results from the german national registry TREATgermany. Br J Dermatol 183 (2):382-384

［2］ Abuabara K, Ye M, McCulloch CE, Sullivan A, Margolis DJ, Strachan DP, Paternoster L, Yew YW, Williams HC, Langan SM (2019) Clinical onset of atopic eczema: results from 2 nationally representative British birth cohorts followed through midlife. J Allergy Clin Immunol 144 (3):710-719. https://doi.org/10.1016/j.jaci.2019.05.040. Epub 2019 Jun 28. PMID: 31260715; PMCID: PMC 6721832

［3］ Aglas L, Gilles S, Bauer R et al (2018) Context matters: TH2 polarization resulting from pollen composition and not from protein-intrinsic allergenicity. J Allergy Clin Immunol 142 (3):984-987.e6

［4］ Alexander H, Paller AS, Traidl-Hoffmann C, Beck LA, De Benedetto A, Dhar S, Girolomoni G, Irvine AD, Spuls P, Su J, Thyssen JP, Vestergaard C, Werfel T, Wollenberg A, Deleuran M, Flohr C (2020) The role of bacterial skin infections in atopic dermatitis: expert statement and review from the international eczema council skin infection group. Br J Dermatol 182(6):1331-1342. https://doi.org/10.1111/bjd.18643

［5］ Altunbulakli C, Reiger M, Neumann AU et al (2018) Relations between epidermal barrier dysregulation and staphylococcus species-dominated microbiome dysbiosis in patients with atopic dermatitis. J Allergy Clin Immunol 142(5):1643-1647.e12

［6］ Bachert C, Mannent L, Naclerio RM et al (2016) Effect of subcutaneous dupilumab on nasal polyp burden in patients with chronic sinusitis and nasal polyposis: a randomized clinical trial. JAMA 315(5):469-479

［7］ Beck LA, Boguniewicz M, Hata T et al (2009) Phenotype of atopic dermatitis subjects with a history of eczema herpeticum. J Allergy Clin Immunol 124(2):260-269.e7

［8］ Berth-Jones J, Damstra RJ, Golsch S et al (2003) Twice weekly fluticasone propionate added to emollient maintenance treatment to reduce risk of relapse in atopic dermatitis: randomised, double blind, parallel group study. BMJ 326(7403):1367

［9］ Besnier E (1892) Premi`ere note et observations

pr´ eliminaires pour servir d'introduction `a l´' etude des prurigos diath´ esiques (dermatites multiformes prurigineuses chroniques exacerbantes et paroxystiques, du type du prurigo de hebra). Ann Dermatol Syphil 3:634-648

［10］ Bieber T, Traidl-Hoffmann C, Schappi G, Lauener R, Akdis C, Schmid-Grendlmeier P (2020) Unraveling the complexity of atopic dermatitis: the CK-CARE approach toward precision medicine. Allergy 75(11):2936-2938

［11］ Braun-Falco O, Plewig G, Wolff HH, Burgdorf W, Landthaler M (eds) (2005) Braun-falco's dermatologie, venerologie und allergologie, 5th edn. Springer, Heidelberg

［12］ Breuer K, Heratizadeh A, Wulf A et al (2004) Late eczematous reactions to food in children with atopic dermatitis. Clin Exp Allergy 34(5):817-824

［13］ Brough HA, Liu AH, Sicherer S et al (2015) Atopic dermatitis increases the effect of exposure to peanut antigen in dust on peanut sensitization and likely peanut allergy. J Allergy Clin Immunol 135(1):164-170

［14］ Brunner PM, Israel A, Zhang N et al (2018) Early-onset pediatric atopic dermatitis is characterized by TH2/TH17/ TH22-centered inflammation and lipid alterations. J Allergy Clin Immunol 141 (6):2094-2106

［15］ Castro M, Corren J, Pavord ID et al (2018) Dupilumab efficacy and safety in moderate-to-severe uncontrolled asthma. N Engl J Med 378(26):2486-2496

［16］ Chung J, Simpson EL (2019) The socioeconomics of atopic dermatitis. Ann Allergy Asthma Immunol 122(4):360-366

［17］ Coca AF, Cooke RA (1923) On the classification of the phenomena of hypersensitiveness. J Immunol 8(3):163-182

［18］ Coors E (2016) Atopische dermatitis. In: Moll I (ed) Dermatologie, vol 8. Thieme, Stuttgart, pp 189-193

［19］ Czarnowicki T, He H, Krueger JG, Guttman-Yassky E (2019) Atopic dermatitis endotypes and implications for targeted therapeutics. J Allergy Clin Immunol 143(1):1-11

［20］ de Bruin-Weller M, Gadkari A, Auziere S, Simpson EL, Puig L, Barbarot S, Girolomoni G, Papp K, Pink AE, Saba G, Werfel T, Eckert L (2020) The patient-reported disease burden in adults with atopic dermatitis: a cross-sectional study in Europe and Canada. J Eur Acad Dermatol Venereol 34(5):1026-1036. https://doi.org/10.1111/jdv.16003. Epub 2020 Jan 14. PMID: 31587373; PMCID: PMC7318704

［21］ Dizon MP, Yu AM, Singh RK et al (2018) Systematic review of atopic dermatitis disease definition in studies using routinely collected health data. Br J Dermatol 178(6):1280-1287

［22］ European Medicines Agency (2018) Dupixent. https:// www.ema.europa.eu/en/medicines/human/EPAR/dupixent. Accessed 02/09, 2019

［23］ Eyerich K, Brown SJ, Perez White BE et al (2019) Human and computational models of atopic dermatitis: a review and perspectives by an expert panel of the international eczema council. J Allergy Clin Immunol 143(1):36-45

［24］ Finlay AY, Nicholls S, King CS, Marks R (1980) The 'dry' non-eczematous skin associated with atopic eczema. Br J Dermatol 103(3):249-256

［25］ Fleming P, Drucker AM (2018) Risk of infection in patients with atopic dermatitis treated with dupilumab: a meta-analysis of randomized controlled trials. J Am Acad Dermatol 78(1):62-69. e1

［26］ Flohr C, Mann J (2014) New insights into the epidemiology of childhood atopic dermatitis. Allergy 69(1):3-16

［27］ Flohr C, England K, Radulovic S et al (2010) Filaggrin loss-of-function mutations are associated with early-onset eczema, eczema severity and transepidermal water loss at 3 months of age. Br J Dermatol 163(6):1333-1336

［28］ Garmhausen D, Hagemann T, Bieber T et al (2013) Characterization of different courses of atopic dermatitis in adolescent and adult patients. Allergy 68(4):498-506

［29］ Gilles S, Akdis C, Lauener R et al (2018) The role of environmental factors in allergy: a critical reappraisal. Exp Dermatol 27(11):1193-1200

［30］ Gough H, Grabenhenrich L, Reich A et al (2015) Allergic multimorbidity of asthma, rhinitis and eczema over 20 years in the German birth cohort MAS. Pediatr Allergy Immunol 26(5):431-437

［31］ Grabenstein JD, WinkenwerderWJr (2003) US military smallpox vaccination program experience. JAMA 289(24):3278-3282

［32］ Gustafsson D, Sjoberg O, Foucard T (2000) Development of allergies and asthma in infants and young children with atopic dermatitis - a prospective follow-up to 7 years of age. Allergy 55 (3):240-245

［33］ Hanifin J, Rajka G (1980) Diagnostic features of atopic dermatitis. Acta Derm Venereol 92:44-47

［34］ Heratizadeh A, Werfel T, Wollenberg A et al (2017) Effects of structured patient education in adults with atopic dermatitis: multicenter randomized controlled trial. J Allergy Clin Immunol 140 (3):845-853.e3

［35］ Honstein T, Werfel T (2020) The show must go on: an update on clinical experiences and clinical studies on novel pharmaceutical developments for the treatment of atopic dermatitis. Curr Opin Allergy Clin Immunol 20(4):386-394. https://doi.org/10.1097/ACI.0000000000000652. PMID: 32452891

［36］ Hradetzky S, Roesner LM, Balaji H et al (2014) Cytokine effects induced by the human autoallergen alpha-NAC. J Invest Dermatol 134(6):1570-1578

［37］ Hradetzky S, Roesner LM, Heratizadeh A et al (2015) Differential cytokine induction by the human skin-associated autoallergen thioredoxin in sensitized patients with atopic dermatitis and healthy control subjects. J Allergy Clin Immunol 135(5):1378-80.e1-5

［38］ Huang CC, Wen HJ, Chen PC, Chiang TL, Lin SJ, Guo YL (2015) Prenatal air pollutant exposure and occurrence of atopic dermatitis. Br J Dermatol 173(4):981-988

［39］ Irvine AD, McLean WH, Leung DY (2011) Filaggrin mutations associated with skin and allergic diseases. N Engl J Med 365(14):1315-1327

［40］ Ishikawa J, Narita H, Kondo N et al (2010) Changes in the ceramide profile of atopic dermatitis patients. J Invest Dermatol 130(10):2511-2514

［41］Janssens M, van Smeden J, Gooris GS et al (2012) Increase in short-chain ceramides correlates with an altered lipid organization and decreased barrier function in atopic eczema patients. J Lipid Res 53(12):2755-2766

［42］Johansson SG, Hourihane JO, Bousquet J et al (2001) A revised nomenclature for allergy. an EAACI position statement from the EAACI nomenclature task force. Allergy 56(9):813-824

［43］Kim EH, Kim S, Lee JH et al (2015) Indoor air pollution aggravates symptoms of atopic dermatitis in children. PLoS One 10(3):e0119501

［44］Kunz B, Oranje AP, Labreze L, Stalder JF, Ring J, Taieb A (1997) Clinical validation and guidelines for the SCORAD index: consensus report of the European task force on atopic dermatitis. Dermatology 195(1):10-19

［45］Kwon JH, Kim E, Chang MH et al (2015) Indoor total volatile organic compounds exposure at 6 months followed by atopic dermatitis at 3 years in children. Pediatr Allergy Immunol 26 (4):352-358

［46］Lau S, Nickel R, Niggemann B et al (2002) The development of childhood asthma: lessons from the German multicentre allergy study (MAS). Paediatr Respir Rev 3(3):265-272

［47］Lee CH, Chuang HY, Hong CH et al (2011) Lifetime exposure to cigarette smoking and the development of adult-onset atopic dermatitis. Br J Dermatol 164(3):483-489

［48］Martin PE, Matheson MC, Gurrin L et al (2011) Childhood eczema and rhinitis predict atopic but not nonatopic adult asthma: a prospective cohort study over 4 decades. J Allergy Clin Immunol 127(6):1473-9.e1

［49］Morgan TK, Hanifin J, Mahmood M et al (2015) Atopic dermatitis is associated with cervical high risk human papillomavirus infection. J Low Genit Tract Dis 19(4):345-349

［50］Noda S, Suarez-Farinas M, Ungar B et al (2015) The Asian atopic dermatitis phenotype combines features of atopic dermatitis and psoriasis with increased TH17 polarization. J Allergy Clin Immunol 136(5):1254-1264

［51］Novak N, Bieber T (2003) Allergic and nonallergic forms of atopic diseases. J Allergy Clin Immunol 112(2):252-262

［52］Ofenloch RF, Schuttelaar ML, Svensson A et al (2019) Socioeconomic status and the prevalence of skin and atopic diseases in five European countries. Acta Derm Venereol 99(3):309-314

［53］Oyoshi MK, Larson RP, Ziegler SF, Geha RS (2010) Mechanical injury polarizes skin dendritic cells to elicit a T(H)2 response by inducing cutaneous thymic stromal lymphopoietin expression. J Allergy Clin Immunol 126(5):976-984. 984.e1-5

［54］Park JH, Choi YL, Namkung JH et al (2006) Characteristics of extrinsic vs. intrinsic atopic dermatitis in infancy: correlations with laboratory variables. Br J Dermatol 155(4):778-783

［55］Paternoster L, Standl M, Waage J et al (2015) Multi-ancestry genome-wide association study of 21,000 cases and 95,000 controls identifies new risk loci for atopic dermatitis. Nat Genet 47 (12):1449-1456

［56］Penders J, Gerhold K, Thijs C et al (2014) New insights into the hygiene hypothesis in allergic diseases: mediation of sibling and birth mode effects by the gut microbiota. Gut Microbes 5 (2):239-244

［57］Reiger M, Schwierzeck V, Traidl-Hoffmann C (2019) Atopisches Ekzem und Mikrobiom [Atopic eczema and microbiome]. Hautarzt 70(6):407-415. German. https://doi.org/10.1007/s00105-019-4424-6. PMID: 31111169

［58］Reiger M, Traidl-Hoffmann C, Neumann AU (2020) The skin microbiome as a clinical biomarker in atopic eczema: promises, navigation, and pitfalls. J Allergy Clin Immunol 145(1):93-96

［59］Roesner LM, Werfel T (2019) Autoimmunity (or not) in atopic dermatitis. Front Immunol 10:2128

［60］Roesner LM, Heratizadeh A, Wieschowski S et al (2016) Alpha-NAC-specific autoreactive CD8+T cells in atopic dermatitis are of an effector memory type and secrete IL-4 and IFN-gamma. J Immunol 196(8):3245-3252

［61］Schaper-Gerhardt K, Rossbach K, Nikolouli E, Werfel T, Gutzmer R, Mommert S (2018) The role of the histamine H4 receptor in atopic dermatitis and psoriasis. Br J Pharmacol 177(3):490-502

［62］Schmid-Grendelmeier P, Simon D, Simon HU, Akdis CA, Wuthrich B (2001) Epidemiology, clinical features, and immunology of the "intrinsic" (non-IgE-mediated) type of atopic dermatitis (constitutional dermatitis). Allergy 56(9):841-849

［63］Schmitt J, Langan S, Williams HC (2007) European Dermato-Epidemiology Network. What are the best outcome measurements for atopic eczema? A systematic review. J Allergy Clin Immunol 120(6):1389-1398

［64］Schmitt J, Romanos M, Schmitt NM, Meurer M, Kirch W (2009) Atopic eczema and attentiondeficit/hyperactivity disorder in a population-based sample of children and adolescents. JAMA 301(7):724-726

［65］Schmitt J, Apfelbacher C, Chen CM et al (2010) Infant-onset eczema in relation to mental health problems at age 10 years: results from a prospective birth cohort study (german infant nutrition intervention plus). J Allergy Clin Immunol 125(2):404-410

［66］Schmitt J, Abraham S, Trautmann F et al (2017) Usage and effectiveness of systemic treatments in adults with severe atopic eczema: first results of the german atopic eczema registry TREATgermany. J Dtsch Dermatol Ges 15(1):49-59

［67］Schmitt J, Buske-Kirschbaum A, Tesch F et al (2018) Increased attention-deficit/hyperactivity symptoms in atopic dermatitis are associated with history of antihistamine use. Allergy 73 (3):615-626

［68］Seegräber M, Worm M, Werfel T, Svensson A, Novak N, Simon D, Darsow U, Augustin M, Wollenberg A (2020) Recurrent eczema herpeticum - a retrospective European multicenter study evaluating the clinical characteristics of eczema herpeticum cases in atopic dermatitis patients. J Eur Acad Dermatol Venereol 34(5):1074-1079. https://doi.org/10.1111/jdv.16090. Epub 2020 Jan 30. PMID: 31733162

[69] Simpson EL, Bieber T, Guttman-Yassky E et al (2016) Two phase 3 trials of dupilumab versus placebo in atopic dermatitis. N Engl J Med 375(24):2335-2348

[70] Song H, Yoo Y, Hwang J, Na YC, Kim HS (2016) Faecalibacterium prausnitzii subspecies-level dysbiosis in the human gut microbiome underlying atopic dermatitis. J Allergy Clin Immunol 137(3):852-860

[71] Staab D, Diepgen TL, Fartasch M et al (2006) Age related, structured educational programmes for the management of atopic dermatitis in children and adolescents: Multicentre, randomised controlled trial. BMJ 332(7547):933-938

[72] Traidl S, Werfel T (2019) Atopic dermatitis and general medical comorbidities. Internist (Berl) 60 (8):792-798

[73] Traidl S, Kienlin P, Begemann G et al (2018) Patients with atopic dermatitis and history of eczema herpeticum elicit herpes simplex virus-specific type 2 immune responses. J Allergy Clin Immunol 141(3):1144-1147.e5

[74] Traidl S, Roesner L, Zeitvogel J, Werfel T (2021) Eczema herpeticum in atopic dermatitis. Allergy. https://doi.org/10.1111/all.14853. Epub ahead of print. PMID: 33844308

[75] Traidl-Hoffmann C, Mariani V, Hochrein H et al (2005) Pollen-associated phytoprostanes inhibit dendritic cell interleukin-12 production and augment T helper type 2 cell polarization. J Exp Med 201(4):627-636

[76] Vakharia PP, Chopra R, Silverberg JI (2018) Systematic review of diagnostic criteria used in atopic dermatitis randomized controlled trials. Am J Clin Dermatol 19(1):15-22

[77] Vakharia PP, Silverberg JI (2019) Adult-onset atopic dermatitis: characteristics and management. Am J Clin Dermatol 20(6):771-779. https://doi.org/10.1007/s40257-019-00453-7. PMID: 31140066

[78] van den Oord RA, Sheikh A (2009) Filaggrin gene defects and risk of developing allergic sensitisation and allergic disorders: systematic review and meta-analysis. BMJ 339:b2433

[79] Voegeli R, Rawlings AV, Breternitz M, Doppler S, Schreier T, Fluhr JW (2009) Increased stratum corneum serine protease activity in acute eczematous atopic skin. Br J Dermatol 161(1):70-77

[80] Wang M, Karlsson C, Olsson C et al (2008) Reduced diversity in the early fecal microbiota of infants with atopic eczema. J Allergy Clin Immunol 121(1):129-134

[81] Wassmann A, Werfel T (2015) Atopic eczema and food allergy. Chem Immunol Allergy 101:181-190

[82] Wassmann-Otto A, Heratizadeh A, Wichmann K, Werfel T (2018) Birch pollen-related foods can cause late eczematous reactions in patients with atopic dermatitis. Allergy 73(10):2046-2054

[83] Watanabe S, Narisawa Y, Arase S et al (2003) Differences in fecal microflora between patients with atopic dermatitis and healthy control subjects. J Allergy Clin Immunol 111(3):587-591

[84] Weidinger S, Novak N (2016) Atopic dermatitis. Lancet 387(10023):1109-1122

[85] Werfel T, Kapp A (1998) Environmental and other major provocation factors in atopic dermatitis. Allergy 53(8):731-739

[86] Werfel T, Morita A, Grewe M et al (1996) Allergen specificity of skin-infiltrating T cells is not restricted to a type-2 cytokine pattern in chronic skin lesions of atopic dermatitis. J Invest Dermatol 107(6):871-876

[87] Werfel T, Heratizadeh A, Niebuhr M et al (2015) Exacerbation of atopic dermatitis on grass pollen exposure in an environmental challenge chamber. J Allergy Clin Immunol 136(1):96-103.e9

[88] Werfel T, Allam JP, Biedermann T et al (2016) Cellular and molecular immunologic mechanisms in patients with atopic dermatitis. J Allergy Clin Immunol 138(2):336-349

[89] Werfel T, Layton G, Yeadon M et al (2019) Efficacy and safety of the histamine H4 receptor antagonist ZPL-3893787 in patients with atopic dermatitis. J Allergy Clin Immunol 143 (5):1830-1837.e4

[90] Williams HC, Burney PG, Hay RJ et al (1994) The U.K. working party's diagnostic criteria for atopic dermatitis. I. derivation of a minimum set of discriminators for atopic dermatitis. Br J Dermatol 131(3):383-396

[91] Wollenberg A, Ehmann LM (2012) Long term treatment concepts and proactive therapy for atopic eczema. Ann Dermatol 24(3):253-260

[92] Yaghmaie P, Koudelka CW, Simpson EL (2013) Mental health comorbidity in patients with atopic dermatitis. J Allergy Clin Immunol 131(2):428-433

第9章 荨麻疹的分类、发病机制、诊断和治疗最新进展

The Classification, Pathogenesis, Diagnostic Workup, and Management of Urticaria: An Update

Marcus Maurer　Torsten Zuberbier　Martin Metz **著**

王　奔 **译**　　贾红侠 **校**

摘要

风团和血管性水肿是荨麻疹的典型体征，瘙痒是主要症状。大多数患者为急性自发性荨麻疹（acute urticaria, AU），并可在几天内消退。慢性荨麻疹（chronic urticaria, CU）持续时间长，不仅导致生活质量严重受损，而且造成工作生产能力受到影响，还会产生社会经济学影响。在少部分 CU 患者中，风团和血管性水肿可由某些特定的触发因素（慢性诱导性荨麻疹，chronic inducible urticaria, CIndU）引起，而大多数 CU 患者的风团和血管性水肿是自发出现的（慢性自发性荨麻疹，chronic spontaneous urticaria, CSU）。CU 的管理旨在完全控制和消除其症状和体征。在大多数患者中，只能通过预防性治疗来实现疾病控制，直到出现自发缓解。第二代 H_1 抗组胺药是一线治疗，可增加至 4 倍剂量，无效时使用奥马珠单抗。

关键词：血管性水肿；慢性；诱导性；瘙痒；肥大细胞；瘙痒症；自发性；荨麻疹；风团

一、定义

荨麻疹是一种肥大细胞介导的疾病，其特征是瘙痒性风团、血管性水肿或两者兼有（Church 等，2018；Zuberbier 等，2018）。荨麻疹患者的风团是短暂性的皮肤瘙痒性肿胀。最初颜色苍白（图 9-1A），逐渐呈现红色，并形成周围的红斑（图 9-1B），然后在几分钟到几小时内完全消退，没有明显的后续皮肤变化。荨麻疹患者通常很痒，但也可能伴有皮肤灼热、疼痛或刺痛。血管性水肿是真皮和皮下组织或黏膜和黏膜下层的快速肿胀（图 9-1C）。荨麻疹患者的血管性水肿最常见于面部（嘴唇、眼睛），而不常发生在胃肠道或气道。

二、分类

荨麻疹根据其持续时间，通常分为急性和慢性。在急性荨麻疹（AU）中，风团和（或）血管性水肿发生不到 6 周。在慢性荨麻疹（CU）中，风团和（或）血管性水肿发生超过 6 周（Zuberbier 等，2018）。荨麻疹进一步细分为自发性或诱导性。在急性或慢性自发性荨麻疹患者中，风团和血管性水肿的发展是自发和不可预测的。在诱导性荨麻疹患者中，风团和（或）血管性水肿仅在对作用于皮肤的特定触发因素反应时发生（Magerl 等，2016）（图 9-2）。这些触发因素可以是物理性刺激，如接触性荨麻疹和水源性荨麻疹。物理性荨麻疹的诱因包括皮肤暴露于冷和热（寒冷性荨麻疹、热性荨麻疹）、摩擦、压力和振动（皮肤划痕症、压力性荨麻疹、振动性血管性水肿），以及紫外线或可见光（日光性荨麻疹）。胆碱能性荨麻疹患者的症状是由运动或被动加温（如热水淋浴、运动、

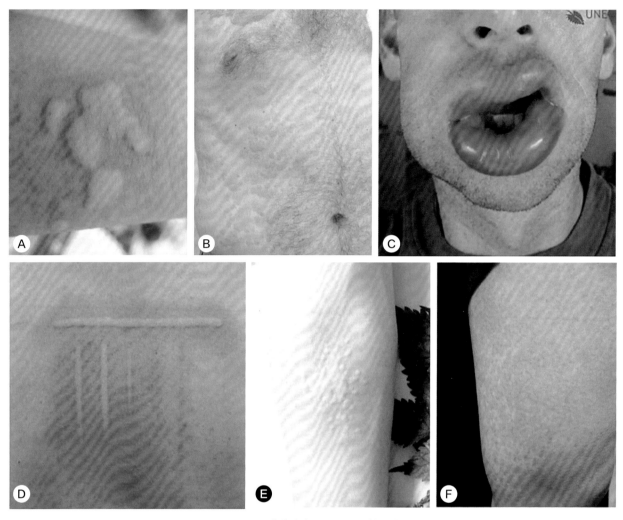

▲ 图 9-1　荨麻疹中的风团和血管性水肿

A. 慢性自发性荨麻疹患者初起的风团。B. 慢性自发性荨麻疹患者持续数小时的风团。C. 慢性自发性荨麻疹患者的血管性水肿。D. 1 名皮肤划痕症患者因皮肤搔抓引起的风团。E. 皮肤接触到刺荨麻（接触性荨麻疹）引起的风团。F. 胆碱能性荨麻疹患者出现明显的红斑风团

食辛辣食物）引发的。有一些患者可同时存在多种荨麻疹亚型，如慢性自发性荨麻疹（CSU）和诱导性荨麻疹同时存在。

三、流行病学

荨麻疹是一种非常常见的疾病，几乎在每个人的一生中的某一时刻都会经历（图 9-1）。急性自发性荨麻疹的终生患病率估计高达 20%（Maurer等，2011a；Zuberbier 等，2010）。急性自发性荨麻疹患者很少进展到 CSU。急性诱导性荨麻疹较为罕见。CSU 的患病率至少是 CIndU 的 2 倍，在儿童和成人中估计患病率为 1%（Maurer 等，

2011a；Balp 等，2018）。CSU 可以发生在任何年龄，通常发生在 20—40 岁。女性患病率是男性的 2～3 倍（Maurer 等，2011；Siebenhar 等，2018）。

四、发病机制

荨麻疹是一种肥大细胞驱动的疾病，即在所有荨麻疹患者中，风团和血管性水肿是由于皮肤肥大细胞脱颗粒，以及组胺和该过程释放的其他促炎介质导致的（Church 等，2018）。皮肤肥大细胞主要位于皮肤血管和感觉神经周围（Siebenhar 等，2018），位于真皮乳头、真皮深层和皮下。当肥大细胞被触发脱颗粒时，排出细胞

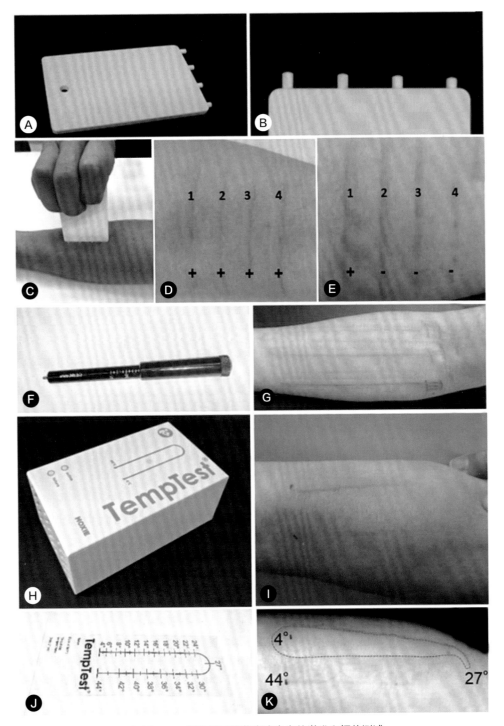

▲ 图 9-2 慢性诱导性荨麻疹患者的激发和阈值测试

A 至 C. FricTest® 是一种皮肤描记仪，用于对皮肤划痕症患者进行激发测试和阈值测试。该仪器有四个不同长度的齿（B）。FricTest®（Moxie, Berlin, Germany）的激发测试是通过将四个齿放在皮肤上，然后在皮肤测试部位水平移动来完成的。通过用这四个齿的局部作用，皮肤暴露于四个不同的刺激强度（C）。D 和 E. 当刺激部位在 10min 内出现瘙痒的风团时，测试结果为阳性。在严重皮肤划痕症患者中，FricTest® 的所有四个齿均诱导出阳性反应（D）。在症状轻微的皮肤划痕症患者中，只有最长的齿导致阳性反应（E）。数字表示四个齿，其中 1 为最长齿，4 为最短齿；+ 为阳性反应，－ 为阴性反应。F. 带有弹簧尖的笔式皮肤描记测试仪也用于评估皮肤划痕症患者的触发阈值（HTZ Limited, Vulcan Way, New Addington, Croydon, Surrey, UK）。G. 显示了由 3 种不同触发强度的刺激所引起的 3 种阳性皮肤激发测试结果。H. TempTest® 冷热激发仪（Courage&Khazaka, Köln, Germany）。I. 用 TempTest® 对 1 名患有寒冷性荨麻疹的患者进行测试，结果呈阳性。J. 透明评估模板放置在测试台上，以评估触发阈值，即产生风团的最高温度。K. TempTest® 测定的寒冷性荨麻疹患者的温度阈值为 27℃

质颗粒，这些颗粒含有组胺、蛋白酶和其他炎症介质，这些炎症介质激活感觉皮肤神经（瘙痒、皮肤灼热、疼痛），扩张皮肤血管（红斑、高热），并诱导血浆外渗（水肿，以及嗜碱性粒细胞、中性粒细胞、嗜酸性粒细胞和其他免疫细胞的外渗）。组胺对其 H_1 受体的作用在荨麻疹症状和体征的发展中起着至关重要的作用。脱颗粒后，皮肤肥大细胞产生并分泌前列腺素、白三烯、血小板活化因子及多种细胞因子。这些介质与渗入的免疫细胞一起，参与了脱颗粒引起的炎症反应，并为皮肤（包括皮肤肥大细胞）的后续风团和血管性水肿的形成做好准备。

在 CSU 患者中，皮肤肥大细胞的脱颗粒不是由经典的过敏途径所激活，即环境过敏原与细胞表面 IgE 受体结合的特异性 IgE 的结合。肥大细胞被自身抗体脱颗粒，包括 IgE 或其受体 FcεRI 的 IgG 自身抗体、（Grattan 等，1991；Hide 等，1993）针对自身抗原（自身过敏原）的 IgE 自身抗体，如甲状腺过氧化物酶（thyreoperoxidase, TPO）（Altrichter 等，2011；Sanchez 等，2019）、双链 DNA（Hatada 等，2013）或 IL-24（Schmetzer 等，2018）。被认为对 CSU 中的肥大细胞具有重要影响的其他信号包括补体成分，如 C5a（Ferrer 等，1999）和神经肽（如 P 物质）（Metz 等，2014；Vena 等，2018），其中一些可能通过受体 MRGPRX2 起作用，据报道，受体 MRGPRX2 在 CSU 患者的皮肤肥大细胞中上调（Fujisawa 等，2014），并可由 IL-33 诱导激活（Wang 等，2019）。

五、临床表现

（一）急性自发性荨麻疹

急性自发性荨麻疹（acute spontaneous urticaria, AU）可在几天到几周内消退。AU 的病因包括上呼吸道（普通感冒）或胃肠道的病毒感染、IgE 介导的食物过敏，以及摄入非甾体抗炎药（如布洛芬、双氯芬酸和乙酰水杨酸等）。在许多 AU 患者中，病因无法确定。AU 患者的临床表现各不相同，从少数短暂风团到持续数天的严重血管性水肿，有时会同时出现数百个融合性的风团，并伴有全身症状。

（二）慢性自发性荨麻疹

在慢性自发性荨麻疹（chronic spontaneous urticaria, CSU）患者中，风团和血管性水肿可以一起或单独发生。约 50% 的 CSU 患者同时出现风团和血管性水肿。分别有约 40% 和 10% 的患者仅经历风团和血管性水肿（Maurer 等，2011a）。大多数患者的 CSU 持续时间较长，几乎所有患者都会自行缓解。约 50% 的 CSU 患者病程超过 10 年（van der Valk 等，2002），CSU 的平均持续时间为 4～7 年。在大多数中度或重度 CSU 患者中，风团和（或）血管性水肿每天或几乎每天都会发生（Weller 等，2011）。同一患者的疾病活动会随时间发生显著变化，比如在几周和几个月内没有症状出现，在其他某段时间，疾病活动很高。在一些患者中，非特异性诱发因素（如压力或感染）可偶尔导致 CSU 恶化。

（三）慢性诱导性荨麻疹

在慢性诱导性荨麻疹（chronic inducible urticaria, CIndU）患者中，风团和血管性水肿是由特定的诱发因素引起的，如寒冷性荨麻疹中的寒冷和皮肤划痕症的划痕。这些诱发因素是明确的，即暴露于相同触发因素总是会导致风团和（或）血管性水肿，风团和（或）血管性水肿仅在诱发因素暴露后发生。这使得 CIndU 在临床表现上比 CSU 更具可预测性。就其持续时间而言，CIndU 与 CSU 一样不可预测。目前，没有生物标志物或其他指标可以预测患者的 CIndU 持续时间。与 CSU 一样，CIndU 在几年后在所有或几乎所有患者中都得到缓解（Maurer 等，2011a）。与 CSU 相比，CIndU 的持续时间通常更长。CIndU 患者的风团通常比 CSU 患者的持续时间短。

在 CIndU 患者中，高频率暴露于诱发因素和低触发阈值会导致疾病活动性增高，即风团和（或）血管性水肿经常发生且严重。大多数 CIndU 患者的诱发阈值，即对诱发因素的敏感性相当恒定，CIndU 的症状和体征通常发生在皮肤暴露于相关触发因素的位置，手和脸等皮肤部位比其他皮肤部位更容易受到寒冷、摩擦和紫外线的影响。CIndU 患者可能出现包括过敏反应在内的全身反应，这是由于暴露于诱发因素后皮肤肥大细胞释放的组胺和其他介质所导致的。

六、诊断

（一）急性自发性荨麻疹

在大多数情况下，ASU 患者除了记录病史以外，不需要进行特殊实验室检查。这种疾病是自限性的，进行化验检测也往往无法确定病因。这一规则有一个例外：若根据患者的病史，怀疑 ASU 是由于过敏原引起的，如食物过敏，过敏测试和患者教育可以帮助避免以后接触致病过敏原。

（二）慢性自发性荨麻疹

在 CSU 患者中，进行实验室检查主要有几个目的：排除严重炎症和鉴别诊断、寻找潜在原因和相关加重因素、评估疾病活动、评估合并症，以及疾病病程或治疗反应的预测。医生在与患者沟通时，应明确进行了哪些实验室检查，以及为什么进行。

在所有 CSU 患者中，应检测红细胞沉降率和（或）C 反应蛋白，并进行白细胞分类计数。这是为了排除严重的炎症状况，包括自身免疫性炎症的鉴别诊断。

对长期的 CSU 和（或）高疾病活动度的患者进行检测，有助于查明潜在原因或相关加重因素。而这些实验室检查应以患者病史为线索，并应关注 CSU 的常见原因，如自身免疫和自身过敏，以及常见的加重症状，如慢性感染、压力和对食物成分的不耐受。

自身免疫和自身过敏是机体对自身的有害反应，它们分别涉及 IgG 自身抗体和 IgE 自身抗体（Maurer 等，2018），两者都与 CSU 有关。许多人认为这是大多数 CSU 患者的根本原因。自身免疫性 CSU（autoimmune CSU, aiCSU）没有明显的临床特征，但在高疾病活动性、血管性水肿、对抗组胺药和奥马珠单抗治疗反应差及自身免疫性合并症在自身免疫性 CSU 患者中更常见。此外，据报道，抗 TPO 抗体和抗核抗体（antinuclear antibody，ANA）水平升高和 IgE 水平降低在自身免疫性 CSU 患者中更为常见。对自身免疫性 CSU 进行的检测包括自体血清皮肤测试、细胞活化测试（如嗜碱性粒细胞组胺释放试验或嗜碱性粒细胞蛋白活化试验），以及 IgE 或 FcεRI 的 IgG 自身抗体测定。自身过敏性 CSU（autoallergic CSU, aaCSU）带有针对自身过敏原的 IgE 自身抗体，如甲状腺过氧化物酶（TPO）（Altrichter 等，2011；Sanchez 等，2019）、双链 DNA（Hatada 等，2013）或 IL-24（Schmetzer 等，2018）。与自身免疫性 CSU 一样，自身过敏性 CSU 没有明显的临床特征。据报道，自身过敏性 CSU 通常表现为总 IgE 水平正常或升高，对奥马珠单抗治疗反应快速、反应良好（Kolkhir 等，2017；Kolkhir 等，2017b；Maurer 等，2011b）。到目前为止，诊断自身过敏性 CSU 的测试，即 IgE 自身抗体或总自身 IgE 的测定，还没有商业化。

细菌感染（如幽门螺杆菌引起的胃肠道感染或慢性耳鼻或咽喉感染）及病毒感染都会加重 CSU。然而，大多数研究表明，根除幽门螺杆菌的治疗并不影响 CSU 的预后（Curth 等，2015；Kim 等，2019）。尽管如此，针对性的治疗也是有必要的，因为最近的一项研究表明，与幽门螺杆菌感染相关的炎症可导致反流，成功治疗反流的患者（而非未治疗的患者）可使 CSU 缓解（Zheleznov 等，2018）。约 1/3 的 CSU 患者怀疑他们的病情是由于他们的饮食和食物（如防腐剂或天然芳香化合物）不耐受所致，（Magerl 等，2010；Zuberbier 等，1995）。在一项针对 45 名 CSU 患者和 45 名健康对照的小型研究中，压力被认为可加重 CSU 病情并导致高水平的疾病活动度（Varghese 等，2016）。评估 CSU 患者与这些已知加重因子的相关性有助于疾病管理。

所有 CSU 患者的实验室检查应旨在评估和监

测疾病活动度、对生活质量的影响和疾病控制情况（Weller 等，2015）。荨麻疹活动评分（urticaria activity score，UAS）是衡量 CSU 患者疾病活动的金标准（Mlynek 等，2008）。UAS 基于过去 24h 风团数量和瘙痒强度的每日记录，通常每天记录 1 次，连续 7 天（UAS7）（Hawro 等，2018；Hollis 等，2018）。它对风团使用 0～3 分评分（0 分表示无风团，1 分表示<20，2 分表示 20～50，3 分表示>50），瘙痒分为 0～3 分（0 表示无，1 分为轻度，2 分为中度，3 分为重度）。风团和瘙痒评分的每日总和是 UAS7 的值，为 0～42（无疾病活动至最大疾病活动）。UAS 不评估血管性水肿。因此，对于患有血管性水肿的 CSU 患者，无论是否有风团，应使用血管性水肿活动评分（angioedema activity score，AAS）来评估疾病活动度（Weller 等，2013）。

除了疾病的活动性，CSU 患者还应评估疾病对其生活质量的影响。CU-Q2oL（慢性荨麻疹患者生活质量调查问卷）和 AE QoL（血管性水肿患者生活质量调查问卷）是分别对于有风团和有血管性水肿的 CSU 患者的生活质量进行评估的特异性工具（Baiardini 等，2005；Mlynek 等，2009；Weller 等，2012、2016）。指南推荐的用于评估 CSU 患者疾病控制的是荨麻疹控制测试（urticaria control test，UCT）（Weller 等，2014）。UCT 由四个项目组成，结果分为"控制良好"（≥ 12 分）与"控制不良"CSU（≤ 11 分）。

CSU 患者的诊断检查还应包括对合并症的评估。例如，众所周知的，跟正常人相比，自身免疫性疾病在 CSU 患者中更为常见（Kolkhir 等，2016，2017a、b、c）。此外，越来越多的证据表明，精神障碍也越来越普遍，而且认识不足。包括精神障碍和 CIndU 在内的共病，增加了 CSU 的疾病负担，并严重影响了 CSU 患者的生活质量（Staubach 等，2011）。伴有 CIndU 和自身免疫性甲状腺疾病的 CSU 患者，持续时间更长，并且更倾向于从 ASU 进展为 CSU。据报道，在某些情况下，治疗 CSU 共病，如恶性肿瘤、感染或甲状腺功能亢进和甲状腺功能减退后，CSU 可得到缓

解或改善（Kolkhir 等，2017c、2018a；Larenas-Linnemann 等，2018）。基于上述这些原因，有必要对 CSU 患者的合并症进行评估。

最后，通过对 CSU 患者的病情进行评估，有助于预测治疗反应。据报道，CSU 发病年龄大、女性、持续时间长及对阿司匹林 / 非甾体抗炎药（nonsteroidal anti-inflammatory drug，NSAID）过敏提示 CSU 病情较重，并且病程较长。此外，CIndU 的共病和血管性水肿的发生可能导致 CSU 持续时间更长，而自体血清皮肤试验阳性预示着疾病活动性更高（Sanchez 等，2019）。对抗组胺治疗无应答的 CSU 患者，C 反应蛋白水平多升高（Kolkhir 等，2018b）。据报道，若嗜碱性粒细胞组胺释放或自体血清皮肤测试阳性，以及治疗开始后 IgE 水平低，或者 IgE 未能增加，则提示奥马珠单抗治疗反应不佳或缓慢（Ertas 等，2018；Marzano 等，2018；Nettis 等，2018；Weller 等，2018a）。

（三）慢性诱导性荨麻疹

CIndU 患者的实验室检查用于进行鉴别诊断，旨在识别相关的诱发因素，并评估疾病活动度、影响程度（Magerl 等，2016）。不建议全面筛查潜在原因，因为目前尚不清楚。在皮肤划痕症中，以前也被称为荨麻疹性皮炎或人工荨麻疹，皮肤搔抓是风团的诱发因素。激发测试是通过用光滑圆钝的物体（如封闭的圆珠笔或最好是皮肤描记仪）划过皮肤来完成的（Magerl 等，2016；Schoepke 等，2015）。可用的皮肤描记仪有两种：① FricTest®（德国柏林 Moxie，图 9-2）用于同时测试四种触发强度；②使用带有弹簧尖端的笔形皮肤摄影测试仪测试单个触发器的强度（HTZ Limited，Vulcan Way，New Addington，Croydon，Surrey，UK，图 9-2）。这两种皮肤描记仪都可用于进行激发测试，方法是将它们放在皮肤上，然后在皮肤测试部位垂直移动。当刺激部位在 10min 内出现瘙痒的风团时，测试结果为阳性。应通过阈值测试（Magerl 等，2016）（图 9-2）对刺激测试阳性的患者进行随访。皮肤划痕症患

者应通过阈值测试和每次就诊时使用 UCT 来监测其疾病活动度、治疗反应和疾病控制情况。

在迟发性压力性荨麻疹中，皮肤暴露于垂直压力是相关的触发因素，如来自重包肩带、紧身鞋或久坐的压力。迟发性压力性荨麻疹患者通常会出现红斑性血管性水肿，而不是风团；这些肿胀在暴露于压力后数小时出现，延迟 4～8h，而不是即刻。此外，这些肿胀通常会持续数小时，有些患者会持续数天。延迟性压力性荨麻疹的激发和阈值测试可通过加重棒或皮试仪进行，当测试后 6h 出现红色可触摸的肿胀时，测试结果为阳性。

在振动性血管性水肿中，皮肤暴露于振动是相关的触发因素，通常于皮肤暴露于振动后几分钟内出现皮肤肿胀。可使用实验室涡流混合器进行激发试验。

在寒冷性荨麻疹中，皮肤暴露于寒冷是相关的触发因素。寒冷性荨麻疹患者在接触低温（冷空气、冷液体或物体）后的几分钟内，暴露的皮肤部位出现瘙痒的风团和或血管性水肿。激发试验是用一个薄塑料袋中的融化冰块进行的，当测试部位出现明显的风团时为阳性。应评估寒冷性荨麻疹患者的个人温度和（或）刺激时间阈值，如使用 TempTest® 仪器（Courage&Khazaka，Köln，德国）（Magerl 等，2015，2016；Maurer 等，2018a、b、c、d）（图 9-2）。使用阈值测量和 UCT 量表有助于患者和医生监测疾病活动度、治疗反应和疾病控制情况。

在热性荨麻疹中，暴露于高温的皮肤区域在几分钟内形成风团，并在数小时内消退。热性荨麻疹的激发试验是通过向皮肤施加 44℃的温度来完成的，例如，通过 TempTest® 或装满热水的金属／玻璃瓶。热性荨麻疹患者在激发试验后出现风团，应评估其温度阈值以确定和监测疾病活动度。

在日光性荨麻疹中，暴露于紫外线和（或）可见光是相关的触发因素，皮肤反应的特点是在暴露的皮肤部位几分钟内出现瘙痒的风团。日光性荨麻疹的激发试验是用太阳模拟器或单色仪进行的，当出现可触摸的风团时，测试结果为阳性。

患者应接受最低荨麻疹触发辐射剂量的阈值测试。

在胆碱能性荨麻疹中，出汗是相关的触发因素，并导致瘙痒和风团，通常在几分钟内，持续时间不到 1h。胆碱能性荨麻疹的激发试验是通过让患者进行适度的体育锻炼使其出汗来完成的。当该测试呈阳性时，患者进行第二次测试，即暴露于温水浴中，这会导致胆碱能性荨麻疹患者出现风团，但运动性过敏反应患者则不会出现风团。通过脉冲控制测力计进行阈值测试及胆碱能性荨麻疹活动评分（cholinergic urticaria activity score，CholUAS），可以对疾病活动度进行评价（Altrichter 等，2014），使用 UCT 和胆碱能性荨麻疹生活质量问卷（CholU-QoL）评估疾病控制程度和影响（Ruft 等，2018）。

七、治疗

（一）急性自发性荨麻疹

在 ASU 的治疗中，治疗目标是控制和预防荨麻疹的进展，直到病情自行消退。应避免今后再次接触已知的诱发因素。轻度 ASU 的患者可不进行治疗或仅使口服非镇静 H_1 抗组胺药。对于中度和重度 ASU 患者，H_1 抗组胺药的剂量可能需要增加至标准剂量的 4 倍，并且应考虑添加口服糖皮质激素。

（二）慢性自发性荨麻疹

在 CSU 中，治疗的目的是阻止风团和（或）血管性水肿的复发。在大多数患者中，治疗选择的策略是使用预防性药物，而不是试图消除可疑病因或加重因素。

CSU 的一线治疗是第二代非镇静 H_1 抗组胺药（Zuberbier 等，2018）。应使用 UAS 和（或）AAS 及 UCT 对治疗反应进行监测。如果治疗不能阻止风团和血管性水肿的发生，并且在 2～4 周后无法控制病情，则需将非镇静 H_1 抗组胺药的剂量增加至标准剂量的 4 倍。这比标准剂量的抗组胺药治疗更有效，并且高于标准剂量的非镇静抗组胺药是安全的且耐受性良好（Gimenez-

Arnau 等，2009；Staevska 等，2010；Weller 等，2018b）。使用高于标准剂量的 H_1 抗组胺药无法控制病情的 CSU 的患者，可使用奥马珠单抗进行治疗，最好每 4 周注射 300mg。临床试验和真实世界中已经证实奥马珠单抗治疗 CSU 患者的有效性和安全性（Gimenez-Arnau 等，2016；Zhao 等，2016）。奥马珠单抗通过多种作用机制对 CSU 患者起到治疗效果（Chang 等，2015；Gericke 等，2017；Metz 等，2017a、2019）。症状和体征完全控制的患者应每 6～12 个月评估一次 CSU 的缓解情况。

（三）慢性诱导性荨麻疹

CIndU 的管理旨在完全控制疾病，并尽快抑制风团和血管性水肿的继续出现，直到自发缓解。为此，应建议患者监测触发阈值，记录 CIndU 的活动、影响和控制情况，避免或减轻相关触发因素，并使用预防性药物。所有 CIndU 患者都应该知道，避免或停止接触相关触发因素会有所帮助，并且应该让他们熟悉这样做的策略，例如，迟发型压力性荨麻疹患者如果穿上紧身鞋会导致足部肿胀就应该避免穿紧身鞋，优先选择柔软和宽松的鞋。更重要的是，当触发阈值较低且避免触发因素会干扰到患者日常生活时，CIndU 会对患者的生活质量产生严重的影响。

在 CIndU 患者中，标准剂量和高于标准剂量的第二代非镇静 H_1 抗组胺药分别为一线和二线治疗（Maurer 等，2018b；Dressler 等，2018）。高于标准剂量的抗组胺药比标准剂量的治疗更有效，通常需要它们来预防风团和血管性水肿，并可实现疾病控制（Abajan 等，2016；Krause 等，2013；Magerl 等，2012）。根据随机对照试验和临床经验结果，奥马珠单抗（虽然超适应证）是用于治疗抗组胺药难治性 CIndU 患者的推荐治疗方法（Maurer 等，2017、2018d；Metz 等，2017b）。对奥马珠单抗治疗无效的 CIndU 患者，应考虑其他据报道有效的疗法，包括环孢素 A 或多西环素治疗寒冷性荨麻疹（Gorczyza 等，2017）；针对皮肤划痕症的 UVB 疗法（Borzova 等，2008）、延迟性压力性荨麻疹的人源化 IL-5 拮抗药单克隆抗体瑞利珠单抗（Maurer 等，2018c）或抗 TNF-α 单抗（Magerl 等，2007），还有用于治疗日光性荨麻疹的 α- 黑素细胞刺激素的合成肽和类似物（Haylett 等，2011）。

在某些类型的 CIndU 中，如日光性荨麻疹、寒冷性荨麻疹和胆碱能性荨麻疹，对诱发因素的脱敏是有可能的。但这种治疗往往不能很好地耐受，患者的依从性也很差，而患者的依从性对于治疗的成功至关重要，因为需要患者每天暴露于特定的触发因素（如患有寒冷性荨麻疹的患者每天进行冷水淋浴），以实现对荨麻疹诱发因素的耐受，并使其不再出现风团和血管性水肿。

参考文献

［1］ Abajian M, Curto-Barredo L, Krause K et al (2016) Rupatadine 20 mg and 40 mg are effective in reducing the symptoms of chronic cold urticaria. Acta Derm Venereol 96(1):56-59

［2］ Altrichter S, Peter HJ, Pisarevskaja D, Metz M, Martus P, Maurer M (2011) IgE mediated autoallergy against thyroid peroxidase - a novel pathomechanism of chronic spontaneous urticaria? PLoS One 6(4):e14794

［3］ Altrichter S, Salow J, Ardelean E, Church MK, Werner A, Maurer M (2014) Development of a standardized pulse-controlled ergometry test for diagnosing and investigating cholinergic urticaria. J Dermatol Sci 75(2):88-93

［4］ Baiardini I, Pasquali M, Braido F et al (2005) A new tool to evaluate the impact of chronic urticaria on quality of life: chronic urticaria quality of life questionnaire (CU-QoL). Allergy 60 (8):1073-1078

［5］ Balp MM, Weller K, Carboni V et al (2018) Prevalence and clinical characteristics of chronic spontaneous urticaria in pediatric patients. Pediatr Allergy Immunol 29(6):630-636

［6］ Borzova E, Rutherford A, Konstantinou GN, Leslie KS, Grattan CE (2008) Narrowband ultraviolet B phototherapy is beneficial in antihistamine-resistant symptomatic dermographism: a pilot study. J Am Acad Dermatol 59(5):752-757

［7］ Chang TW, Chen C, Lin CJ, Metz M, Church MK, Maurer M (2015) The potential pharmacologic mechanisms of omalizumab in patients with chronic spontaneous urticaria. J Allergy Clin Immunol 135(2):337-342

［8］ Church MK, Kolkhir P, Metz M, Maurer M(2018) The role and relevance of mast cells in urticaria. Immunol Rev 282(1):232-247

［9］ Curth HM, Dinter J, Nigemeier K, Kutting F, Hunzelmann N, Steffen HM (2015) Effects of helicobacter pylori eradication in chronic spontaneous urticaria: results from a retrospective cohort study. Am J Clin Dermatol 16(6):553-558

［10］ Dressler C, Werner RN, Eisert L, Zuberbier T, Nast A, Maurer M (2018) Chronic inducible urticaria: a systematic review of treatment options. J Allergy Clin Immunol 141(5):1726-1734

［11］ Ertas R, Ozyurt K, Atasoy M, Hawro T, Maurer M (2018) The clinical response to omalizumab in chronic spontaneous urticaria patients is linked to and predicted by IgE levels and their change. Allergy 73(3):705-712

［12］ Ferrer M, Nakazawa K, Kaplan AP (1999) Complement dependence of histamine release in chronic urticaria. J Allergy Clin Immunol 104(1):169-172

［13］ Fujisawa D, Kashiwakura J, Kita H et al (2014) Expression of Mas-related gene X2 on mast cells is upregulated in the skin of patients with severe chronic urticaria. J Allergy Clin Immunol 134 (3):622-633.e629

［14］ Gericke J, Metz M, Ohanyan T et al (2017) Serum autoreactivity predicts time to response to omalizumab therapy in chronic spontaneous urticaria. J Allergy Clin Immunol 139 (3):1059-1061.e1051

［15］ Gimenez-Arnau A, Izquierdo I, Maurer M (2009) The use of a responder analysis to identify clinically meaningful differences in chronic urticaria patients following placebo-controlled treatment with rupatadine 10 and 20 mg. J Eur Acad Dermatol Venereol 23(9):1088-1091

［16］ Gimenez-Arnau AM, Toubi E, Marsland AM, Maurer M (2016) Clinical management of urticaria using omalizumab: the first licensed biological therapy available for chronic spontaneous urticaria. J Eur Acad Dermatol Venereol 30(Suppl 5):25-32

［17］ Gorczyza M, Schoepke N, Krause K, Hawro T, Maurer M (2017) Patients with chronic cold urticaria may benefit from doxycycline therapy. Br J Dermatol 176(1):259-261

［18］ Grattan CE, Francis DM, Hide M, GreavesMW(1991) Detection of circulating histamine releasing autoantibodies with functional properties of anti-IgE in chronic urticaria. Clin Exp Allergy 21 (6):695-704

［19］ Hatada Y, Kashiwakura J, Hayama K et al (2013) Significantly high levels of anti-dsDNA immunoglobulin E in sera and the ability of dsDNA to induce the degranulation of basophils from chronic urticaria patients. Int Arch Allergy Immunol 161(Suppl 2):154-158

［20］ Hawro T, Ohanyan T, Schoepke N et al (2018) The urticaria activity score-validity, reliability, and responsiveness. J Allergy Clin Immunol Pract 6(4):1185-1190.e1181

［21］ Haylett AK, Nie Z, Brownrigg M, Taylor R, Rhodes LE (2011) Systemic photoprotection in solar urticaria with alpha-melanocyte-stimulating hormone analogue [Nle4-D-Phe7]-alpha-MSH. Br J Dermatol 164(2):407-414

［22］ Hide M, Francis DM, Grattan CE, Hakimi J, Kochan JP, Greaves MW (1993) Autoantibodies against the high-affinity IgE receptor as a cause of histamine release in chronic urticaria. N Engl J Med 328(22):1599-1604

［23］ Hollis K, Proctor C, McBride D et al (2018) Comparison of urticaria activity score over 7 days (UAS7) values obtained from once-daily and twice-daily versions: results from the ASSURECSU study. Am J Clin Dermatol 19(2):267-274

［24］ Kim HJ, Kim YJ, Lee HJ et al (2019) Systematic review and meta-analysis: effect of helicobacter pylori eradication on chronic spontaneous urticaria. Helicobacter 24(6):e12661

［25］ Kolkhir P, Pogorelov D, Olisova O, Maurer M (2016) Comorbidity and pathogenic links of chronic spontaneous urticaria and systemic lupus erythematosus - a systematic review. Clin Exp Allergy 46(2):275-287

［26］ Kolkhir P, Borzova E, Grattan C, Asero R, Pogorelov D, Maurer M (2017a) Autoimmune comorbidity in chronic spontaneous urticaria: a systematic review. Autoimmun Rev 16 (12):1196-1208

［27］ Kolkhir P, Church MK, Weller K, Metz M, Schmetzer O, Maurer M (2017b) Autoimmune chronic spontaneous urticaria: what we know and what we do not know. J Allergy Clin Immunol 139 (6):1772-1781.e1771

［28］ Kolkhir P, Metz M, Altrichter S, Maurer M (2017c) Comorbidity of chronic spontaneous urticaria and autoimmune thyroid diseases: a systematic review. Allergy 72(10):1440-1460

［29］ Kolkhir P, Pereverzina N, Olisova O, Maurer M (2018a) Comorbidity of viral hepatitis and chronic spontaneous urticaria: a systematic review. Allergy 73(10):1946-1953

［30］ Kolkhir P, Altrichter S, Hawro T, Maurer M(2018b) C-reactive protein is linked to disease activity, impact, and response to treatment in patients with chronic spontaneous urticaria. Allergy 73 (4):940-948

［31］ Krause K, Spohr A, Zuberbier T, Church MK, Maurer M (2013) Up-dosing with bilastine results in improved effectiveness in cold contact urticaria. Allergy 68(7):921-928

［32］ Larenas-Linnemann D, Saini SS, Azamar-Jacome AA, Maurer M (2018) Chronic urticaria can be caused by cancer and resolves with its cure. Allergy 73(7):1562-1566

［33］ Magerl M, Philipp S, Manasterski M, Friedrich M, Maurer M (2007) Successful treatment of delayed pressure urticaria with anti-TNF-alpha. J Allergy Clin Immunol 119(3):752-754

［34］ Magerl M, Pisarevskaja D, Scheufele R, Zuberbier T, MaurerM(2010) Effects of a pseudoallergenfree diet on chronic spontaneous urticaria: a prospective trial. Allergy 65(1):78-83

［35］ Magerl M, Pisarevskaja D, Staubach P, Martus P, Church MK, Maurer M (2012) Critical temperature threshold measurement for cold urticaria: a randomized controlled trial of H(1)-antihistamine dose escalation. Br J Dermatol 166(5):1095-1099

[36] Magerl M, Abajian M, Krause K, Altrichter S, Siebenhaar F, Church MK (2015) An improved Peltier effect-based instrument for critical temperature threshold measurement in cold- and heatinduced urticaria. J Eur Acad Dermatol Venereol 29(10):2043-2045

[37] Magerl M, Altrichter S, Borzova E et al (2016) The definition, diagnostic testing, and management of chronic inducible urticarias - the EAACI/GA(2) LEN/EDF/UNEV consensus recommendations 2016 update and revision. Allergy 71(6):780-802

[38] Marzano AV, Genovese G, Casazza G, Fierro MT, Dapavo P, Crimi N, Ferrucci S, Pepe P, Liberati S, Pigatto PD, Offidani A, Martina E, Girolomoni G, Rovaris M, Foti C, Stingeni L, Cristaudo A, Canonica GW, Nettis E, Asero R (2019) Predictors of response to omalizumab and relapse in chronic spontaneous urticaria: a study of 470 patients. J Eur Acad Dermatol Venereol 33 (5):918-924. https://doi.org/10.1111/jdv.15350. Epub 2018 Dec 7. PMID: 30451325

[39] Maurer M, Weller K, Bindslev-Jensen C et al (2011a) Unmet clinical needs in chronic spontaneous urticaria. A GA(2)LEN task force report. Allergy 66(3):317-330

[40] Maurer M, Altrichter S, Bieber T et al (2011b) Efficacy and safety of omalizumab in patients with chronic urticaria who exhibit IgE against thyroperoxidase. J Allergy Clin Immunol 128 (1):202-209.e205

[41] Maurer M, Schutz A, Weller K et al (2017) Omalizumab is effective in symptomatic dermographism-results of a randomized placebo-controlled trial. J Allergy Clin Immunol 140 (3):870-873.e875

[42] Maurer M, Altrichter S, Schmetzer O, Scheffel J, Church MK, Metz M (2018a) Immunoglobulin E-mediated autoimmunity. Front Immunol 9:689

[43] Maurer M, Fluhr JW, Khan DA (2018b) How to approach chronic inducible urticaria. J Allergy Clin Immunol Pract 6(4):1119-1130

[44] Maurer M, Altrichter S, Metz M, Zuberbier T, Church MK, Bergmann KC (2018c) Benefit from reslizumab treatment in a patient with chronic spontaneous urticaria and cold urticaria. J Eur Acad Dermatol Venereol 32(3):e112-e113

[45] Maurer M, Metz M, Brehler R et al (2018d) Omalizumab treatment in patients with chronic inducible urticaria: a systematic review of published evidence. J Allergy Clin Immunol 141 (2):638-649

[46] Metz M, Krull C, Hawro T et al (2014) Substance P is upregulated in the serum of patients with chronic spontaneous urticaria. J Invest Dermatol 134(11):2833-2836

[47] Metz M, Staubach P, Bauer A et al (2017a) Clinical efficacy of omalizumab in chronic spontaneous urticaria is associated with a reduction of FcepsilonRI-positive cells in the skin. Theranostics 7 (5):1266-1276

[48] Metz M, Schutz A, Weller K et al (2017b) Omalizumab is effective in cold urticaria-results of a randomized placebo-controlled trial. J Allergy Clin Immunol 140(3):864-867.e865

[49] Metz M, Torene R, Kaiser S et al (2019) Omalizumab normalizes the gene expression signature of lesional skin in patients with chronic spontaneous urticaria: a randomized, double-blind, placebo-controlled study. Allergy 74(1):141-151

[50] Mlynek A, Zalewska-Janowska A, Martus P, Staubach P, Zuberbier T, Maurer M (2008) How to assess disease activity in patients with chronic urticaria? Allergy 63(6):777-780

[51] Mlynek A, Magerl M, HannaMet al (2009) The German version of the chronic urticaria quality-oflife questionnaire: factor analysis, validation, and initial clinical findings. Allergy 64 (6):927-936

[52] Nettis E, Cegolon L, Di Leo E et al (2018) Omalizumab chronic spontaneous urticaria: efficacy, safety, predictors of treatment outcome, and time to response. Ann Allergy Asthma Immunol 121(4):474-478

[53] Ruft J, Asady A, Staubach P et al (2018) Development and validation of the cholinergic urticaria quality-of-life questionnaire (CholU-QoL). Clin Exp Allergy 48(4):433-444

[54] Sanchez J, Sanchez A, Cardona R (2019) Causal relationship between anti-TPO IgE and chronic urticaria by in vitro and in vivo tests. Allergy Asthma Immunol Res 11(1):29-42

[55] Schmetzer O, Lakin E, Topal FA et al (2018) IL-24 is a common and specific autoantigen of IgE in patients with chronic spontaneous urticaria. J Allergy Clin Immunol 142(3):876-882

[56] Schoepke N, Abajian M, Church MK, Magerl M (2015) Validation of a simplified provocation instrument for diagnosis and threshold testing of symptomatic dermographism. Clin Exp Dermatol 40(4):399-403

[57] Siebenhaar F, Redegeld FA, Bischoff SC, Gibbs BF, Maurer M (2018) Mast cells as drivers of disease and therapeutic targets. Trends Immunol 39(2):151-162

[58] Staevska M, Popov TA, Kralimarkova T et al (2010) The effectiveness of levocetirizine and desloratadine in up to 4 times conventional doses in difficult-to-treat urticaria. J Allergy Clin Immunol 125(3):676-682

[59] Staubach P, Dechene M, Metz M et al (2011) High prevalence of mental disorders and emotional distress in patients with chronic spontaneous urticaria. Acta Derm Venereol 91(5):557-561

[60] van der Valk PG, Moret G, Kiemeney LA (2002) The natural history of chronic urticaria and angioedema in patients visiting a tertiary referral centre. Br J Dermatol 146(1):110-113

[61] Varghese R, Rajappa M, Chandrashekar L et al (2016) Association among stress, hypocortisolism, systemic inflammation, and disease severity in chronic urticaria. Ann Allergy Asthma Immunol 116(4):344-348.e341

[62] Vena GA, Cassano N, Di Leo E, Calogiuri GF, Nettis E (2018) Focus on the role of substance P in chronic urticar-

ia. Clin Mol Allergy 16:24

［63］ Wang Z, Guhl S, Franke K, Artuc M, Zuberbier T, Babina M (2019) IL-33 and MRGPRX2-triggered activation of human skin mast cells-elimination of receptor expression on chronic exposure, but reinforced degranulation on acute priming. Cells 8(4)

［64］ Weller K, Ziege C, Staubach P et al (2011) H1-antihistamine up-dosing in chronic spontaneous urticaria: patients' perspective of effectiveness and side effects - a retrospective survey study. PLoS One 6(9):e23931

［65］ Weller K, Groffik A, Magerl M et al (2012) Development and construct validation of the angioedema quality of life questionnaire. Allergy 67(10):1289-1298

［66］ Weller K, Groffik A, Magerl M et al (2013) Development, validation, and initial results of the angioedema activity score. Allergy 68(9):1185-1192

［67］ Weller K, Groffik A, Church MK et al (2014) Development and validation of the urticaria control test: a patient-reported outcome instrument for assessing urticaria control. J Allergy Clin Immunol 133(5):1365-1372. 1372.e1-6

［68］ Weller K, Zuberbier T, Maurer M (2015) Chronic urticaria: tools to aid the diagnosis and assessment of disease status in daily practice. J Eur Acad Dermatol Venereol 29(Suppl 3):38-44

［69］ Weller K, Magerl M, Peveling-Oberhag A, Martus P, Staubach P, Maurer M (2016) The angioedema quality of life questionnaire (AE-QoL) - assessment of sensitivity to change and minimal clinically important difference. Aller-

gy 71(8):1203-1209

［70］ Weller K, Ohanyan T, Hawro T et al (2018a) Total IgE levels are linked to the response of chronic spontaneous urticaria patients to omalizumab. Allergy 73(12):2406-2408

［71］ Weller K, Church MK, Hawro T et al (2018b) Updosing of bilastine is effective in moderate to severe chronic spontaneous urticaria: a real-life study. Allergy 73(10):2073-2075

［72］ Zhao ZT, Ji CM, Yu WJ et al (2016) Omalizumab for the treatment of chronic spontaneous urticaria: a meta-analysis of randomized clinical trials. J Allergy Clin Immunol 137 (6):1742-1750.e1744

［73］ Zheleznov S, Urzhumtseva G, Petrova N et al (2018) Gastritis can cause and trigger chronic spontaneous urticaria independent of the presence of helicobacter pylori. Int Arch Allergy Immunol 175(4):246-251

［74］ Zuberbier T, Chantraine-Hess S, Hartmann K, Czarnetzki BM (1995) Pseudoallergen-free diet in the treatment of chronic urticaria. A prospective study. Acta Derm Venereol 75(6):484-487

［75］ Zuberbier T, Balke M, Worm M, Edenharter G, Maurer M (2010) Epidemiology of urticaria: a representative cross-sectional population survey. Clin Exp Dermatol 35(8):869-873

［76］ Zuberbier T, Aberer W, Asero R et al (2018) The EAACI/ GA(2)LEN/EDF/WAO guideline for the definition, classification, diagnosis and management of urticaria. Allergy 73(7):1393-1414

第 10 章　AIT：变应原免疫治疗的新途径

AIT: New Avenues in Allergen Immunotherapy

Wolfgang Pfützner　Christian Möbs　**著**

黄新绿　**译**　　张晋卿　**校**

摘

要

　　过敏性疾病在过去的几十年备受关注，其中包括过敏性哮喘、过敏性鼻结膜炎及食物过敏等。考虑到患者无法有效避免空气中及许多隐匿的食物中的过敏原，变应原免疫治疗（AIT）是唯一一种对因治疗方法，其以建立患者免疫耐受为目的。AIT 的疗效和安全性很大程度取决于过敏原呈递给免疫系统的方式，这意味着应用过敏原的途径和剂型都会对疗效产生很大影响。近年来，开发了许多应用过敏原的新方法，其中一些很有可能在将来用于治疗免疫介导的过敏反应。目前美国食品药品管理局（FDA）已批准首例口服 AIT 治疗花生过敏，可以预见未来还会有许多过敏原应用的、有趣的新途径，包括表皮、皮内、鼻腔内及淋巴管内等。另外，还会应用免疫相关的肽替代整个过敏原来建立免疫耐受。本章将会介绍这些新颖且有未来应用潜力的变应原免疫治疗方法。我们还会讨论它们治疗 IgE 介导的过敏性疾病的潜力，并讨论如何增强治疗效果及降低不良反应。

关键词： 变应原免疫治疗；过敏反应；皮下免疫治疗；淋巴管内免疫治疗；口服免疫治疗

缩略语

AIT	allergen immunotherapy	变应原免疫治疗
APC	antigen-presenting cell	抗原呈递细胞
Breg cell	regulatory B cell	调节性 B 细胞
EPIT	epicutaneous immunotherapy	表皮免疫治疗
IDIT	intradermal immunotherapy	皮内免疫治疗
ILIT	intralymphatic immunotherapy	淋巴管内免疫治疗
LNIT	local nasal immunotherapy	鼻腔内局部免疫治疗
OIT	oral immunotherapy	口服免疫治疗
SCIT	subcutaneous immunotherapy	皮下免疫治疗
SLIT	sublingual immunotherapy	舌下免疫治疗
Th cell	T helper cell	辅助性 T 细胞
Treg cell	regulatory T cell	调节性 T 细胞

变应原免疫治疗（AIT）指免疫的建立，在临床应用中就是建立对过敏原的耐受，其中要经历不同的细胞免疫和体液免疫过程。过程中将涉及免疫耐受的诱导，例如，促进调节性 T 细胞（Treg）和调节性 B 细胞（Breg）的产生，抑制 2 型辅助性 T 细胞（Th2）的活性，以及产生特异性阻断过敏原的免疫球蛋白 G（IgG）抗体（Shamji 和 Durham，2017；Wambre，2015；Möbs 等，2008）。这一过程首先需要将过敏原成功地呈递给抗原呈递细胞（antigen-presenting cell，APC），APC 再激活各种 T 细胞和 B 细胞的免疫调节网络。过敏原应用的方式和位置不同，所呈递给的 APC 便不同，从而诱导不同的免疫反应，APC 包括表皮的朗格汉斯细胞（皮肤或黏膜中）、真皮树突状细胞及滤泡树突状细胞等（Kashem 等，2017）。有两种已充分研究并常规使用的 AIT 途径，即皮下和舌下应用过敏原，很有发展前景。此外，口服、表皮、皮内、鼻腔内及淋巴管内途径应用过敏原以用于临床治疗也是研究的热点（图 10-1）。接下来，我们将会重点讨论这些过敏原应用的新疗法，其中一些疗法将来很有望成为常规治疗手段。因为皮肤位于身体的最外层，是最先与体外抗原异物接触并发生免疫反应的防线。早在 1793 年，Edward Jenner 就从牛痘患者皮肤脓疱中提取成分，并将其注射给其他人而达到预防效果。随后，人们更进一步研究通过各种方法将抗原应用于表皮及其下更深层的结构，这样不仅能激活对感染性病原体的保护性免疫反应，还可以促进对过敏原的免疫耐受。1911 年，Leonard Noon 医生记录了采用皮下注射逐渐加量的牧草花粉提取物来治疗花粉症患者（Noon，1911）。在他本人和 Leonard Noon 的研究的启发下，John Freeman 在 1930 发表了第一部花粉 AIT 的快速指南（Freeman，1930），于是，过敏原皮下注射成为 AIT 的传统治疗方法，也被命名为皮下免疫治疗（subcutaneous immunotherapy，SCIT）。Noon 这一关键的报道发表不久，学者便开始探索过敏原应用的其他途径，目的如下。

（1）将过敏原提取效率最大化，并呈递给免疫系统。

（2）尽量降低易被忽视的血管转运带来的系统不良反应。

（3）建立一个方便且易于操作的过敏原应用方法，受试者最好能单独操作。

例如，将过敏原局部应用于花粉或动物毛发过敏的患者皮肤的划破部位，已在临床证实有效（Vallery-Radot 和 Hangenau 1921；Blamoutier 等，1959）。还有学者采取了更温和的方法，在皮肤轻微摩擦后应用过敏原（Pautrizel 等，1957）。1986 年，舌下免疫治疗（sublingual immunotherapy，SLIT）这一非侵入性的方法在室内尘螨的免疫治疗中也被证实有效且安全（Scadding 和 Brostoff，1986）。虽然早期很多人质疑 SLIT 能否像 SCIT 一样有效，但是目前已经在过敏性鼻结膜炎、支气管哮喘等 IgE 介导的呼吸系统过敏性疾病的患者中证明了其有效性（Muraro 等，2018）。

因为大量研究者对过敏原应用途径的不断探索，已研究出许多临床试验和动物模型，来提高 AIT 研究的效率和（或）安全性。OIT、EPIT、IDIT、LNIT 和 ILIT 这些新型治疗方法都是如此，接下来也会对它们进行详细介绍。

一、口服免疫治疗

口服免疫治疗（oral immunotherapy，OIT）旨在通过摄入逐渐增量的某种食物来诱导免疫耐受，建立对食物过敏原的免疫保护（Wood，2017；Freeland 等，2017）。1908 年，首次报道成功治疗鸡蛋过敏的患儿（Shofield，1908），此后，涌现了大量有关 OIT 的临床试验，包括针对成人或儿童的观察性和对照性的研究（Tordesillas 等，2017a）。OIT 一般包括三个阶段：首先是快速剂量增加期（rush OIT），在 1～2 天快速增量，达到个人可耐受最小量，即能够安全、不增加系统不良反应的剂量（Scurlock，2018）。随后进入为期数月的逐次增量阶段（build-up phase），以个人耐受剂量为基准，逐渐递增过敏原的剂量，每 1～2 周增量 1 次，直到达到设定的目标剂量（食物蛋白通常在 300～4000mg）。接下来便是维持阶段，

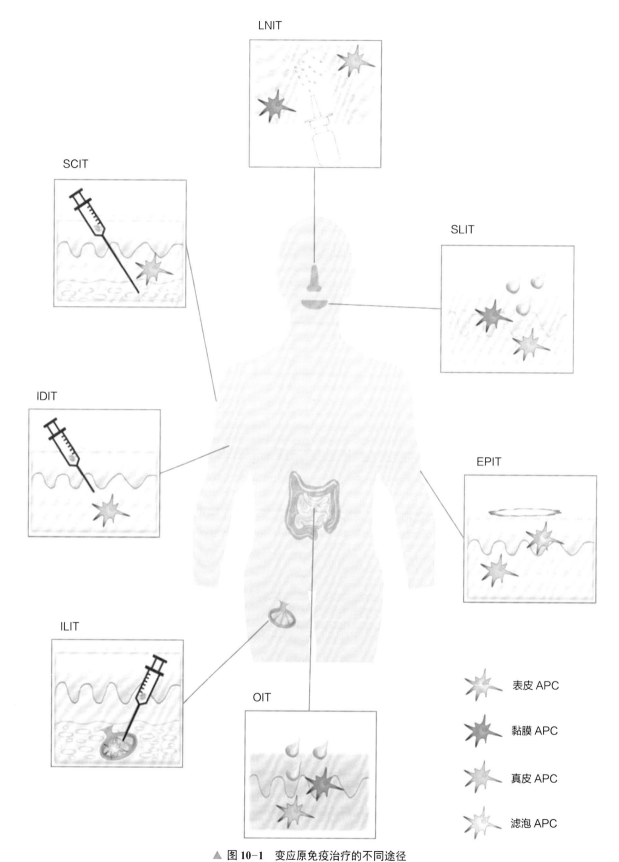

▲ 图 10-1　变应原免疫治疗的不同途径

APC. 抗原呈递细胞；EPIT. 表皮免疫治疗；IDIT. 皮内免疫治疗；ILIT. 淋巴管内免疫治疗；LNIT. 鼻腔内局部免疫治疗；OIT. 口服免疫治疗；SCIT. 皮下免疫治疗；SLIT. 舌下免疫治疗

受试者摄入食物为目标维持剂量，维持数月至数年。OIT 的目标不仅要建立一种短期脱敏状态，即对日常不断摄入食物中新的过敏原产生短暂的免疫耐受，更是最终要达到一种长期的免疫耐受状态，也就是在 OIT 停止后，机体对各种过敏原长期不会产生免疫应答。

大多对 OIT 免疫机制或临床效果的研究都是针对牛奶、鸡蛋和花生。不论是动物研究还是临床前试验都显示，在建立食物耐受时免疫系统会发生改变，2 型辅助性 T 细胞（Th2）一般会减少，这可能是由于再次接触过程中出现了 Th2 细胞的失能或缺失（Tordesillas 和 Berin，2018；Ryan 等，2016）。由于调节性 T 细胞（Treg）在介导免疫耐受中发挥关键作用，它们在 OIT 中的作用也是讨论的热点（Tordesillas 等，2017a）。在不同 OIT 治疗的受试者中观察到了不同 Treg 细胞亚基的改变，比方说分泌 Foxp3$^+$ TGF-β 或 IL-10 的调节性 T 细胞（Syed 等，2014；Smaldini 等，2015），但是也有研究没有观察到这种表达的差异（Bedoret 等，2012；Ryan 等，2016）。出现不同结果可能的一种解释是肠道接触过敏原会产生不同的局部反应，另一种解释是调节性 T 细胞促进 AIT- 特异性免疫调节过程会产生不同的瞬时免疫反应（Chinthrajah 等，2016；Möbs 等，2012）。此外，OIT- 诱导性调节性 T 细胞可能建立在 Th2 细胞样表型的基础上，这种调节性 T 细胞更加不稳定且容易失去调节功能，这也解释了为什么受试者在停止治疗后常失去对食物的耐受（Noval Rivas 等，2015）。有报道体液免疫机制在过敏原特异性 IgE 延迟性下降中发挥作用［在外周血和效应细胞（如嗜碱性粒细胞）表面］，并且可以促进记忆 B 细胞诱导性 IgG（也就是 IgG4）和 IgA 抗体的产生，这种 IgG 和 IgA 在 OIT 治疗过程中持续产生，并与 IgE 竞争过敏原结合位点（Tordesillas 等，2017a；Chinthrajah 等，2016）。研究表明，OIT 诱导性 IgG 抗体表现出高度变异性，提示该 IgG 相较于 IgE 与过敏原的亲和力更强，并且可以通过与抑制性受体 FcγR Ⅱ 结合，来抑制嗜碱性粒细胞和肥大细胞的活性（Hoh 等，2016；

Burton 等，2014）。

在 21 世纪初，OIT 的临床研究主要围绕鸡蛋、牛奶或花生，但是也有一些其他食物，如小麦、坚果或鱼类，而且大多研究是针对儿童和青年人（Wood，2017；Scurlock，2018）。随机、安慰剂对照试验显示 70%～90% 的受试者可以实现脱敏（30%～100%），耐受剂量为 1～4g。然而只有 30%～40% 的受试者会产生持续的免疫耐受，大多数受试者在停止 OIT 后会失去免疫耐受。但也有一项对 9—36 月龄儿童花生过敏的研究，在停止 OIT 后 90% 的受试儿童仍维持免疫耐受（Vickery 等，2017）。OIT 的不良反应也是一大挑战。50% 的受试者会出现不良反应，10%～20%（在部分研究中高达 1/3）的受试者因此而退出研究（Wood，2017；Scurlock，2018）。大多为局部不良反应（如腹痛），少有系统不良反应。大多不良反应程度较轻，包括荨麻疹、气喘和呕吐，也有严重过敏反应的报道。受试者治疗前有以下因素会增加不良反应的概率，包括哮喘、过敏性鼻炎，以及在治疗过程中伴随其他因素（如躯体疾病、精神压力或女性经期）。尽管有些受试者有较多出现不良反应的危险因素，至少对于生活中容易忽视的过敏原，OIT 也是实现免疫耐受较为推荐的治疗手段。值得注意的是，2020 年，美国 FDA 批准了首个治疗 4—17 岁花生过敏患者的 OIT 产品（https://www.fda.gov/news-events/press-announcements/fda-approves-first-drug-treatment-peanut-allergy-children；表 10-1）。

二、表皮免疫治疗

表皮免疫治疗（epicutaneous immunotherapy，EPIT）指将过敏原局部应用于完整或预处理的皮肤，以诱导过敏原耐受的方法（Esposito 等，2018；Bird 等，2018）。EPIT 的早期报道可以追溯到 100 年以前，当时是将皮肤划破或摩擦后应用过敏原（Vallery-Radot 和 Hangenau，1921；Pautrizel 等，1957；Blamoutier 等，1959）。一些临床前研究采用花生过敏的动物模型，将过敏原应用于仔猪的完整的皮肤上，会激活嗜酸性粒细

表 10-1　各种变应原免疫治疗的总结

治 疗	方 案		效 果	停止治疗后持续免疫耐受	安全性		依从性
	增加剂量	持续时间			局部 AE	系统 AE	
已获批，常规处方							
SCIT	是	数年	良好	是（绝大多数）	常见反应（局部水肿）	罕见（与过敏原相关）	较好
SLIT	否	数年	良好	是（绝大多数）	常见反应（口腔肿胀、瘙痒）	无（传闻事件）	较好
2020 年批准的一项产品							
OIT	是	数年	良好	少部分（约 30%）	常见反应（腹痛）	经常	较差
研究性试验（包括Ⅲ期试验）							
EPIT	否	数年	不一致 [a]	？	不一致（局部湿疹）	罕见（与过敏原相关）	较好
研究性试验							
IDIT	否	数周至数年	差 [b]	？	常见反应（局部水肿）	无	？
ILIT	否	2 个月（3 次注射）	良好 [c]	是	少见	罕见	较好
研究性试验（某些国家正在使用）							
LNIT	否	多次重复	良好	否	少见	无	？

AE. 不良反应；SCIT. 皮下免疫治疗；SLIT. 舌下免疫治疗；DIT. 口服免疫治疗；EPIT. 表皮免疫治疗；IDIT. 表皮免疫治疗；ILIT. 淋巴管内免疫治疗；LNIT. 鼻腔内局部免疫治疗

a. 相较于缓慢增加耐受食物剂量的 OIT；b. 相较于安慰剂；c. 只有少数试验且大多受试者数量较少

胞；在小鼠模型中，应用于小鼠完整的皮肤出现了食物过敏反应，这些研究说明了表皮免疫的有效性（Tordesillas 等，2017b；Mondoulet 等，2017）。小鼠模型的研究还提示了在过敏原呈递超过 48h 的迟发型反应中，表皮树突状细胞呈递过敏原后迁移到了局部的淋巴结（Dioszeghy 等，2011）。在花生过敏的 EPIT 模型中还发现，体液免疫和 T 细胞免疫均参与了特异性 IgG2a 抗体的合成（而 IgE 水平不受影响）的过程，并抑制 Th2 的反应、诱导 TGF-β 分泌性调节性 T 细胞的合成。有趣的是，这种调节性 T 细胞亚型可以诱导皮肤及肠道的过敏原效应器官表达归巢受体（homing receptors），从而在局部发挥免疫调节功能（Tordesillas 等，2017b；Dioszeghy 等，

2017）。这种调节性 T 细胞关键性的作用在于 CTLA-4 依赖性的免疫抑制反应，一方面可以抑制 CD25[+] 细胞，另一方面可以将其转移到花生过敏小鼠的体内。

目前已有很多对于过敏性鼻结膜炎或食物过敏患者（包括成人与儿童）的临床试验，包括双盲、安慰剂对照的 EPIT 临床试验（Esposito 等，2018）。有三项对于成人花粉过敏的试验，受试者的皮肤经过胶带撕拉或角质层摩擦处理来增加过敏原的表皮摄入。将花粉溶解于凡士林或甘油中，每周在皮肤上敷贴 8～48h，其中主要花粉过敏原 Phl p 5 含量为 3～30μg（Senti 等，2009；Senti 等，2012b；Senti 等，2015）。受试者可以观察到临床症状的缓解，但受试者的症状是在花粉季通过视

觉模拟评分法（visual analogue scale，VAS）来评估，而没有通过鼻内激发试验，也没有评估抗过敏药物的减量情况。结果显示临床效果呈剂量依赖性，并且单次过敏原应用剂量为 21～30μg（累积剂量 126～252μg）。另一项研究纳入了儿童患者，过敏原贴剂内含有 11.25μg 的 Phl p 5，贴在完整皮肤上，每周 1 次，每次 24h，累积剂量为 135μg。试验组观察到受试者流涕、鼻塞、呼吸困难及流泪的症状明显缓解，但还观察到在减少抗过敏药使用的同时，受试者眼部瘙痒症状增加（Agostinis 等，2010）。儿童组没有观察到局部或系统的不良反应，成人 EPIT 试验组的不良反应主要是局部反应，大多为敷贴部位湿疹（＞70% 的受试者）。局部不良反应发生的概率与过敏原剂量及敷贴时间相关。系统不良反应包括瘙痒、鼻炎、结膜炎和荨麻疹，大多发生于敷贴部位皮肤有破损的受试者。

EPIT 治疗食物过敏的过程，是将含有过敏原干粉的贴片置于患者完整的皮肤上。这样便形成了一个水分凝固仓，表皮丢失的水分会保存在仓中，这样过敏原可以溶解，并且在角质层发生水合，因此在皮肤完整的情况下仍可促进表皮的渗透。一项对儿童的为期 3 个月的小规模临床研究，采用含有 1mg 脱脂牛奶（累积剂量 36mg）的单一过敏原，但是结果显示试验组与安慰组没有显著性差异（Dupont 等，2010）。而一项更大规模的针对 6—55 岁花生过敏患者的临床试验，试验组每天给予 250μg 的花生蛋白，为期 52 周，其中约 50% 的受试者对花生蛋白具有更好的耐受性［口服花生挑战结果显示，从 ≤300mg（对应约一颗花生）至 ≥1000mg 或 10 倍基础量］（Sampson 等，2017）。其中 ＜12 岁儿童组对治疗反应最佳（有效率 53.6%，安慰剂对照组 19.4%）。此外，受试者体内花生特异性 IgG4 抗体增加了 5 倍。另一项针对 4—25 岁受试者的研究也有相似的结论，同样在年纪较小的受试者中治疗效果较好（Jones 等，2017）。普遍来说，EPIT 治疗耐受性较好，不良反应以局部反应最常见，没有系统不良反应的报道。不过该研究没有纳入严重花生过敏的患

者。而一项最近发表的对严重花生过敏的患者进行 OIT 治疗的 Ⅲ 期试验，给予受试者 ≤100mg 的花生蛋白，结果在 67% 的受试者中产生了耐受（耐受至少 600mg 花生蛋白）。值得注意的是，只有 4—17 岁的受试者治疗反应良好，而成年受试者则没有出现耐受（Palisade Group of Clinical Investigators，2018）。

三、皮内免疫治疗

早在 1926 年，就有给患者皮内注射花粉成功治疗过敏性鼻炎的报道（Philipps，1926）。基于此前的研究，低剂量皮内注射过敏原（也就是传统的 SCIT），可以成功抑制过敏原诱导型皮肤晚期免疫反应（Rotiroti 等，2012），研究者开展了一项对花粉提取物皮内免疫治疗（intradermal immunotherapy，IDIT）的随机双盲 Ⅱ 期临床试验。然而，将含有 7ng Phl p 5（主要花粉过敏原成分）的提取物在花粉季之前给受试者注射，受试者临床症状并没有减轻，也没有减少抗过敏药物的使用量（Slovick 等，2017）。更甚者，相对于安慰剂对照组，在试验组还观察到了加重鼻部和哮喘症状的 Th2 诱导的过敏反应。另一项 IDIT 试验治疗猫过敏的患者，给受试者注射包含不同 Fel d 1（主要猫过敏原）的 T 细胞表型的蛋白肽，出现了令人满意的效果。研究者采用环境暴露箱来进行猫过敏原激发试验，结果显示受试者的鼻部和眼部症状均有明显缓解（Patel 等，2013）。在另一项 Ⅲ 期临床试验中，试验组和安慰剂组却没有显著性差异，两组受试者的鼻结膜炎评分均降低了近 60%。在对室内尘螨过敏患者进行 IDIT 治疗的研究中也有相似的结论。此外，皮内注射过敏原的不良反应情况也不尽如人意（常有剧烈疼痛的报道），包括局部巨大的水肿（直径 ＞10cm），这影响了受试者的依从性，虽然这也说明了 IDIT 具有诱发免疫反应的能力（Slovick 等，2017）。

四、淋巴管内免疫治疗

淋巴管内免疫治疗（intralymphatic immunotherapy，ILIT）是近年来新提出的概念，是一种将过敏原注射于淋巴结，通过直接将其注入淋巴系统而非外周血系统的免疫治疗方法。考虑到淋巴滤泡内免疫原密集，包含大量的 T 淋巴细胞和 B 淋巴细胞产生的免疫物质，在淋巴滤泡进行过敏原摄取和呈递可能会更好地激活免疫调节反应（Senti 等，2011）。因此，过敏原非常容易遇到过敏原特异性 T 淋巴细胞和 B 淋巴细胞。操作过程是在超声引导下将过敏原提取物注入腹股沟淋巴结，共注射 3 次，每次间隔 4 周（所以治疗时间一共只需要 2 个月）。人类和动物的研究大多只能观察到一些跟传统免疫治疗相似的免疫反应。比方说（Foxp3$^+$）分泌 IL-10 的 T 淋巴细胞可以促进过敏原特异性 IgG4 抗体的分泌和亲和力成熟，且在一定程度上可以通过 IgE 来抑制过敏原的结合，而该过程也可以在变应原免疫治疗中观察到（Senti 等，2012a；Freiberger 等，2016；Hylander 等，2016；Kim 等，2017）。

2008—2019 年，开展了 8 项 ILIT 的临床试验，包括对过敏性鼻结膜炎患者的安慰剂对照试验或开放性试验，大多为蒿草或桦树花粉过敏，也有室内尘螨、猫或狗过敏的研究（Kim 等，2017；Senti 等，2019）。除了一项试验显示无效之外，其余结果均显示临床有效。其中一项对 58 名受试者进行的 ILIT 治疗的研究，疗效甚至维持了长达 3 年（Senti 等，2008）。不过这些研究中大多受试者数量有限（7～21 名）且评估方法各异，如采用不同的症状或药物使用评分表、生活质量问卷、鼻部激发试验等。一项对花粉过敏的研究采用了较为公认的金标准，即症状和缓解药物结合的评分法，结果却没有显示改善（Witten 等，2013）。有学者分析可能是因为注射间隔缩短至 2 周，会影响产生 IgG 的过敏原特异性记忆 B 细胞的结构和亲和力成熟过程（Senti 等，2019），虽然该研究中仍可以观察到很多重要的免疫过程，如过敏原特异性 IgG4（及 IgE）的合成和 IL-10（及 IL-4）的分泌（Witten 等，2013）。在安全性方面，尽管有少量过敏反应的报道，受试者对注射的依从性普遍较高，局部和系统不良反应大多可以接

受（Kim 等，2017）。

五、鼻腔内局部免疫治疗

之前介绍的 AIT 途径都是靶向远处的器官或系统性过敏反应，鼻腔内局部免疫治疗（local nasal immunotherapy，LNIT）与之不同的是旨在建立过敏原应用位点局部的免疫耐受，例如，对于过敏性鼻炎患者，在鼻腔局部建立免疫耐受（Passalacqua 和 Canonica，2006）。实际上，LNIT 的临床效果也仅限于对于局部症状的改善。LNIT 的疗效自 1951 出现以来已在许多研究中证实，从 20 世纪 70 年代至今，研究多在成人中展开（Passalacqua 和 Canonica，2006；Ascione 等，2003）。常见过敏原主要为各种花粉提取物，多溶于水溶液中，该方式虽然已被证实有效，但也常会导致局部不良反应。采用包含直径 40～50μm 颗粒的干粉泵式喷雾剂，可以使过敏原均匀沉积在鼻黏膜处，受试者会有更好的依从性。值得注意的是，这种局部应用的方式往往不会造成系统不良反应（Passalacqua 等，2003）。这在更进一步的免疫检测中也得到证实，LNIT 只引发了局部的过敏原特异性 IgG 和 IgA 抗体，而没有引起系统性的免疫反应，同时还抑制了过敏原特异性 T 淋巴细胞的反应（Giannarini 和 Maggi，1998；Piazza 和 Bizzaro，1993）。不过，显而易见，这同时也说明这种免疫耐受持续的时间较短，需要持续的过敏原刺激（Passalacqua 和 Canonica，2006；Ascione 等，2003）。因此，对于季节性或长期过敏性鼻炎患者，LNIT 需要重复应用（在花粉季前或持续应用）来保证长期的临床有效性。

结论

过去的几十年是过敏原治疗的新纪元，除了已经充分研究的皮下免疫治疗和舌下免疫治疗（也就是 SCIT 和 SLIT），还对很多新途径的治疗潜能、免疫机制、临床效果和安全性方面进行了深入研究（表 10-1）。其中，OIT 近期被批准用于治疗花生过敏的儿童和青少年，这也说明其将来可以用于治疗更多食物过敏。尽管临床试验证明过敏原

治疗可建立食物耐受，但是也发现了许多局限性，例如，很多受试者在停止治疗后很快失去耐受性，并且有一些有较高比例的不良反应，最常见的是腹痛。相比之下，EPIT 则有较高的安全性并且应用起来更方便，它同时也被用来治疗食物过敏（除了过敏性鼻结膜炎之外）。但是 EPIT 的治疗效果尚不理想，未来还需要建立更好的局部的过敏原呈递系统，可以给皮肤呈递更多过敏原的同时，不造成或尽量少引起系统反应。EPIT 在未来可能更适合重度过敏的患者，他们在低剂量过敏原暴露时就可能面临很大风险，儿童的治疗效果可能最好。另一个有趣的途径是 ILIT，在治疗过敏性鼻结膜炎患者的研究中显示出良好的效果，不过研究的受试者数量都比较少。ILIT 最突出的优势在于少量的注射便能达到较为持久的免疫耐受，可能是因为它直接靶向主管免疫调节的淋巴组织，

且安全性较好。但是该治疗需要应用超声引导将过敏原注入（腹股沟）淋巴结，对操作者的技术要求高。相比之下，LNIT 操作简便，过敏性鼻炎患者本人就可以操作，同时也没有显著的不良反应。但是，相比常规用于黏膜局部治疗的 SLIT，LNIT 只有短期的效果，需要长期、规律的治疗。

总而言之，有很多新颖有趣的过敏原应用途径，在免疫过程、治疗的疾病和人群及潜在不良反应方面具有各自的特点。对于目前变应原免疫治疗的缺陷，包括治疗效果和安全性等还有很大改进的空间，并且需要设计更加精细的大样本、多中心、随机对照、双盲、安慰剂对照试验，尤其需要解决以下问题：最佳过敏原剂量和成分、治疗方案、目标人群、如何实现长期耐受、寻找可以反映治疗效果的生物标志物及减少不必要的不良反应。

参考文献

[1] Agostinis F, Forti S, Di Berardino F (2010) Grass transcutaneous immunotherapy in children with seasonal rhinoconjunctivitis. Allergy 65:410-411

[2] Ascione E, De Lucia A, Imperiali M, Varricchio A, Motta G (2003) Nasal application of immunotherapy. Chem Immunol Allergy 82:89-98

[3] Bedoret D, Singh AK, Shaw V, Hoyte EG, Hamilton R, DeKruyff RH, Schneider LC, Nadeau KC, Umetsu DT (2012) Changes in antigen-specific T-cell number and function during oral desensitization in cow's milk allergy enabled with omalizumab. Mucosal Immunol 5:267-276

[4] Bird JA, Sanchez-Borges M, Ansotegui IJ, Ebisawa M, Ortega Martell, J. A. (2018) Skin as an immune organ and clinical applications of skin-based immunotherapy. World Allergy Organ J 11:38

[5] Blamoutier P, Blamoutier J, Guibert L (1959) Treatment of pollinosis with pollen extracts by the method of cutaneous quadrille ruling. Presse Med 67:2299-2301

[6] Burton OT, Logsdon SL, Zhou JS, Medina-Tamayo J, Abdel-Gadir A, Noval Rivas M, Koleoglou KJ, Chatila TA, Schneider LC, Rachid R, Umetsu DT, Oettgen HC (2014) Oral immunotherapy induces IgG antibodies that act through FcgammaRIIb to suppress IgE-mediated hypersensitivity. J Allergy Clin Immunol 134:1310-1317.e6

[7] Chinthrajah RS, Hernandez JD, Boyd SD, Galli SJ, Nadeau KC (2016) Molecular and cellular mechanisms of food allergy and food tolerance. J Allergy Clin Immunol 137:984-997

[8] Dioszeghy V, Mondoulet L, Dhelft V, Ligouis M, Puteaux E, Benhamou PH, Dupont C (2011) Epicutaneous immunotherapy results in rapid allergen uptake by dendritic cells through intact skin and downregulates the allergen-specific response in sensitized mice. J Immunol 186:5629-5637

[9] Dioszeghy V, Mondoulet L, Puteaux E, Dhelft V, Ligouis M, Plaquet C, Dupont C, Benhamou PH (2017) Differences in phenotype, homing properties and suppressive activities of regulatory T cells induced by epicutaneous, oral or sublingual immunotherapy in mice sensitized to peanut. Cell Mol Immunol 14:770-782

[10] Dupont C, Kalach N, Soulaines P, Legoue-Morillon S, Piloquet H, Benhamou PH (2010) Cow's milk epicutaneous immunotherapy in children: a pilot trial of safety, acceptability, and impact on allergic reactivity. J Allergy Clin Immunol 125:1165-1167

[11] Esposito S, Isidori C, Pacitto A, Salvatori C, Sensi L, Frati F, DI Cara G, Marcucci F (2018) Epicutaneous immunotherapy in rhino-conjunctivitis and food allergies: a review of the literature. J Transl Med 16:329

[12] Freeland DMH, Manohar M, Andorf S, Hobson BD, Zhang W, Nadeau KC (2017) Oral immunotherapy for food allergy. Semin Immunol 30:36-44

［13］ Freeman J (1930) "Rush" inoculation, with special reference to hay-fever treatment. Lancet 215:744-747

［14］ Freiberger SN, Zehnder M, Gafvelin G, Gronlund H, Kundig TM, Johansen P (2016) IgG4 but no IgG1 antibody production after intralymphatic immunotherapy with recombinant MAT-Feld1 in human. Allergy 71:1366-1370

［15］ Giannarini L, Maggi E (1998) Decrease of allergen-specific T-cell response induced by local nasal immunotherapy. Clin Exp Allergy 28:404-412

［16］ Hoh RA, Joshi SA, Liu Y, Wang C, Roskin KM, Lee JY, Pham T, Looney TJ, Jackson KJL, Dixit VP, King J, Lyu SC, Jenks J, Hamilton RG, Nadeau KC, Boyd SD (2016) Single B-cell deconvolution of peanut-specific antibody responses in allergic patients. J Allergy Clin Immunol 137:157-167

［17］ Hylander T, Larsson O, Petersson-Westin U, Eriksson M, Kumlien Georen S, Winqvist O, Cardell LO (2016) Intralymphatic immunotherapy of pollen-induced rhinoconjunctivitis: a double-blind placebo-controlled trial. Respir Res 17:10

［18］ Jones SM, Sicherer SH, Burks AW, Leung DY, Lindblad RW, Dawson P, Henning AK, Berin MC, Chiang D, Vickery BP, Pesek RD, Cho CB, Davidson WF, Plaut M, Sampson HA, Wood RA, Consortium of Food Allergy Research (2017) Epicutaneous immunotherapy for the treatment of peanut allergy in children and young adults. J Allergy Clin Immunol 139:1242-1252.e9

［19］ Kashem SW, Haniffa M, Kaplan DH (2017) Antigen-presenting cells in the skin. Annu Rev Immunol 35:469-499

［20］ Kim ST, Park SH, Lee SM, Lee SP (2017) Allergen-specific intralymphatic immunotherapy in human and animal studies. Asia Pac Allergy 7:131-137

［21］ Möbs C, Slotosch C, Löffler H, Pfützner W, Hertl M (2008) Cellular and humoral mechanisms of immune tolerance in immediate-type allergy induced by specific immunotherapy. Int Arch Allergy Immunol 147:171-178

［22］ Möbs C, Ipsen H, Mayer L, Slotosch C, Petersen A, Würtzen PA, Hertl M, PfütznerW(2012) Birch pollen immunotherapy results in long-term loss of Bet v 1-specific TH2 responses, transient TR1 activation, and synthesis of IgE-blocking antibodies. J Allergy Clin Immunol 130:1108-1116.e6

［23］ Mondoulet L, Kalach N, Dhelft V, Larcher T, Delayre-Orthez C, Benhamou PH, Spergel J, Sampson HA, Dupont C (2017) Treatment of gastric eosinophilia by epicutaneous immunotherapy in piglets sensitized to peanuts. Clin Exp Allergy 47:1640-1647

［24］ Muraro A, Roberts G, Halken S, Agache I, Angier E, Fernandez-Rivas M, Gerth Van Wijk R, Jutel M, Lau S, Pajno G, Pfaar O, Ryan D, Sturm GJ, Van Ree R, Varga EM, Bachert C, Calderon M, Canonica GW, Durham SR, Malling HJ, Wahn U, Sheikh A (2018) EAACI guidelines on allergen immunotherapy: executive statement. Allergy 73:739-743

［25］ Noon L (1911) Prophylactic inoculation against hay fever. Lancet 177:1572-1573

［26］ Noval Rivas M, Burton OT, Wise P, Charbonnier LM, Georgiev P, Oettgen HC, Rachid R, Chatila TA (2015) Regulatory T cell reprogramming toward a Th2-cell-like lineage impairs oral tolerance and promotes food allergy. Immunity 42:512-523

［27］ Palisade Group Of Clinical Investigators, Vickery BP, Vereda A, Casale TB, Beyer K, Du Toit G, Hourihane JO, Jones SM, Shreffler WG, Marcantonio A, Zawadzki R, Sher L, Carr WW, Fineman S, Greos L, Rachid R, Ibanez MD, Tilles S, Assa'ad AH, Nilsson C, Rupp N, Welch MJ, Sussman G, Chinthrajah S, Blumchen K, Sher E, Spergel JM, Leickly FE, Zielen S, Wang J, Sanders GM, Wood RA, Cheema A, Bindslev-Jensen C, Leonard S, Kachru R, Johnston DT, Hampel FC Jr, Kim EH, Anagnostou A, Pongracic JA, Ben-Shoshan M, Sharma HP, Stillerman A, Windom HH, Yang WH, Muraro A, Zubeldia JM, Sharma V, Dorsey MJ, Chong HJ, Ohayon J, Bird JA, Carr TF, Siri D, Fernandez-Rivas M, Jeong DK, Fleischer DM, Lieberman JA, Dubois AEJ, Tsoumani M, Ciaccio CE, Portnoy JM, Mansfield LE, Fritz SB, Lanser BJ, Matz J, Oude Elberink HNG, Varshney P, Dilly SG, Adelman DC, Burks AW (2018) AR101 oral immunotherapy for peanut allergy. N Engl J Med 379:1991-2001

［28］ Passalacqua G, Canonica GW (2006) Local nasal specific immunotherapy for allergic rhinitis. Allergy Asthma Clin Immunol 2:117-123

［29］ Passalacqua G, Fumagalli F, Guerra L, Canonica GW (2003) Safety of allergen-specific sublingual immunotherapy and nasal immunotherapy. Chem Immunol Allergy 82:109-118

［30］ Patel D, Couroux P, Hickey P, Salapatek AM, Laidler P, Larche M, Hafner RP (2013) Fel d 1-derived peptide antigen desensitization shows a persistent treatment effect 1 year after the start of dosing: a randomized, placebo-controlled study. J Allergy Clin Immunol 131(103-9):e1-e7

［31］ Pautrizel R, Cabanieu G, Bricaud H, Broustet P (1957) Allergenic group specificity & therapeutic consequences in asthma; specific desensitization method by epicutaneous route. Sem Hop 33:1394-1403

［32］ Philipps EW (1926) Relief of hay-fever by intradermal injections of pollen extract. JAMA 86:182-184

［33］ Piazza I, Bizzaro N (1993) Humoral response to subcutaneous, oral, and nasal immunotherapy for allergic rhinitis due to Dermatophagoides pteronyssinus. Ann Allergy 71:461-469

［34］ Rotiroti G, Shamji M, Durham SR, Till SJ (2012) Repeated low-dose intradermal allergen injection suppresses allergen-induced cutaneous late responses. J Allergy Clin Immunol 130:918-924.e1

［35］ Ryan JF, Hovde R, Glanville J, Lyu SC, Ji X, Gupta S, Tibshirani RJ, Jay DC, Boyd SD, Chinthrajah RS, Davis MM, Galli SJ, Maecker HT, Nadeau KC (2016) Successful immunotherapy induces previously unidentified allergen-specific CD4+ T-cell subsets. Proc Natl Acad Sci U S A 113:E1286-E1295

［36］ Sampson HA, Shreffler WG, Yang WH, Sussman GL, Brown-Whitehorn TF, Nadeau KC, Cheema AS, Leonard SA, Pongracic JA, Sauvage-Delebarre C, Assa'ad AH, De Blay F, Bird JA, Tilles SA, Boralevi F, Bourrier T, Hebert J, Green TD, Gerth Van Wijk R, Knulst AC, Kanny G, Schneider LC, Kowalski ML, Dupont C (2017) Effect of varying doses of epicutaneous immunotherapy vs placebo on reaction to peanut protein exposure among patients with peanut sensitivity: a randomized clinical trial. JAMA 318:1798-1809

［37］ Scadding GK, Brostoff J (1986) Low dose sublingual therapy in patients with allergic rhinitis due to house dust mite. Clin Allergy 16:483-491

［38］ Scurlock AM (2018) Oral and sublingual immunotherapy for treatment of IgE-mediated food allergy. Clin Rev Allergy Immunol 55:139-152

［39］ Senti G, Prinz Vavricka BM, Erdmann I, Diaz MI, Markus R, Mccormack SJ, Simard JJ, Wuthrich B, Crameri R, Graf N, Johansen P, Kundig TM (2008) Intralymphatic allergen administration renders specific immunotherapy faster and safer: a randomized controlled trial. Proc Natl Acad Sci U S A 105:17908-17912

［40］ Senti G, Graf N, Haug S, Ruedi N, VON Moos S, Sonderegger T, Johansen P, Kundig TM (2009) Epicutaneous allergen administration as a novel method of allergen-specific immunotherapy. J Allergy Clin Immunol 124:997-1002

［41］ Senti G, Johansen P, Kundig TM (2011) Intralymphatic immunotherapy: from the rationale to human applications. Curr Top Microbiol Immunol 352:71-84

［42］ Senti G, Crameri R, Kuster D, Johansen P, Martinez-Gomez JM, Graf N, Steiner M, Hothorn LA, Gronlund H, Tivig C, Zaleska A, Soyer O, Van Hage M, Akdis CA, Akdis M, Rose H, Kundig TM (2012a) Intralymphatic immunotherapy for cat allergy induces tolerance after only 3 injections. J Allergy Clin Immunol 129:1290-1296

［43］ Senti G, Von Moos S, Tay F, Graf N, Sonderegger T, Johansen P, Kundig TM (2012b) Epicutaneous allergen-specific immunotherapy ameliorates grass pollen-induced rhinoconjunctivitis: A double-blind, placebo-controlled dose escalation study. J Allergy Clin Immunol 129:128-135

［44］ Senti G, Von Moos S, Tay F, Graf N, Johansen P, Kundig TM (2015) Determinants of efficacy and safety in epicutaneous allergen immunotherapy: summary of three clinical trials. Allergy 70:707-710

［45］ Senti G, Freiburghaus AU, Larenas-Linnemann D, Hoffmann HJ, Patterson AM, Klimek L, DI Bona D, Pfaar O, Ahlbeck L, Akdis M, Weinfeld D, Contreras-Verduzco FA, Pedroza-Melendez A, Skaarup SH, Lee SM, Cardell LO, Schmid JM, Westin U, Dollner R, Kundig TM (2019) Intralymphatic immunotherapy: update and unmet needs. Int Arch Allergy Immunol 178:141-149

［46］ Shamji MH, Durham SR (2017) Mechanisms of allergen immunotherapy for inhaled allergens and predictive biomarkers. J Allergy Clin Immunol 140:1485-1498

［47］ Shofield AT (1908) A case of egg poisoning. Lancet 171:716

［48］ Slovick A, Douiri A, Muir R, Guerra A, Tsioulos K, Hay E, Lam EPS, Kelly J, Peacock JL, Ying S, Shamji MH, Cousins DJ, Durham SR, Till SJ (2017) Intradermal grass pollen immunotherapy increases TH2 and IgE responses and worsens respiratory allergic symptoms. J Allergy Clin Immunol 139:1830-1839.e13

［49］ Smaldini PL, Orsini Delgado ML, Fossati CA, Docena GH (2015) Orally-induced intestinal CD4+ CD25+ FoxP3+ Treg controlled undesired responses towards oral antigens and effectively dampened food allergic reactions. PLoS One 10:e0141116

［50］ Syed A, Garcia MA, Lyu SC, Bucayu R, Kohli A, Ishida S, Berglund JP, Tsai M, Maecker H, O'riordan G, Galli SJ, Nadeau KC (2014) Peanut oral immunotherapy results in increased antigen-induced regulatory T-cell function and hypomethylation of forkhead box protein 3 (FOXP3). J Allergy Clin Immunol 133:500-510

［51］ Tordesillas L, Berin MC (2018) Mechanisms of oral tolerance. Clin Rev Allergy Immunol 55:107-117

［52］ Tordesillas L, Berin MC, Sampson HA (2017a) Immunology of food allergy. Immunity 47:32-50

［53］ Tordesillas L, Mondoulet L, Blazquez AB, Benhamou PH, Sampson HA, Berin MC (2017b) Epicutaneous immunotherapy induces gastrointestinal LAP(+) regulatory T cells and prevents food-induced anaphylaxis. J Allergy Clin Immunol 139:189-201.e4

［54］ Vallery-Radot P, Hangenau J (1921) Asthme d'origine équine. Essai de désensibilisation par des cutiréactions répétées. Bull Soc Méd Hôp Paris 45:1251-1260

［55］ Vickery BP, Berglund JP, Burk CM, Fine JP, Kim EH, Kim JI, Keet CA, Kulis M, Orgel KG, Guo R, Steele PH, Virkud YV, Ye P, Wright BL, Wood RA, Burks AW (2017) Early oral immunotherapy in peanut-allergic preschool children is safe and highly effective. J Allergy Clin Immunol 139:173-181.e8

［56］ Wambre E (2015) Effect of allergen-specific immunotherapy on CD4+ T cells. Curr Opin Allergy Clin Immunol 15:581-587

［57］ Witten M, Malling HJ, Blom L, Poulsen BC, Poulsen LK (2013) Is intralymphatic immunotherapy ready for clinical use in patients with grass pollen allergy? J Allergy Clin Immunol 132:1248-1252.e5

［58］ Wood RA (2017) Oral immunotherapy for food allergy. J Investig Allergol Clin Immunol 27:151-159

第 11 章　慢性鼻窦炎的精准医疗：过敏在其中的作用

Precision Medicine in Chronic Rhinosinusitis: Where Does Allergy Fit In?

Xinni Xu　Yew Kwang Ong　DeYunWang　**著**

黄新绿 **译**　　张晋卿 **校**

摘要

慢性鼻窦炎（chronic rhinosinusitis，CRS）指一种鼻窦黏膜长期炎症的临床综合征。根据是否合并鼻息肉来分型的方法应用较为广泛。虽然这种分型很简便，但是这种分型法与患者的预后和治疗相关性不大，因为 CRS 本质上是由于复杂的宿主和环境因素相互作用导致的炎症性疾病。学者对于 CRS 的病因提出过很多假设，过敏反应只是其中之一且饱受争议，我们接下来也会就此进行讨论。随着人们对 CRS 认识的增加，过去有关其分型的理论更加受到挑战（例如，认为合并鼻息肉的 CRS 与 2 型炎症反应有关），并且提出了新的分型方法。此外，有关 CRS 的分子内型（endotype）的关注开始上升，这样可以进行更加精准和个性化的治疗，尤其对于重度、治疗困难的 CRS 患者。我们还将介绍一些可能的模型以更好地进行 CRS 精准医疗，这些模型也会随着研究的进展而不断完善。

关键词：过敏；慢性鼻窦炎；分子内型；精准医疗

一、慢性鼻窦炎的分型

成人慢性鼻窦炎（chronic rhinosinusitis，CRS）定义为一种持续时间超过 12 周的鼻窦炎症（鼻塞 / 充血 / 阻塞，流涕，面部疼痛 / 压痛 / 肿胀，嗅觉减退或丧失），伴有客观指标（鼻内镜显示脓性分泌物、鼻息肉或水肿；放射影像学显示炎症或鼻窦黏膜改变）。传统分型根据是否合并鼻息肉将 CRS 分为两型［合并鼻息肉的 CRS（CRSwNP）和不合并鼻息肉的 CRS（CRSsNP）］。这种分型方法很简单并且被广泛接受，但是不够精准，因为不能反映其发病机制，且不能指导治疗或提示预后。因为现在学者意识到 CRS 的发病机制非常复杂，是宿主和环境因素之间的失衡。该分型方法也不能将一些特殊类型的 CRS 区分出来，比方说非甾体抗炎药（non-steroidal anti-inflammatory drug，NSAID）- 加重的呼吸系统疾病（exacerbated respiratory disease，N-ERD），在该分型标准下只能简单将其分类于 CRSwNP。

有些学者还尝试从分子内型（endotype）角度定义 CRS，也就是疾病发生过程的分子学机制。近年来，嗜酸性粒细胞 CRS/2 型 CRS，以及非嗜酸性粒细胞 CRS/ 非 2 型 CRS 这一分类更加受到关注，因为反映了疾病是由 2 型辅助性 T 细胞（Th2）或 1 型辅助性 T 细胞（Th1）介导，因为普遍认为嗜酸性粒细胞是 Th2 炎症疾病的标志（Fokkens 和 Reitsma，2019）。另一种较为新型的 CRS 分子内型分析是聚类分析（cluster analysis），即一种客观的数据分析方法，可以通过各种分子标志物来将对象分组为具有相似特征的多个类，这样可以直接提示不同的表型和治疗结局（Cao 等，2019）。

CRS 分型的困难在于其发病机制的异质性，因为多种因素不同程度地参与了鼻窦黏膜的炎症。为了贴合本书的主题，本章将着重介绍过敏在 CRS 发病中的作用，并讨论与过敏相关的分类方法；但必须要强调的是，过敏反应只是 CRS 众多发病机制之一。我们还会利用精准医疗模型来介绍 CRS 的治疗方案，即根据疾病的严重程度来选择不同等级的治疗。

二、过敏在慢性鼻窦炎中的作用

过敏和 CRS 的关系尚未完全阐明。从病理生理学角度，IgE 介导的过敏反应与 CRS 的部分亚型之间的联系主要是 Th2 炎症反应。目前已经有一些研究证实这种炎症反应在患者的机体系统或局部存在。在过敏患者体内，过敏原会通过抗原呈递细胞激活辅助性 T 细胞（T helper cell），从而促进炎症因子的释放。其中包括 IL-5，它对于嗜酸性粒细胞具有强烈的趋化作用。鼻腔黏膜释放炎症介质后，嗜酸性粒细胞便可通过黏附分子和趋化信号迁移到鼻腔黏膜。在 CRS 患者体内观察到了黏附分子和趋化因子表达的升高，这可能是气源性过敏原可以加重 CRS 的机制（Jahnsen 等，1995）。在特应性疾病患者和 CRSwNP 患者中均观察到了 Th2 细胞因子、总 IgE 及过敏原特异性 IgE，以及嗜酸性粒细胞性炎症水平的升高（Bachert 等，2001）。另外，在单侧鼻腔过敏原刺激试验中观察到了双侧上颌窦黏膜的嗜酸性粒细胞均有所升高（Baroody 等，2008）。

CRS 的炎症有可能只限于鼻腔而没有系统反应。在一些 CRS 患者只观察到了鼻腔黏膜处 IgE 的表达，却没有系统的高敏状态，一种称为局部过敏性鼻炎（allergic rhinitis，AR）或 "entopy" 的局部机制。鼻部过敏原激发试验阳性可以证实 entopy 的存在。但是，过敏原如何进入鼻窦腔的机制尚不清楚，因为在吸气时，过敏原通常不会进入不工作的窦腔。在有鼻息肉时，中鼻道往往是堵塞的，从而应该更加减少气源性过敏原的进入。

而对于临床研究，有关 CRS 和过敏的关系的结论并不一致。一项纳入了 24 篇评估 CRS 和过敏之间关系的系统回顾研究显示，支持两者具有相关性与不支持的数量几乎相同（Wilson 等，2014）。虽然一些研究报道 CRSwNP 和常年存在的过敏原之间具有明显的相关性，但也有研究显示过敏原的存在与鼻息肉的大小、症状评分、复发率及术后糖皮质激素使用量不具有相关性。此外，虽然避免过敏原和变应原免疫治疗可以缓解鼻炎的症状，但是它们并不能改善鼻窦疾病本身。

总的来看，这些研究提示 IgE 介导的过敏反应可能是 CRS 的影响因素之一，但是并没有发现两者之间具有直接的因果关系。《欧洲鼻窦炎和鼻息肉意见书 2020》（European Position Paper on Rhinosinusitis and Nasal Polyps，EPOS 2020）中提到，过敏是 CRS 发病机制之一的证据并不充分，更准确地是将其视为参与鼻窦炎症的众多重叠因素之一（Fokkens 等，2020）。《过敏和鼻科学国际共识声明》[The International Consensus Statement on Allergy and Rhinology: AR（ICAR：AR）] 总结：过敏和 CRSsNP 及 CRSwNP 之间的关系的等级总体为 D 级（Orlandi 等，2016）。然而，一些研究显示对于某些 CRS 亚型，尤其是变应性真菌性鼻窦炎（allergic fungal rhinosinusitis，AFRS）和中央区特应性疾病（central compartment atopic disease，CCAD），与特应性反应的关系非常密切，虽然对此也不乏争议。

（一）变应性真菌性鼻窦炎

变应性真菌性鼻窦炎（allergic fungal rhinosinusitis，AFRS）是一种合并鼻息肉的非侵袭性真菌性鼻窦炎，它一般被视为 CRSwNP 中特殊的一型。Bent 和 Kuhn 基于对 15 名患者的观察，在 1994 年制订了 AFRS 的最初诊断标准，至今仍被广泛应用（Bent 和 Kuhn，1994）。该标准要求符合以下特征：① IgE 介导的对真菌的过敏反应；②伴鼻息肉；③特征性 CT 征象（鼻窦腔高密度灶、窦腔扩大鼻窦骨质侵蚀）；④嗜酸性粒细胞性黏蛋白／黏液，无真菌侵入鼻窦组织；⑤鼻窦内容物真菌染色阳性。

该诊断标准的准确性和实用性至今仍存在争议。在 AFRS 患者、真菌过敏的 AR 患者和不合并嗜酸性粒细胞性黏蛋白／黏液的 CRS 患者中，并没有观察到系统真菌性特异性 IgE 或总 IgE 水平的差异（Pant 等，2005）。同一研究还显示，对于大多数 AFRS 患者，升高的真菌特异性 IgE 对应的真菌菌种，与嗜酸性粒细胞性黏蛋白／黏液中对应的真菌菌种并不一致。而且，该研究中真菌特异性 IgG3 水平在 AFRS 组和对照组具有显著性差异，而 IgE 水平却没有差异，提示细胞免疫参与了该过程。此外，没有强有力的证据表明真菌 AIT 或抗真菌治疗对 AFRS 有效（Gan 等，2014）。因此，很多学者不认可将 I 型过敏反应作为 AFRS 的诊断标准。合并鼻息肉是一个更广泛的分型标准，同样用于非 AFRS 的 CRS。嗜酸性粒细胞性黏蛋白／黏液是一种棕褐色、质地类似花生酱或车轮润滑油的黏液、其中包含嗜酸性粒细胞和夏科 - 莱登结晶（嗜酸性粒细胞分解产物），在不伴真菌过敏的嗜酸性 CRS 患者中很常见。随着真菌检测技术的提升，实际上，所有正常人和 CRS 患者中均可以检测到真菌，并不限于 AFRS 患者（Braun 等，2003）。所以，在 Bent 和 Kuhn 的诊断标准中，只有特征性 CT 表现对 AFRS 具有特异性。

AFRS 还有一些显著的特征没有在诊断标准中体现出来。例如，AFRS 多发生于年轻、免疫功能完善的人群中。相较于其他 CRS 类型，AFRS 的骨质破坏多发生于眼眶内和颅内，但一般不侵犯眶周和硬脑膜，而且男性较女性更常见。约 50%AFRS 患者的影像学显示单侧受累，而所有嗜酸性粒细胞性黏液的 CRS 患者均为双侧受累（Ferguson，2000）。AFRS 还具有地理分布差异，好发于炎热潮湿气候地区，如美国南部、密西西比河流域和澳大利亚南部（Collins 等，2003；Ferguson 等，2000）。但是在其他类似气候的地区，如马来西亚（Goh 等，2005），泰国（Aeumjaturapat 等，2003）和印度（Chakrabarti 等，2015），并没有像上述地区一样具有 AFRS 的高发病率。

由于真菌和真菌过敏在 CRS 中的作用存在争议，也有一些学者提出了其他命名方式。例如"过敏性真菌性鼻窦炎样"（allergic fungal sinusitis-like），"非过敏性真菌性嗜酸性鼻 - 鼻窦炎"（non-allergic fungal eosinophilic sinusitis），"嗜酸性粒细胞性真菌性鼻 - 鼻窦炎"（Eosinophilic fungal rhinosinusitis），"嗜酸性粒细胞黏蛋白性鼻 - 鼻窦炎"（eosinophilic mucin rhinosinusitis），以对应是否合并真菌过敏或真菌菌丝的各种情况。如此多的观点反映了其发病机制还存在很多未知。但是，目前已经可以明确，CRSwNP 这一亚型与黏厚的黏液、复发性的鼻息肉，以及手术或糖皮质激素等更强的治疗手段（手术或糖皮质激素）具有相关性。而 I 型过敏反应、对真菌免疫反应的改变、嗜酸性粒细胞性炎症及环境因素可能在不同程度上参与了其发病过程。

（二）中央区特应性疾病

中央区特应性疾病（central compartment atopic disease，CCAD）是 CRS 家族的"新成员"，是一种 IgE 介导的气道炎症，与过敏原接触鼻腔中央区有关。首先在 2014 年，有学者观察到单纯中鼻甲息肉样水肿与吸入性过敏原具有高度正相关性（White 等，2014）。接下来在 2017 年，学者认识到这种过敏性水肿可以扩展至上鼻甲和鼻上隔，引发主要累及鼻腔中央区的息肉样疾病，于是创造了 CCAD 这一术语（Brunner 等，2017；DelGaudio 等，2017；Hamizan 等，2017）。有学者推测该病累及这一区域的原因与鼻腔气流方向有关，该区域位于鼻腔最高的位置，而过敏原可能倾向于沉积在高处（Wang 等，2012）。另一种假说认为这与胚胎起源有关。中鼻甲来源于筛骨，而下鼻甲来源于外侧软骨囊，这可能解释了为什么下鼻甲不容易出现息肉。

CCAD 患者最常见的主诉是鼻塞，几乎所有患者都会出现这一症状。约 50% 患者会出现过敏症状，其中大部分（83%～100%）过敏测试阳性（Brunner 等，2017）。室内尘螨是最常见的过敏原，其次是花粉。长期存在的过敏原才会导致疾病反复发作，而季节性过敏原不会。在过敏季节前治疗 CCAD 患者的过敏性鼻炎并不会明显缓解患者的鼻部症状。功能性内镜鼻窦手术（functional endoscopic sinus surgery，FESS）、术后糖皮质激素鼻腔冲洗及过敏原治疗似乎对 CCAD 患者较有效。目前尚无 AIT 治疗结果的报道。

影像学上，计算机断层扫描（computed tomography，CT）显示中鼻甲、上鼻甲和鼻中隔中央软组织增厚，顶骨和侧鼻窦腔相对不受累。CCAD 的这种影像学表现与 CRSwNP 其他亚型不同，后者一般会有窦腔弥漫性的受累，而一般不累及中央区结构。

作为一个新出现的概念，我们对 CCAD 的了解也十分有限。目前对 CCAD 的研究也限于同一

个团队的描述性病例报道，缺乏对照组和长期随访数据，所以难以获得新的发现。还需要对其进行更深入的研究，包括全球其他地区的研究，以更好地了解该病的特征、病因、治疗及效果。

三、慢性鼻窦炎的治疗

精准医疗的四个原则是：患者全程参与、预测治疗结果、预防疾病进展或并发症、个性化治疗。将 CRS 参考精准医疗的概念，根据疾病的严重程度将其治疗分为三个等级（Xu 等，2019）。CRS 三级治疗的总结见表 11-1。

表 11-1　CRS 的药物治疗

治　疗	干　预	优　点	不良反应
一级治疗：初级药物治疗			
生理盐水冲洗	大剂量冲洗作为其他治疗的辅助	改善症状评分；耐受性好；无系统不良反应；花费少	局部刺激、头痛、耳痛；因冲洗瓶污染而感染少见
局部糖皮质激素（INCS）	推荐 CRS 患者使用，（尤其是 CRSwNP）FESS 术前和术后	改善主观症状和客观评分；降低鼻息肉复发率	鼻出血、鼻部不适、头痛
口服糖皮质激素	推荐 CRSwNP 患者短期使用；缺乏 CRSsNP 的证据	显著改善患者短期内主观症状和客观评分；与 INCS 联合使用效果可能维持 8~12 周	胃肠道症状、暂时肾上腺素轴抑制、失眠；长期治疗风险增加
非大环内酯类药物	急性加重或出现脓性分泌物时考虑使用	减少脓性分泌物，但并非 CRS 的常规药物	胃肠道症状、有耐药风险
长期低剂量大环内酯类药物	CRSsNP 患者可以考虑使用	改善主观症状和客观评分，尤其是 IgE 水平正常的患者	药物相互作用、轻微不良反应、严重心血管并发症的可能性
二级治疗：FESS 术后药物治疗			
鼻内糖皮质激素喷雾剂（INCS）	推荐 CRS 患者在 FESS 术后使用	改善主观症状和客观评分；降低鼻息肉复发率	鼻出血、鼻部不适、头痛
局部糖皮质激素：冲洗	FESS 术后可以考虑使用	目前证据无法证实其有效性	没有肾上腺轴抑制的证据，但不排除
口服糖皮质激素	改善 CRS 患者术后内镜评分，降低 CRSwNP 患者的复发率	显著改善患者短期内主观症状和客观评分；与 INCS 联合使用效果可能维持 8~12 周	胃肠道症状、暂时肾上腺素轴抑制、失眠；长期治疗风险增加
长期低剂量大环内酯类药物	减少息肉复发，可能在 FESS 术后获益	改善 FESS 术后息肉情况	主要是胃肠症状、严重心血管并发症的可能性
抗白三烯治疗	联合或替代 INCS	症状评分的改善与 INCS 相当；联合 INCS 的可能获益有限	神经 – 精神事件罕见、肝酶升高

（续表）

治 疗	干 预	优 点	不良反应
免疫治疗	考虑用于合并过敏的 CRS 患者	理论上可以减少 CRS 的诱发和缓解症状	局部刺激、过敏反应、花费高
三级治疗：生物制剂			
抗 IgE：奥马珠单抗	批准用于严重过敏性哮喘、慢性自发性荨麻疹；CRS 中的应用在Ⅲ期试验中	缓解症状，改善内镜评分	注射部位反应、头痛、鼻咽炎、心血管并发症
抗 IL-5：美泊利珠单抗	批准用于严重嗜酸性粒细胞性哮喘；CRS 中的应用在Ⅲ期试验中	缓解症状，改善内镜评分	头痛、注射部位反应、过敏反应；停止治疗后支气管哮喘复发及嗜酸性粒细胞增多
抗 IL-5：瑞利珠单抗	批准用于严重嗜酸性粒细胞性哮喘；CRS 中的应用在Ⅲ期试验中	缓解症状，改善内镜评分	咽痛、血肌酐磷酸酶升高、肌痛
抗 IL-4/IL-13：度普利尤单抗	FDA 批准用于 CRSwNP 治疗	缓解症状、嗅觉、改善内镜评分和影像学评分	注射部位反应、结膜炎、疱疹病毒再激活、血清病

CRS. 慢性鼻窦炎；INCS. 鼻内糖皮质激素喷雾剂；FESS. 功能性内镜鼻窦手术；CRSwNP. 合并鼻息肉的慢性鼻窦炎；CRSsNP. 不合并鼻息肉的慢性鼻窦炎；FDA. 美国食品药品管理局

（一）一级治疗

CRS 的一级治疗是在疾病诊断时采取的治疗。疾病一经诊断就要采取一线治疗方法，包括鼻腔生理盐水冲洗，抗炎药物，在出现鼻腔脓性分泌物时根据细菌培养结果进行抗生素治疗，以及如果有过敏性鼻炎表现时进行相应的治疗。

在此阶段，需要慎重判断患者是否属于对传统治疗反应不佳的亚型。其中一类是 N-ERD，表现为非甾体抗炎药（NSAID）过敏、哮喘和鼻息肉三联征。其发病机制为 NSAID 诱导的对环氧合酶 -1（cyclooxygenase-1）的抑制反应，导致地诺前列酮（prostaglandin E_2）降低，并激活包括肥大细胞、嗜酸性粒细胞、嗜碱性粒细胞和血小板等炎症细胞。传统药物和手术治疗对 N-ERD 患者的鼻息肉效果不佳，需要更有经验的耳鼻喉科医生来治疗。同时还要治疗 NSAID 过敏和哮喘。

1. 鼻腔生理盐水冲洗　鼻腔生理盐水冲洗强烈推荐作为 CRS 患者药物治疗的辅助治疗。因其安全性高、无系统吸收及价格便宜的特点，被患者广泛接受。鼻腔生理盐水冲洗可以缓解患者的症状，提高未接受手术患者的生活质量指数（quality of life，QoL）（Bachmann 等，2000）。大剂量的等渗生理盐水冲洗比起低剂量鼻腔冲洗效果更佳。等渗和高渗的生理盐水在缓解症状和改善生活质量方面没有明显差异。

鼻腔生理盐水冲洗的不良反应罕见。有使用等渗盐水冲洗时出现鼻部烧灼感和耳塞的报道。高渗盐水冲洗可能会出现疼痛或流涕。冲洗瓶细菌污染最早可在使用 1 周时出现，随着使用时间的增加，污染的概率升高。虽然没有证据表明细菌污染会影响治疗效果，但还是建议每次使用后清洗冲洗瓶，并且每 3 个月更换（Psaltis 等，2012）。

2. 局部糖皮质激素　鼻内糖皮质激素喷雾剂（intranasal corticosteroid sprays，INCS）是治疗 CRSsNP 和 CRSwNP 的主流方法，因为炎症是 CRS 发病的主要驱动因素。该治疗的机制一方面是抗炎作用，另一方面可以抑制促炎介质、细胞趋化因子和黏附分子。INCS 在 CRSwNP 的应用研究更多，已经证实其相较对照组可以改善临床症状、息肉大小、息肉的复发及鼻腔内的气流（Wei等，2013）。

INCS 最常见的不良反应是鼻出血，局部刺激症状和头痛。目前没有系统免疫抑制的报道。实际上，二代 INCS（如丙酸氟替卡松、糠酸莫米松、糠酸氟替卡松）的安全性更好，系统生物利用率低于 1%（Sastre 和 Mosges，2012）。

3. 口服糖皮质激素　口服糖皮质激素推荐短期用于轻度 CRSwNP 或病情不重的嗜酸性粒细胞性 CRS。短期（7～14 天）口服糖皮质激素证实可以缓解鼻塞和嗅觉减退、降低鼻内镜评分和减少嗜酸性粒细胞计数（Hissaria 等，2006）。短期口服糖皮质激素，接下来采用 INCS，可以将治疗效果保持 8～12 周。口服糖皮质激素可以显著改善手术质量，在 FESS 前应用可减少术中失血和手术时间（Pundir 等，2016）。

口服糖皮质激素对非嗜酸性粒细胞性 CRS 的效果不如嗜酸性粒细胞性 CRS。口服糖皮质激素最常见的不良反应是消化道反应。其他可能的不良反应包括暂时的肾上腺轴的抑制、情绪改变、睡眠障碍、血糖升高、眼压升高、股骨头坏死和骨质疏松。不建议 CRSwNP 患者长期或经常口服糖皮质激素，因为会增加不良反应。

4. 口服非大环内酯类药物　在 CRS 急性发作时，推荐根据细菌培养结果使用抗生素，或在没有细菌培养结果时使用广谱抗生素，如阿莫西林克拉维酸钾。美国耳鼻咽喉过敏学会（American Academy of Otolaryngic Allergy，AAOA）推荐有脓性鼻窦分泌物的患者使用抗生素。非大环内酯类抗生素易导致胃肠道不良反应、容易产生耐药、且缺乏有利的证据，所以不推荐用于常规 CRS 治疗。但是对耳鼻喉科医生的调查显示，超过 90% 的医生会在药物治疗中使用抗生素，可能是因为传统观念认为 CRS 与细菌感染相关（Dubin 等，2007）。

5. 口服低剂量大环内酯类药物（>12 周）每天使用低剂量大环内酯类药物具有抗炎和免疫调节作用。可以促进 IL-8 等促炎因子的产生，抑制中性粒细胞聚集，减少鼻部成纤维细胞，这些

是糖皮质激素所不具备的。研究显示，下呼吸道炎症性疾病患者长期使用（≥ 12 周）低剂量大环内酯类药物可以获益，如哮喘、慢性阻塞性肺病和囊肿性纤维化。传统观点认为 CRSsNP 与非嗜酸性粒细胞性炎症相关，所以可能从低剂量大环内酯类药物中获益。

两项随机安慰剂对照试验，比较了未手术的 CRS 患者使用 12 周低剂量大环内酯类药物的效果。其中一个报道结果显示，使用罗红霉素的 CRSsNP、尤其是血清 IgE 水平正常的受试者，疾病相关生活质量、鼻内镜评分、糖精清除时间及 IL-8 水平相较对照组都有显著改善（Wallwork 等，2006），但这些改善在停止治疗后就终止了。然而，另一项研究采用阿奇霉素与安慰剂对照，在 CRSsNP 和 CRSwNP 患者中不论是主观还是客观指标均没有观察到明显获益（Videler 等，2011）。总结这两项试验的系统性分析显示，长期低剂量使用大环内酯类药物的试验组在疾病相关性生活质量没有显著改善（Pynnonen 等，2013）。

一项随机对照试验（randomised controlled trial，RCT）比较了 FESS 术前的 CRSsNP 患者口服低剂量克拉霉素和 INCS 的差异，治疗均为 12 周（Zeng 等，2011）。结果显示，两组受试者的整体症状评分、总疾病负担评分、黏膜水肿和流涕评分均显著下降，且这些改善在治疗 4 周时便显现出来。但是两组的主观症状和鼻内镜评分在治疗后的任何时间点均没有观察到明显改善。

因此，CRS 患者术前长期低剂量口服低剂量大环内酯类药物的证据仍不充分。EPOS2020 推荐 CRSsNP 患者，尤其是血清 IgE 正常的，可以考虑长期口服低剂量大环内酯类药物，而生理盐水鼻腔冲洗不能改善这类患者的症状（Fokkens 等，2020）。ICAR:慢性鼻窦炎（chronic rhinosinusitis，CRS）指出，大环内酯类药物可以作为 CRSsNP 患者治疗的选择，不论是 FESS 术前还是术后（Orlandi 等，2016）。目前尚无口服低剂量大环内酯类药物对于 CRSwNP 患者 FESS 术前治疗效果的报道。

大环内酯类药物最常见的不良反应为胃肠道

反应，如中度腹泻和腹部不适。在对非 CRS 患者的研究中，大环内酯类药物有引发耳毒性、肝功能异常、室性心律失常和心脏停搏的报道。

6.过敏原检测和避免方式　EPOS 2020 推荐询问 CRSsNP 和 CRSwNP 患者是否有过敏症状的病史，若有该病史，需要做过敏原检测（Fokkens 等，2020）。ICAR：慢性鼻窦炎（chronic rhinosinusitis，CRS）指南认为 CRS 患者可以选择做过敏原检测和治疗，因为识别过敏原理论上对患者有利，而没有太多风险（Orlandi 等，2016）。

如果怀疑患者有 CCAD 的可能，则建议做过敏原检测，因为 CCAD 与特应性状态有关系。对于 AFRS 患者，真菌过敏原阳性也是 Bent-Kuhn 诊断标准之一，但是真菌特异性 AIT 并不一定会有效。

（二）二级治疗

二级治疗是针对一级治疗效果不理想的重度 CRS。目的是预防疾病进展和并发症。在这一阶段，通常需要手术及必要的术后药物治疗。

1.手术：功能性内镜鼻窦手术　当药物治疗后症状仍不缓解或出现了 CRS 的并发症时，通常需要手术治疗。一旦发生息肉样改变，INCS 对已经发生的结构改变效果不佳。功能性内镜鼻窦手术（functional endoscopic sinus surgery，FESS）的原则是保护黏膜，拓宽自然窦引流通道以缓解流出梗阻，减轻炎症反应，以及改善术后局部药物向鼻窦的输送。

在进行手术干预之前，人们已经尝试确定适当的用药时间或疗程。然而，这种所谓的最大药物治疗的定义是模糊的，可能是不合适的，因为这意味只有在尝试所有药物治疗无效后才可以采取手术治疗。鼻窦黏膜的慢性炎症会导致上皮重塑，这一过程导致基底细胞增殖不良，无法形成良好的上皮屏障（Zhao 等，2017）。这些变化不会被糖皮质激素治疗逆转，并且其中一些患者在接受 FESS 时上皮的功能也无法恢复。

2.手术：腺样体切除术　虽然腺样体肥大在成人中并不常见，但由于其与过敏性鼻炎（AR）（主

要是儿童）的相关性，值得在此简单介绍。腺样体肥大的治疗在儿科 CRS 中起作用，但一般成人 CRS 不采取该治疗。腺样体是细菌的储存库，该位置与鼻侧壁的细菌培养结果具有高度相关性。一项 Meta 分析纳入了 9 项研究，研究均针对药物治疗失败的儿童 CRS 患者，探究腺样体切除术的有效性，结果显示术后鼻窦炎症状明显改善（Brietzke 和 Brigger，2008）。

在美国耳鼻喉科学会–头颈外科基金会（American Academy of Otolaryngology-Head and Neck Surgery Foundation，AAO-HNSF）儿科 CRS 指南工作组中，对于腺样体切除术作为 <6 岁儿童 CRS 的一线手术治疗有着强烈的共识。对于 6—12 岁的儿童，达成的共识较少（Brietzke 等，2014）。由于缺乏支持性证据，腺样体切除术对 ≥13 岁人群是否有效，目前尚无共识。

3.功能性内镜鼻窦手术后：鼻内糖皮质激素喷雾剂　强烈建议在 FESS 后进行 INCS，以控制术后黏膜炎症。FESS 后局部鼻用类固醇喷雾剂可最大限度地减少黏膜炎症并提升临床效果。对 FESS 患者使用 INCS 和安慰剂进行比较的 11 项随机对照试验的系统回顾和 Meta 分析表明，INCS 组在 6 个月和 12 个月的内镜评分、症状评分和息肉复发率方面有显著改善（Fandino 等，2013）。

INCS 的局限性在于它虽然可以很好地与鼻腔接触，但不易向鼻窦运输。鼻腔喷雾剂中的糖皮质激素在鼻中隔、下鼻甲和中鼻甲头侧分布较多，但在中上鼻道分布较少（Lam 等，2013）。

4.功能性内镜鼻窦手术后：糖皮质激素鼻腔冲洗　与 INCS 相比，术后糖皮质激素鼻腔冲洗被认为能更有效地将局部药物输送至鼻窦。一些研究报道了局部糖皮质激素（通常为布地奈德）在 CRSwNP 或嗜酸性 CRS 患者术后鼻腔冲洗的疗效（Kanowitz 等，2008；Snidvongs 等，2012）。大剂量（>100ml）比小剂量冲洗更易输送至术后鼻窦。对 11 篇文章的文献综述显示，大剂量糖皮质激素冲洗与完全鼻窦手术联合使用时，在主观症状和客观临床指标方面均有所改善（Grayson

和 Harvey，2019）。

基于对 INCS 的 1 级证据，糖皮质激素鼻腔冲洗已被推荐为 FESS 后 CRS 管理的一线治疗的一部分（Grayson 和 Harvey，2019）。ICAR：CS 指出，根据总体证据等级 B，FESS 后 CRSwNP 患者可以选择局部糖皮质激素非传统的治疗，如鼻腔冲洗（Orlandi 等，2016）。没有证据提示局部糖皮质激素冲洗对非嗜酸性粒细胞性 CRS 的疗效。也没有证据表明糖皮质激素鼻腔冲洗有全身吸收。

5. 功能性内镜鼻窦手术后：口服糖皮质激素　术后即刻短期口服糖皮质激素可减少患者愈合期黏膜炎症，并有助于提升嗅觉。一项纳入 24 名受试者的 RCT 显示，12 周内逐渐减少口服糖皮质激素的剂量可显著改善 AFRS 的主观和客观症状，并防止早期复发（Rupa 等，2010）。

随后，正如日常吸入糖皮质激素控制的哮喘患者，在病情加重期间可能需要口服皮质类固醇作为"急救"药物一样，当局部的糖皮质激素不足以控制嗜酸性粒细胞性气道炎症时，CRS 患者也可能需要短疗程的口服糖皮质激素来控制其病情加重。

6. 功能性内镜鼻窦手术后：口服低剂量大环内酯类药物（>12 周）　有两项 RCT 比较了 FESS 后患者口服低剂量大环内酯类药物的效果。其中一项试验结果显示，与安慰剂相比，12 周低剂量红霉素在鼻内镜评分方面的提升具有统计学差异（Haxel 等，2015）。此外，与 CRSwNP 患者相比，CRSsNP 患者有改善的趋势。另一项试验显示，与安慰剂相比，12 周低剂量的阿奇霉素治疗后症状评分和评分百分比变化显著改善，但是差异不具有统计学意义（Amali 等，2015）。对这两项研究汇总数据的系统回顾得出结论，大环内酯组的症状和内镜评分与安慰剂组对比没有显著差异（Lasso 等，2017）。

一项 RCT 将 FESS 术后的受试者分成了三组，分别为 24 周低剂量克拉霉素和 INCS、12 周低剂量克拉霉素与 INCS，以及单独使用 INCS（Varvyanskaya 和 Lopatin，2014）。这项开放标签

试验结果显示，与单独使用 INCS 相比，两种大环内酯组在症状、鼻内镜、影像学评分、鼻测压和糖精清除时间方面都有显著改善。结论是长期低剂量大环内酯类药物可能在控制嗜酸性粒细胞炎症和预防 FESS 后鼻息肉的早期复发方面发挥作用。因此，CRSsNP 患者可以选择长期低剂量大环内酯类药物（综合证据等级 B）（Orlandi 等，2016）。对于 FESS 后的 CRSwNP 患者，长期低剂量大环内酯类药物与 INCS 一起使用也可能获益。

7. 功能性内镜鼻窦手术后：抗真菌治疗　少数样本量较小的研究关注了符合 Bent 和 Kuhn 的 AFRS 诊断标准的患者抗真菌治疗的效果。一项 RCT 纳入了 24 名术后 AFRS 患者，结果显示与单独使用伊曲康唑和 INCS 相比，口服糖皮质激素联合口服伊曲康唑和 INCS 显著改善了患者的主观和客观评分，并减少了疾病的早期复发（Rupaet 等，2010）。另一项 RCT 比较了 60 名 AFRS 术后患者，一组为口服联合外用 6 个月糖皮质激素，另一组术后单独口服伊曲康唑 6 个月，结果显示口服伊曲康唑组的症状缓解和内镜下疾病清除效果更好（Rojita 等，2017）。然而，由于证据质量低，包括 AFRS 在内的所有 CRS 患者的局部和全身抗真菌治疗的 Cochrane 综述显示并没有显著获益（Head 等，2018）。

8. 功能性内镜鼻窦手术后：抗白三烯治疗　半胱氨酸白三烯是嗜酸性粒细胞和肥大细胞通过花生四烯酸分解产生的炎症介质。半胱氨酸白三烯途径可以促进支气管收缩、黏膜充血和水肿，并在许多气道疾病（如 CRSwNP、哮喘和过敏性鼻炎）时上调。半胱氨酸白三烯抑制药由于其具有类糖皮质激素及抗炎的特性，通常被用作哮喘和过敏性鼻炎的辅助治疗药物。

有不少证据表明，白三烯拮抗药（leukotriene antagonist，LTA），如孟鲁司特和齐留通，与局部和（或）口服糖皮质激素联合是治疗 CRSwNP 的有效辅助药物。系统综述报告显示，LTA 相较安慰剂，更有利于 CRSwNP 患者症状的改善，但与 INCS 相比无显著性差异（Wentzel 等，2013）。

该综述得出结论，LTA 作为辅助治疗的益处有限，但对于无法耐受或对 INCS 无反应的患者，可以考虑 LTA。单用孟鲁司特在预防 FESS 后息肉复发方面似乎不如 INCS 有效。

目前还没有研究评估 LTA 在 CRSsNP 治疗中的作用。LTA 一般没有明显不良反应。使用孟鲁司特出现皮疹、神经精神问题和震颤的报道很少。齐留通可能会导致肝酶升高。

9. 变应原免疫治疗 变应原免疫治疗（allergen Immunotherapy，AIT）通过诱导脱敏和无反应状态来改变机体过敏状态。虽然 AIT 被推荐用于治疗过敏性鼻炎，但其在 CRS 中的作用尚不确定。目前，没有明确证据表明 AIT 能改善包括 AFRS 在内的 CRS，尽管它可能可以改善鼻炎症状。对接受过 AIT 的特应性 CRS 患者进行的系统综述结果显示，AIT 作为辅助治疗后，患者的主观症状评分和客观内镜检查结果均有所改善，尤其是在术后阶段（DeYoung 等，2014）。然而，由于研究数量少、质量低，支持 AIT 使用的证据不够充分。

一项 AFRS 患者使用 AIT 的系统综述指出，AIT 似乎可以减少黏膜炎症，但由于样本量小、缺乏标准对照组和其他药物对照，该研究的证据并不充分（Gan 等，2014）。EPOS 2020 指出，皮下 AIT 可以短期改善 AFRS，但长期益处尚不清楚（Fokkens 等，2020）。ICAR : CS 表示，AIT 的获益和危害是等同的，因此，根据综合证据等级 C，AIT 可以作为术后难治性 AFRS 的一种选择（Orlandi 等，2016）。尚无 AIT 在中央区特应性疾病（CCAD）中的作用方面的研究，但一般认为是 CCAD 的一种治疗方案。

（三）三级治疗

三级治疗适用于严重、不可控或难治性 CRS。此时，会采用针对不同分子内型选择相应的生物制剂治疗。目前，欧盟批准了奥马珠单抗和度普利尤单抗用于治疗 CRSwNP，而美国食品药品管理局（FDA）仅批准了度普利尤单抗治疗 CRSwNP。相信随着更多Ⅲ期临床试验的开展，

将会有更多生物制剂被批准上市。

1. 抗 IgE 治疗 IgE 是肥大细胞活化的关键炎症介质。在炎症性气道疾病（如 CRS 和哮喘）中显著升高。奥马珠单抗是一种人源化单克隆抗体，可阻止 IgE 与位于肥大细胞和嗜碱粒性细胞上的受体结合。它在美国被批准用于治疗严重过敏性哮喘和慢性自发性荨麻疹。基于两项Ⅲ期随机试验的结果，近期，欧盟委员会还批准对于 INCS 不能很好地控制的重症 CRSwNP，奥马珠单抗可作为 INCS 的附加治疗方案（Gevaert 等，2020）。

奥马珠单抗的不良反应包括头痛、注射部位反应、鼻咽炎和心血管并发症（包括深静脉血栓形成和心肌梗死）。

2. 抗 IL-5 治疗 IL-5 是一种 2 型细胞因子，是嗜酸性粒细胞生长、募集和活化的关键介质。美泊利珠单抗和瑞利珠单抗是人源化单克隆抗体，可结合循环性 IL-5 并阻断其功能，从而阻止 IL-5 与受体的结合。这两种药物在欧盟和美国都被批准用于治疗严重的嗜酸性粒细胞性哮喘。两项随机、双盲、安慰剂对照试验报告，美泊利珠单抗可显著减少鼻息肉的大小，改善症状评分，并减少进一步的鼻窦手术（Bachert 等，2017；Gevaert 等，2011）。用药前鼻腔 IL-5 升高的患者往往对瑞利珠单抗反应良好。这两种生物制剂目前正在进行Ⅲ期临床试验，以探究其治疗 CRSwNP 的疗效。

美泊利珠单抗一般耐受性良好，不良反应包括头痛、注射部位反应和过敏反应。有报道，哮喘患者在停止治疗后出现反弹性嗜酸性粒细胞增多和惊厥。瑞利珠单抗的常见不良反应是口咽疼痛、血肌酸磷酸激酶升高和肌痛。

3. 抗 IL-4/IL-13 治疗 IL-4 和 IL-13 是气道疾病中 2 型炎症通路的关键调节因子，负责 Th2 细胞分化、IgE 合成、嗜酸性粒细胞和肥大细胞的募集，这些均有助于气道重塑。度普利尤单抗是一种人源化单克隆抗体，特异性结合 IL-4Rα，抑制 IL-4 和 IL-13 的信号途径。它在欧盟、美国和日本被批准用于治疗成人中重度特应性皮炎。根据两项关键试验的结果，度普利尤单抗近期在

美国和欧盟被批准用于控制不佳的 CRSwNP 的治疗，这两项试验分别是为期 24 周的 SINUS-24 和 52 周的 SINUS-52，是Ⅲ期 LIBERTY 临床试验的一部分（Bachert 等，2019；Han 等，2019）。一组为 2 周 1 次注射度普利尤单抗加糠酸莫米松鼻喷雾剂，另一组为安慰剂注射加糠酸莫米松鼻喷雾剂治疗。24 周时，两项试验均显示，与安慰剂相比，受试者的鼻塞、鼻息肉评分、鼻窦浑浊及嗅觉均有显著改善。在为期 52 周的 SINUS-52 试验中，试验组整个治疗期均可维持疗效。度普利尤单抗的不良反应包括注射部位反应、结膜炎、血清病，以及眼部和口腔的单纯疱疹病毒再激活。

结论

　　CRS 是一个概括性术语，包括一系列鼻部炎症性疾病，其病因多种多样，且经常相互重叠。这在 CRS 的治疗中便有体现，CRS 正在从简单的 CRSsNP/CRSwNP 分类治疗转向针对潜在炎症机制的治疗。尽管免疫机制和症状有重叠，但由于文献中的结论存在矛盾，关于特应性机制与鼻息肉之间的关系仍缺乏明确的结论。为了更深入阐明这种关系，需要进一步设计更加完善的前瞻性研究并且明确纳入和排除标准。

　　利益冲突：作者声明不存在利益冲突。

参考文献

［1］Aeumjaturapat S, Saengpanich S, Isipradit P, Keelawat S (2003) Eosinophilic mucin rhinosinusitis: terminology and clinicopathological presentation. J Med Assoc Thai 86(5):420-424

［2］Amali A, Saedi B, Rahavi-Ezabadi S, Ghazavi H, Hassanpoor N (2015) Long-term postoperative azithromycin in patients with chronic rhinosinusitis: a randomized clinical trial. Am J Rhinol Allergy 29(6):421-424. https:// doi.org/10.2500/ajra.2015.29.4244

［3］Bachert C, Gevaert P, Holtappels G, Johansson SG, van Cauwenberge P (2001) Total and specific IgE in nasal polyps is related to local eosinophilic inflammation. J Allergy Clin Immunol 107 (4):607-614. https://doi.org/10.1067/mai.2001.112374

［4］Bachert C, Sousa AR, Lund VJ, Scadding GK, Gevaert P, Nasser S, Durham SR, Cornet ME, Kariyawasam HH, Gilbert J, Austin D, Maxwell AC, Marshall RP, Fokkens WJ (2017) Reduced need for surgery in severe nasal polyposis with mepolizumab: randomized trial. J Allergy Clin Immunol 140(4):1024-1031.e1014. https://doi.org/10.1016/j.jaci.2017.05.044

［5］Bachert C, Desrosiers M, Mullol J, Hellings P, Cervin A, Sher L, Bosso J, Lee S, Maspero J, Fujieda S (2019) A randomized phase 3 study, Sinus-52, evaluating the efficacy and safety of dupilumab in patients with severe chronic rhinosinusitis with nasal polyps. J Allergy Clin Immunol 143(2)

［6］Bachmann G, Hommel G, Michel O (2000) Effect of irrigation of the nose with isotonic salt solution on adult patients with chronic paranasal sinus disease. Eur Arch Otorhinolaryngol 257 (10):537-541

［7］Baroody FM, Mucha SM, Detineo M, Naclerio RM (2008) Nasal challenge with allergen leads to maxillary sinus inflammation. J Allergy Clin Immunol 121(5):1126-1132. e1127. https://doi. org/10.1016/j.jaci.2008.02.010

［8］Bent JP 3rd, Kuhn FA (1994) Diagnosis of allergic fungal sinusitis. Otolaryngol Head Neck Surg 111(5):580-588. https://doi.org/10.1177/019459989411100508

［9］Braun H, Buzina W, Freudenschuss K, Beham A, Stammberger H (2003) 'Eosinophilic fungal rhinosinusitis': a common disorder in Europe? Laryngoscope 113(2):264-269. https://doi.org/10.1097/00005537-200302000-00013

［10］Brietzke SE, Brigger MT (2008) Adenoidectomy outcomes in pediatric rhinosinusitis: a metaanalysis. Int J Pediatr Otorhinolaryngol 72(10):1541-1545. https://doi.org/10.1016/j.ijporl. 2008.07.008

［11］Brietzke SE, Shin JJ, Choi S, Lee JT, Parikh SR, Pena M, Prager JD, Ramadan H, Veling M, Corrigan M, Rosenfeld RM (2014) Clinical consensus statement: pediatric chronic rhinosinusitis. Otolaryngol Head Neck Surg 151(4):542-553. https://doi.org/10.1177/0194599814549302

［12］Brunner JP, Jawad BA, McCoul ED (2017) Polypoid change of the middle turbinate and paranasal sinus polyposis are distinct entities. Otolaryngol Head Neck Surg 157(3):519-523. https://doi. org/10.1177/0194599817711887

［13］Cao PP, Wang ZC, Schleimer RP, Liu Z (2019) Pathophysiologic mechanisms of chronic rhinosinusitis and their roles in emerging disease endotypes. Ann Allergy Asthma Immunol 122(1):33-40. https://doi.org/10.1016/j.anai. 2018.10.014

［14］Chakrabarti A, Rudramurthy SM, Panda N, Das A, Singh A (2015) Epidemiology of chronic fungal rhinosinusitis in rural India. Mycoses 58(5):294-302. https://doi.org/10.1111/myc.12314

［15］Collins MM, Nair SB, Wormald PJ (2003) Prevalence of noninvasive fungal sinusitis in South Australia. Am J Rhinol 17(3):127-132

［16］DelGaudio JM, Loftus PA, Hamizan AW, Harvey RJ, Wise SK (2017) Central compartment atopic disease. Am J Rhinol Allergy 31(4):228-234. https://doi.org/10.2500/ajra.2017.31.4443

［17］DeYoung K, Wentzel JL, Schlosser RJ, Nguyen SA, Soler ZM (2014) Systematic review of immunotherapy for chronic rhinosinusitis. Am J Rhinol Allergy 28(2):145-150. https://doi. org/10.2500/ajra.2014.28.4019

［18］Dubin MG, Liu C, Lin SY, Senior BA (2007) American Rhinologic Society member survey on "maximal medical therapy" for chronic rhinosinusitis. Am J Rhinol 21(4):483-488

［19］Fandino M, Macdonald KI, Lee J, Witterick IJ (2013) The use of postoperative topical corticosteroids in chronic rhinosinusitis with nasal polyps: a systematic review and metaanalysis. Am J Rhinol Allergy 27(5):e146-e157. https://doi.org/10.2500/ajra.2013.27.3950

［20］Ferguson BJ (2000) Eosinophilic mucin rhinosinusitis: a distinct clinicopathological entity. Laryngoscope 110(5 Pt 1):799-813. https://doi.org/10.1097/00005537-200005000-00010

［21］Ferguson BJ, Barnes L, Bernstein JM, Brown D, Clark CE 3rd, Cook PR, DeWitt WS, Graham SM, Gordon B, Javer AR, Krouse JH, Kuhn FA, Levine HL, Manning SC, Marple BF, Morgan AH, Osguthorpe JD, Skedros D, Rains BM 3rd, Ramadan HH, Terrell JE, Yonkers AJ (2000) Geographic variation in allergic fungal rhinosinusitis. Otolaryngol Clin North Am 33 (2):441-449

［22］Fokkens WJ, Reitsma S (2019) Proposal for an algorithm on the management of chronic rhinosinusitis. Allergy. https://doi.org/10.1111/all.13797

［23］Fokkens WJ, Lund VJ, Hopkins C, Hellings PW, Kern R, Reitsma S, Toppila-Salmi S, Bernal-Sprekelsen M (2020) European position paper on rhinosinusitis and nasal polyps 2020. Rhinology 58(Suppl S29):1-464

［24］Gan EC, Thamboo A, Rudmik L, Hwang PH, Ferguson BJ, Javer AR (2014) Medical management of allergic fungal rhinosinusitis following endoscopic sinus surgery: an evidence-based review and recommendations. Int Forum Allergy Rhinol 4(9):702-715. https://doi.org/10.1002/alr.21352

［25］Gevaert P, Van Bruaene N, Cattaert T, Van Steen K, Van Zele T, Acke F, De Ruyck N, Blomme K, Sousa AR, Marshall RP, Bachert C (2011) Mepolizumab, a humanized anti-IL-5 mAb, as a treatment option for severe nasal polyposis. J Allergy Clin Immunol 128(5):989-995.e981-988.

https://doi.org/10.1016/j.jaci.2011.07.056

［26］Gevaert P, Omachi TA, Corren J, Mullol J, Han J, Lee SE, Kaufman D, Ligueros-Saylan M, Howard M (2020) Efficacy and safety of omalizumab in nasal polyposis: 2 randomized phase 3 trials. J Allergy Clin Immunol 146(3):595-605

［27］Goh BS, Gendeh BS, Rose IM, Pit S, Samad SA (2005) Prevalence of allergic fungal sinusitis in refractory chronic rhinosinusitis in adult Malaysians. Otolaryngol Head Neck Surg 133 (1):27-31. https://doi.org/10.1016/j.otohns.2005.03.028

［28］Grayson JW, Harvey RJ (2019) Topical corticosteroid irrigations in chronic rhinosinusitis. Int Forum Allergy Rhinol 9(S1):S9-S15. https://doi.org/10.1002/alr.22331

［29］Hamizan AW, Christensen JM, Ebenzer J, Oakley G, Tattersall J, Sacks R, Harvey RJ (2017) Middle turbinate edema as a diagnostic marker of inhalant allergy. Int Forum Allergy Rhinol 7 (1):37-42. https://doi.org/10.1002/alr.21835

［30］Han JK, Bachert C, Desrosiers M, Laidlaw TM, Hopkins C, Fokkens WJ, Paggiaro P, Cho SH (2019) Efficacy and safety of Dupilumab in patients with chronic rhinosinusitis with nasal polyps: results from the randomized phase 3 Sinus-24 study. J Allergy Clin Immunol 143(2): AB422

［31］Haxel BR, Clemens M, Karaiskaki N, Dippold U, Kettern L, Mann WJ (2015) Controlled trial for long-term low-dose erythromycin after sinus surgery for chronic rhinosinusitis. Laryngoscope 125(5):1048-1055. https://doi.org/10.1002/lary.25052

［32］Head K, Sharp S, Chong LY, Hopkins C, Philpott C (2018) Topical and systemic antifungal therapy for chronic rhinosinusitis. Cochrane Database Syst Rev 9:CD012453. https://doi.org/10.1002/14651858.CD012453.pub2

［33］Hissaria P, Smith W, Wormald PJ, Taylor J, Vadas M, Gillis D, Kette F (2006) Short course of systemic corticosteroids in sinonasal polyposis: a double-blind, randomized, placebo-controlled trial with evaluation of outcome measures. J Allergy Clin Immunol 118(1):128-133. https://doi.org/10.1016/j.jaci.2006.03.012

［34］Jahnsen FL, Haraldsen G, Aanesen JP, Haye R, Brandtzaeg P (1995) Eosinophil infiltration is related to increased expression of vascular cell adhesion molecule-1 in nasal polyps. Am J Respir Cell Mol Biol 12(6):624-632. https://doi.org/10.1165/ajrcmb.12.6.7539273

［35］Kanowitz SJ, Batra PS, Citardi MJ (2008) Topical budesonide via mucosal atomization device in refractory postoperative chronic rhinosinusitis. Otolaryngol Head Neck Surg 139(1):131-136. https://doi.org/10.1016/j.otohns.2008.03.009

［36］Lam K, Tan BK, Lavin JM, Meen E, Conley DB (2013) Comparison of nasal sprays and irrigations in the delivery of topical agents to the olfactory mucosa. Laryngoscope 123(12):2950-2957. https://doi.org/10.1002/lary.24239

［37］ Lasso A, Masoudian P, Quinn JG, Cowan J, Labajian V, Bonaparte JP, Kilty S (2017) Long-term low-dose macrolides for chronic rhinosinusitis in adults - a systematic review of the literature. Clin Otolaryngol 42(3):637-650. https://doi.org/10.1111/coa.12787

［38］ Marple BF, Stankiewicz JA, Baroody FM, Chow JM, Conley DB, Corey JP, Ferguson BJ, Kern RC, Lusk RP, Naclerio RM, Orlandi RR, Parker MJ, American Academy of Otolaryngic Allergy Working Group on Chronic R (2009) Diagnosis and management of chronic rhinosinusitis in adults. Postgrad Med 121(6):121-139. https://doi.org/10.3810/pgm.2009.11. 2081

［39］ Orlandi RR, Kingdom TT, Hwang PH, Smith TL, Alt JA, Baroody FM, Batra PS, Bernal-Sprekelsen M, Bhattacharyya N, Chandra RK, Chiu A, Citardi MJ, Cohen NA, DelGaudio J, Desrosiers M, Dhong HJ, Douglas R, Ferguson B, Fokkens WJ, Georgalas C, Goldberg A, Gosepath J, Hamilos DL, Han JK, Harvey R, Hellings P, Hopkins C, Jankowski R, Javer AR, Kern R, Kountakis S, Kowalski ML, Lane A, Lanza DC, Lebowitz R, Lee HM, Lin SY, Lund V, Luong A, Mann W, Marple BF, McMains KC, Metson R, Naclerio R, Nayak JV, Otori N, Palmer JN, Parikh SR, Passali D, Peters A, Piccirillo J, Poetker DM, Psaltis AJ, Ramadan HH, Ramakrishnan VR, Riechelmann H, Roh HJ, Rudmik L, Sacks R, Schlosser RJ, Senior BA, Sindwani R, Stankiewicz JA, Stewart M, Tan BK, Toskala E, Voegels R, Wang DY, Weitzel EK, Wise S, Woodworth BA, Wormald PJ, Wright ED, Zhou B, Kennedy DW (2016) International consensus statement on allergy and rhinology: rhinosinusitis. Int Forum Allergy Rhinol 6 (Suppl 1):S22-S209. https://doi.org/10.1002/alr.21695

［40］ Pant H, Kette FE, Smith WB, Wormald PJ, Macardle PJ (2005) Fungal-specific humoral response in eosinophilic mucus chronic rhinosinusitis. Laryngoscope 115(4):601-606. https://doi.org/10. 1097/01.mlg.0000161341.00258.54

［41］ Psaltis AJ, Foreman A, Wormald PJ, Schlosser RJ (2012) Contamination of sinus irrigation devices: a review of the evidence and clinical relevance. Am J Rhinol Allergy 26(3):201-203. https://doi. org/10.2500/ajra.2012.26.3747

［42］ Pundir V, Pundir J, Lancaster G, Baer S, Kirkland P, Cornet M, Lourijsen ES, Georgalas C, Fokkens WJ (2016) Role of corticosteroids in functional endoscopic sinus surgery - a systematic review and meta-analysis. Rhinology 54(1):3-19. https://doi.org/10.4193/Rhin15.079

［43］ Pynnonen MA, Venkatraman G, Davis GE (2013) Macrolide therapy for chronic rhinosinusitis: a meta-analysis. Otolaryngol Head Neck Surg 148(3):366-373. https://doi.org/10.1177/0194599812470427

［44］ Rojita M, Samal S, Pradhan P, Venkatachalam VP (2017) Comparison of steroid and Itraconazole for prevention of recurrence in allergic fungal rhinosinusitis: a randomized

controlled trial. J Clin Diagn Res 11(4):MC01-MC03. https://doi.org/10.7860/JCDR/2017/23488.9610

［45］ Rupa V, Jacob M, Mathews MS, Seshadri MS (2010) A prospective, randomised, placebocontrolled trial of postoperative oral steroid in allergic fungal sinusitis. Eur Arch Otorhinolaryngol 267(2):233-238. https://doi.org/10.1007/s00405-009-1075-8

［46］ Sastre J, Mosges R (2012) Local and systemic safety of intranasal corticosteroids. J Investig Allergol Clin Immunol 22(1):1-12

［47］ Snidvongs K, Pratt E, Chin D, Sacks R, Earls P, Harvey RJ (2012) Corticosteroid nasal irrigations after endoscopic sinus surgery in the management of chronic rhinosinusitis. Int Forum Allergy Rhinol 2(5):415-421. https://doi.org/10.1002/alr.21047

［48］ Varvyanskaya A, Lopatin A (2014) Efficacy of long-term low-dose macrolide therapy in preventing early recurrence of nasal polyps after endoscopic sinus surgery. Int Forum Allergy Rhinol 4 (7):533-541. https://doi.org/10.1002/alr.21318

［49］ Videler WJ, Badia L, Harvey RJ, Gane S, Georgalas C, van der Meulen FW, Menger DJ, Lehtonen MT, Toppila-Salmi SK, Vento SI, Hytonen M, Hellings PW, Kalogjera L, Lund VJ, Scadding G, Mullol J, Fokkens WJ (2011) Lack of efficacy of long-term, low-dose azithromycin in chronic rhinosinusitis: a randomized controlled trial. Allergy 66(11):1457-1468. https://doi. org/10.1111/j.1398-9995.2011.02693.x

［50］ Wallwork B, Coman W, Mackay-Sim A, Greiff L, Cervin A (2006) A double-blind, randomized, placebo-controlled trial of macrolide in the treatment of chronic rhinosinusitis. Laryngoscope 116(2):189-193. https://doi.org/10.1097/01. mlg.0000191560.53555.08

［51］ Wang DY, Lee HP, Gordon BR (2012) Impacts of fluid dynamics simulation in study of nasal airflow physiology and pathophysiology in realistic human three-dimensional nose models. Clin Exp Otorhinolaryngol 5(4):181-187. https://doi.org/10.3342/ceo.2012.5.4.181

［52］ Wei CC, Adappa ND, Cohen NA (2013) Use of topical nasal therapies in the management of chronic rhinosinusitis. Laryngoscope 123(10):2347-2359. https://doi.org/10.1002/lary.24066

［53］ Wentzel JL, Soler ZM, DeYoung K, Nguyen SA, Lohia S, Schlosser RJ (2013) Leukotriene antagonists in nasal polyposis: a meta-analysis and systematic review. Am J Rhinol Allergy 27(6):482-489. https://doi.org/10.2500/ajra.2013.27.3976

［54］ White LJ, Rotella MR, DelGaudio JM (2014) Polypoid changes of the middle turbinate as an indicator of atopic disease. Int Forum Allergy Rhinol 4(5):376-380. https://doi.org/10.1002/alr. 21290

［55］ Wilson KF, McMains KC, Orlandi RR (2014) The association between allergy and chronic rhinosinusitis with and without nasal polyps: an evidence-based review with recommendations. Int Forum Allergy Rhinol 4(2):93-103. https://doi.org/10.1002/alr.21258

［56］ Xu X, Ong YK, Wang Y (2019) Novel findings in immuno-pathophysiology of chronic rhinosinusitis and their role in a model of precision medicine. Allergy. https://doi.org/10.1111/all.14044

［57］ Zeng M, Long XB, Cui YH, Liu Z (2011) Comparison of efficacy of mometasone furoate versus clarithromycin in the treatment of chronic rhinosinusitis without nasal polyps in Chinese adults. Am J Rhinol Allergy 25(6):e203-e207. https://doi.org/10.2500/ajra.2011.25.3728

［58］ Zhao L, Li YY, Li CW, Chao SS, Liu J, Nam HN, Dung NTN, Shi L, Wang DY (2017) Increase of poorly proliferated p63(+) /Ki67(+) basal cells forming multiple layers in the aberrant remodeled epithelium in nasal polyps. Allergy 72(6):975-984. https://doi.org/10.1111/all. 13074

第四篇

从环境因素到疾病管理

From Environmental Trigger to Disease Management

第 12 章 食物过敏的治疗方法
Treatment Approaches to Food Allergy

Barbara Bohle　Thomas Werfel　著

黄新绿　译　　张晋卿　校

摘要

IgE 介导的食物过敏可发生于儿童和成人，严重影响生活质量。患者大多需要避免食物过敏原，但这并不容易，特别是对于摄入少量过敏原便会出现危及生命的症状的患者。近年来涌现了一些食物过敏的新疗法，现将其综述。单克隆抗体，皮下、舌下或表皮免疫治疗等新疗法，可以在患者持续摄入过敏原时提高耐受阈值，这些积极的结果可能会改变中重度食物过敏患者未来的管理策略。

关键词：变应原免疫治疗；苹果；IgE 介导的食物过敏；花生

一、背景

欧洲过敏反应与临床免疫学学会（European Academy of Allergy and Clinical Immunology, EAACI）的立场文件指出，食物过敏是一种由免疫机制介导的对食物的非毒性不良反应，包括免疫球蛋白（immunoglobulin, Ig）E 介导的速发型、非 IgE 介导的迟发型，以及 IgE 和非 IgE 介导的免疫途径（图 12-1）（Bruijnzeel-Koomen 等，1995）。

食物过敏通常由 IgE 介导，且呈速发型（Ⅰ型），即在摄入或吸入食物后迅速出现症状。在致敏阶段，免疫系统产生针对食物过敏原的 IgE 抗体，该抗体与肥大细胞和嗜碱性细胞表面表达的高亲和力受体 FcεRI 结合。当机体再次暴露于相应的食物过敏原时，表面结合的 IgE 抗体的相互作用触发了预先形成的介质的释放，如组胺、类胰蛋白酶和肿瘤坏死因子。这些介质引起过敏的急性期反应，在接触食物后几分钟至 2h 内出现。过敏反应可能仅限于与食物接触的部位，如口腔过敏综合征（ral allergy syndrome, OAS），表现

为嘴唇、舌头、上腭和喉咙的瘙痒、刺痛和血管性水肿，偶尔还会出现耳朵和（或）喉咙紧绷感。除了胃肠道反应（恶心、喉头水肿、胃痉挛、呕吐、胀气、腹泻），还可能有皮肤表现（荨麻疹、血管性水肿）和（或）呼吸道反应（鼻 – 结膜炎、支气管痉挛）。过敏是 IgE 介导的疾病最严重的情况，可影响两个或多个器官，甚至危及生命。

除了释放预先形成的介质外，IgE 诱导的肥大细胞活化还会触发白三烯、前列腺素和细胞因子等的重新合成。这些因子进一步募集参与过敏反应迟发阶段的中性粒细胞、嗜酸性粒细胞和嗜碱性粒细胞。因为肥大细胞可以吸引并激活炎性细胞，通常被视为过敏反应速发和迟发阶段的核心参与者（Galli，2016）。除此之外，食物过敏患者体内还会激活一种特殊的 T 淋巴细胞亚群，后者可以参与 T 细胞和 B 细胞相互作用、诱导特异性抗体、并在迟发型中发挥作用。事实上，它们可以不依赖早期 IgE 介导的肥大细胞激活，而独立引起迟发型。例如，牛奶过敏患者在摄入牛奶后可能会出现孤立的迟发相哮喘反

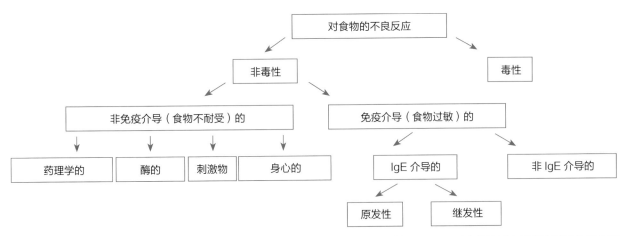

▲ 图 12-1　根据病理生理学对食物的不良反应进行分类（Bruijnzeel Koomen 等，1995）。对食物的不良反应包括毒性和非毒性反应。后者包括非免疫介导的反应和免疫介导的反应。IgE 介导的免疫反应包括原发性和继发性食物过敏

应（Papageorgiou 等，1983）。此外，桦树花粉相关的食物过敏的患者在摄入相关食物后可能使局部特应性皮炎加重，而没有早期反应（Bohle 等，2006；Wassmann-Otto 等，2018）。然而，食物摄入后出现速发和迟发两期反应仍较为少见（Jarvinen 等，2009）。

二、原发性和继发性食物过敏

IgE 介导的食物过敏可根据患者类型（儿童或成人）、临床表现、过敏原及潜在的免疫机制进一步分为原发性和继发性食物过敏（图 12-1）。

原发性食物过敏在年少时即出现，通常是"特应性综合征"的首次表现，该术语概括了与特应性体质有关的所有临床表现。8 种最常见的引发过敏的食物包括牛奶、鸡蛋、鱼、贝类、花生、大豆、坚果和小麦。原发性食物过敏往往不仅会引起胃肠道的过敏反应，还会引起荨麻疹、特应性皮炎及支气管阻塞，或者影响这些疾病的病情。除了少数例外（花生和鱼），大多数儿童在 3—6 岁后就不再发生原发性食物过敏。

原发性食物过敏常在口服食物时出现。通常，摄入食物抗原会出现口服耐受，这在动物模型（Commins，2015）和人体试验（Husby 等，1994）中都已得到证实。后者的研究中将成人受试者分为两组，一组每天口服 50mg 钥孔㵉血兰蛋白（keyhole limpet hemocyanin，KLH），另一组不予治疗作为对照，10 天后两组均进行 KLH 皮下免疫，结果显示试验组诱导的全身 T 细胞免疫耐受和 KLH 特异性抗体均高于对照组（Husby 等，1994）。口腔耐受的诱导是一个积极的过程，涉及调节性 T 细胞的产生，抑制 2 型辅助性 T 细胞（Th2），抑制 IgE 的产生，促进 IgA 和 IgG4 产生，抑制效应 T 细胞向组织迁移，诱导产生 IL-10 的树突状细胞，抑制嗜碱性粒细胞、嗜酸性粒细胞和肥大细胞活化（Sampson 等，2018）。近期，在肠道中发现了一种新型调节性先天淋巴样细胞（innate lymphoid cell，ILC），具有抑制炎症的功能（Wang 等，2017）。

口服耐受可防止机体对胃肠道中常见食物中的外来抗原产生不恰当的免疫反应。原发性食物过敏可被视为未能成功建立或维持口服耐受。上皮细胞、抗原呈递细胞和淋巴细胞之间复杂的网络均会影响免疫抑制性肠道环境，所以很难找到引发食物过敏的确切机制。该网络任何环节的问题都可能引发易感个体患病。此外，免疫稳态的建立还与窗口期有关，在此期间，抗原呈递细胞需要与微生物产物和食物成分相互协调，才能达到先天免疫和适应性免疫的稳态。尤其需要注意的是，新生儿时期对于诱导稳态至关重要，因为新生儿的黏膜上皮屏障和免疫调节网络尚未完善。尽管过敏患者出现口腔耐受的确切原因仍有待阐明，但破坏上皮屏障的各种因素已被认为可

以促进过敏原敏化（Lozano-Ojalvo 等，2019）。越来越多的证据表明，肠道中一些微生物群的成分和代谢活性会影响过敏反应（Stephen-Victor 和 Chatila，2019）。新生儿（<3 月龄）微生物多样性减少、拟杆菌科细菌减少、肠杆菌科细菌增多，可能会增加长大后（>12 月龄）食物过敏的概率（Azad 等，2015）。此外，研究发现牛奶过敏儿童的微生物组成发生了变化，并且如果在新生儿期增加其肠道中的厚壁菌和梭状芽孢杆菌，他们在 8 岁时的牛奶过敏情况就会大幅缓解（Bunyavanich 等，2016）。将易发生食物过敏小鼠的肠道微生物转移到野生型小鼠的研究，也证实了肠道微生物与食物过敏具有相关性（Noval Rivas 等，2013）。梭状芽孢杆菌和拟杆菌的肠道共生会促进 Treg 的分化，这会影响肠道抗原耐受性的建立（Esterhazy 等，2019）。因此，肠道微生物的失调可能会引发食物过敏。

除了通过口服途径致敏外，越来越多证据显示可以通过皮肤出现食物过敏原致敏。皮肤屏障功能破坏可能可以解释特应性皮炎和食物过敏之间的相关性。例如，屋内灰尘中的花生蛋白浓度和花生点刺试验阳性之间显示出相关性（Brough 等，2018）。这种相关性在重度特应性皮炎的儿童及皮肤屏障破坏（如聚丝蛋白功能丧失突变）的患者中更为显著，提示屏障破坏的皮肤的环境暴露可能是过敏发生的机制之一。与花生过敏相似，近期对 12 000 多名婴儿进行的泛欧欧洲预防出生队列研究显示，湿疹与鸡蛋过敏密切相关，并且随着湿疹严重程度的增加，相关性也随之增加（Grimshaw 等，2020）。该研究中，患者过去或当下患有湿疹与鸡蛋过敏显著相关（校正后的比值比 9.21；95%CI 2.65～32.04）。有趣的是，湿疹越严重，鸡蛋过敏的可能性越大，且鸡蛋过敏发生于出现湿疹后平均（3.6±0.5）个月。在食品加工过程中，若职业暴露于气雾化食品中的动物和植物蛋白，则更可能出现 IgE 介导的免疫反应（Jeebhay 等，2019）。还有报道可以通过呼吸道致敏，成年养鸟者会暴露于含有谷类的鸟类饲料，他们在摄入含有谷类的食物时出现了过敏反

应（Bohle 等，2003a）。然而，尚不得知非口服致敏途径是否与肺部和皮肤中微生物失调有关。

2009 年首次报道了红肉中的碳水化合物半乳糖 -α-1,3- 半乳糖（α-Gal）导致的迟发型过敏（Commins 等，2009）。如今，"α-Gal 综合征"已被认为是成人和儿童常见的食物过敏疾病（Platts-Mills 等，2020）。与其他食物过敏形成鲜明对比的是，α-Gal 综合征不是由蛋白质而是由碳水化合物诱导的，其特征是食用红肉后出现延迟发作的过敏反应（Levin 等，2019；Hodzic 等，2019）。此外，学者发现这种非典型的食物过敏是由蜱虫叮咬引起的（Cabezas-Cruz 等，2019）。

继发性食物过敏是青少年和成人中最常见的食物过敏类型，也可发生于儿童（Werfel 等，2015）。这种食物过敏由对非食物性过敏原（如花粉、室内尘螨、动物皮屑或橡胶胶乳）的原发性过敏导致（表 12-1）。临床观察发现，大多数人在原发性过敏反应后便对食物出现过敏。从免疫学角度，食物蛋白本身不能诱导 IgE 产生，但可被最初产生的针对非食物过敏原的 IgE 抗体所识别。这种交叉反应通常归因于两种蛋白结构的同源性，从而导致了对食物的快速免疫反应。

出现继发性食物过敏的可能性大小取决于过敏原类型。例如，对桦树花粉过敏的人，尤其是对主要过敏原 Bet v 1 过敏的人对含有 Bet v 1- 同源蛋白的食物发生过敏反应的风险很高。表 12-1 概述了典型的继发性食物过敏原、致敏过敏原来源及发生食物过敏的风险。

早在 1948 年，学者就已经观察到桦树花粉过敏患者在食用榛子时会产生口腔症状（Juhlin-Danfelt，1948）。20 世纪 70 年代后期，学者开始探究其中的原因，发现桦树花粉过敏的患者更易对某些食物产生过敏反应，最常见的是树坚果和核果类（Hannuksela 和 Lahti 1977；Eriksson 等，1982；Dreborg 和 Foucard，1983）。桦树花粉相关食物过敏（birch pollen-related food allergy，BPRFA），尤其是苹果诱导的 BRPFA，发展成为一种用来研究继发性食物过敏的疾病模型，并广泛使用。该模型受到关注一个重要原因是 Bet v 1 是一

表 12-1　继发性食物过敏

原发性过敏原	可能交叉反应的食物	风　险
桦树花粉	核果、猕猴桃、坚果、芹菜、胡萝卜、大豆、花生、新鲜无花果	很高
垂叶榕	无花果（新鲜和果干），偶尔发生于猕猴桃、木瓜、香蕉	高
鸟类羽毛	鸡蛋黄	高
艾蒿花粉	芹菜、胡萝卜、洋甘菊、蜂蜜、荔枝、芒果、香料（香菜、茴香、咖喱、香菜、孜然）	中等
抑制蛋白	甜瓜、香蕉、番茄、胡椒、芒果	中等
橡胶胶乳	猕猴桃、鳄梨、香蕉、胡椒、无花果	中等
室内尘螨	甲壳类	低
猫毛	猪肉	很低

种可以获取的重组蛋白（Breiteneder 等，1989），其分子结构和免疫特征已被阐明（Gajhede 等，1996；Mogensen 等，2002；Spangfort 等，2003；Radaueret 等，2008；Jahn-Schmid 等，2005）。1995 年，苹果中的 Bet v 1 同源物重组（r）Mal d 1 问世（Vanek-Krebitz 等，1995），它结构稳定，可替代结构不稳定的天然蛋白，因为天然蛋白从苹果中提取后很容易被破坏（Vieth 和 Schoning，1996）。近期，rMal d 1 的三维结构已成功被阐明，其内腔由七个反平行 β 折叠片和三个 α 螺旋组成，并证实了其与 Bet v 1，以及致病相关（pathogenesis-related，PR）蛋白家族 10 中的其他交叉反应性食物蛋白的结构具有高度相似性（Ahammer 等，2017；Fernandes 等，2013）。重组 Bet v 1 和 Mal d 1 被视为表现 IgE 介导的交叉反应的两个重要工具（Holm 等，2001；Ma 等，2006；Klingmayr 等，2009）。值得注意的是，这些过敏原上的大多数 IgE 相关表位是构象性的，即它们需要恰当的蛋白质折叠，才能形成正确的三维结构。在实验条件下，BPRFA 患者胃肠道内的酶可快速降解 IgE 抗体无法识别的 Mal d 1，以及其他 Bet v 1 同源的食物过敏原片段（Schimek 等，2005）。胃泌素 - 睾丸蛋白酶可破坏其三维结构，意味着 Bet v 1 相关食物蛋白可能不能以其天然构象到达肠道相关淋巴组织（gut-associated lymphoid tissue，GALT）。Bet v 1- 同源食物蛋

白在胃肠道可快速被降解也解释了 BPRFA 为什么通常表现为 OAS。然而，在胃肠蛋白酶的活性被破坏的情况下（如胃 pH 升高），含有桦树花粉成分的食物反而可能会诱发更严重的过敏反应（Schulten 等，2011）。由此看来，食用大豆制品，尤其是包含 Bet v 1- 同系物 Gly m 4 的大豆饮品，对于桦树花粉过敏患者是有过敏风险的（Kleine-Tebbe 等，2002；De Swert 等，2012；Kosma 等，2011；Treudler 等，2008）。甚至还可能会出现严重的全身反应，因为饮用豆奶会提高胃的 pH，从而阻碍胃蛋白酶的蛋白水解活性，并可促进未被消化的 IgE 反应性 Bet v 1 相关食物过敏原的吸收（Schulten 等，2011）。为了避免患者发生这种罕见但严重的并发症，需要可靠的方法来诊断 BPRFA。

重组 Bet v 1 和 Mal d 1 也首次证明了空气过敏原和食物蛋白之间具有 T 细胞交叉反应性（Fritsch 等，1998）。与 IgE 抗体识别的构象表位不同，T 细胞在加载到 MHC Ⅱ类分子之前，就被抗原处理细胞降解过敏原而产生的线性肽所激活。了解了 Bet v 1 的氨基酸序列，便可以鉴定出各种不同的 T 细胞表位（Jahn-Schmid 等，2005）。Bet v 1 相关食物蛋白的氨基酸序列的几个相应区域的同源性足够强，便可以激活 Bet v 1- 特异性 T 细胞（Bohle 等，2003b、2005；Kitzmuller 等，2015；Zulehner 等，2017）。特别是，Bet v $1_{142-156}$ 因为具有高度保

守的免疫显性表位，可对多种 Bet v 1 相关的食物过敏原发生反应（Jahn-Schmid 等，2005）。此外，Bet v 1 相关食物过敏原被胃肠道降解后仍然能够诱导 Bet v 1- 特异性 T 细胞的增殖和激活细胞因子（Schimek 等，2005）。同样地，虽然热处理会破坏 Bet v 1 的 IgE 构象表位，导致其缺乏对 IgE 的反应性，但经热处理后的 Bet v 1 同源过敏原仍然具有激活 T 细胞的活性，（Bohle 等，2006）。T 淋巴细胞是湿疹后期免疫反应的关键细胞，在桦树花粉过敏患者的病变皮肤局部检测到了 Bet v 1- 特异性 T 细胞反应（Reekers 等，1999）。综上所述，Bet v 1 及其在食物中同源物的交叉反应，可以解释为何桦树花粉过敏的特应性皮炎患者在食用桦树花粉相关食物后皮损加重（Wassmann-Otto 等，2018），以及为什么这些特应性皮炎患者在食用煮熟的桦树花粉相关食物后没有出现症状，但是却出现了皮肤的迟发型反应（Bohle 等，2006）。因此，（煮熟的）桦树花粉相关食物可能是桦树花粉过敏性特应性皮炎患者的诱发因素，且在此前是被低估的。

在过去的几十年中，涌现了许多关于桦树花粉相关食物过敏的临床和免疫学的研究，有助于更好地理解继发性食物过敏的病理生理学机制。学者估计该机制应该与许多较不常见的继发性食物过敏的免疫过程相似，如艾草花粉、天然乳胶或室内尘螨引发的呼吸道过敏（表 12-1）（Werfel 等，2015）。

三、食物过敏的免疫治疗

欧洲有 1700 多万食物过敏患者，其中 350 万人年龄小于 25 岁。食物过敏会严重影响患者生活质量（quality of life，QoL），影响其工作和生活，并增加社会的经济负担。近期一项问卷调查结果表明，在生活质量方面，包括情绪、饮食和社交，食物过敏对青少年的影响比幼儿（根据家长报告）更大（Miller 等，2020）。

食物过敏的诊断程序包括记录患者的病程、寻找 IgE 介导的过敏反应的证据，并通过消除试验和激发试验印证其临床相关性，随后通常需要

进行长期的治疗性消除试验（Muraro 等，2014）。这意味着，目前食物过敏主要是通过严格避免过敏性食物来控制的，如果过敏严重，则要预备应急方案和药物，例如，在意外食用后自行注射肾上腺素。此外，需要进行患者教育，让患者意识到最致命的危险往往是在家外食用或准备食物时发生。同时患者的家人、近亲、朋友和照顾者（尤其是儿童的照顾者）都要了解应对方法。这种复杂的情况要求能够采取有效的方法处理食物过敏。

对于呼吸道过敏，过敏原特异性免疫疗法（allergen-specific immunotherapy，AIT）是治疗食物过敏的一种选择，因为它可以从疾病的病理生理学机制进行改变，因此会产生长期的临床获益（Pajno 等，2018）。AIT 的主要目标是可以维持长期的无反应状态，即无论是长时间避免致敏食物还是不规律的进食，都能在食用致敏食物时不会出现症状。过敏反应的改变需要反复应用逐渐增量的食物过敏原，才能改变 IgE 介导的免疫反应。在获得耐受之前，患者要经历脱敏过程，这一过程需要规律暴露于致敏食物。然而，当停止规律的食物暴露后，对该食物的过敏仍会反复。到目前为止，AIT 治疗食物过敏的适应证尚未明确，并且缺乏标准化流程。标准化流程的缺失，加上近期报道的高不良反应发生率，说明 AIT 治疗食物过敏尚未达到在日常临床中实施的条件，只能在拥有专业人员和设备的特殊的医学中心进行。因此，需要提高 AIT 治疗食物过敏的安全性和有效性。皮下 AIT 治疗原发性食物过敏的首次尝试由于出现了严重的过敏反应，以失败告终。为了提高 AIT 治疗食物过敏的安全性，学者正在研究皮下 AIT 以外的其他途径，如舌下、表皮和口服 AIT。

（一）舌下免疫治疗

舌下免疫治疗（sublingual immunotherapy，SLIT）的用法为将食物蛋白置于舌下，含服 2min 后吞咽。SLIT 已经用牛奶、花生、榛子和桃子进行了测试（Burks 等，2015；Enrique 等，2008；

Fernandez-Rivas 等，2009；Keet 等，2012；Kim 等，2019）。SLIT 安全性非常好；然而，天然食物采用 SLIT 治疗可能在诱导脱敏或持续耐受方面并不是最有效的。因此，SLIT 可用于不能耐受口服免疫治疗（oral immunotherapy，OIT）的严重过敏患者。比较 SLIT 和 OIT 的研究表明，SLIT 不仅可以作为一种独立的治疗方法，而且可以用于脱敏的初始治疗，以减少不良反应的发生，接下来再采用 OIT 达到最佳脱敏效果。

（二）表皮免疫治疗

表皮免疫治疗（epicutaneous immunotherapy，EPIT）在完整皮肤上应用过敏原安全性良好，且患者耐受性相对较好（Fleischer 等，2019；Jones 等，2017）。不良反应主要是轻微的皮肤反应，包括应用部位局部红斑或湿疹，还可能诱发特应性皮炎，或出现瘙痒。根据食物过敏原的不同，每日应用过敏原剂量为 $100 \sim 500 \mu g$。2015 年报道的结论显示，EPIT 的疗效与 SLIT 相似（Chiang and Berin 2015）。相应地，EPIT 可在口服免疫治疗之前应用，以提高口服免疫治疗给药的安全性。

（三）口服免疫治疗

口服免疫治疗（OIT）的用法是给患者每天摄入 $300 \sim 4000 mg$ 食物过敏原，通常混合在某些食物载体中。大多数 OIT 研究是用于牛奶、鸡蛋或花生的单一过敏原（Longo 等，2008；Skripak 等，2008；Jones 等，2016；Vickery 等，2017）。虽然研究方案不同，但多项试验表明，大多数可以耐受 OIT 的患者可以成功脱敏；然而，很少患者可以达到长期耐受（Scurlock 和 Jones，2018）。OIT 不良反应发生率高，最常见的症状是轻度腹痛。然而，即使是先前已耐受的剂量，也可能发生不可预测的更严重的反应，尤其在增加给药剂量时。为了避免系统不良反应，有学者提出用奥马珠单抗进行预处理。这种全人源化单克隆抗体可以选择性地结合 IgE。奥马珠单抗辅助治疗已广泛用于严重花生、牛奶、鸡蛋等多种食物过敏，在成人和儿童中均观察到显著的临床改善（Andorf 等，

2019；Gunawardana and Durham，2018）。尽管如此，仍有一些患者在奥马珠单抗停药 2~4 个月后复发，这表明可能需要更长时间的奥马珠单抗维持治疗（Loh 和 Tang，2018）。奥马珠单抗辅助治疗的标准程序及最佳应用时间尚无定论。因此，这种治疗方法尚未纳入最新的 EAACI 指南，指南中提出需要进行逐案评估（Pajno 等，2018）。

四、原发性食物过敏的新疗法：以花生过敏为例

在过去的 10 年中，人们主要关注原发性食物过敏的治疗方法，其中以花生过敏的治疗研究进展最快（Kim 等，2020）。花生过敏是一种常见的原发性食物过敏，可能导致严重的、危及生命的过敏反应（Capucili 等，2020）。此外，花生过敏很少随着年龄增长而缓解，经常会持续到成年。因此，患者在摄入微量花生后便可能发生意外过敏反应，这对患者及其家庭的生活质量构成了很大负担（Shaker 和 Greenhawt，2019）。

针对过敏性炎症相关分子的治疗性抗体数量增加。近期开展了一项Ⅱa 期试验，采用抗 IL-33 抗体治疗 20 名花生过敏受试者。15 天时，食物激发试验结果显示，超过 70% 的治疗组受试者（但没有一个安慰剂组受试者）可以耐受 275mg 花生蛋白（Chinthrajah 等，2019a）。

由于传统的皮下 AIT 可能会出现致命性的不良反应（Nelson 等，1997），目前已研究其他给药途径来治疗花生过敏。SLIT 治疗花生过敏显示出良好的安全性，并在大多受试者中可以成功诱导脱敏，但阈值低于 OIT 诱导的结果（Kim 等，2020；Zhang 等，2018）。有两项 2 期试验研究了采用 EPIT 治疗花生过敏，结果显示出受试者依从性高且安全性良好。然而，一项大型的Ⅲ期随访研究未能达到主要终点（Waldron 和 Kim，2020）。尽管研究的结果不一致，OIT 已经成为花生过敏的一种新的治疗方法（Vickery 等，2017；Varshney 等，2011；Tang 等，2015；Narisety 等，2015；Anagnostou 等，2014；Jones 等，2009；Bird 等，2015；Chinthrajah 等，2019b；Investigators PGoC 等，

2018；Blumchen 等，2019）。OIT 很少达到完全耐受，但可提高患者对食物出现过敏反应的阈值。因为大多包装食品含有微量的花生，据估计，将阈值从≤ 100mg 花生蛋白增加到 300mg，可降低 95% 的过敏反应风险（Baumert 等，2018）。还有一个类似的模型，分析了欧洲人花生消耗量和花生污染的数据，结果显示 AIT 实现的花生过敏的阈值增加，可能会降低 99% 以上的潜在花生交叉过敏的风险（Remington 等，2018）。然而，近期对 OIT 治疗花生过敏的疗效和安全性进行的系统回顾和 Meta 分析得出结论，OIT 的治疗方案仍需改进，因为还需要进一步降低过敏反应的风险，且临床疗效仍不令人满意（Chu 等，2019；Grzeskowiak 等，2020）。

花生含有 16 种过敏原，致敏风险高（Palladino 和 Breiteneder，2018）。考虑到给重度过敏患者应用完整过敏原的风险，目前的研究工作集中于新方法的开发，将过敏原变为不易与 IgE 结合的形式，同时保留其诱导免疫耐受的潜能。沿着这个思路出发，疫苗 EMP-123 含有花生蛋白 Ara h_1、Ara h_2 和 Ara h_3，它们主要的 IgE 结合表位经过了氨基酸替代修饰，致敏活性降低。在小鼠模型中，将该重组花生蛋白封装在热致死大肠埃希菌后，经直肠给药，结果显示可以诱导 Th1 型免疫反应，且似乎是安全并有效的（Li 等，2003）。2013 年发表的 Ⅰ 期临床试验结果，评估了 EMP-123 在花生过敏患者中的安全性（Wood 等，2013）。结果显示，在 10 周内，对于纳入的 10 名花生过敏成人患者，经直肠注入 EMP-123，剂量从 10μg 升至 3063μg，随后每 2 周给药 3 次，剂量为 3.063mg（Wood 等，2013）。尽管结果显示花生皮试滴定和嗜碱性粒细胞活化显著降低，但花生特异性 IgE 和 IgG4 水平没有显著变化。此外，EMP-123 直肠给药会经常会导致过敏反应，有时甚至出现严重过敏反应。

HAL-MPE1 是一种氢氧化铝吸附的化学修饰的花生提取物，用于皮下给药（van der Kleij 等，2019）。该制剂含有化学修饰（还原和烷基化）的 Ara h_2 和 Ara h_6，以及部分修饰的 Ara h_1 和 Ara h_3，其 IgE 结合活性降低。一项双盲、安慰剂对照的 Ⅰ 期临床试验纳入了 17 名花生过敏受试者，经皮下注射剂量递增的 HAL-MPE1 或安慰剂，为期 15～20 周。试验组的不良反应更为常见，包括速发性系统反应和 Ⅰ 级迟发型系统反应。HAL-MPE1 治疗组的受试者显示花生、Ara h_1、Ara h_2、Ara h_3 和 Ara h_6 的 IgG 和 IgG4 水平升高，并且嗜酸性组胺释放减少。这些结果提示治疗可能有效，目前正在对 HAL-MPE1 的疗效进行随访。

另一种治疗花生过敏的新方法是 DNA 疫苗。疫苗的基础是表达目标蛋白基因的细菌质粒载体。在 DNA 质粒中包含溶酶体相关膜蛋白 -1（lysosomal-associated membrane protein-1，LAMP-1）序列，可增强抗原的免疫原性并促进 Th1 样反应。ASP0892 是一种 DNA 质粒疫苗，其中包含 Ara h_1、Ara h_2、Ara h_3 和 LAMP-1，可用于皮内或皮下给药（Li 等，2015）。先将小鼠进行花生过敏处理，然后用皮内 Ara $h_{1,2,3}$-LAMP-Vax 或载体对照处理 4 周。在花生激发试验中，疫苗处理的小鼠的花生特异性 IgE 降低 70%（$p<0.05$），且花生特异性 IgG 2a 升高（$p<0.05$）；花生激发试验后试验组症状评分降低，核心体温升高，且血浆组胺水平降低（Li 等，2015）。近期一项在成人皮内或肌肉内注射 ASP0892 的 Ⅰ 期随机安慰剂对照试验完成了入组（NCT02851277）。目前正在进行一项评估青少年皮内给药的试验（NCT03755713）。

五、继发性食物过敏的新疗法：以苹果过敏为例

高达 60% 的大龄儿童、青少年和成人食物过敏与吸入性过敏有关（Werfel 等，2015）。这类食物过敏的免疫学基础，是由于气溶性过敏原诱导产生的 IgE 抗体与食物中的同源蛋白发生了交叉反应。成功地治疗呼吸道过敏便可能有助于继发性食物过敏的控制。事实上，AIT 已应用于许多气溶性过敏原的治疗。桦树花粉 -AIT 约对 70% 的患者有效。然而，AIT 治疗 BPRFA 的成功率没有达到预期。有报道在成功地治疗花粉热后，患者苹果过敏导致的黏膜症状得到了改善（Kelso 等，1995；Asero，1998、2003、2004；Bolhaar 等，2004）。然而，其他报道则显示在某些情况下疗效并不尽如人意，甚至有报道在桦树花粉 -AIT 期间出现了 BPRFA（Herrmann 等，1995；Modrzynski 等，2002；Bucher 等，2004；Hansen 等，2004；Mauro 等，2011）。对出现了不同结果的解释可能是治疗方案的差异，并且不同试验采用的包含桦树花粉的疫苗不同。此外，这些研究采用的测试方法是对新鲜苹果的点刺试验、食物激发试验或两者均有。这些测试方法不能保证在不同时间点使用的 Mal d 1 剂量相同，因为其含量很大程度取决于苹果的品种、成熟状态和储存条件（Sancho 等，2006；Matthes 和 Schmitz-Eiberger，2009）。此外，Mal d 1 在制备测试食物的过程中很容易被破坏，因为该蛋白质极易受到酸性条件和蛋白酶的影响（Skamtrup-Hansen 等，2001）。然而，在一项类似的评估桦树花粉 -AIT 治疗 BPRFA 对榛子过敏的疗效的随机安慰剂对照试验中，治疗效果也并不理想（van Hoffen 等，2011）。SLIT 虽然直接在食物引起的临床反应的部位应用过敏原，也不能改善桦树花粉 -AIT 的治疗效果（Kinaciyan 等，2007）。对于这样的结果，学者推测，可能缓解继发性食物过敏需要比改善呼吸道症状更高剂量的过敏原。从这一思路出发，在一项双盲安慰剂对照试验中，研究者采用了剂量增加但不会增加 IgE 介导的不良反应（Kahlert 等，2008）的高脂源性 Bet v 1 折叠变体进行皮下注射，以评估其对大豆诱导的 BPRFA 的效果（Treudler 等，2017）。治疗前后的症状用含有大豆过敏原的食物激发餐来评估（Treudler 等，2016；Holzhauser 等，2017）。这是首次多中心的基于成分的试验，与安慰剂组相比，治疗组大豆过敏的临床有所改善，但差异无统计学意义。综上，过去几年来，越来越多证据表明 AIT 治疗原发性和继发性食物过敏的疗效有限。

为了评估 OIT 治疗继发性食物过敏的效果，有研究让合并苹果过敏和桦树花粉过敏的患者每天摄入逐渐增加剂量的新鲜苹果，平均治疗时间

20 周（Kopac 等，2012）。在 27 名患者中 17 名实现了脱敏。值得注意的是，他们在出现短期耐受的同时，苹果引发的皮肤反应并没有缓解，过敏原特异性 IgG4 水平也没有升高，这与治疗引起的局部肥大细胞衰竭有关（Kopac 等，2012）。

近期开展了首次 rMal d 1 舌下给药治疗继发性食物过敏的研究（Kinaciyan 等，2018）。这项单中心、双盲、安慰剂对照试验纳入了 60 名苹果过敏合并桦树花粉过敏的患者，随机分为三组，各自每天舌下含服 25μg rAl d 1、rBet v 1 或安慰剂，持续 16 周（ClinicalTrials.gov no NCT01449786 和 EudraCT no, 2011-001221-24）。采用标准化的重组苹果过敏原舌下激发试验进行评估，结果显示，rMal d 1 的 SLIT 组 70% 受试者的过敏反应有显著改善（Kinaciyan 等，2016）。该组临床症状的改善与另两组差异显著，并且该组受试者对 rMal d 1 的皮肤反应也明显缓解。然而，该研究没有长期随访受试者对苹果耐受性的维持。因此，无法评估对于免疫耐受维持的效果。另外，接受相同的常规剂量 rBet v 1 的受试者，在治疗过程中出现了与 rMal d 1 组一样的治疗相关性 OAS（Kinaciyan 等，2018）。因此，尽管 rBet v 1 可使舌下的肥大细胞耗竭，但并没有实现对高重叠度的 rMal d 1 的脱敏。总之，用苹果进行 OIT 和用 rMal d 1 进行 SLIT 的初步研究结果表明，通过规律摄入继发性食物过敏原，可以缓解继发性食物过敏。

免疫耐受的建立与过敏原特异性细胞免疫和体液免疫的调节相关（Bohle 等，2007；Layhadi 等，2019）。相应地，rAld 1 的 SLIT 诱导了 rMal d 1- 特异性 Th2 反应的下调（Kitzmuller 等，2019），并显著增加 rMal d 1- 特异性 IgG4/IgE 比率（Kinaciyan 等，2018）。因此，与未知剂量 Mal d 1 的 OIT 相比，每日舌下含服 25μg rMal d 1 可以调节过敏原特异性免疫反应。AIT 的一个特点是产生过敏原特异性阻断的 IgG 抗体，主要是 IgG4，该抗体与 IgE 结合，从而防止效应细胞的活化（Shamji 等，2012）。这些抗体被称为 IgE 阻断抗体。在嗜碱性粒细胞活化试验中，收集 rMal d 1 的 SLIT 治疗的患者的血清，显示可以抑

制 Mal d 1- 诱导的嗜碱性粒细胞的活化（Acosta 等，2020）。该结果表明 IgE 阻断抗体确实存在。近期研究显示，两种针对主要猫过敏原 Fel d 1 的不同构象表位的单克隆阻断抗体成功减少了猫过敏患者的鼻部症状，这说明了 IgE 阻断抗体在缓解过敏症状中发挥作用（Orengo 等，2018）。类似地，在 SLIT 治疗后的患者血清中，Mal d 1 诱导的 OAS 的减少可能也与 IgE 阻断抗体的存在有关（Acosta 等，2020）。这些结果提示对于呼吸道过敏原的 SLIT 治疗，可以舌下应用重组继发性食物过敏原诱导 IgE 阻断抗体。

综上所述，舌下给予等量的两种同源且高度重叠的过敏原会导致不同的临床症状和免疫反应。对任一过敏原诱导的所有参数进行平行分析，可以直接比较 SLIT 对于原发性食物过敏原和继发性食物过敏原的作用。采用标准剂量 rBet v 1 的 SLIT 对继发性食物过敏的获益是有限的。这一结果与之前长达一年的桦树花粉提取物 SLIT 的研究结果一致，该研究中，33% 受试者的苹果过敏情况改善，33% 受试者的苹果过敏情况加重，33% 的受试者的苹果过敏情况不变，但是花粉症得到改善（Kinaciyan 等，2007）。在另一项试验中，桦树花粉 SLIT 仅改善了 1/11 受试者的苹果过敏情况，但却诱发 3/11 的受试者出现了食物过敏（Hansen 等，2004）。BPRFA 是继发性食物过敏的最佳研究实例，这些研究最终证实了原发性过敏刺激原治疗的成功率并不尽如人意。

结论

IgE 介导的食物过敏常会导致胃肠道、皮肤、呼吸道和（或）心血管症状。可出现于儿童和成人，常显著影响患者的生活质量。准确诊断 IgE 介导的食物过敏的方法包括：①病史采集；②特异性 IgE 介导过敏的表现；③证实临床相关性。患者常需要在日常严格避免食物过敏原，这往往很困难，特别是对于摄入少量食物过敏原便可出现危及生命症状的患者。过去的几年已经研究了一些新的治疗方法，并在本文中进行了总结。单克隆抗体、皮下、舌下或表皮途径的过敏原特异性免疫疗法及口服免疫疗法等新型疗法的效果显示，持续摄入食物过敏原可以使患者的耐受阈值升高，这可能会改变中重度食物过敏患者的未来管理策略。

参考文献

［1］ Acosta GS, Kinaciyan T, Kitzmuller C, Mobs C, Pfutzner W, Bohle B (2020) IgE-blocking antibodies following SLIT with recombinant Mal d 1 accord with improved apple allergy. J Allergy Clin Immunol 146:894-900

［2］ Ahammer L, Grutsch S, Kamenik AS, Liedl KR, Tollinger M (2017) Structure of the major apple allergen Mal d 1. J Agric Food Chem 65:1606-1612

［3］ Anagnostou K, Islam S, King Y, Foley L, Pasea L, Bond S et al (2014) Assessing the efficacy of oral immunotherapy for the desensitisation of peanut allergy in children (STOP II): a phase 2 randomised controlled trial. Lancet 383:1297-1304

［4］ Andorf S, Purington N, Kumar D, Long A, O'Laughlin KL, Sicherer S et al (2019) A phase 2 randomized controlled multisite study using omalizumab-facilitated rapid desensitization to test continued vs discontinued dosing in multifood allergic individuals. EClinicalMedicine 7:27-38

［5］ Asero R (1998) Effects of birch pollen-specific immunotherapy on apple allergy in birch pollenhypersensitive patients. Clin Exp Allergy 28:1368-1373

［6］ Asero R (2003) How long does the effect of birch pollen injection SIT on apple allergy last? Allergy 58:435-438

［7］ Asero R (2004) Effects of birch pollen SIT on apple allergy: a matter of dosage? Allergy 59:1269-1271

［8］ Azad MB, Konya T, Guttman DS, Field CJ, Sears MR, HayGlass KT et al (2015) Infant gut microbiota and food sensitization: associations in the first year of life. Clin Exp Allergy 45:632-643

［9］ Baumert JL, Taylor SL, Koppelman SJ (2018) Quantitative assessment of the safety benefits associated with increasing clinical peanut thresholds through immunotherapy. J Allergy Clin Immunol Pract 6:457-465 e4

［10］ Bird JA, Feldman M, Arneson A, Dougherty I, Brown LS, Burk CM et al (2015) Modified peanut oral immunotherapy protocol safely and effectively induces desensitization. J Allergy Clin Immunol Pract 3:433-435 e1-3

［11］ Blumchen K, Trendelenburg V, Ahrens F, Gruebl A, Hamelmann E, Hansen G et al (2019) Efficacy, safety, and quality of life in a multicenter, randomized, placebo-controlled trial of low-dose peanut oral immunotherapy in children with peanut allergy. J Allergy Clin Immunol Pract 7:479-491 e10

［12］Bohle B, Hirt W, Nachbargauer P, Ebner H, Ebner C (2003a) Allergy to millet: another risk for atopic bird keepers. Allergy 58:325-328

［13］Bohle B, Radakovics A, Jahn-Schmid B, Hoffmann-Sommergruber K, Fischer GF, Ebner C (2003b) Bet v 1, the major birch pollen allergen, initiates sensitization to Api g 1, the major allergen in celery: evidence at the T cell level. Eur J Immunol 33:3303-3310

［14］Bohle B, Radakovics A, Luttkopf D, Jahn-Schmid B, Vieths S, Ebner C (2005) Characterization of the T cell response to the major hazelnut allergen, Cor a 1.04: evidence for a relevant T cell epitope not cross-reactive with homologous pollen allergens. Clin Exp Allergy 35:1392-1399

［15］Bohle B, Zwolfer B, Heratizadeh A, Jahn-Schmid B, Antonia YD, Alter M et al (2006) Cooking birch pollen-related food: divergent consequences for IgE- and T cell-mediated reactivity in vitro and in vivo. J Allergy Clin Immunol 118:242-249

［16］Bohle B, Kinaciyan T, Gerstmayr M, Radakovics A, Jahn-Schmid B, Ebner C (2007) Sublingual immunotherapy induces IL-10-producing T regulatory cells, allergen-specific T-cell tolerance, and immune deviation. J Allergy Clin Immunol 120:707-713

［17］Bolhaar ST, Tiemessen MM, Zuidmeer L, van Leeuwen A, Hoffmann-Sommergruber K, Bruijnzeel-Koomen CA et al (2004) Efficacy of birch-pollen immunotherapy on cross-reactive food allergy confirmed by skin tests and double-blind food challenges. Clin Exp Allergy 34:761-769

［18］Breiteneder H, Pettenburger K, Bito A, Valenta R, Kraft D, Rumpold H et al (1989) The gene coding for the major birch pollen allergen Betv1, is highly homologous to a pea disease resistance response gene. EMBO J 8:1935-1938

［19］Brough HA, Kull I, Richards K, Hallner E, Soderhall C, Douiri A et al (2018) Environmental peanut exposure increases the risk of peanut sensitization in high-risk children. Clin Exp Allergy 48:586-593

［20］Bruijnzeel-Koomen C, Ortolani C, Aas K, Bindslev-Jensen C, Bjorksten B, Moneret-Vautrin D et al (1995) Adverse reactions to food. European Academy of Allergology and Clinical Immunology Subcommittee. Allergy 50:623-635

［21］Bucher X, Pichler WJ, Dahinden CA, Helbling A (2004) Effect of tree pollen specific, subcutaneous immunotherapy on the oral allergy syndrome to apple and hazelnut. Allergy 59:1272-1276

［22］Bunyavanich S, Shen N, Grishin A, Wood R, Burks W, Dawson P et al (2016) Early-life gut microbiome composition and milk allergy resolution. J Allergy Clin Immunol 138:1122-1130

［23］Burks AW, Wood RA, Jones SM, Sicherer SH, Fleischer DM, Scurlock AM et al (2015) Sublingual immunotherapy for peanut allergy: Long-term follow-up of a randomized

multicenter trial. J Allergy Clin Immunol 135:1240-1248 e1-3

［24］Cabezas-Cruz A, Hodzic A, Roman-Carrasco P, Mateos-Hernandez L, Duscher GG, Sinha DK et al (2019) Environmental and molecular drivers of the alpha-gal syndrome. Front Immunol 10:1210

［25］Capucilli P, Wang KY, Spergel JM (2020) Food reactions during avoidance: focus on peanut. Ann Allergy Asthma Immunol 124:459-465

［26］Chiang D, Berin MC (2015) An examination of clinical and immunologic outcomes in food allergen immunotherapy by route of administration. Curr Allergy Asthma Rep 15:35

［27］Chinthrajah S, Cao S, Liu C, Lyu SC, Sindher SB, Long A et al (2019a) Phase 2a randomized, placebo-controlled study of anti-IL-33 in peanut allergy. JCI Insight 4:22

［28］Chinthrajah RS, Purington N, Andorf S, Long A, O'Laughlin KL, Lyu SC et al (2019b) Sustained outcomes in oral immunotherapy for peanut allergy (POISED study): a large, randomised, double-blind, placebo-controlled, phase 2 study. Lancet 394:1437-1449

［29］Chu DK, Wood RA, French S, Fiocchi A, Jordana M, Waserman S et al (2019) Oral immunotherapy for peanut allergy (PACE): a systematic review and meta-analysis of efficacy and safety. Lancet 393:2222-2232

［30］Commins SP (2015) Mechanisms of oral tolerance. Pediatr Clin N Am 62:1523-1529

［31］Commins SP, Satinover SM, Hosen J, Mozena J, Borish L, Lewis BD et al (2009) Delayed anaphylaxis, angioedema, or urticaria after consumption of red meat in patients with IgE antibodies specific for galactose-alpha-1,3-galactose. J Allergy Clin Immunol 123:426-433

［32］De Swert LF, Gadisseur R, Sjolander S, Raes M, Leus J, Van Hoeyveld E (2012) Secondary soy allergy in children with birch pollen allergy may cause both chronic and acute symptoms. Pediatr Allergy Immunol 23:117-123

［33］Dreborg S, Foucard T (1983) Allergy to apple, carrot and potato in children with birch pollen allergy. Allergy 38:167-172

［34］Enrique E, Malek T, Pineda F, Palacios R, Bartra J, Tella R et al (2008) Sublingual immunotherapy for hazelnut food allergy: a follow-up study. Ann Allergy Asthma Immunol 100:283-284

［35］Eriksson NE, Formgren H, Svenonius E (1982) Food hypersensitivity in patients with pollen allergy. Allergy 37:437-443

［36］Esterhazy D, Canesso MCC, Mesin L, Muller PA, de Castro TBR, Lockhart A et al (2019) Compartmentalized gut lymph node drainage dictates adaptive immune responses. Nature 569:126-130

［37］Fernandes H, Michalska K, Sikorski M, Jaskolski M (2013) Structural and functional aspects of PR-10 proteins. FEBS J 280:1169-1199

［38］Fernandez-Rivas M, Garrido Fernandez S, Nadal JA, Diaz de Durana MD, Garcia BE, Gonzalez-Mancebo E et al (2009) Randomized double-blind, placebo-controlled trial of sublingual immunotherapy with a Pru p 3 quantified peach extract. Allergy 64:876-883

［39］ Fleischer DM, Greenhawt M, Sussman G, Begin P, Nowak-Wegrzyn A, Petroni D et al (2019) Effect of epicutaneous immunotherapy vs placebo on reaction to peanut protein ingestion among children with peanut allergy: the PEPITES randomized clinical trial. JAMA 321:946-955

［40］ Fritsch R, Bohle B, Vollmann U, Wiedermann U, Jahn-Schmid B, Krebitz M et al (1998) Bet v 1, the major birch pollen allergen, and Mal d 1, the major apple allergen, cross-react at the level of allergen-specific T helper cells. J Allergy Clin Immunol 102:679-686

［41］ Gajhede M, Osmark P, Poulsen FM, Ipsen H, Larsen JN, Joost van Neerven RJ et al (1996) X-ray and NMR structure of Bet v 1, the origin of birch pollen allergy. Nat Struct Biol 3:1040-1045

［42］ Galli SJ (2016) The mast cell-IgE paradox: from homeostasis to anaphylaxis. Am J Pathol 186:212-224

［43］ Grimshaw KEC, Roberts G, Selby A, Reich A, Butiene I, Clausen M et al (2020) Risk factors for hen's egg allergy in europe: europrevall birth cohort. J Allergy Clin Immunol Pract 8:1341-1348 e5

［44］ Grzeskowiak LE, Tao B, Knight E, Cohen-Woods S, Chataway T (2020) Adverse events associated with peanut oral immunotherapy in children - a systematic review and meta-analysis. Sci Rep 10:659

［45］ Gunawardana NC, Durham SR (2018) New approaches to allergen immunotherapy. Ann Allergy Asthma Immunol 121:293-305

［46］ Hannuksela M, Lahti A (1977) Immediate reactions to fruits and vegetables. Contact Dermatitis 3:79-84

［47］ Hansen KS, Khinchi MS, Skov PS, Bindslev-Jensen C, Poulsen LK, Malling HJ (2004) Food allergy to apple and specific immunotherapy with birch pollen. Mol Nutr Food Res 48:441-448

［48］ Herrmann D, Henzgen M, Frank E, Rudeschko O, Jager L (1995) Effect of hyposensitization for tree pollinosis on associated apple allergy. J Investig Allergol Clin Immunol 5:259-267

［49］ Hodzic A, Mateos-Hernandez L, Leschnik M, Alberdi P, Rego ROM, ContrerasMet al (2019) Tick bites induce anti-alpha-gal antibodies in dogs. Vaccines 7:114

［50］ Holm J, Baerentzen G, Gajhede M, Ipsen H, Larsen JN, Lowenstein H et al (2001) Molecular basis of allergic cross-reactivity between group 1 major allergens from birch and apple. J Chromatogr B Biomed Sci Appl 756:307-313

［51］ Holzhauser T, Franke A, Treudler R, Schmiedeknecht A, Randow S, Becker WM et al (2017) The BASALIT multicenter trial: Gly m 4 quantification for consistency control of challenge meal batches and toward Gly m 4 threshold data. Mol Nutr Food Res 61:1600527

［52］ Husby S, Mestecky J, Moldoveanu Z, Holland S, Elson CO (1994) Oral tolerance in humans. T cell but not B cell tolerance after antigen feeding. J Immunol 152:4663-4670

［53］ Investigators PGoC, Vickery BP, Vereda A, Casale TB,

Beyer K, du Toit G et al (2018) AR101 oral immunotherapy for peanut allergy. N Engl J Med 379:1991-2001

［54］ Jahn-Schmid B, Radakovics A, Luttkopf D, Scheurer S, Vieths S, Ebner C et al (2005) Bet v 1142-156 is the dominant T-cell epitope of the major birch pollen allergen and important for crossreactivity with Bet v 1-related food allergens. J Allergy Clin Immunol 116:213-219

［55］ Jarvinen KM, Amalanayagam S, Shreffler WG, Noone S, Sicherer SH, Sampson HA et al (2009) Epinephrine treatment is infrequent and biphasic reactions are rare in food-induced reactions during oral food challenges in children. J Allergy Clin Immunol 124:1267-1272

［56］ Jeebhay MF, Moscato G, Bang BE, Folletti I, Lipinska-Ojrzanowska A, Lopata AL et al (2019) Food processing and occupational respiratory allergy-a EAACI Position Paper. Allergy 74:1852-1871

［57］ Jones SM, Pons L, Roberts JL, Scurlock AM, Perry TT, Kulis M et al (2009) Clinical efficacy and immune regulation with peanut oral immunotherapy. J Allergy Clin Immunol 124:292-300, e1-97

［58］ Jones SM, Burks AW, Keet C, Vickery BP, Scurlock AM, Wood RA et al (2016) Long-term treatment with egg oral immunotherapy enhances sustained unresponsiveness that persists after cessation of therapy. J Allergy Clin Immunol 137:1117-1127 e10

［59］ Jones SM, Sicherer SH, Burks AW, Leung DY, Lindblad RW, Dawson P et al (2017) Epicutaneous immunotherapy for the treatment of peanut allergy in children and young adults. J Allergy Clin Immunol 139:1242-1252 e9

［60］ Juhlin-Dannfelt C (1948) About the occurrence of various forms of pollen allergy in Sweden. Acta Med Scand 131:563-577

［61］ Kahlert H, Suck R, Weber B, Nandy A, Wald M, Keller W et al (2008) Characterization of a hypoallergenic recombinant Bet v 1 variant as a candidate for allergen-specific immunotherapy. Int Arch Allergy Immunol 145:193-206

［62］ Keet CA, Frischmeyer-Guerrerio PA, Thyagarajan A, Schroeder JT, Hamilton RG, Boden S et al (2012) The safety and efficacy of sublingual and oral immunotherapy for milk allergy. J Allergy Clin Immunol 129:448-55 e1-5

［63］ Kelso JM, Jones RT, Tellez R, Yunginger JW (1995) Oral allergy syndrome successfully treated with pollen immunotherapy. Ann Allergy Asthma Immunol 74:391-396

［64］ Kim EH, Yang L, Ye P, Guo R, Li Q, Kulis MD et al (2019) Long-term sublingual immunotherapy for peanut allergy in children: clinical and immunologic evidence of desensitization. J Allergy Clin Immunol 144:1320-1326 e1

［65］ Kim EH, Patel C, Burks AW (2020) Immunotherapy approaches for peanut allergy. Expert Rev Clin Immunol 16:167-174

［66］ Kinaciyan T, Jahn-Schmid B, Radakovics A, Zwolfer B, Schreiber C, Francis JN et al (2007) Successful sublingual immunotherapy with birch pollen has limited effects on concomitant food allergy to apple and the immune response to the Bet v 1 homolog Mal d 1. J Allergy Clin Immunol

119:937-943

［67］Kinaciyan T, Nagl B, Faustmann S, Kopp S, Wolkersdorfer M, Bohle B (2016) Recombinant Mal d 1 facilitates sublingual challenge tests of birch pollen-allergic patients with apple allergy. Allergy 71:272-274

［68］Kinaciyan T, Nagl B, Faustmann S, Frommlet F, Kopp S, Wolkersdorfer M et al (2018) Efficacy and safety of 4 months of sublingual immunotherapy with recombinant Mal d 1 and Bet v 1 in patients with birch pollen-related apple allergy. J Allergy Clin Immunol 141:1002-1008

［69］Kitzmuller C, Zulehner N, Roulias A, Briza P, Ferreira F, Fae I et al (2015) Correlation of sensitizing capacity and T-cell recognition within the Bet v 1 family. J Allergy Clin Immunol 136:151-158

［70］Kitzmuller C, Jahn-Schmid B, Kinaciyan T, Bohle B (2019) Sublingual immunotherapy with recombinant Mal d 1 downregulates the allergen-specific Th2 response. Allergy 74:1579-1581

［71］Kleine-Tebbe J, Vogel L, Crowell DN, Haustein UF, Vieths S (2002) Severe oral allergy syndrome and anaphylactic reactions caused by a Bet v 1- related PR-10 protein in soybean, SAM22. J Allergy Clin Immunol 110:797-804

［72］Klinglmayr E, Hauser M, Zimmermann F, Dissertori O, Lackner P, Wopfner N et al (2009) Identification of B-cell epitopes of Bet v 1 involved in cross-reactivity with food allergens. Allergy 64:647-651

［73］Kopac P, Rudin M, Gentinetta T, Gerber R, Pichler C, Hausmann O et al (2012) Continuous apple consumption induces oral tolerance in birch-pollen-associated apple allergy. Allergy 67:280-285

［74］Kosma P, Sjolander S, Landgren E, Borres MP, Hedlin G (2011) Severe reactions after the intake of soy drink in birch pollen-allergic children sensitized to Gly m 4. Acta Paediatr 100:305-306

［75］Layhadi JA, Eguiluz-Gracia I, Shamji MH (2019) Role of IL-35 in sublingual allergen immunotherapy. Curr Opin Allergy Clin Immunol 19:12-17

［76］Levin M, Apostolovic D, Biedermann T, Commins SP, Iweala OI, Platts-Mills TAE et al (2019) Galactose alpha-1,3-galactose phenotypes: lessons from various patient populations. Ann Allergy Asthma Immunol 122:598-602

［77］Li XM, Srivastava K, Grishin A, Huang CK, Schofield B, BurksWet al (2003) Persistent protective effect of heat-killed Escherichia coli producing "engineered," recombinant peanut proteins in a murine model of peanut allergy. J Allergy Clin Immunol 112:159-167

［78］Li X-M, Song Y, Su Y, Heiland T, Sampson H (2015) Immunization with ARA h1,2,3-LAMP-Vax peanut vaccine blocked IgE mediated-anaphylaxis in a peanut allergic murine model. J Allergy Clin Immunol 135(2):AB167

［79］Loh W, Tang M (2018) Adjuvant therapies in food immunotherapy. Immunol Allergy Clin N Am 38:89-101

［80］Longo G, Barbi E, Berti I, Meneghetti R, Pittalis A, Ronfani L et al (2008) Specific oral tolerance induction in children with very severe cow's milk-induced reactions. J

Allergy Clin Immunol 121:343-347

［81］Lozano-Ojalvo D, Berin C, Tordesillas L (2019) Immune basis of allergic reactions to food. J Investig Allergol Clin Immunol 29:1-14

［82］Ma Y, Gadermaier G, Bohle B, Bolhaar S, Knulst A, Markovic-Housley Z et al (2006) Mutational analysis of amino acid positions crucial for IgE-binding epitopes of the major apple (Malus domestica) allergen, Mal d 1. Int Arch Allergy Immunol 139:53-62

［83］Matthes A, Schmitz-Eiberger M(2009) Apple (Malus domestica L. Borkh.) allergen Mal d 1: effect of cultivar, cultivation system, and storage conditions. J Agric Food Chem 57:10548-10553

［84］Mauro M, Russello M, Incorvaia C, Gazzola G, Frati F, Moingeon P et al (2011) Birch-apple syndrome treated with birch pollen immunotherapy. Int Arch Allergy Immunol 156:416-422

［85］Miller J, Blackman AC, Wang HT, Anvari S, Joseph M, Davis CM et al (2020) Quality of life in food allergic children: results from 174 quality-of-life patient questionnaires. Ann Allergy Asthma Immunol 124:379-384

［86］Modrzynski M, Zawisza E, Rapiejko P, Przybylski G (2002) Specific-pollen immunotherapy in the treatment of oral allergy syndrome in patients with tree pollen hypersensitivity. Przegl Lek 59:1007-1010

［87］Mogensen JE, Wimmer R, Larsen JN, Spangfort MD, Otzen DE (2002) The major birch allergen, Bet v 1, shows affinity for a broad spectrum of physiological ligands. J Biol Chem 277:23684-23692

［88］Muraro A, Werfel T, Hoffmann-Sommergruber K, Roberts G, Beyer K, Bindslev-Jensen C et al (2014) EAACI food allergy and anaphylaxis guidelines: diagnosis and management of food allergy. Allergy 69:1008-1025

［89］Narisety SD, Frischmeyer-Guerrerio PA, Keet CA, Gorelik M, Schroeder J, Hamilton RG et al (2015) A randomized, double-blind, placebo-controlled pilot study of sublingual versus oral immunotherapy for the treatment of peanut allergy. J Allergy Clin Immunol 135:1275-1282 e1-6

［90］Nelson HS, Lahr J, Rule R, Bock A, Leung D (1997) Treatment of anaphylactic sensitivity to peanuts by immunotherapy with injections of aqueous peanut extract. J Allergy Clin Immunol 99:744-751

［91］Noval Rivas M, Burton OT, Wise P, Zhang YQ, Hobson SA, Garcia Lloret M et al (2013) A microbiota signature associated with experimental food allergy promotes allergic sensitization and anaphylaxis. J Allergy Clin Immunol 131:201-212

［92］Orengo JM, Radin AR, Kamat V, Badithe A, Ben LH, Bennett BL et al (2018) Treating cat allergy with monoclonal IgG antibodies that bind allergen and prevent IgE engagement. Nat Commun 9:1421

［93］Pajno GB, Fernandez-Rivas M, Arasi S, Roberts G, Akdis CA, Alvaro-Lozano M et al (2018) EAACI guidelines on allergen immunotherapy: IgE-mediated food allergy. Allergy 73:799-815

［94］Palladino C, Breiteneder H (2018) Peanut allergens. Mol Immunol 100:58-70

［95］Papageorgiou N, Lee TH, Nagakura T, Cromwell O, Wraith DG, Kay AB (1983) Neutrophil chemotactic activity in milk-induced asthma. J Allergy Clin Immunol 72:75-82

［96］Platts-Mills TAE, Li RC, Keshavarz B, Smith AR, Wilson JM (2020) Diagnosis and management of patients with the alpha-gal syndrome. J Allergy Clin Immunol Pract 8:15-23 e1

［97］Radauer C, Lackner P, Breiteneder H (2008) The Bet v 1 fold: an ancient, versatile scaffold for binding of large, hydrophobic ligands. BMC Evol Biol 8:286

［98］Reekers R, Busche M, Wittmann M, Kapp A, Werfel T (1999) Birch pollen-related foods trigger atopic dermatitis in patients with specific cutaneous T-cell responses to birch pollen antigens. J Allergy Clin Immunol 104:466-472

［99］Remington BC, Krone T, Koppelman SJ (2018) Quantitative risk reduction through peanut immunotherapy: safety benefits of an increased threshold in Europe. Pediatr Allergy Immunol 29:762-772

［100］Sampson HA, O'Mahony L, Burks AW, Plaut M, Lack G, Akdis CA (2018) Mechanisms of food allergy. J Allergy Clin Immunol 141:11-19

［101］Sancho AI, Foxall R, Browne T, Dey R, Zuidmeer L, Marzban G et al (2006) Effect of postharvest storage on the expression of the apple allergen mal d 1. J Agric Food Chem 54:5917-5923

［102］Schimek EM, Zwolfer B, Briza P, Jahn-Schmid B, Vogel L, Vieths S et al (2005) Gastrointestinal digestion of Bet v 1-homologous food allergens destroys their mediator-releasing, but not T cellactivating, capacity. J Allergy Clin Immunol 116:1327-1333

［103］Schulten V, Lauer I, Scheurer S, Thalhammer T, Bohle B (2011) A food matrix reduces digestion and absorption of food allergens in vivo. Mol Nutr Food Res 55:1484-1491

［104］Scurlock AM, Jones SM (2018) Advances in the approach to the patient with food allergy. J Allergy Clin Immunol 141:2002-2014

［105］Shaker M, GreenhawtM(2019) Peanut allergy: burden of illness. Allergy Asthma Proc 40:290-294

［106］Shamji MH, Ljorring C, Francis JN, Calderon MA, Larche M, Kimber I et al (2012) Functional rather than immunoreactive levels of IgG4 correlate closely with clinical response to grass pollen immunotherapy. Allergy 67:217-226

［107］Skamstrup Hansen K, Vestergaard H, Stahl Skov P, Sondergaard Khinchi M, Vieths S, Poulsen LK et al (2001) Double-blind, placebo-controlled food challenge with apple. Allergy 56:109-117

［108］Skripak JM, Nash SD, Rowley H, Brereton NH, Oh S, Hamilton RG et al (2008) A randomized, double-blind, placebo-controlled study of milk oral immunotherapy for cow's milk allergy. J Allergy Clin Immunol 122:1154-1160

［109］Spangfort MD, Mirza O, Ipsen H, Van Neerven RJ, Gajhede M, Larsen JN (2003) Dominating IgE-binding epitope of Bet v 1, the major allergen of birch pollen, characterized

by X-ray crystallography and site-directed mutagenesis. J Immunol 171:3084-3090

［110］Stephen-Victor E, Chatila TA (2019) Regulation of oral immune tolerance by the microbiome in food allergy. Curr Opin Immunol 60:141-147

［111］Tang ML, Ponsonby AL, Orsini F, Tey D, Robinson M, Su EL et al (2015) Administration of a probiotic with peanut oral immunotherapy: a randomized trial. J Allergy Clin Immunol 135:737-744 e8

［112］Treudler R, Werner M, Thiery J, Kramer S, Gebhardt C, Averbeck M et al (2008) High risk of immediate-type reactions to soy drinks in 50 patients with birch pollinosis. J Investig Allergol Clin Immunol 18:483-484

［113］Treudler R, Franke A, Schmiedeknecht A, Ballmer-Weber BK, Worm M, Werfel T et al (2016) Standardization of double blind placebo controlled food challenge with soy within a multicentre trial. Clin Transl Allergy 6:39

［114］Treudler R, Franke A, Schmiedeknecht A, Ballmer-Weber B, Worm M, Werfel T et al (2017) BASALIT trial: double-blind placebo-controlled allergen immunotherapy with rBet v 1-FV in birch-related soya allergy. Allergy 72:1243-1253

［115］van der Kleij HPM, Warmenhoven HJM, van Ree R, Versteeg SA, Pieters RHH, Dreskin SC et al (2019) Chemically modified peanut extract shows increased safety while maintaining immunogenicity. Allergy 74:986-995

［116］van Hoffen E, Peeters KA, van Neerven RJ, van der Tas CW, Zuidmeer L, van Ieperen-van Dijk AG et al (2011) Effect of birch pollen-specific immunotherapy on birch pollen-related hazelnut allergy. J Allergy Clin Immunol 127:100-101 e1-3

［117］Vanek-Krebitz M, Hoffmann-Sommergruber K, Laimer da Camara Machado M, Susani M, Ebner C, Kraft D et al (1995) Cloning and sequencing of Mal d 1, the major allergen from apple (Malus domestica), and its immunological relationship to Bet v 1, the major birch pollen allergen. Biochem Biophys Res Commun 214:538-551

［118］Varshney P, Jones SM, Scurlock AM, Perry TT, Kemper A, Steele P et al (2011) A randomized controlled study of peanut oral immunotherapy: clinical desensitization and modulation of the allergic response. J Allergy Clin Immunol 127:654-660

［119］Vickery BP, Berglund JP, Burk CM, Fine JP, Kim EH, Kim JI et al (2017) Early oral immunotherapy in peanut-allergic preschool children is safe and highly effective. J Allergy Clin Immunol 139:173-181 e8

［120］Vieths S, Schoning B (1996) Characterization of Mal d 1, the 18-kD major apple allergen, at the molecular level. Monogr Allergy 32:63-72

［121］Waldron J, Kim EH (2020) Sublingual and patch immunotherapy for food allergy. Immunol Allergy Clin N Am 40:135-148

［122］Wang S, Xia P, Chen Y, Qu Y, Xiong Z, Ye B et al (2017) Regulatory innate lymphoid cells control innate intestinal inflammation. Cell 171:201-216 e18

［123］Wassmann-Otto A, Heratizadeh A, Wichmann K, Werfel T (2018) Birch pollen-related foods can cause late eczematous reactions in patients with atopic dermatitis. Allergy 73:2046-2054

［124］Werfel T, Asero R, Ballmer-Weber BK, Beyer K, Enrique E, Knulst AC et al (2015) Position paper of the EAACI: food allergy due to immunological cross-reactions with common inhalant allergens. Allergy 70:1079-1090

［125］Wood RA, Sicherer SH, Burks AW, Grishin A, Henning AK, Lindblad R et al (2013) A phase 1 study of heat/phenol-killed, E. coli-encapsulated, recombinant modified peanut proteins Ara h 1, Ara h 2, and Ara h 3 (EMP-123) for the treatment of peanut allergy. Allergy 68:803-808

［126］Zhang W, Sindher SB, Sampath V, Nadeau K (2018) Comparison of sublingual immunotherapy and oral immunotherapy in peanut allergy. Allergo J Int 27:153-161

［127］Zulehner N, Nagl B, Briza P, Roulias A, Ballmer-Weber B, Zlabinger GJ et al (2017) Characterization of the T-cell response to Dau c 1, the Bet v 1-homolog in carrot. Allergy 72:244-251

第13章 药物过敏与皮肤不良反应
Drug Allergy and Cutaneous Adverse Reactions

Maja Mockenhaupt 著

王诗琪 译 黄新绿 校

摘要　对药物的过敏或常累及皮肤，有时也可累及黏膜。速发型反应表现为相当均一的模式，迟发型反应则具有高度的可变性。这两种情况下，可能并不总是容易区分药物反应和非药物引起的皮肤状况。此外，不同类型的皮肤不良反应在早期可能很难鉴别。尤其是迟发型超敏反应，它可在多种药物治疗后发生，并且皮损表现多样。这些皮肤不良反应大多是轻微的，但有些是严重的，发病率和死亡率很高。在临床中，重要的是在早期识别出指向更严重情况的迹象，以便开始适当的治疗。此外，通过询问详细的用药史和评估特定药物的相关暴露时间（不同的反应类型之间差别显著），确定潜在的致敏药物至关重要。在不良反应的急性期得到成功控制后，可进行进一步的过敏原试验以确定致敏药物。

关键词：皮肤药物不良反应；迟发型超敏反应；药物过敏；速发型超敏反应；严重皮肤不良反应

缩略语

AGEP	acute generalized exanthematous pustulosis	急性泛发性发疹型脓疱病
BSA	body surface area	体表面积
DRESS	drug reaction with eosinophilia and systemic symptoms	伴嗜酸性粒细胞增多和系统症状的药疹
FDE	fixed drug eruption	固定型药疹
GBFDE	generalized bullous fixed drug eruption	泛发性大疱性固定型药疹
ICU	intensive care unit	重症监护室
MPE	maculopapular exanthema	发疹型斑丘疹
SCAR	severe cutaneous adverse reactions	严重皮肤不良反应
SDRIFE	symmetrical drug-related intertriginous and flexural exanthema	对称性药物相关性间擦部和屈侧疹
SJS	stevens-Johnson syndrome	Stevens-Johnson 综合征
TEN	toxic epidermal necrolysis	中毒性表皮坏死松解症

皮肤对口服或外用药物的反应多种多样，其临床模式和发病机制各不相同。一些反应遵循 Coombs 和 Gell 所描述的经典过敏途径，另一些反应则机制不同或尚未阐明。荨麻疹和血管性水肿可能是药物超敏反应的表现，无论是 IgE 介导的（速发型或 I 型超敏反应）还是非 IgE 介导的肥大细胞的直接活化。速发型超敏反应的临床模式相当均一，而迟发型超敏反应皮肤（IV 型超敏反应）在皮损、严重程度和时间过程方面都非常多样化。其中一些迟发型药物反应可以通过致敏来解释，而另一些则机制尚不清楚（Brockow 等，2019）。

皮肤药物反应很常见，累及 2%～3% 的住院患者，也是门诊就诊的一个重要原因。据估计，每 1000 名住院患者中就有 1 人为严重的皮肤药物反应（Bigby，2001）。

下文将介绍不同种类型的药物反应，重点为迟发型和严重的超敏反应。而速发型反应也将简要讨论。

一、临床反应类型

（一）荨麻疹和血管性水肿

荨麻疹的特征为蜂巢样皮疹（风团），表现为红色、边界清晰、隆起的瘙痒性皮损，通常中心苍白。个别皮损可扩大、融合，通常在几小时内消失。血管性水肿由真皮深层和皮下组织的肿胀引起，高达 50% 的病例可伴有荨麻疹。如果血管性水肿累及面部和唇部，可引起损容；如果喉部水肿或舌部肿胀，可导致气道阻塞而危及生命。

抗生素，尤其是青霉素和头孢类抗生素，是 IgE 介导的药物过敏的常见原因。而需要抗生素治疗的感染也可诱发荨麻疹。

其他药物可通过非 IgE 介导的肥大细胞直接活化的机制引起荨麻疹 / 血管性水肿。吗啡或可待因等阿片类镇痛药最常见。阿片类药物和万古霉素同时使用可能增加所谓红人综合征的风险，可见于快速输注万古霉素后。它是由肥大细胞直接激活引起的，也可表现为荨麻疹（Kanani 等，

2018）。

非甾体抗炎药（nonsteroidal anti-inflammatory drug，NSAID）可通过直接激活肥大细胞，或通过补体级联异常（遗传性和获得性补体代谢异常）和血管扩张性激肽通路活性增加等机制，诱发荨麻疹 / 血管性水肿。据报道，在 10 000 名血管紧张素转换酶（angiotensin-converting enzyme，ACE）抑制药的新使用者中，有 2～10 人会发生血管性水肿（不包括荨麻疹），通常累及口腔和舌部（Stone 和 Brown，2017）。可能的机制为 ACE 引起缓激肽降解受损，导致血管活性肽 - 缓激肽在血液中升高。

尽管命名为"速发型"，荨麻疹和（或）血管性水肿等的皮疹也可以是逐渐发生的，即在暴露数小时后，或延迟发生，即在暴露数天后。

过敏性休克是最严重、可能危及生命的 I 型速发型超敏反应形式，可引起瘙痒、荨麻疹、血管性水肿、喉头水肿、喘憋、恶心、呕吐和心动过速，有时甚至引起休克。药物不是过敏性休克最常见的原因，有报道称为第三常见的原因（Simons 等，2013）。

（二）发疹型药疹

皮肤对药物最常见的反应是各种发疹型药疹。发疹型药疹占所有药疹＞75%。它们被称为麻疹样或斑疹样和（或）丘疹样发疹（Bigby，2001；Ardern-Jones 和 Friedmann，2011）。据报道，许多经常处方和使用的药物可导致此类药疹。众所周知，某些抗生素，如氨基青霉素，在存在病毒感染的情况下，诱发发疹型药疹的风险更高。此外，许多病毒感染表现为发疹性，副感染性发疹也很常见。因此，鉴别诊断可能很困难。

（三）多形红斑型药疹

这种皮疹常被误诊为多形（渗出性）红斑 [erythema（exsudativum）multiforme，E（E）M] 或 Stevens-Johnson 综合征（Stevens-Johnson syndrome，SJS）。表现为可融合的靶样皮损（图 13-1C）。组织病理学可见真皮而非表皮的改变，

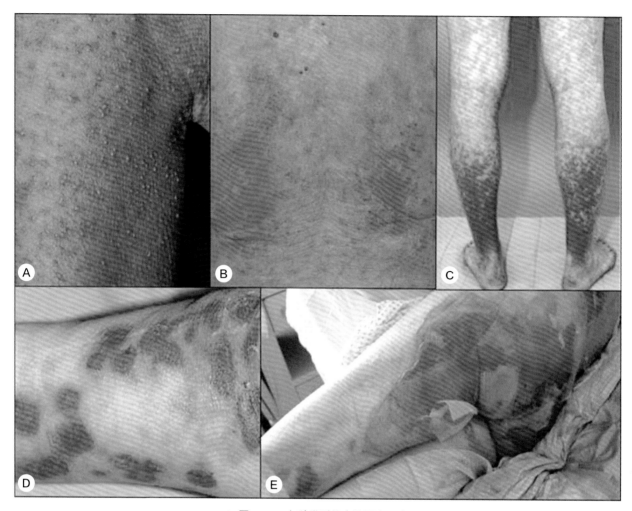

▲ 图 13-1　各种类型的皮肤不良反应

A. 急性泛发性发疹型脓疱病（AGEP）。B. 伴嗜酸性粒细胞增多和系统症状的药疹（DRESS）。C. 多形型药疹。D. 伴局部水疱的固定型药疹（FDE）。E. 泛发性大疱性固定型药疹（GBFDE）

被称为"真皮型 EM"。如果存在黏膜受累，常表现轻微，可出现皮肤水疱，但原因是水肿，而不像 EM 或 SJS/ 中毒性表皮坏死松解症（toxic epidermal necrolysis，TEN）的水疱是由凋亡导致的（Roujeau 和 Mockenhaupt，2019）。

　　轻型或重型（伴有黏膜出血性糜烂）的 EM 最常（如果不是总是）由感染引起（典型的是单纯疱疹病毒或肺炎支原体），而多形型药疹由药物引起，如 NSAID 和利尿药，也可见于靶向治疗（Ziemer 等，2007）。

（四）苔藓样药疹

　　苔藓样药疹可表现为扁平苔藓样紫罗兰色或色素沉着性、顶部平坦的瘙痒性丘疹，常累及足踝和手腕掌侧面。这种类型的药疹通常发生于开始使用药物数月甚至数年之后。可扩散至全身，但通常不累及黏膜。据报道 β 受体阻断药、ACE 抑制药、甲基多巴、青霉胺、奎尼丁、抗疟药和噻嗪类利尿药是最常见的原因（Inoue 等，2017）。最近，TNF-α 抑制药、酪氨酸激酶抑制药和进一步的靶向治疗也被观察到可诱导苔藓样反应，其中一些具有大疱性皮损，可类似 SJS/TEN（Reschke 等，2019）。这种反应模式的机制尚不清楚。

（五）对称性药物相关性间擦部和屈侧疹

　　对称性药物相关性间擦部和屈侧疹（symmetrical drug-related intertriginous and flexural exanthema，SDRIFE），以前也被称为狒狒综合征，是一种

不常见的药疹类型（Häusermann 和 Bircher，2007）。通常发生于开始使用过敏性药物数小时至数天后。皮疹表现为界限清晰的 V 型红斑，位于臀 - 肛周或腹股沟 - 生殖器周围，常累及间擦皱褶处。不伴全身症状。在某些情况下，SDRIFE 可模仿一种特定的固定型药疹模式，而在其他情况下，在间擦部位可见脓疱，并可像急性泛发性发疹型脓疱病（acute generalized exanthematous pustulosis，AGEP）一样弥漫（Brockow 等，2019；Häusermann 和 Bircher，2007）。据报道，阿莫西林、头孢曲松钠、青霉素、克林霉素和红霉素在高达 50% 的病例中是致敏药物。还可见于碘造影剂、伪麻黄碱、阿司匹林、丝裂霉素 C、吩噻嗪、伐昔洛韦和其他许多药物（Thyssen 和 Maibach，2008）。

（六）固定型药疹

固定型药疹是一种独特的反应，其特征为急性期呈红斑性和（或）水肿性斑块，中心为灰紫罗兰色或大疱，慢性期呈深色色素沉着（图 13-1D）。受累部位包括口腔（唇部和舌部）、生殖器、面部和肢端区域（Brockow 等，2019）。这种皮疹的典型特征包括炎症后色素沉着和再次暴露于药物后皮损在同一部位复发（Brahimi 等，2010）。

泛发性大疱性固定型药疹（generalized bullous fixed drug eruption，GBFDE）患者可能被误诊为 SJS/TEN，但 GBFDE 患者通常不存在或仅有轻微的黏膜受累，且临床病程良好，停药后 2 周内可缓解（图 13-1E）（Cho 等，2014）。此型药疹常发生于使用诱导药物 1～2 天后。常涉及的药物包括 NSAID、抗生素类（如磺胺甲噁唑、四环素）、氨苯砜、巴比妥类药物、对乙酰氨基酚（扑热息痛）和安乃近（Mahboob 和 Haroon，1998）。

（七）急性泛发性发疹型脓疱病

AGEP 是一种罕见的疾病，特征为突然出现的红斑和浅表性脓疱，伴发热。皮疹通常开始于面部或皱褶部位，并在数小时内扩散。水肿性红斑上出现小的非毛囊性脓疱，伴灼热和（或）瘙痒，组织病理学表现为海绵形成和角层下粒细胞聚集（图 13-1A）。研究人员开发了一个评分系统，帮助确诊或排除 AGEP（表 13-1）（Sidoroff 等，2001）。

从开始用药到发生反应的时间非常短，大多为 1～2 天。然而，对于有些药物，症状的出现可能会推迟 1～2 周（Momin 等，2009）。抗生素，特别是青霉素和大环内酯类，被认为在 80% 的 AGEP 中起致敏作用（Sidoroff 等，2007）。

表 13-1 AGEP 诊断评分表

形态学	
• 脓疱	
－ 典型	+2
－ 共存的（与其他疾病）	+1
－ 不充分	0
• 红斑	
－ 典型	+2
－ 共存的（与其他疾病）	+1
－ 不充分	0
• 分布模式	
－ 典型	+2
－ 共存的（与其他疾病）	+1
－ 不充分	0
• 脓疱好转后脱屑	
－ 是	+1
－ 否 / 不充分	0
• 病程	
－ 黏膜受累	
▲ 是	−2
▲ 否	0
－ 急性发病（≤ 10 天）	
▲ 是	0

（续表）

形态学	
▲否	−2
− 缓解（≤ 15 天）	
▲是	0
▲否	−4
− 发热（≥ 38℃）	
▲是	+1
▲否	0
− PNN ≥ 7000/mm³	
▲是	+1
▲否	0
• 组织病理	
− 其他疾病	−10
− 不典型 / 无组织病理	0
− PNN 的胞吐现象	+1
− 角层下和（或）表皮内非海绵状脓疱或 NOS 脓疱伴乳头水肿或角层下和（或）表皮内海绵状脓疱或不伴乳头水肿的 NOS 脓疱	+2
− 海绵状角层下和（或）表皮内脓疱，伴乳头水肿	+3

NOS. 非特异性；PNN. 多核巨细胞

AGEP 最终得分 ≤ 0 分可排除（非 AGEP）；1 ～ 4 分为可能；5 ～ 7 分为很可能；8 ～ 12 分则确诊 AGEP

引自 Sidoroff et al, 2001

（八）伴嗜酸性粒细胞增多和系统症状的药疹

伴嗜酸性粒细胞增多和系统症状的药疹（drug reaction with eosinophilia and systemic symptoms, DRESS），在日本被称为药物诱导的超敏综合征（drug-induced hypersensitivity syndrome, DIHS），是一种严重的药物反应，特征为发热（38 ～ 40℃）、乏力、淋巴结病、皮疹和器官受累。后者包括肝脏、肾脏、肺和心脏的影响，以及嗜酸性粒细胞增多和（或）非典型淋巴细胞的出现。研究人员设计

了一个诊断评分系统来确诊或排除 DRESS。然而，正确应用它很重要，例如，只有肝酶至少在两个不同的日期升高 2 倍，才计算肝脏受累的分数（表 13-2）（Kardaun 等，2007）。皮疹范围广泛，至少覆盖体表面积（body surface area，BSA）的 50%，有时甚至 ≥ 90%（图 13-1B）。在红皮病或剥脱性皮炎存在时，皮疹可能导致进一步的并发症，如寒战、液体和蛋白质丢失（Ushigome 等，2013）。

在多数病例中，药物反应开始于诱导药物使用后 2 ～ 6 周。芳香类抗癫痫药（卡马西平、拉莫三嗪、奥卡西平、苯巴比妥、苯妥英钠）、别嘌醇、磺胺类抗生素（包括柳氮磺吡啶）和万古霉素是 DRESS 最常见的原因（Kardaun 等，2013）。

（九）Stevens-Johnson 综合征 / 中毒性表皮坏死松解症

Stevens-Johnson 综合征（Stevens-Johnson syndrome，SJS）/ 中毒性表皮坏死松解症（toxic epidermal necrolysis，TEN）由于其常见的发病机制和原因，现在被总结为或称为"表皮松解症"（epidermal necrolysis，EN），是一种严重的、往往危及生命的疾病，发病率和死亡率都很高。EN 的特征为表皮坏死，皮肤和黏膜剥脱（图 13-2 A 至 E）。根据皮肤剥脱的 BSA 数目，可将 SJS 与 TEN 区分开来：SJS 的剥脱面积 < 10%（图 13-2A），TEN 的剥脱面积 > 30%（图 13-2B），而剥脱面积 10% ～ 30% 定义为 SJS/TEN 重叠（表 13-3）（Bastuji-Garin 等，1993；Mockenhaupt 和 Roujeau，2019）。

EN 常由药物引起。然而，所有病例中的 25% 和儿童病例中的 50% 为非药物诱导的。其中多数为感染诱发，尤其是病毒性呼吸道感染和流感样疾病（Mockenhaupt 和 Roujeau，2019）。

对于不同的药物，从开始使用到发生药物反应的潜伏期为 4 天到 4 周。别嘌醇、某些抗癫痫药（卡马西平、拉莫三嗪、苯巴比妥、苯妥英钠）、磺胺类抗生素、奈韦拉平和奥昔康 NSAID 已被证明具有最高的 EN 风险（Mockenhaupt 等，

表 13-2　DRESS 诊断评分表

评分	-1	0	+1	+2	Min	Max
发热≥38.5℃	否	是			-1	0
淋巴结病		否/U	是		0	+1
嗜酸性粒细胞增多					0	
嗜酸性粒细胞计数			700～1499/μl	≥1500/μl		+2
如果白细胞<4000，嗜酸性粒细胞百分比 %			10%～19.9%	≥20%		
非典型淋巴细胞		否/U	是		0	+1
皮肤受累 皮疹（% 体表面积） 皮疹提示 DRESS 组织病理提示 DRESS	否 否	否/<50% U U	≥50% 是		-2	+2
器官受累 [a] 肝脏 肾脏 肺 肌肉/心脏 胰腺 其他		否/U	单一器官 是 是 是 是 是 是	2个或 2个以上	0	+2
持续≥15 天	否	是			-1	0
实验室检查 A、B、C 型肝炎 EBV、CMV 支原体、衣原体 ANA 血培养					0	+1
如果无阳性或≥3 项阴性			是			
总分					-4	+9

U. 未知/未分类；Min. 最小值；Max. 最大值（评分）；EBV. EB 病毒；CMV. 巨细胞病毒；ANA. 抗核抗体
DRESS 的最终评分<2 分可排除（非 DRESS）；2～3 分为可能；4～5 分为很可能；>5 分则确诊 DRESS
a. 排除其他原因：1 个器官为 1 分，2 个或 2 个以上器官为 2 分
引自 Kardaun et al, 2007

2008)。

AGEP、DRESS、SJS/TEN 和严重的 GBFDE 病例被称为严重的皮肤不良反应（severe cutaneous adverse reactions，SCAR）。它们虽然罕见，但具有潜在的生命危险。任何年龄均可发生，但更常见于老年人。

二、皮肤不良反应的管理

（一）一般处理

大多数药物反应较轻，但有些反应很严重，易出现后续并发症。一开始很难区分轻症皮疹和严重皮疹。因此，应密切随访患者，可重复进行

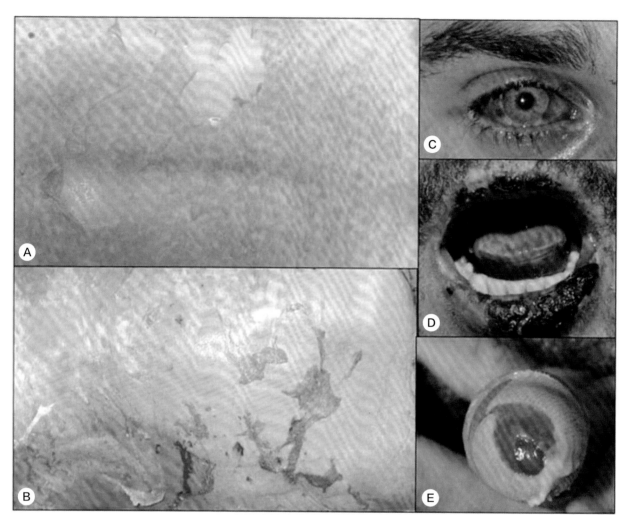

▲ 图 13-2　Stevens-Johnson 综合征（SJS）/ 中毒性表皮坏死松解症（TEN）

A. SJS 合并斑疹伴水疱形成。B. TEN 中广泛的皮肤剥脱。C. 伴结膜炎和睑缘炎的眼睛受累。D. 唇部和口腔黏膜的出血性糜烂。
E. 年轻男性生殖器黏膜糜烂

表 13-3　SJS/TEN 的定义共识

条 件	重型 EM	SJS	SJS/TEN 重叠	伴斑疹的 TEN	大片红斑基础上的 TEN（无斑点）[a]
皮肤剥脱（%）	＜10%	＜10%	10%～30%	＞30%	＞10%
典型靶样皮损	+	−	−	−	−
非典型靶样皮损	隆起	平坦	平坦	平坦	−
斑疹	−	+	+	+	−
分布	四肢为主	广泛	广泛	广泛	广泛

EM. 多形红斑；SJS.Stevens-Johnson 综合征；TEN. 中毒性表皮坏死松解症

a. 最近这些病例被认为是泛发性大疱性固定型药疹（GBFDE）

引自 Bastuji-Garin et al, 1993

临床评估和实验室检查。当怀疑出现严重反应时，建议进行基础检查，如通过全血细胞计数（full blood count，FBC）、尿素和电解质（urea and electrolytes，U&E）（包括镁 / 磷酸盐 / 碳酸氢盐）、肝功能检查（liver function tests，LFT）、凝血功能检查、血糖、胸部 X 线片、人类免疫缺陷病毒（human immunodeficiency virus，HIV）、红细胞沉降率（erythrocyte sedimentation rate，ESR）、C 反应蛋白（C-reactive protein，CRP）来评估内脏器官受累情况和共病情况（Ardern-Jones 和 Mockenhaupt，2019）。

为了确定诊断和排除鉴别诊断，应在适当的时候进行真菌血浆血清学取材、皮损部位的病毒学和细菌学拭子取材。此外，应进行皮肤活检行常规组织病理学检查（皮损部位或水疱附近），在有水疱时还应进行直接免疫荧光检查，以排除大疱性自身免疫性疾病（Ziemer 和 Mockenhaupt，2011）。

此外，还应拍摄皮疹的照片，以显示具体特征和累及范围（Mockenhaupt 和 Roujeau，2019）。

当皮疹被认为是药物引起的，就应该确定潜在的致敏药物并停用。SCAR 显示了开始用药后症状出现的时间线，DRESS 最长（2~8 周），AGEP 和 GBFDE 最短（大多数病例为 1~2 天），而 EN 患者通常在反应开始前 4~28 天开始使用药物（图 13-3）（Cho 等，2014；Mahboob 和 Haroon，1998；Sidoroff 等，2007；Kardaun 等，2013；Mockenhaupt 等，2008）。

DRESS 的皮疹可能与典型的良性斑丘疹相同，但在系统特征上不同。DRESS 除了发病较晚外，通常表现为更鲜红和更广泛的皮疹，常伴面部肿胀。据报道 DRESS 的死亡率为 2%~6%，主要为器官功能衰竭（如肝脏）所致（Kardaun 等，2013）。然而，急性期后的长期死亡率可能是病毒 [人类疱疹病毒 6/7 型（human herpes virus，$HHV_{6/7}$），EB 病毒（Epstein-Barr virus，EBV）、

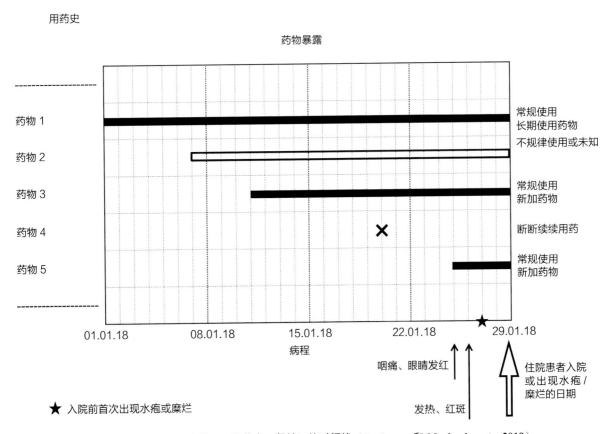

▲ 图 13-3　事件（横轴）和用药史（竖轴）的时间线（Paulmann 和 Mockenhaupt，2019）

巨细胞病毒（cytomegalovirus，CMV）〕再激活或自身免疫现象导致的（Ushigome 等，2013）。

非毛囊性脓疱的发生应考虑 AGEP。而 DRESS 中也可见大量小脓疱，但主要是毛囊性的。AGEP 的典型表现为迅速隆起的红斑，其上可见脓疱，通常分布于头部、颈部和躯干上部和（或）褶皱部位。可伴发热和中性粒细胞增多，泛发性脓疱型银屑病是其主要的鉴别诊断（Sidoroff 等，2001；Paulmann 和 Mockenhaupt，2019）。

在皮疹中出现水疱而导致表皮剥脱被认为是一种，是 EN 的一个关键标志（Bastuji-Garin 等，1993；Mockenhaupt 和 Roujeau，2019），但也应考虑 GBFDE（Cho 等，2014）。然而，EN 常伴有严重的黏膜出血性糜烂（通常为口唇、口腔黏膜、眼睛、鼻部、生殖器和支气管）。尽管 GBFDE 在组织学上也可诱导全层表皮坏死，但红斑区域的边界比 EN 更清晰，后者可因外伤或摩擦而引起未受累区域皮肤剥离（Nikolsky 征阳性）。GBFDE 黏膜受累有限，通常不影响眼球表面。此外，DRESS 和 AGEP 患者也可出现轻度黏膜炎（Paulmann 和 Mockenhaupt，2019）。

（二）特殊处理

在 AGEP 中，发热和嗜中性粒细胞增多的系统性特征很明显，但在大多数情况下，当致敏药物停用后，患者会很快恢复。急性期可考虑外用或口服糖皮质激素，尤其对皮肤红肿发炎或瘙痒的部位。脓疱缓解后会出现典型的脓疱后鳞屑，脱屑时可使用润肤剂。内脏受累，如肝脏和肾脏指标升高，在老年患者中高达 20%。然而，这些指标通常短暂升高，无须特殊处理即可消失（Hotz 等，2013）。

DRESS 的治疗应根据临床特征的个体差异进行调整，并应邀请相应专科专家会诊。专家们一致认为糖皮质激素治疗有益，轻症病例可局部使用，但在大多数 DRESS 病例中需要系统使用（Funck-Brentano 等，2015）。建议泼尼松龙 1～2mg/（kg·d），疗程应个体化调整。研究表明，经历 HHV$_{6/7}$（也称为 EBV/CMV）再激活的患者可能

会有一个长期和复杂的病程，并反复发作。因此，在病毒再激活的情况下，糖皮质激素的剂量必须非常缓慢地逐渐减少（Shiohara 和 Kano，2017）。对于糖皮质激素耐药的病例，已报道使用环孢素和其他免疫抑制药可成功治疗，但静脉注射免疫球蛋白（intravenous immunoglobulins，IVIG）没被证明有益（Kirchhof 等，2016；Joly 等，2012）。

EN 进展迅速，在所有类型 SCAR 中死亡率最高。死亡率随着患者皮肤剥脱的数量和年龄的增加而增加。一个有用的预后评估方法是被称为 SCORTEN 的"EN 严重程度评分"（表 13-4）（Bastuji-Garin 等，2000）。SCORTEN 应该在入院后 24h 内评估，但前 5 天的每日评分分析显示，第 3 天与预后相关性最好（Guégan 等，2006）。广泛皮肤剥脱的患者应在重症监护室（intensive care unit，ICU）或烧伤中心进行治疗，但准确的阈值将取决于当地的临床经验。英国指南建议剥脱面积＞10% 体表面积时转入 ICU 是合适的（Creamer 等，2016），而在德国，基于对整体医疗状况的评估，在剥脱的 BSA 达到 30% 之前可能不需要转入 ICU。

较高的室内温度和湿度及减压床垫对患者有益。应尽量减少受累皮肤的创伤，支持治疗包括补液、营养和镇痛（Mockenhaupt 和 Roujeau，2019；Creamer 等，2016）。皮肤剥脱可以保守治

表 13-4 SCORTEN

影响因子	评　分	权重 / 分值[a]
年龄	≥ 40 岁	1
是否恶性	是	1
剥脱的体表面积（第 1 天）	≥ 10%	1
心动过速	≥ 120/min	1
血清尿素	≥ 10mmol/L	1
血糖	≥ 14mmol/L	1
血清碳酸氢盐	＜ 20mmol/L	1
可能得分		0～7

a. 总分越高，患者预后越差

引自 Bastuji-Garin et al，2000

疗（局部消毒和抗粘纱布敷料覆盖）或外科手术治疗（去除坏死或松弛的皮肤和所谓的烧伤浴）。EN 最常见的并发症是继发于感染的败血症，最常通过导管和中心静脉通道获得。因为有掩盖败血症的风险，所以不建议预防性使用抗生素。定期从皮肤和导管的多个部位行微生物拭子检查，可以识别出潜在的细菌病原体，然后对其进行适当治疗（Mockenhaupt 和 Roujeau，2019）。

黏膜受累的 EN 患者的充分治疗应由有经验的相关专家参与。这对眼部受累的患者非常重要，而且已证明早期羊膜移植治疗可获得更好的结果（Sharma 等，2000）。

近几十年关于 EN 的免疫调节治疗一直存在争议。然而，一些大型研究可以确定短期类固醇激素治疗对疾病预后有积极影响，而 IVIG 没有发现这一作用（Schneck 等，2008；Zimmermann 等，2017）。近年来，不同的研究和系统综述证实环孢素在疾病进展和预后方面发挥积极作用（Valeyrie-Allanore 等，2010；González-Herrada 等，2017；NG 等，2018）。

一项比较肿瘤坏死因子 -α（tumor necrosis factor α，TNF-α）抑制药依那西普和系统糖皮质激素疗效的随机对照试验显示，依那西普的疗效更好。然而，该研究纳入的主要为轻度病例，糖皮质激素治疗长达 3 周，提示该组患者发生并发症的风险较高，临床结果无统计学差异（Wang 等，2018）。

GBFDE 的支持治疗与 EN 基本相同，但尚无研究对免疫调节治疗进行评估。大多数病例进展较慢，临床病程为良性，但一项研究观察到的死亡率与相同程度皮肤剥脱的 EN 相当。然而，GBFDE 致死性的病例主要为年龄较大且既往有过此类事件的患者（Lipowicz 等，2013）。

三、SCAR 致敏物的检测

如果通过全面和详细的用药史已经很容易地识别出致敏药物，则不需要进一步检测。患者应终生避免使用此药物。在某些 SCAR 病例中，药物史很复杂，以至于致敏药物不可能确定。因果关系评估应由药物反应专家进行，但其中一个问题是，此类专家往往在急性事件发生数周、数月甚至数年后才介入。如上所述，致敏药物的典型暴露窗口的临床反应类型对于因果关系的评估至关重要。

皮肤试验，特别是斑贴试验，已被证明对迟发型超敏反应有用。在严重的反应中也可以安全地进行斑贴试验，但正确的阳性结果似乎有很大变数。例如，在 EN 中，它在 ≤ 23% 的病例中提供了有用的结果。在 AGEP 和 DRESS 中，正确的斑贴试验阳性结果的比率明显较高，但不同药物之间存在差异（Barbaud 等，2013）。别嘌醇是 DRESS 和 EN 的常见诱导药物，由于其低亲脂性，对皮肤渗透性差，不适用于斑贴试验。这证明了在药物反应领域的皮肤试验需要渊博的知识和专业技能（Ardern-Jones 和 Mockenhaupt，2019）。皮内试验通常用于研究 IgE 介导的药物过敏，当针刺试验为阴性时，也推荐用于较轻的皮肤不良反应。因为即使只使用小剂量诱导药物，患者也会出现严重甚至致命的反应，因此 SCAR 患者需要谨慎进行皮内测试（Brockow 等，2019；Phillips 等，2019）。

SCAR 的体外测试似乎是理想的方法，但许多可用的测试，如淋巴细胞增殖试验［lymphocyte proliferation assay，LPA；又名淋巴细胞转化试验（lymphocyte transformation test，LTT）］和药物诱导细胞因子试验（IFN-γ，ELISpot）仍处于实验阶段，尚未在常规实践中使用。此外，对结果的解释往往很困难（Trubiano 等，2018；Porebski，2017）。

近年来，多种 HLA- 等位基因与特定类型的 SCAR 之间的强关联性被证实。这种关联对特定的反应、药物和种族具有特异性。HLA 检测不是为识别不良反应的诱导药物而设计的，而是在决定是否接受某些药物治疗之前进行，可以降低个体发生 SCAR 的风险。因此，在中国香港，HLA-B*15∶02 检测呈阳性的患者不服用卡马西平，卡马西平诱发的 EN 病例数量大幅减少（White 等，2018）。

参考文献

［1］ Ardern-Jones MR, Friedmann PS (2011) Skin manifest-ations of drug allergy. Br J Clin Pharmacol 71(5): 672-683

［2］ Ardern-Jones M, Mockenhaupt M (2019) Making a diagnosis in severe cutaneous drug reactions. Curr Opin Allergy Clin Immunol 19:283-293. https://doi.org/10.1097/aci.0000000000000546

［3］ Barbaud A, Collet E, Milpied B (2013) A multicentre study to determine the value and safety of drug patch tests for the three main classes of severe cutaneous adverse drug reactions. Br J Dermatol 3:555-562

［4］ Bastuji-Garin S, Rzany B, Stern RS, Shear NH, Naldi L, Roujeau JC (1993) Clinical classification of cases of toxic epidermal necrolysis, Stevens-Johnson syndrome, and erythema multiforme. Arch Dermatol 129(1):92-96

［5］ Bastuji-Garin S, Fouchard N, Bertocchi M, Roujeau JC, Revuz J, Wolkenstein P (2000) SCORTEN: a severity-of-illness score for toxic epidermal necrolysis. J Invest Dermatol 115:149-153

［6］ Bigby M (2001) Rates of cutaneous reactions to drugs. Arch Dermatol 137:765

［7］ Brahimi N, Routier E, Raison-Peyron N et al (2010) A three-year-analysis of fixed drug eruptions in hospital settings in France. Eur J Dermatol 20:461

［8］ Brockow K, Ardern-Jones MR, Mockenhaupt M, Aberer W, Barbaud A, Caubet JC et al (2019) EAACI position paper on how to classify cutaneous manifestations of drug hypersensitivity. Allergy 1:14-27. https://doi.org/10.1111/all.13562

［9］ Cho YT, Lin JW, Chen YC et al (2014) Generalized bullous fixed drug eruption is distinct from Stevens-Johnson syn-drome/toxic epidermal necrolysis by immunohistopatho-logical features. J Am Acad Dermatol 70:539

［10］ Creamer D, Walsh SA, Dziewulski P, Exton LS, Lee HY, Dart JK et al (2016) U.K. guidelines for the management of Stevens-Johnson syndrome/toxic epidermal necrolysis in adults. Br J Dermatol 174(6):1194-1227

［11］ Funck-Brentano E, Duong TA, Bouvresse S, Bagot M, Wolkenstein P, Roujeau JC et al (2015) Therapeutic man-agement of DRESS: a retrospective study of 38 cases. J Am Acad Dermatol 72 (2):246-252

［12］ González-Herrada C, Rodríguez-Martín S, Cachafeiro L, Lerma V, González O, Lorente JA et al (2017) Cyclospo-rine use in epidermal necrolysis is associated with an im-portant mortality reduction: evidence from three different approaches. J Invest Dermatol 137:2092-2100

［13］ Guégan S, Bastuji-Garin S, Poszepczynska-Guigné E et al (2006) Performance of the SCORTEN during the first five days of hospitalisation to predict the prognosis of epider-mal necrolysis. J Invest Dermatol 126:272-276

［14］ Häusermann P, Bircher AJ (2007) SDRIFE - another acronym for a distinct cutaneous drug exanthema: do we really need it? Dermatology 214:1-2. https://doi.org/10.1159/000096903

［15］ Hotz C, Valeyrie-Allanore L, Haddad C, Bouvresse S, Ortonne N, Duong TA, Ingen-Housz-Oro S, Roujeau JC, Wolkenstein P, Chosidow O (2013) Systemic involvement of acute generalized exanthematous pustulosis: a retrospec-tive study on 58 patients. Br J Dermatol 169:1223-1228

［16］ Inoue A, Sawada Y, Yamaguchi T et al (2017) Lichenoid drug eruption caused by adalimumab: a case report and lit-erature review. Eur J Dermatol 27:69

［17］ Joly P, Janela B, Tetart F, Rogez S, Picard D, D'incan M et al (2012) Poor benefit/risk balance of intravenous immuno-globulins in DRESS. Arch Dermatol 148(4):543-544

［18］ Kanani A, Betschel SD, Warrington R (2018) Urticaria and angioedema. Allergy Asthma Clin Immunol 14:59

［19］ Kardaun SH, Sidoroff A, Valeyrie-Allanore L et al (2007) Variability in the clinical pattern of cutaneous side-effects of drugs with systemic symptoms: does a DRESS syn-drome really exist? Br J Dermatol 156:609

［20］ Kardaun S, Sekula P, Valeyrie-Allanore L, Liss Y, Chu C, Creamer D et al (2013) Drug reaction with eosinophilia and systemic symptoms (DRESS): an original multisystem adverse drug reaction. Results from the prospective RegiS-CAR study. Br J Dermatol 169(5):1071-1080

［21］ Kirchhof MG, Wong A, Dutz JP (2016) Cyclosporine treat-ment of drug-induced hypersensitivity syndrome. JAMA Dermatol 152(11):1254-1257

［22］ Lipowicz S, Sekula P, Ingen-Housz-Oro S, Liss Y, Sassolas B, Dunant A et al (2013) Prognosis of generalized bullous fixed drug eruption: comparison with Stevens-Johnson syndrome and toxic epidermal necrolysis. Br J Dermatol 168(4):726-732

［23］ Mahboob A, Haroon TS (1998) Drugs causing fixed erup-tions: a study of 450 cases. Int J Dermatol 37:833

［24］ Mockenhaupt M, Roujeau JC (2019) Epidermal necrolysis (Stevens-Johnson syndrome and toxic epidermal necroly-sis). In: Kang S, Amagai M, Bruckner A, Enk AH, Mar-golis DJ, McMichael AJ, Orringer JS (eds) Fitzpatrick's dermatology, Chapter 44, 9 edn. McGraw Hill Education, New York, pp 733-748

［25］ Mockenhaupt M, Viboud C, Dunant A, Naldi L, Halevy S, Bouwes Bavinck JN, Sidoroff A, Schneck J, Roujeau JC, Flahault A (2008) Stevens-Johnson syndrome and toxic epi-dermal necrolysis: assessment of medication risks with em-phasis on recently marketed drugs. The EuroSCAR-study. J Invest Dermatol 128(1):35-44

［26］ Momin SB, Del Rosso JQ, Michaels B, Mobini N (2009) Acute generalized exanthematous pustulosis: an enigmatic drug-induced reaction. Cutis 83:291

［27］ Paulmann M, Mockenhaupt M (2019) Severe skin reac-tions: clinical picture, epidemiology, etiology, pathogenesis, and treatment. Allergo J Int 28:311-326. https://doi.org/10.1007/s40629-019-00111-8

[28] Phillips EJ, Bigliardi P, Bircher AJ, Broyles A, Chang YS, Chung WH, Lehloenya R, Mockenhaupt M, Peter J, Pirmohamed M, Roujeau JC, Shear NH, Tanno LT, Trubiano J, Valluzzi R, Barbaud A (2019) Controversies in drug allergy: testing for delayed reactions. J Allergy Clin Immunol 143:66-73

[29] Porebski G (2017) In vitro assays in severe cutaneous adverse drug reactions: are they still research tools or diagnostic tests already? Int J Mol Sci 18(8)

[30] Reschke R, Mockenhaupt M, Simon JC, Ziemer M (2019) Severe bullous skin eruptions on checkpoint inhibitor therapy - in most cases severe bullous lichenoid drug eruptions. J Dtsch Dermatol Ges. https://doi.org/10.1111/ddg.13876

[31] Roujeau JC, Mockenhaupt M (2019) Erythema multiforme. In: Kang S, Amagai M, Bruckner A, Enk AH, Margolis DJ, McMichael AJ, Orringer JS (eds) Fitzpatrick's dermatology, Chapter 43, 9 edn. McGraw Hill Education, New York, pp 723-732

[32] Schneck J, Fagot J-P, Sekula P, Sassolas B, Roujeau JC, Mockenhaupt M (2008) Effects of treatments on the mortality of Stevens-Johnson syndrome and toxic epidermal necrolysis: a retrospective study on patients included in the prospective EuroSCAR study. J Am Acad Dermatol 58:33-40

[33] Sharma N, Thenarasun SA, Kaur M et al (2000) Adjuvant role of amniotic membrane transplantation in acute ocular Stevens-Johnson syndrome: a randomized control trial. Ophthalmology 123:484-491

[34] Shiohara T, Kano Y (2017) Drug reaction with eosinophilia and systemic symptoms (DRESS): incidence, pathogenesis and management. Expert Opin Drug Saf 16(2):139-147

[35] Sidoroff A, Halevy S, Bavinck JN, Vaillant L, Roujeau JC (2001) Acute generalized exanthematous pustulosis (AGEP) - a clinical reaction pattern. J Cutan Pathol 28:113-119

[36] Sidoroff A, Dunant A, Viboud C et al (2007) Risk factors for acute generalized exanthematous pustulosis (AGEP)-results of a multinational case-control study (EuroSCAR). Br J Dermatol 157:989

[37] Simons FE, Ardusso LR, Dimov V et al (2013) World allergy organization anaphylaxis guidelines: 2013 update of the evidence base. Int Arch Allergy Immunol 162:193

[38] Stone C Jr, Brown NJ (2017) Angiotensin-converting enzyme inhibitor and other drug-associated angioedema. Immunol Allergy Clin North Am 37:483

[39] Thyssen JP, Maibach HI (2008) Drug-elicited systemic allergic (contact) dermatitis - update and possible pathomechanisms. Contact Dermatitis 59:195

[40] Trubiano JA, Strautins K, Redwood AJ, Pavlos R, Konvinse KC, Aung AK et al (2018) The combined utility of ex vivo IFN-gamma release enzyme-linked immunospot assay and in vivo skin testing in patients with antibiotic-associated severe cutaneous adverse reactions. J Allergy Clin Immunol Pract 6:1287-1296.e1

[41] Ushigome Y, Kano Y, Ishida T, Hirahara K, Shiohara T (2013) Short- and long-term outcomes of 34 patients with drug-induced hypersensitivity syndrome in a single institution. J Am Acad Dermatol 68(5):721-728

[42] Valeyrie-Allanore L, Wolkenstein P, Brochard L, Ortonne N, Maître B, Revuz J et al (2010) Open trial of ciclosporin treatment for Stevens-Johnson syndrome and toxic epidermal necrolysis. Br J Dermatol 163:847-853

[43] Ng QX, De Deyn MLZQ, Venkatanarayanan N, Ho CYX, Yeo WS (2018) A meta-analysis of cyclosporine treatment for Stevens-Johnson syndrome/toxic epidermal necrolysis. J Inflammation Res 496 11:135-142

[44] Wang CW, Yang LY, Chen CB, Ho HC, Hung SI, Yang CH et al (2018) Randomized, controlled trial of TNF-alpha antagonist in CTL-mediated severe cutaneous adverse reactions. J Clin Invest 128(3):985-996

[45] White KD, Abe R, Ardern-Jones M, Beachkofsky T, Bouchard C, Carleton B et al (2018) SJS/TEN 2017: building multidisciplinary networks to drive science and translation. J Allergy Clin Immunol Pract 6(1):38-69

[46] Ziemer M, MockenhauptM(2011) Severe drug-induced skin reactions: clinical pattern, diagnostics and therapy. In: Khopkar U (ed) Skin biopsy. InTech - Open Access Publisher, London. http://www.intechopen.com/articles/show/title/severe-drug-induced-skin-reactions-clinical-patterndiagnostics-and-therapy

[47] Ziemer M, Wiesend CL, Vetter R, Weiss J, Blaschke S, Norgauer J, Mockenhaupt M (2007) Cutaneous adverse drug reactions to valdecoxib distinct from Stevens-Johnson syndrome and toxic epidermal necrolysis. Arch Dermatol 143:711-716

[48] Zimmermann S, Sekula P, Venhoff M, Motschall E, Knaus J, Schumacher M et al (2017) Systemic Immunomodulating therapies for Stevens-Johnson syndrome and toxic epidermal necrolysis: a systematic review and meta-analysis. JAMA Dermatol 153:514-522

第 14 章　职业性呼吸道过敏：危险因素、诊断和管理

Occupational Respiratory Allergy: Risk Factors, Diagnosis, and Management

Monika Raulf　**著**

王诗琪　**译**　　黄新绿　**校**

摘要　职业性过敏是最常见的有记录的职业病之一。皮肤和上、下呼吸道是典型表现器官。目前有超过 400 种职业性物质被记录为潜在的"呼吸道致敏剂"，而且每年都有新的致敏剂被报道。这些物质可诱发职业性鼻炎（occupational rhinitis, OR）或职业性哮喘（occupational asthma, OA），他们被分为高分子量（high-molecular weight, HMW）和低分子量（low-molecular weight, LMW）物质。最常见的 HMW 物质是在面粉和谷物、酶、实验动物、鱼和海鲜、霉菌和巴西橡胶树乳胶中发现的（乙二醇）蛋白质。典型的 LMW 是异氰酸酯、金属、过硫酸季铵、酸酐和清洁产品 / 消毒剂。职业性呼吸道过敏的诊断需要结合病史、体格检查、乙酰胆碱激发阳性或支气管舒张试验阳性、IgE 介导的致敏性测定和特异性吸入激发试验作为金标准。如上所示，哮喘的准确诊断是处理 OA 的第一步。清除致敏物质对 OA 的管理至关重要。

关键词：面包师哮喘；高分子量物质；低分子量物质；职业性过敏性哮喘；职业性超敏性肺炎；职业性鼻炎；预防

一、职业性过敏的特点

职业性过敏是指由于在工作环境中接触致敏剂而引起的疾病或状况。多年来，职业性过敏一直是最常被记录的职业病之一（Blanc 等，2019）。皮肤和上、下呼吸道是职业性过敏性疾病的典型表现器官。由于接触工作场所相关致敏物质而可能引起的过敏性疾病有鼻炎、结膜炎、哮喘、嗜酸性粒细胞性支气管炎、超敏性肺炎（hypersensitivity pneumonitis，HP）、变应性接触性皮炎（allergic contact dermatitis，ACD）和职业性过敏性休克。当疾病不是由职业接触直接引起，而是工作场所相关的刺激物导致原有的鼻炎、哮喘或咳嗽加重时，被称为"工作加重的（work-exacerbated）"过敏。职业性皮肤病（occupational skin diseases，OSD）是世界上第二大常见的职业病，包括刺激性接触性皮炎（irritant contact dermatitis，ICD）、变应性接触性皮炎、接触性荨麻疹和蛋白质接触性皮炎（Raulf 等，2017）。最常见的形式为所谓的急性毒性接触性皮炎，由酸、碱或其他侵袭性化学物质的直接作用引起。最常见的职业性皮肤病是变应性接触性皮炎。

位于下呼吸道的过敏表现为职业性哮喘（occupational asthma，OA）的情况下，估计 9%～15% 的成人哮喘是由职业原因（部分）引起的。发生过敏反应的前提是对特定物质（过敏原）致敏。这意味着免疫系统必须在第一阶段接触过敏原。

这一致敏过程在不知不觉中进行。只有当免疫系统形成特定的细胞和（或）抗体，在再次接触抗原时才能立即识别抗原，发生过敏反应。本章主要讨论职业性呼吸系统疾病，并对职业性超敏性肺炎（occupational hypersensitivity pneumonitis，OHP）的一些方面进行介绍。

二、职业性呼吸系统过敏的不同侧面：危险因素和职业暴露

多种工作场所物质的吸入可导致致敏剂诱发的职业性气道疾病。上呼吸道和下呼吸道均可受累。联合气道疾病模型被用来描述一种在呼吸系统不同部位均有表现的独特疾病，基于该模型，职业性鼻炎（occupational rhinitis，OR）和 OA 之间有很强的相互作用（Moscato 等，2009）。在职业环境中，已经证明大多数被诊断为 OA 的患者也患有 OR，尤其是当涉及高分子量（high-molecular weight，HMW）物质时。据报道，OR 的症状，如鼻塞、打喷嚏、流鼻涕和（或）瘙痒，可出现于 OA 症状之前。OA 指由对特定物质的致敏（称为过敏性或致敏剂诱导性 OA）或工作中接触吸入性刺激物（称为刺激物诱导性

OA）引起的新发哮喘或之前静止性哮喘的复发（图 14-1）。除 OA 外，与工作有关的哮喘还包括工作加重的哮喘，这种哮喘会因工作暴露而加重，并非由工作暴露引起（Lau 和 Tarlo，2019）。

对支气管系统或上呼吸道的损害取决于物质的性质（如水溶性）和员工的个体反应性（易感性）等因素。接触物的浓度（强度）和接触的持续时间也是决定性因素。呼吸道致敏剂的接触常通过气溶胶（灰尘、薄雾、烟雾）或气体。大多数过敏原倾向于附着在微小的灰尘颗粒上（<10μm），因此很容易通过空气传播。这些微小的颗粒很少沉积，在吸入时可以进入气道深处。

目前有超过 400 种职业物质在文献中被记录为潜在的"呼吸道致敏剂"，而且每年都有新的致敏剂被报道（Quirce 和 Bernstein，2011；Raulf 等，2018；Tarlo 等，2017）。这些物质可诱发 OR 或 OA，可分为 HMW 和低分子量（low-molecular weight，LMW）物质。HMW 制剂是蛋白质或糖蛋白，其诱导 OR 或 OA 的机制被认为是 IgE 介导的，类似于在一般人群中已知的引起过敏性鼻炎或过敏性哮喘的机制。最常见的职业性 HMW 物质是面粉和谷物、酶、实验动物、鱼和海鲜、

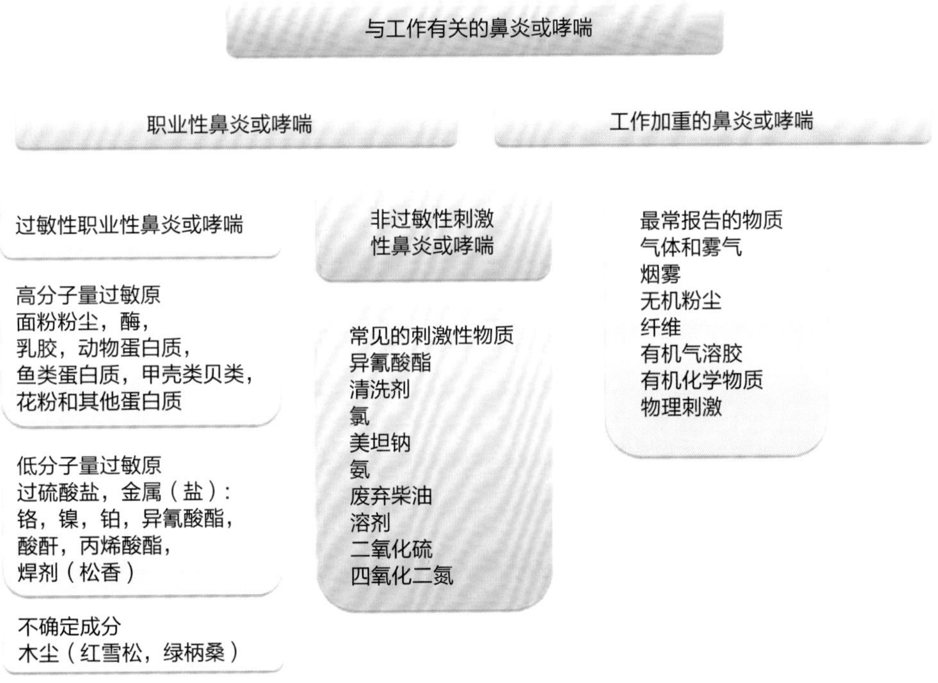

与工作有关的鼻炎或哮喘

职业性鼻炎或哮喘

工作加重的鼻炎或哮喘

过敏性职业性鼻炎或哮喘

非过敏性刺激性鼻炎或哮喘

最常报告的物质
气体和雾气
烟雾
无机粉尘
纤维
有机气溶胶
有机化学物质
物理刺激

高分子量过敏原
面粉粉尘，酶，乳胶，动物蛋白质，鱼类蛋白质，甲壳类贝类，花粉和其他蛋白质

常见的刺激性物质
异氰酸酯
清洗剂
氯
美坦钠
氨
废弃柴油
溶剂
二氧化硫
四氧化二氮

低分子量过敏原
过硫酸盐，金属（盐）：铬，镍，铂，异氰酸酯，酸酐，丙烯酸酯，焊剂（松香）

不确定成分
木尘（红雪松，绿柄桑）

▲ 图 14-1　与工作有关的鼻炎或哮喘的原因

霉菌（真菌）和橡胶树乳胶中发现的蛋白质或糖蛋白。常发生的暴露场所为农场、实验室、办公楼、卫生保健设施，以及食品加工和收获的环境中（Kelly 和 Poole，2019）。除了这些常见的与工作场所相关的过敏性诱因，几乎所有通过空气传播和吸入的蛋白质都可能是 OA 的潜在病因。典型的 LMW 物质有异氰酸酯、过硫酸盐、金属、过硫酸季铵、酸酐、清洁产品 / 消毒剂和医药。这些物质通常在绘画、工业、卫生保健、清洁和美发工作中遇到（Kelly 和 Poole，2019）。LMW 物质引起 OR 或 OA 的发病机制尚不清楚，但可能包括免疫和非免疫机制。IgE 介导的机制已经被记录在一些 LMW 物质中，如酸酐酸（用于化工厂和粉末涂料中的环氧树脂硬化剂）、复合铂盐（用于铂精炼厂或催化剂生产）和活性染料（用于纺织制造）。一般认为，这些 LMW 物质或其代谢物的过敏原性主要来自于与一些载体蛋白的共价相互作用，以构建半抗原载体复合体，因为它们大多数具有高反应性和功能基团（Enoch 等，2012；Maestrelli 等，2009）。二异氰酸酯的特征是 NCO 基团的高反应性，是 OA 的重要诱因，特别是在工业化国家。除了 IgE 介导的过敏性哮喘，异氰酸酯暴露还可诱发刺激性哮喘、超敏性肺炎，并可能加速肺功能下降（Pronk 等，2007）。一个仍然存在并呈上升趋势的问题是，清洁剂的职业接触和由此导致的与清洁剂有关的 OA 的发病率不断上升（Carder 等，2019；Folletti 等，2017；Siracusa 等，2013）。单独使用这类产品，以及混合使用或联合使用不同产品，无论是意外地还是故意地，都可能对健康产生不利影响。人们试图使用"定量结构活性关系"（Quantitative Structure Activity Relationship，QSAR）模型来预测清洁剂 LMW 组分的呼吸道致敏潜力（Carder 等，2019）。

几项研究一致表明，除了特定物质的固有致敏能力外（Tarlo 和 Lemiere，2014），工作场所暴露于空气致敏原［小麦和黑麦粉、实验动物过敏原、酶（如 α- 淀粉酶、清洁剂酶）］的强度是发生 OA 和过敏风险的主要决定因素，而对于 HMW 致敏剂，特应性明显改变了该风险。吸烟并不能改变过敏原暴露、致敏和过敏性哮喘之间的关系，特别是对于 HMW 诱导的过敏。因此，如果出现了上、下呼吸道的症状，强烈建议减少和避免接触致敏剂。有关暴露 - 反应关系的信息可用于风险评估，并将作为不同国家标准设定程序的录入信息（Raulf 等，2014）。

三、职业性呼吸系统过敏的诊断

职业性呼吸道过敏的诊断需要结合病史、体格检查、乙酰胆碱激发阳性或支气管舒张试验阳性、HMW 过敏原的 IgE 介导的致敏性测定［通过皮肤针刺试验和（或）血清学特异性 IgE 检测，以及可能的对 LMW 化学物（Vera-Berrios 等，2019）和 HMW 过敏原的嗜碱性粒细胞激活试验］。每个成年人的新发哮喘都应该怀疑 OA。因此，诊断很重要，包括与工作场所有关的呼吸道症状的发生问题。通常情况下，患者的症状在周末和节假日可缓解或改善。鼻炎通常伴有或先于下呼吸道症状，特别是当 HMW 物质诱发哮喘时。虽然必须获得完整的临床和职业病史，但仅凭一致的病史不足以诊断，且阳性预测值较低。如果哮喘样症状的患者不工作，在实验室可控条件下对可疑职业性物质的特定吸入试验（specific inhalation challenge，SIC）被认为是金标准。通过检测试验前后唾液中的嗜酸性粒细胞，可提高诊断的准确性（Quirce 等，2010）。此外，呼出气一氧化氮（fractional exhaled nitric oxide，FeNO）的测量应被视为解释职业性物质吸入后 SIC 的附加标准，因为 SIC 后 FeNO 的升高可高度预测 OA（Engel 等，2018）。如果患者正在工作，在工作时和工作外连续监测呼气峰值流量（peak expiratory flow，PEF）也是一个有用的选择（Tarlo 和 Lemiere，2014）。在某些情况下，通过分析暴露于可疑物质前后的痰细胞计数评估嗜酸性粒细胞性气道炎症可能有助于提高 OA 的诊断准确性（Racine 等，2017；Engel 等，2019）。如果不可能在实验室进行 SIC 和（或）在工作中进行 PEF 监测，并且从病史上高度怀疑 OA，那么结合哮喘的客观证据和皮肤试验阳性或可疑物质血清学特异性 IgE 验证，对 OA 具有很高的预测价值（van Kampen 等，2008）。

四、职业性呼吸系统过敏的实例

表 14-1 列出了一些工作场所 / 行业和典型的过敏原来源。面包师哮喘是职业医学之父 Bernardino Ramazzini 在 1700 年左右描述的最古老的公认职业病之一，在西方国家，它仍然是最常见的职业性呼吸道疾病之一。20 世纪初的病例报告确立了面包师哮喘是一种过敏性疾病的概念，因为可观察到对面粉提取物皮肤试验阳性与提示哮喘的呼吸道症状相关性（Brisman，2002）。大多数后来发表的研究表明小麦面粉蛋白质是 60%～70% 有哮喘症状面包师的过敏原（Quirce 和 Diaz-Perales，2013）；面包店是一个复杂的环境，有大量潜在的致敏剂，其他谷物（如黑麦、大麦、燕麦、玉米）及非谷物原料可能与此有关，其中非谷物原料包括荞麦、大豆粉或羽扇豆

粉、酶（如 α- 淀粉酶、纤维素、木聚糖酶）、昆虫［如面粉蛾（地中海粉螟）、面粉甲虫（杂拟谷盗）］等（Brisman，2002）。基于面包店小麦粉接触的重要性，面包师哮喘的诊断是基于临床病史、皮肤点刺试验和（或）特异性 IgE 抗体检测和吸入小麦粉试验的一致性。尽管如此，这种过敏性疾病经常被误诊，给受影响的工人带来严重的法律、经济和健康后果。虽然用小麦粉进行特定吸入试验被认为是金标准，但通常很难执行（Raulf，2018）。此外，小麦皮肤点刺试验提取物的特征不明确，诊断敏感性低（van Kampen 等，2013a、b）。迄今为止，已有 28 种小麦（Triticum aestivum，Tria）过敏原被列入 WHO/IUIS 过敏原术语数据库（www. allergen.org），但一些研究表明，面包师哮喘患者对小麦蛋白的 IgE 反应谱在个体血清之间往往存在显著差异，主要过敏原常无法识别（Sander 等，2001、2011、2015）。

除了面包店外，还有其他有食品加工活动的工作场所，食物中的动植物高分子量蛋白质以气

表 14-1　工作场所及其典型的职业过敏原的实例

工作场所 / 贸易和工业	过敏原来源
• 农业 / 农厂	• 牛皮屑，花粉，仓储螨
• 面包房 / 面粉厂	• 小麦粉，黑麦粉，其他不同谷物粉，大豆粉，α- 淀粉酶，木聚糖酶，贮藏螨虫，昆虫，霉菌，香料
• 食品加工业	• 一些谷物、植物、蔬菜、水果和香料、种子、蘑菇、海鲜（贝类和鱼类）、生咖啡豆、农产品（鸡蛋）、食品添加剂、酶、食品污染物（如螨虫、昆虫、霉菌）
• 动物饲料生产	• 大豆、植酸酶
• 制药行业	• 酶、阿拉伯树胶
• 实验动物设施 / 大学生命科学学院	• 小鼠、大鼠（尿、皮屑）
• 医疗卫生机构	• 消毒剂、天然胶乳
• 兽医诊所 / 实践	• 猫、狗、豚鼠、兔子、马、牛（皮屑、尿等）
• 洗涤剂行业	• 酶：蛋白酶、纤维素酶、脂肪酶、淀粉酶
• 木材加工	• 木材灰尘、霉菌
• 废物处理 / 堆肥厂	• 霉菌、细菌
• 办公室 / 学校 / 日托中心	• 室内尘螨，无处不在的过敏原（如来自猫、狗、老鼠）

溶胶形式产生，也是导致大量职业性鼻炎和（或）职业性哮喘的原因（Jeebhay 等，2019）。在食品加工过程中产生的粉尘颗粒或气溶胶很容易被吸入，可作为呼吸道的主要致敏剂，引起一种独特的呼吸道食物过敏形式，通常在食入后没有任何症状。食物蛋白质的过敏原性、过敏原暴露水平和特应性是重要的危险因素。暴露评估，包括过敏原的确定，是建立预防措施的基石。特别是海鲜加工业的工人患职业性哮喘、接触性荨麻疹和蛋白质接触性皮炎的风险增加。原因是在加工过程中，工人吸入了含有过敏原的海鲜颗粒物的空气（Bonlokke 等，2019；Jeebhay 和 Lopata，2012；Lopata 和 Jeebhay，2013）。

20 世纪 80 年代和 90 年代，在使用有粉末的天然橡胶乳胶（natural rubber latex，NRL）手套的医疗机构中，NRL 过敏在高度接触人群中达到了流行病的比例。除了与乳胶衍生产品的直接皮肤接触外，另一个重要途径是吸入空气中的乳胶（橡胶树）蛋白（Raulf，2014）。20 世纪 90 年代末，对 NRL 过敏的认识增加、对过敏原特征和致敏机制的研究不断增强、在卫生保健机构中对这种过敏进行教育，加上蛋白质水平降低的无粉手套的引入，均与 NRL 过敏疑似病例减少有关。例如，与面包师哮喘患者的小麦过敏相比（面包师哮喘患者无法识别主要过敏原），公用的主要过敏原和可用的重组单一乳胶过敏原是橡胶树乳胶致敏患者（如医护人员）诊断过程中有用的工具。因此，NRL 过敏是一个很好的例子，一方面，它是一种伴随着巨大健康和经济影响的突然出现的"新型过敏"；另一方面，它是一种通过严格避免过敏原成功实施初级预防策略，并在相对短的时间内即成为历史的职业性过敏（Raulf，2014；Vandenplas 和 Raulf，2017）。

众所周知，生咖啡豆的灰尘是咖啡行业工人职业性过敏性呼吸系统疾病的相关原因，因此，阿拉比卡咖啡中的蛋白质起到了职业性过敏原的作用（Manavski 等，2012）。

病例报告中描述了 IgE 介导的对某些木尘的致敏和过敏（Kespohl 等，2012），而且非洲轻木（非

洲梧桐）木尘的内切几丁质酶（= 壳多糖酶）38 kDa 被鉴定为过敏原。该过敏原被命名为 Trip s 1，并已被列入国际过敏原术语委员会（WHO/IUIS）的术语列表（Kespohl 等，2005）。特别是对于木材过敏原（Kespohl 等，2010）及其他植物（如乳胶），交叉反应性碳水化合物决定簇（cross-reactive carbohydrate determinant，CCD）的存在会对体外诊断试验的特异性产生负面影响。因此，有必要排除与 IgE 结合相关的糖表位（临床相关性低）。

对有毛动物过敏在职业环境中也很常见，因为有毛哺乳动物的过敏原不仅出现在家庭中（大部分猫和狗被当作宠物饲养），而且也出现在职业环境中，例如，在农场、实验动物设施、兽医诊所和学校、日托中心或公共交通工具等公共场所，对一些人来说，这些公共场所也代表工作场所（Zahradnik 和 Raulf，2017）。哺乳动物的过敏原属于几个蛋白家族：脂钙蛋白（信息素结合蛋白）、血清白蛋白、分泌球蛋白、前列腺激肽释放酶和泡沫素。除血清白蛋白外，这些过敏原通常存在于尿液、唾液和动物皮屑中（Hilger 等，2017）。实验动物过敏（laboratory animal allergy，LAA）是一种重要的职业病，在大学、研究机构和制药公司的实验动物设施中工作的技术人员、动物饲养员、医生和科学家中常见（Jones，2015；Zahradnik 和 Raulf，2017）。经常用于动物研究的小鼠和大鼠等啮齿动物是实验动物过敏最常见的病因。在小鼠和大鼠中，尿液是致敏蛋白的主要来源，但过敏原也可见于皮屑、毛发、唾液和血清中。小鼠和大鼠的主要过敏原是脂钙蛋白（Jones，2015）。根据最近的一项研究，在现代研究单位中，可以通过多方面的途径，包括单独通风的笼子来控制空气过敏原暴露，使用适当的呼吸保护措施，来预防实验动物过敏（Feary 等，2019）。在许多国家，奶牛养殖是农业部门的一个主要分支，养牛户在职业上接触到各种生物气溶胶，其中一些成分是引起呼吸道疾病相当大的危险因素。其中，脂钙蛋白 Bos d 2 被认为是主要的呼吸道过敏原（Böhlandt 等，2016）。暴露工人的临床症状可从无症状的致敏、鼻炎到严重的

哮喘发作，并伴有肺功能损害，导致高比例的初次就业残疾。由于过敏原可通过工作服被动传播，在农民家中也可检测到牛过敏原，有时浓度相对较高（Böhlandt 等，2016；Zahradnik 等，2011），但仍远低于在马厩中测得的浓度。

除了上述的 HWM（乙二醇）蛋白过敏原，聚异氰酸酯也是低分子量物质交联剂，可诱发哮喘、反应性气道功能障碍综合征（reactive airway dysfunction syndrome，RADS）或刺激物诱导的哮喘、超敏性肺炎、皮炎和肺水肿等多种职业病。在许多工业化国家，异氰酸酯是职业性哮喘最常见的病因。它们是高度活性的化学物质，用于外部涂料和油漆，特别是芳香异氰酸酯，用于生产柔性海绵和黏合剂，如在汽车工业中。尽管已经做了许多努力试图阐明二异氰酸酯职业性哮喘的发病原因，但其性质是异质性的，其中涉及多种免疫和非免疫机制。只有少数职业暴露和有症状的工人可以检测到异氰酸酯特异性 IgE 抗体。

五、职业性呼吸系统过敏的管理和预防

如上所述，哮喘的准确诊断是管理职业性哮喘的第一步。对于职业性哮喘的管理来说，最重要的是去除病因：理想情况下是去除致敏剂；但如果不可能，可能需要改变工作流程，或最终使工人离开工作场所（Lau 和 Tarlo，2019）。去除哮喘的最佳预后与早期诊断和早期去除诱因有关，特别是诊断为轻度哮喘时。在工作中完全避免致敏剂的建议有时可以相对简单地通过改变工作中使用的材料或物质的配方来实现。如果不可行，患者需要被转移到其他工作场所、其他公司或其他职业，这可能会造成重大的社会 - 经济影响。在特殊情况下，如果无法完全避免与致敏物接触，则可以通过安装和使用技术性通风设备和（或）使用呼吸保护设备来减少接触，但不如完全避免接触有效。

初级预防是避免职业性哮喘的最佳策略，理想情况下，应避免使用和接触具有致敏潜力的物质，或使用更安全的物质替代（禁止使用含粉乳胶手套是一个很好的例子）。由于接触越多，致敏率通常越大，因此，致敏化学品的强制性接触限制有望减少致敏频率。然而，对某些物质如果不存在线性剂量 - 反应曲线，也没有关于保护所有工作人员的明确接触阈值的共识，那么这种关系就很复杂。环境控制和暴露评估是预防策略的基础。然而，由于缺乏标准程序和设备，如职业过敏原暴露的定量，提倡最佳实践建议为使用适当的风险管理和暴露控制措施来减少过敏原接触。

六、职业性抗原引起的超敏性肺炎

外源性过敏性肺泡炎（exogenous allergic alveolitis，EAA）性超敏性肺炎是一种免疫性肺部疾病，由外周气道、肺泡和周围间质组织的淋巴细胞性和肉芽肿性炎症引起，是反复吸入抗原（过敏原）引起的迟发性非 IgE 介导的过敏反应的结果。超敏性肺炎通常由职业暴露引起（Quirce 等，2016）。多种有机物质，包括动物（特别是禽类抗原）和植物蛋白、真菌 / 酵母、细菌和低分子化合物（如酸酐、异氰酸酯和金属）是典型的超敏性肺炎的诱导抗原。尽管在许多工作场所都发现了能诱发超敏性肺炎的物质，但超敏性肺炎是一种孤儿病，只有少数接触者会患病。农民肺（Sennekamp 等，2012）、加湿器肺、机械工人肺、木工肺都是职业性超敏性肺炎的典型形式。其他几种形式及诱导物只在病例报告中见到。根据 EAACI 立场文件（Quirce 等，2016），所有病因不明的间质性肺病病例，以及与工作相关的复发性呼吸道症状和流感样症状患者都应考虑发生职业性超敏性肺炎的可能性。原因是职业性超敏性肺炎呈现为不同的临床和放射学表现，可模拟许多肺部疾病。对超敏性肺炎的诊断和工作场所的因果作用是在综合诊断试验的基础上确定的，需要多学科参与。确定致病菌 / 接触源对于确定职业性超敏性肺炎的诊断和提供疾病与工作环境之间因果关系的证据至关重要。血清特异性 IgG 水平升高是超敏性肺炎诊断程序中的一项标准，对于检测触发抗原以成功避免进一步暴露至关重要（Raulf 等，2019）。只有少数引起职业性超敏性肺

炎的抗原具有良好的特征，需要开发和标准化进一步的诊断工具，用于血清学测定特异性 IgG 和抗原制剂，以进行吸入激发试验。相反，与不吸烟者相比，吸烟始终与有机抗原特异性 IgG 抗体和临床超敏性肺炎的患病率较低有关（Dalphin 等，1993）。治疗的基础是尽早消除暴露于诱发抗原的情况，尽管即使在避免暴露于致病因子后，这种疾病也可能出现不良结果。如果公司员工被诊断为职业性超敏性肺炎，应立即对相关工作区域的同事进行检查。这将使任何其他可能受到影响或患病的工人能够得到早期识别和治疗。此外，这还为采取适当的预防措施以确保工作安全和健康提供了机会。这些措施包括技术、机构和个人措施（TOP 策略）及职业卫生。

参考文献

［1］ Blanc PD, Annesi-Maesano I, Balmes JR et al (2019) The occupational burden of nonmalignant respiratory diseases. An Official American Thoracic Society and European Respiratory Society Statement. Am J Respir Crit Care Med 199:1312-1334. https://doi.org/10.1164/rccm.201904-0717ST

［2］ Böhlandt A, Schierl R, Heizinger J et al (2016) Cow hair allergen concentrations in dairy farms with automatic and conventional milking systems: from stable to bedroom. Int J Hyg Environ Health 219:79-87. https://doi.org/10.1016/j.ijheh.2015.09.004

［3］ Bonlokke JH, Bang B, Aasmoe L et al (2019) Exposures and health effects of bioaerosols in seafood processing workers-a position statement. J Agromedicine 24:1-8. https://doi.org/10. 1080/1059924X.2019.1646685

［4］ Brisman J (2002) Baker's asthma. Occup Environ Med 59:498-502; quiz 502, 426. https://doi.org/10.1136/oem.59.7.498

［5］ Carder M, Seed MJ, Money A et al (2019) Occupational and work-related respiratory disease attributed to cleaning products. Occup Environ Med 76:530-536. https://doi.org/10.1136/ oemed-2018-105646

［6］ Dalphin JC, Debieuvre D, Pernet D et al (1993) Prevalence and risk factors for chronic bronchitis and farmer's lung in French dairy farmers. Br J Ind Med 50:941-944. https://doi.org/10.1136/oem.50.10.941

［7］ Engel J, van Kampen V, Lotz A et al (2018) An increase of fractional exhaled nitric oxide after specific inhalation challenge is highly predictive of occupational asthma. Int Arch Occup Environ Health 91:799-809. https://doi.org/10.1007/s00420-018-1325-4

［8］ Engel J, van Kampen V, Gering V et al (2019) Non-invasive tools beyond lung function before and after specific inhalation challenges for diagnosing occupational asthma. Int Arch Occup Environ Health 92:1067-1076. https://doi.org/10.1007/s00420-019-01439-y

［9］ Enoch SJ, Seed MJ, Roberts DW et al (2012) Development of mechanism-based structural alerts for respiratory sensitization hazard identification. Chem Res Toxicol 25:2490-2498. https://doi.org/10.1021/tx3003092

［10］ Feary JR, Schofield SJ, Canizales J et al (2019) Laboratory animal allergy is preventable in modern research facilities. Eur Respir J 53:1900171. https://doi.org/10.1183/13993003.00171-2019

［11］ Folletti I, Siracusa A, Paolocci G (2017) Update on asthma and cleaning agents. Curr Opin Allergy Clin Immunol 17:90-95. https://doi.org/10.1097/ACI.0000000000000349

［12］ Hilger C, van Hage M, Kuehn A (2017) Diagnosis of allergy to mammals and fish: cross-reactivevs. specific markers. Curr Allergy Asthma Rep 17:64. https://doi.org/10.1007/s11882-017-0732-z

［13］ Jeebhay MF, Lopata AL (2012) Occupational allergies in seafood-processing workers. Adv Food Nutr Res 66:47-73. https://doi.org/10.1016/B978-0-12-394597-6.00002-1

［14］ Jeebhay MF, Moscato G, Bang BE et al (2019) Food processing and occupational respiratory allergy-An EAACI position paper. Allergy 74:1852-1871. https://doi.org/10.1111/all.13807

［15］ Jones M (2015) Laboratory animal allergy in the modern era. Curr Allergy Asthma Rep 15:73. https://doi.org/10.1007/s11882-015-0575-4

［16］ Kelly KJ, Poole JA (2019) Pollutants in the workplace: effect on occupational asthma. J Allergy Clin Immunol 143:2014-2015. https://doi.org/10.1016/j.jaci.2019.04.013

［17］ Kespohl S, Sander I, Merget R et al (2005) Identification of an obeche (Triplochiton scleroxylon) wood allergen as a class I chitinase. Allergy 60:808-814. https://doi.org/10.1111/j.1398-9995. 2005.00794.x

［18］ Kespohl S, Schlünssen V, Jacobsen G et al (2010) Impact of cross-reactive carbohydrate determinants on wood dust sensitization. Clin Exp Allergy 40:1099-1106. https://doi.org/10. 1111/j.1365-2222.2010.03514.x

［19］ Kespohl S, Kotschy-Lang N, Tomm JM et al (2012) Occupational IgE-mediated softwood allergy: characterization of the causative allergen. Int Arch Allergy Immunol 157:202-208. https://doi.org/10.1159/000324953

［20］ Lau A, Tarlo SM (2019) Update on the management of occupational asthma and work-exacerbated asthma. Allergy

Asthma Immunol Res 11:188-200. https://doi.org/10.4168/aair.2019.11.2.188

[21] Lopata AL, Jeebhay MF (2013) Airborne seafood allergens as a cause of occupational allergy and asthma. Curr Allergy Asthma Rep 13:288-297. https://doi.org/10.1007/s11882-013-0347-y

[22] Maestrelli P, Boschetto P, Fabbri LM et al (2009) Mechanisms of occupational asthma. J Allergy Clin Immunol 123:531-542; quiz 543-4. https://doi.org/10.1016/j.jaci.2009.01.057

[23] Manavski N, Peters U, Brettschneider R et al (2012) Cof a 1: identification, expression and immunoreactivity of the first coffee allergen. Int Arch Allergy Immunol 159:235-242. https://doi.org/10.1159/000337461

[24] Moscato G, Vandenplas O, van Wijk RG et al (2009) EAACI position paper on occupational rhinitis. Respir Res 10:16. https://doi.org/10.1186/1465-9921-10-16

[25] Pronk A, Preller L, Raulf-Heimsoth M et al (2007) Respiratory symptoms, sensitization, and exposure response relationships in spray painters exposed to isocyanates. Am J Respir Crit Care Med 176:1090-1097. https://doi.org/10.1164/rccm.200702-215OC

[26] Quirce S, Bernstein JA (2011) Old and new causes of occupational asthma. Immunol Allergy Clin North Am 31:677-698, v. https://doi.org/10.1016/j.iac.2011.07.001

[27] Quirce S, Diaz-Perales A (2013) Diagnosis and management of grain-induced asthma. Allergy Asthma Immunol Res 5:348-356. https://doi.org/10.4168/aair.2013.5.6.348

[28] Quirce S, Lemière C, de Blay F et al (2010) Noninvasive methods for assessment of airway inflammation in occupational settings. Allergy 65:445-458. https://doi.org/10.1111/j.1398-9995.2009.02274.x

[29] Quirce S, Vandenplas O, Campo P et al (2016) Occupational hypersensitivity pneumonitis: an EAACI position paper. Allergy 71:765-779. https://doi.org/10.1111/all.12866

[30] Racine G, Castano R, Cartier A et al (2017) Diagnostic accuracy of inflammatory markers for diagnosing occupational asthma. J Allergy Clin Immunol Pract 5:1371-1377.e1. https://doi.org/10.1016/j.jaip.2017.02.001

[31] Raulf M (2014) The latex story. Chem Immunol Allergy 100:248-255. https://doi.org/10.1159/000358863

[32] Raulf M (2018) Allergen component analysis as a tool in the diagnosis and management of occupational allergy. Mol Immunol 100:21-27. https://doi.org/10.1016/j.molimm.2018.03.013

[33] Raulf M, Buters J, Chapman M et al (2014) Monitoring of occupational and environmental aeroallergens--EAACI position paper. Concerted action of the EAACI IG Occupational Allergy and Aerobiology & Air Pollution. Allergy 69:1280-1299. https://doi.org/10.1111/all.12456

[34] Raulf M, Brüning T, Jensen-Jarolim E et al (2017) Gender-related aspects in occupational allergies - secondary publication and update. World Allergy Organ J 10:44. https://doi.org/10.1186/s40413-017-0175-y

[35] Raulf M, Quirce S, Vandenplas O (2018) Addressing molecular diagnosis of occupational allergies. Curr Allergy Asthma Rep 18:6. https://doi.org/10.1007/s11882-018-0759-9

[36] Raulf M, Joest M, Sander I et al (2019) Update of reference values for IgG antibodies against typical antigens of hypersensitivity pneumonitis - data of a German multicentre study. Allergo J Int 28:192-203

[37] Sander I, Flagge A, Merget R et al (2001) Identification of wheat flour allergens by means of 2-dimensional immunoblotting. J Allergy Clin Immunol 107:907-913. https://doi.org/10.1067/mai.2001.113761

[38] Sander I, Rozynek P, Rihs H-P et al (2011) Multiple wheat flour allergens and cross-reactive carbohydrate determinants bind IgE in baker's asthma. Allergy 66:1208-1215. https://doi.org/10.1111/j.1398-9995.2011.02636.x

[39] Sander I, Rihs H-P, Doekes G et al (2015) Component-resolved diagnosis of baker's allergy based on specific IgE to recombinant wheat flour proteins. J Allergy Clin Immunol 135:1529-1537. https://doi.org/10.1016/j.jaci.2014.11.021

[40] Sennekamp J, Joest M, Sander I et al (2012) Farmerlungen-Antigene in Deutschland (Farmer's lung antigens in Germany). Pneumologie 66:297-301. https://doi.org/10.1055/s-0031-1291676

[41] Siracusa A, de Blay F, Folletti I et al (2013) Asthma and exposure to cleaning products - a European Academy of Allergy and Clinical Immunology task force consensus statement. Allergy 68:1532-1545. https://doi.org/10.1111/all.12279

[42] Tarlo SM, Lemiere C (2014) Occupational asthma. N Engl J Med 370:640-649. https://doi.org/10.1056/NEJMra1301758

[43] Tarlo SM, Malo J-L, de Blay F et al (2017) An Official American Thoracic Society Workshop Report: presentations and discussion of the sixth Jack Pepys workshop on asthma in the workplace. Ann Am Thorac Soc 14:1361-1372. https://doi.org/10.1513/AnnalsATS.201706-508ST

[44] van Kampen V, Rabstein S, Sander I et al (2008) Prediction of challenge test results by flourspecific IgE and skin prick test in symptomatic bakers. Allergy 63:897-902. https://doi.org/10.1111/j.1398-9995.2008.01646.x

[45] van Kampen V, de Blay F, Folletti I et al (2013a) EAACI position paper: skin prick testing in the diagnosis of occupational type I allergies. Allergy 68:580-584. https://doi.org/10.1111/all.12120

[46] van Kampen V, de Blay F, Folletti I et al (2013b) Evaluation of commercial skin prick test solutions for selected occupational allergens. Allergy 68:651-658. https://doi.org/10.1111/all.12116

[47] Vandenplas O, Raulf M (2017) Occupational latex allergy: the current state of affairs. Curr Allergy Asthma Rep 17:14. https://doi.org/10.1007/s11882-017-0682-5

[48] Vera-Berrios RN, Feary J, Cullinan P (2019) Basophil activation testing in occupational respiratory allergy to low molecular weight compounds. Curr Opin Allergy Clin Immunol 19:92-97. https://doi.org/10.1097/

ACI.0000000000000506

[49] Zahradnik E, Raulf M (2017) Respiratory allergens from furred mammals: environmental and occupational exposure. Vet Sci 4:38. https://doi.org/10.3390/vetsci4030038

[50] Zahradnik E, Sander I, Kendzia B et al (2011) Passive airborne dust sampling to assess mite antigen exposure in farming environments. J Environ Monit 13:2638-2644. https://doi.org/10.1039/c1em10430f

第 15 章　接触性皮炎：克服特殊患者的挑战、解读结果并做出正确诊断

Contact Dermatitis: Overcoming Challenges of Specific Patients, Deciphering the Results and Reaching a Correct Diagnosis

João Marcelino　Ana M. Giménez-Arnau　**著**

王诗琪　**译**　黄新绿　**校**

摘要　变应性接触性皮炎引起的皮损是一种重要的职业性和环境性疾病。斑贴试验是诊断变应性接触性皮炎的金标准。本章总结了斑贴试验诊断接触性过敏的重要的工作定义、治疗接触性皮炎的相关性、材料、技术、试验结果及其解释，以及对影响斑贴试验结果或需要特别注意的个体因素的特别考虑。执行和解释斑贴试验需要专业知识。了解如何执行斑贴试验及具体案例的细节对正确解释结果至关重要。正确的评估和诊断将显著影响疾病的自然史，显著提高患者的生活质量。

关键词： 接触性皮炎；湿疹；斑贴试验

一、接触性皮炎的类型

接触性皮炎是直接接触环境中有害物质引起的皮肤炎症反应（Johansen 等，2015）。几千年来，人们通过不同的名字来了解它，有报道可以追溯到公元 1 世纪，当时小普林尼注意到人们在砍伐松树时会出现严重瘙痒（Fisher 等，2008）。如今，它是一种临床定义的独立疾病和非常常见的皮肤病，占所有皮肤科就诊患者的 4%～7%，青少年患病率为 15.2%，成人为 18.6%（Kostner 等，2017；Waardvan der Spek 等，2013）。

接触性皮炎有以下三种类型（Johansen 等，2015；Nosbaum 等，2009）。

● 变应性接触性皮炎——这是一种免疫介导的Ⅳ型超敏反应。在免疫系统学会识别低分子量过敏原的致敏阶段之后，过敏原特异性 T 细胞进入效应阶段，从而导致临床表现（通常是湿疹反应）（Nosbaum 等，2009；Tan 等，2014）。

● 刺激性接触性皮炎——它是皮肤中的一种优先湿疹反应，是对暴露于以下物质的反应：①对角质形成细胞的直接细胞毒性作用；②生物表皮变化，以剂量依赖的方式，导致表皮崩解和炎症（Fullerton 和 Serup，1997）。它包含了一系列的反应：主观刺激反应（原发性瘙痒）、急性刺激反应（红斑、水肿、炎症、浸润和水疱；其外观可能不同，通常与急性变应性接触性皮炎难以区分）、慢性刺激反应（累积和反复暴露的反应中出现干燥、裂隙和角化过度）和化学灼伤（Fisher 等，2008；Nosbaum 等，2009）。

● 混合性接触性皮炎——同时存在过敏原特异性 T 细胞驱动的反应和皮肤对刺激物的炎症反应。刺激和过敏反应通常是由不同物质引起的（Fisher 等，2008）。

二、诊断变应性接触性皮炎的重要性

接触性皮炎是一种在许多层面都有重大负担的疾病。目前，它是美国第五常见的皮肤病，经济成本非常高（Lim 等，2017）。2013 年，美国接触性皮炎的直接年度医疗费用估计为 15.29 亿美元；该数值超过了其他常见皮肤病，如结缔组织病（13.75 亿美元）、痤疮（8.46 亿美元）、银屑病（7.37 亿美元）、荨麻疹（4.67 亿美元）和特应性皮炎（3.14 亿美元）（表 15-1）（Lim 等，2017）。

然而，接触性皮炎的负担超出了皮损的数量和严重程度（Skoet 等，2003）。主观心理社会因素是前者的结果，可导致患者严重痛苦和失能：难以忍受的症状（如疼痛和瘙痒）、难以履行个人和家庭责任、限制休闲活动、旷工或旷课、社交障碍和耗时的治疗（Skoet 等，2003；Swietlik 和 Reeder，2016）。然而，这些主观因素并不一定与皮损的严重程度和范围相关（Skoet 等，2003；Swietlik 和 Reeder，2016）。例如，手部接触性皮炎可能累及的体表面积不足 5%，但往往会导致严重的痛苦和失能（Swietlik 和 Reeder，2016）。因此，与接触性皮炎相关的间接成本也很高（表 15-1）（Lim 等，2017）。

自我报告问卷被用来评估对患者生活质量的影响，其具有主观性（Skoet 等，2003）。有几种有效的问卷可以用于皮肤病，其中一些专门用于评估接触性皮炎患者的生活质量：DLQI、DSQL、Skindex、SF-36、香料生活质量指数（Fragrance Quality of Life Index）和接触性皮炎特异性问卷（Skoet 等，2003；Ramirez 等，2017）。所有这些都被用于接触性皮炎患者的评估（Skoet 等，2003；Swietlik 和 Reeder，2016；Ramirez 等，2017；Braunberger 等，2016）。欧洲一项大型多中心研究专门评估了香料生活质量指数的特异性，结果显示香料指数阳性患者的生活质量明显受损，并且高于香料指数阴性患者（校正了年龄、性别和湿疹严重程度）（Bennike 等，2019）。

根据这些指标，Ramirez F、Skoet R 等的两篇综述整合了接触性皮炎的现有数据（Skoet 等，2003；Ramirez 等，2017）。所有 10 项研究都显示患者有生活质量的基线下降（DLQI 平均评分范围为 3.6～8.0 分），特别是手部受累者，对生活质量有较大影响（Skoet 等，2003）。DLQI 分数高也可以预测焦虑症和抑郁症等精神合并症（Skoet 等，2003）。

幸运的是，接触性皮炎的评估和早期诊断与改善生活质量相关（Skoet 等，2003）。在所有的研究中，斑贴试验都可以改善生活质量的结果。即使斑贴试验未显示阳性的患者也有改善（Ramirez 等，2017）。这表明，所有患者至少在两方面受益：①接受关于皮肤管理和屏障保护的一般建议；②恢复之前因担心而避免使用的产品并减少焦虑（Ramirez 等，2017）。

综上所述，在筛查变应性接触性皮炎患者时，医生有许多不同的目的。

表 15-1　六种常见皮肤病的患病率和费用比较

	患病率（%）	直接花费（亿美元）	间接花费（亿美元）
接触性皮炎	4.17	15.29	6.99
结缔组织病	0.37	13.75	1.22
痤疮	1.63	8.46	3.98
银屑病	0.51	7.37	1.13
荨麻疹	0.72	4.67	1.63
特应性皮炎	0.99	3.14	1.28

改编自 Lim et al, 2017

- 确认 / 排除过敏反应是皮损的原因。
- 确定皮炎的加重因素，这些因素会妨碍有效治疗。
- 缓解患者症状，提供个体化建议，改善患者生活质量。
- 确定哪些过敏原物质更频繁地诱发过敏性接触反应，以防止未来广泛的致敏。

三、什么时候推荐患者做斑贴试验

因为变应性接触性皮炎可以表现为不同方式（湿疹性皮损、肉芽肿、多形红斑、色素或紫癜性皮疹），也可以仅是其他皮肤病的加重因素，所以了解何时怀疑和排查接触性皮炎很重要（Tennstedt，2009）。此外，即使斑贴试验对过敏原呈阳性，也必须确定是否与致敏相关（Johansen 等，2015）。

斑贴试验在以下病例中适用。

- 所有疑似或需要排除接触性过敏（即对特定乳霜有反应史）的患者，无论年龄或皮炎的解剖部位（Johansen 等，2015；Beattie 等，2007）。
- 非湿疹性皮炎患者，可能代表接触性过敏反应：多形红斑样；苔藓样疹；（手部）银屑病，结节状、肉芽肿或淋巴瘤样反应；光敏反应；色素或紫癜性皮疹；溃疡或糜烂；发疹样；红皮病和接触性荨麻疹（Johansen 等，2015；Tennstedt，2009）。
- 先前患有湿疹性皮炎的患者：特应性皮炎、脂溢性皮炎、钱币状湿疹、瘀积性皮炎、溃疡周围皮炎、出汗障碍性湿疹、慢性湿疹、手部湿疹、

足部湿疹、面颈部湿疹（尤其是眼睑和口唇受累的湿疹）（Johansen 等，2015；Tennstedt，2009；Beattie 等，2007）。

- 先前患有皮炎且治疗后没有改善的患者，最初改善但随后加重，或出现皮炎模式的变化（Beattie 等，2007；Fonacier，2015）。
- 有黏膜反应（结膜炎、口炎或外阴炎）或怀疑对植入物有反应的患者（Johansen 等，2015；Tennstedt，2009；Beattie 等，2007）。
- 与职业暴露相关的皮炎患者（Johansen 等，2015；Lazzarini 等，2013）。
- 有延迟型药物过敏反应的患者（Johansen 等，2015）。

四、如何执行斑贴试验

为了确定患者是否患有变应性接触性皮炎，诊断的标准程序是斑贴试验：将接触性过敏原置于皮肤上并封包，对皮肤炎症反应进行视觉分级（Johansen 等，2015）。简单地说，过敏原被放置在斑贴试验腔室中，然后将其放置于患者的上背部。背部为良好的封包提供了宽阔平坦的表面，较少受到皮肤病的影响，也不常暴露于阳光下（Johansen 等，2015）。过敏原在封包状态下保持48h，之后取下腔室，进行第一次判读。96h 后进行第二次判读（有时在第 7 天进行第三次判读）（图15-1）（Johansen 等，2015）。

根据 ICDRG 标准评估反应的形态（红斑、浸润、丘疹和水疱），以确定反应是否阳性（图15-2）（Johansen 等，2015）。此次评估至关重要，

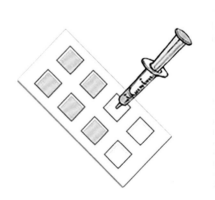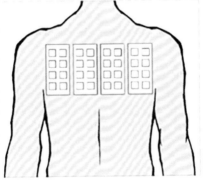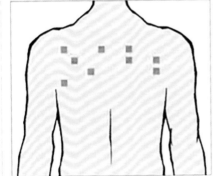

▲ 图 15-1 执行和放置斑贴试验示意

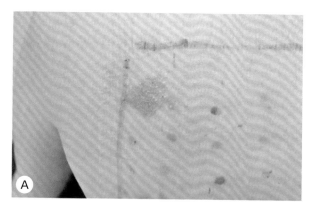

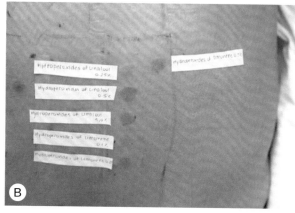

▲ 图 15-2　5 天后评估斑贴试验呈阳性

A. 以红斑、浸润和水疱为特征的 3+ 反应。B. 不同浓度的柠檬烯和芳樟醇氢过氧化物诱导的 1+ 和浸润性 2++ 的红斑阳性反应

与假阳性反应的鉴别也至关重要，因为这将对患者的预后产生影响，并决定是否有必要避免使用特定物质（Johansen 等，2015）。假阳性是指对被测物质没有接触性过敏的阳性反应（Le Coz 和 Sasseville，2009）。它可以从孤立的红斑到强烈的反应，如紫癜反应、脓疱、脓液伴水疱或坏死（Le Coz 和 Sasseville，2009）。假阳性可能是由于：①对被测物质的刺激性反应（在标准化提取制剂中不常见）（Le Coz 和 Sasseville，2009）；②斑贴试验部位皮肤受损或活动性皮炎。在这些情况下，产生刺激反应的阈值很低，有可能对许多过敏原产生普遍的阳性反应，这种情况被称为"激惹反应"（Le Coz 和 Sasseville，2009）；③过量使用检测材料；④与被测过敏原距离太近（Le Coz 和 Sasseville，2009）。

与假阳性相反，在假阴性反应中，尽管存在接触性过敏，但没有明显的反应（Le Coz 和

Sasseville，2009）。在这种情况下，不确定致敏物质的后果更加严重，因为我们会使患者持续暴露于致敏物质和多次复发的风险中（Le Coz 和 Sasseville，2009）。出现假阴性的原因有：①被测物质过度稀释（Le Coz 和 Sasseville，2009）；②过早地判读（一些物质如糖皮质激素、环氧树脂、金属和一些药物可能在 7 天后才会有阳性结果）（Le Coz 和 Sasseville，2009）；③未包含用于检测的致敏过敏原（Le Coz 和 Sasseville，2009）；④封包不足 / 试纸放置不当（Le Coz 和 Sasseville，2009）；⑤伴有抑制阳性反应的治疗 / 疾病（Le Coz 和 Sasseville，2009）。

这些假性反应的存在是针对特定人群有特定建议的主要原因（Le Coz 和 Sasseville，2009）。

五、评估阳性斑贴试验反应的相关性

判读斑贴试验结果不能局限于将其评为阳性还是阴性。如果与患者的病史没有某种联系，那么阳性或阴性结果就没有任何意义。这种解释是斑贴试验最具挑战性的方面。

医生需要考虑：过去和现在的临床病史、个体暴露模式、作为就诊原因的皮炎 / 皮损，以及皮损的形态和位置。

简单地说，在确定反应是否为真阳性后，应将患者分为以下类别之一。

● 与过去 / 现在相关的斑贴试验阳性→当阳性过敏原的暴露可以解释患者的当前皮损，皮损是就诊的原因。有与过敏原接触引起 / 加重皮炎的病史，皮损的分布模式应与过敏原暴露相匹配。

● 有时，反应会由化学相关的物质引起，分子之间的化学关系将有助于理解交叉反应模式。因此，在患者的临床病史中，过敏原本身可能并不相关或不存在；但它会和真正的致敏物质发生交叉反应。

● 与过去相关的斑贴试验阳性→暴露于阳性过敏原确定地解释了过去的临床疾病，而与当前症状没有直接关系。因此，再次接触会造成症状复发的风险。

● 没有临床相关性的斑贴试验阳性→当患者

反复接触阳性过敏原，但未出现任何临床症状时。斑贴试验阳性表明患者对过敏原致敏；换句话说，患者的免疫系统可以识别特定的过敏原。然而，调节机制阻止免疫系统产生临床反应，因此，过敏原是可耐受的，不引起临床表现。当过敏原开始引起反应时，它从接触致敏变为接触过敏。

排除过敏原后对患者的后续评估有助于确诊。

六、特殊情况下的斑贴试验

重要的是对不受混杂因素影响的患者进行斑贴试验。然而，在现实条件下，并不是所有的患者都是健康的成年人，没有混杂或影响因素。在这些情况下，必须对病例进行医学评估，以确定是否有必要推迟检查。在文献中，存在不同的群体，其特征可能会影响斑贴试验结果。他们可被分为四组（图 15-3）。

（一）儿童

变应性接触性皮炎多年来一直被认为是儿童的罕见疾病（Johansen 等，2015；Waard-van der

Spek 等，2013；Beattie 等，2007）。近年来，儿童接触致敏已得到越来越多的认识（Belloni Fortina 等，2015；Worm 等，2007；Jacob 等，2014、2017；Waard-van der Spek 等，2015）。最近的报道指出，儿童变应性接触性皮炎的患病率为 13.3%～23.3%，一些报道显示，在疑似患有变应性接触性皮炎的儿童中，斑贴试验阳性的发生率高达 67%（Johansen 等，2015；Waard-van der Spek 等，2013；Beattie 等，2007；Belloni Fortina 等，2015、2016）。在患病率和致病因素方面，青少年的数据与成人非常相似（Johansen 等，2015；Belloni Fortina 等，2015）。＜12 岁的儿童表现出一些特殊性（Belloni Fortina 等，2015；Worm 等，2007；Jacob 等，2014、2017；Waard-van der Spek 等，2015）。在这个年龄组中，欧洲和北美之间最常遇到的致敏剂各不相同，但包括硫酸镍、氯化钴、重铬酸钾、硫酸新霉素、秘鲁香树、结核菌素纯蛋白衍生物（tuberculin purified protein derivative，PPD）、卡松 CG、芳香混合物、羊毛脂醇、松脂、菊科植物混合物、丙二醇、松节油、丁苯羟

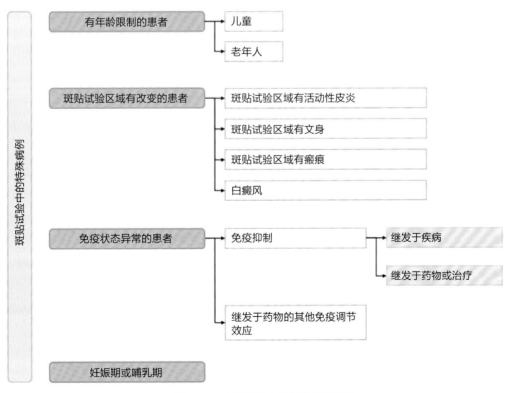

▲ 图 15-3　斑贴试验中的特殊考虑病例

胺、杆菌肽、布地奈德、噻克唑醇 -21- 吡丙酸酯、卡巴混合物、椰油酰胺丙基甜菜碱、分散蓝 124/106、甲醛、季铵盐 15（Belloni Fortina 等，2015；Worm 等，2007；Jacob 等，2014、2017；Waard-van der Spek 等，2015）（表 15-2）。

一般认为斑贴试验对儿童是安全的，当怀疑或需要排除变应性接触性皮炎时，建议进行斑贴试验（Johansen 等，2015；Fisher 等，2008；Kostner 等，2017；Waard-van der Spek 等，2013；Nosbaum 等，2009；Tan 等，2014；Lim 等，2017；Skoet 等，2003；Swietlik 和 Reeder，2016；Ramirez 等，2017；Braunberger 等，2016；Bennike 等，2019；Tennstedt，2009；Beattie 等，2007；Fonacier，2015；Lazzarini 等，2013；Le Coz 和 Sasseville，2009；Belloni Fortina 等，2015；Worm 等，2007；Jacob 等，2014、2017；Waard-van der Spek 等，2015）。方法与成人相同；然而，需要考虑以下几个因素。

● 儿童可以移动，行动能力更强，需要更强的黏合剂来维持斑贴试验的位置（Johansen 等，2015）。

● 较小的背部可能需要减少基线系列（Johansen 等，2015）。

● 成人基线系列中包含的一些过敏原与儿童暴露的相关性很小（如环氧树脂），在 <12 岁儿童中可能不需要常规检测（Belloni Fortina 等，2015；Worm 等，2007；Jacob 等，2014、2017；Waard-van der Spek 等，2015）。

● 有人担心用一些过敏原的测试，特别是如果它们与接触的相关性不大，可能会诱导致敏或导致过于强烈的阳性反应（如 PPD）（Belloni Fortina 等，2015；Worm 等，2007；Jacob 等，2014、2017；Waard-van der Spek 等，2015；Belloni Fortina 等，2016；Spornraft-Ragaller 等，2011、2012）。关于 PPD，一些作者建议将浓度降低至 0.05%，以减少儿童对此过敏原斑贴试验的极端反应（Johansen 等，2015；Spornraft-Ragaller 等，2011、2012）。

考虑到所有这些事实，一些作者建议对儿童进行试验时应减少基线系列，并在有相关的暴露史时增加特定的过敏原（表 15-2）（Belloni Fortina 等，2015；Worm 等，2007；Jacob 等，2014、2017；Waard-van der Spek 等，2015）。

（二）老年人

没有任何证据或研究表明斑贴试验对老年人可能有害或不可靠。

（三）伴泛发性皮炎或斑贴试验区域皮炎的患者

一种常见的临床情况是患者在斑贴试验的应用部位出现了活动性、通常是严重的皮炎（Owen 等，2018）。这种情况通常意味着要推迟进行斑贴试验，因为在活动性炎症皮肤上进行斑贴试验可能会导致假阳性和假阴性反应（Owen 等，2018）。此外，患者可能会因使用黏合剂而感到极大不适（瘙痒和疼痛）、灼热感和多汗，以及检测时接触潜在的刺激性试剂（Owen 等，2018）。

这可能影响对患者常见皮肤病的评估，如痤疮、扁平苔藓、糠疹、特应性皮炎和其他常影响上背部的疾病。斑贴试验应用部位存在活动性皮炎是推迟试验的原因之一（Johansen 等，2015）。只要有可能，皮炎应得到治疗，并在晚些时候进行斑贴试验。

斑贴试验应用部位存在活动性皮炎是推迟试验的原因之一（Johansen 等，2015）。尤其值得一提的是特应性皮炎。

特应性皮炎是一种慢性复发性炎症性皮肤病，在对这些患者进行斑贴试验时，仍有两个主要问题存在争议：①特应性皮炎患者的患病率是否改变或接触致敏风险是否增加；②斑贴试验结果是否受特应性皮炎的影响（Hamann 等，2017）。

关于第一点，两种情况都有论据支持。接触致敏风险降低的有利因素是，特应性皮炎主要是 Th2 驱动的疾病，而接触性皮炎是 Th1 驱动的（Rundle 等，2017）。此外，一些实验研究发现特应性皮炎患者的诱导阈值增加（Hamann 等，

表 15-2　推荐的儿童斑贴试验过敏原

EAACI 建议的作为儿童标准系列试验的过敏原
硫酸镍
秋兰姆混合物
树脂
巯氢基苯并噻唑
芳香混合物 I
芳香混合物 II
含巯基的混合物
卡松 CG
倍半萜内酯混合物

根据临床病史检测其他过敏原	
过敏原	相关接触史
对叔丁基酚醛树脂	含有鞋过敏原、胸衣、运动装备的橡胶
重铬酸钾	鞋子过敏原
羊毛脂醇	护肤品或化妆品
对苯二胺	指甲花文身、染发剂
分散蓝 124/106	服装染料
替可的松特戊酸盐	外用糖皮质激素
布地奈德	外用糖皮质激素
丁苯羟酸	丁苯羟酸
新霉素	新霉素
二溴二氰基丁烷（甲基二溴戊二腈）	护肤品或化妆品
菊科混合物	植物
新铃兰醛	护肤品或化妆品

改编自 Waard-van der Spek et al, 2015; Jacob et al, 2014

2017）。相反地，一些学者认为接触致敏风险增加，因为特应性皮炎患者的皮肤对化学物质（包括刺激物和接触过敏原）的皮肤吸收增加了近 2 倍（Hamann 等，2017）。这一点尤其重要，因为这些患者每天都接触无数物质，包括面霜和乳液，这是他们常规皮肤护理和推荐治疗计划的一部分（Hamann 等，2017）。

关于接触致敏患病率的流行病学研究显示出矛盾的结果（Belloni Fortina 等，2016；Hamann 等，2017；Rundle 等，2017；Mortz 等，2015）。最近的一项 Meta 分析显示，特应性皮炎和接触致敏之间无显著关联，特应性皮炎患者的接触致敏率与非特应性皮炎患者相似（Hamann 等，2017）。即使特应性皮炎患者中接触性皮炎的患病率与普通人群相同，但仍然很高，临床医生应该考虑在这一人群中进行斑贴试验（Hamann 等，2017）。应特别注意那些经常接触外用糖皮质激素、消毒剂、抗生素、香料和防腐剂的患者（Rundle 等，2017）。

关于特应性皮炎对斑贴试验结果的影响，许多研究表明，通过对这些患者进行斑贴试验可以发现临床相关的致敏反应（Johansen 等，2015；Belloni Fortina 等，2016；Hamann 等，2017；Rundle 等，2017）。然而，对研究结果的判读和解释必须谨慎。特应性皮炎患者的皮肤反应过度，刺激阈值较低，这可能导致较高的刺激或假阳性反应的发生率（最常见的是金属、香料、甲醛和羊毛脂）（Johansen 等，2015；Owen 等，2018）。这引起了人们的担忧，因为即使是特应性皮炎患者的未受累皮肤也被证明存在屏障功能障碍，可能更容易出现刺激反应（Rundle 等，2017）。矛盾的是，在这种改变的皮肤上，阳性反应可能显示为较弱的反应，并被误诊为刺激反应（即假阴性）（Owen 等，2018）。鉴于所有这些和其他因素，研究者发表了一份关于如何对特应性皮炎患者进行斑贴试验的共识报告（Chen 等，2016）。

总之，特应性皮炎不是斑贴试验的禁忌证，事实上，这些患者绝对应该接受斑贴试验（Johansen 等，2015；Owen 等，2018；Hamann 等，2017）。即使不能完全清除斑贴试验区域的皮损，仍需要进行斑贴试验，因为仍然可以发现相关的致敏物。如果可能，在患者病情好转和斑贴试验区域恢复正常后，应重复试验以确认结果。然而，判读和解释结果应由有经验的专业医生进行。

（四）斑贴试验区域有文身、瘢痕和白癜风

斑贴试验应尽可能在健康皮肤上进行（Johansen 等，2015）。因此，医生应避免将贴片置于瘢痕和文身上，这可能会改变皮肤反应和（或）隐藏反应（Johansen 等，2015）。

有证据表明，变应性接触性皮炎可引起白癜风，即白癜风出现在斑贴试验阳性部位（如 PPD 试验）（Lee 等，2014；Jappe 等，2005；Kwok 等，

2011）。避免接触相应的过敏原，白癜风可以得到改善，也支持这一点（Lee 等，2014；Jappe 等，2005；Kwok 等，2011）。但目前尚缺乏白癜风皮肤斑贴试验反应性的数据。应遵循避免在异常皮肤进行斑贴试验的一般建议，但这不是绝对禁忌证。

（五）免疫抑制，继发于疾病

有许多流行度高的疾病会引起不同程度的免疫抑制或免疫功能障碍：人类免疫缺陷病毒（HIV）、糖尿病、自身免疫性疾病和原发性免疫缺陷。然而，关于它们对斑贴试验影响的数据很少。

关于 HIV，一些报告显示这些患者可以有相关斑贴试验阳性的结果，即使是严重免疫缺陷的 AIDS 患者（Curr 和 Nixon，2006；Muñoz-Pérez 等，1999；Bellegrandi 等，1999；Smith 等，1997；Viraben 等，1994）。然而，尚不清楚接触性皮炎的发生率，以及感染是否影响斑贴试验结果。一份纳入 26 名皮炎和（或）瘙痒的 HIV 患者的报告显示，31% 呈斑贴试验阳性，19% 与临床相关（Bellegrandi 等，1999）。

据报道，糖尿病患者可有接触性皮炎，特别是与他们使用的医疗设备有关（Herman 等，2018；Passanisi 等，2018；Peeters 等，2017；Jolanki 等，2001）。但是，就像 HIV 一样，尚不清楚其发生率和其对斑贴试验结果的影响。一份报告分析了 1985—2003 年的 13 315 名斑贴试验患者，发现 229 人（1.7%）患有 1 型糖尿病，229 人中 60 人（26%）斑贴试验结果呈阳性（Engkilde 等，2006）。同一份报告发现 1 型糖尿病与接触性皮炎呈负相关（Engkilde 等，2006）。另一份报告显示，DPP-4 抑制药可能增加接触性皮炎的风险（Tasic 等，2011）。然而，尚需要更多的研究。目前，尚没有对这些患者需要进行系统检测的建议，除非怀疑有接触性皮炎。

自身免疫性疾病，I 型糖尿病和接触性皮炎均为 Th1 型疾病，目前尚不清楚这是否会影响皮肤反应性或疾病风险。自身免疫性疾病患

者可发生接触性皮炎（Dermendzhiev 等，2018；Niedziela 和 Bluvshteyn-Walker，2012；Trindade 等，2004；Kosboth 等，2007）。一份小样本报告发现，盘状狼疮的接触性皮炎发生率高于健康对照组（Güner 等，2013）。

目前尚无关于原发性免疫缺陷患者的研究。

移植患者通常有药物诱导的免疫抑制，这将在后文讨论。

所有这些情况均需要更多的研究。目前，对这些患者进行斑贴试验没有正式的禁忌证，如果怀疑，常须进行接触性皮炎检测。

（六）免疫抑制，继发于药物

有许多不同种类的药物可以调节免疫系统的反应。考虑到许多接受斑贴试验的患者都患有某种皮炎，他们使用免疫抑制药物的情况并不罕见。由于缺乏安慰剂对照研究，药物对斑贴试验的相对影响目前仍存在争议（Johansen 等，2015）。

● 抗组胺药和色甘酸盐 —— 这些药物不影响斑贴试验的结果，可以在进行斑贴试验时使用（Johansen 等，2015）。抗组胺药可缓解部分阳性反应患者的症状。

● 外用糖皮质激素 —— 只有应用于斑贴试验区域，才会影响斑贴试验（Johansen 等，2015）。小型研究已经证明了这一点（Johansen 等，2015；Smeenk，1975；Sukanto 等，1981；Green，1996）。它们通过几种方式调节斑贴试验的阳性率：免疫抑制效应、血管收缩效应和表皮回弹现象（Johansen 等，2015）。根据目前的临床实践，尽管没有对照研究，在测试前 7 天内不外用糖皮质激素被认为是充分的（Johansen 等，2015）。

● 系统使用糖皮质激素 —— 系统使用糖皮质激素已被证明能抑制斑贴试验的反应性。50 年代、60 年代和 70 年代的早期研究强有力地证明了这一点，但缺乏流程的一致性（Sulzberger 等，1952；O'Quinn 和 Isbell，1969；Feuerman 和 Levy，1972；Condie 和 Adams，1973）。近年来，一项多中心研究表明，与安慰剂相比，泼尼松（20mg/d）可减少阳性斑贴试验反应的数量和强度（Anveden 等，2004）。如果泼尼松的剂量只有 10mg/d，这种影响似乎是可避免的（Olupona 和 Scheinman，2008）。其他糖皮质激素的研究较少，但一项使用倍他米松（2mg/d，相当于 16.7mg 泼尼松）6 个月的研究显示，阳性反应减少 42.8%（Verma 等，2016a）。这一比率高于使用泼尼松 20mg/d 观察到的比率，表明一种特定的糖皮质激素可能通过许多方面影响斑贴试验，而不是通过与泼尼松的简单剂量等效性来确定。

● 其他免疫抑制药（环孢素、硫唑嘌呤、甲氨蝶呤、霉酚酸酯、他克莫司、度普利尤单抗、利妥昔单抗、英夫利昔单抗、阿达木单抗、依那西普和其他）——如糖皮质激素，具有抑制免疫系统的能力，并可能抑制诱发阳性结果的反应（Patel 等，2018）。一些可用于有效治疗变应性接触性皮炎（Patel 等，2018）。然而，很少有人知道这些药物对斑贴试验的实际效应。一些数据显示，在使用这些药物的患者中仍可出现阳性结果，但假阴性率尚不清楚（Wee 等，2010；Rosmarin 等，2009；Pigatto 等，2008；Verma 等，2016b；Puza 和 Atwater，2018）。最好在患者停用免疫抑制药时进行斑贴试验，但免疫抑制治疗不是斑贴试验的绝对禁忌证。

● 癌症和化疗——皮肤问题在癌症患者中非常常见（Phillips 等，2018）。在一项研究中，皮肤科医生对 412 名患有皮肤疾病的癌症患者进行评估，得出了 645 个诊断（Phillips 等，2018）。在所有诊断中，带状疱疹（4%）和接触性皮炎（3%）最常见（Phillips 等，2018）。尽管癌症患者发生接触性皮炎的频率增加，但目前还没有关于活动性化疗对斑贴试验结果影响的研究。

综上所述，抗组胺药和色甘酸盐可以使用，对斑贴试验无影响。外用糖皮质激素，如果用在斑贴试验区域，在试验前应暂停 7 天。如果患者正在系统使用免疫抑制药（糖皮质激素、环孢素等），如果有可能，应暂时停用，等待药物的 5 个半衰期后再进行斑贴试验。如果必须继续治疗，建议减少到尽可能小的剂量再进行斑贴试验。虽然仍可以发现许多相关的阳性反应，但存在假阴性反应的风险。如果可能，在患者停药后，应重复检查。

（七）接受免疫调节药物或治疗的患者

一些治疗方法已知可调节免疫系统，而不是诱导免疫抑制。

● 维 A 酸类——可用于治疗某些类型的湿疹，如手部湿疹（Johansen 等，2015；Kostner 等，2017）。然而，没有报告评估它们对斑贴试验阳性率的影响（Johansen 等，2015）。已知外用维 A 酸类药物具有刺激性，强烈建议患者在斑贴试验区域避免外用维 A 酸类药物（Fullerton 和 Serup，1997；Greenspan 等，2003）。尚无系统使用维 A 酸类药物的数据。

● 紫外线辐射——已知紫外线辐射对皮肤具有免疫调节作用（Johansen 等，2015）。它诱导表皮朗格汉斯细胞数量减少；紫外线 B 段（ultraviolet B，UVB）会暂时降低引起过敏反应的能力；紫外线 A 段（ultraviolet A，UVA）与补骨脂素联合使用可减轻斑贴试验反应（Johansen 等，2015）。

● 建议患者在斑贴试验前 2～4 周防晒或避免进行日光浴（Fonacier，2015）。

● 奥马珠单抗——没有报告表明奥马珠单抗会改变斑贴试验的反应性。

● 变应原免疫治疗——一些报道表明皮下免疫治疗可以诱导肉芽肿形式的铝接触过敏（Verma 等，2016a；Patel 等，2018；Wee 等，2010；Rosmarin 等，2009；Pigatto 等，2008；Verma 等，2016b；Puza 和 Atwater，2018；Phillips 等，2018；Fullerton 和 Serup，1997；Greenspan 等，2003；Vogelbruch 等，2000；García-Patos 等，1995；Castelain 等，1988）。然而，这一事实未能在更大的研究中证实（Netterlid 等，2013）。没有研究表明在免疫治疗过程中斑贴试验反应性会发生改变。

（八）妊娠期或哺乳期患者

目前尚不清楚妊娠期或哺乳期进行斑贴试验是否有害，但大多数医生将其作为一般预防措施而推迟试验（Johansen 等，2015）。没有理由认为斑贴试验会对孕妇或婴儿产生任何有害影响（Johansen 等，2015）。然而，多数情况下，没有迫切需要立即进行检测，斑贴试验可以推迟数月。

七、将建议应用于临床实践

每位患者都有独特的特点。要做出正确的诊断，必须考虑到上述所有方面。图 15-4 提供了所有步骤的摘要。

结论

目前，斑贴试验仍然是诊断变应性接触性皮炎的金标准。了解如何执行斑贴试验及具体病例的特殊性对于正确解释结果至关重要。正确的评估和诊断将显著影响疾病的自然史，显著提高患者的生活质量。

◦临床病史
◦暴露模式
◦斑贴试验的"候选者"
• 疑诊接触性皮炎
• 非湿疹性皮炎
• 湿疹性皮炎
• 职业暴露相关的皮炎
• 黏膜反应
• 迟发型超敏反应

◦将过敏原置于腔室内
◦将斑贴条置于患者上背部
◦封包 48h 并于 48h、96h 和 1 周后判读结果
◦特殊病例
儿童
• 使用黏着性更强的斑贴条
• 减少基线系列，增加相关的特异性抗原
• PPD 试验时减少试剂浓度
老年人
• 遵循一般建议
特应性皮炎
• 考虑推迟斑贴试验至试验区域皮损清除
• 如果不能彻底清除皮损，在相关致敏物未发现之前执行斑贴试验。在皮损清除后再确认结果
• 警惕假阳性风险增高
文身、瘢痕、白癜风
• 避免在有皮损的皮肤。遵循一般建议
HIV、糖尿病、自身免疫性疾病、原发性免疫缺陷和移植患者
• 数据不充分，遵循一般建议
药物
• 抗组胺药和色甘酸盐→对斑贴试验无干扰
• 外用糖皮质激素→至少斑贴试验前 7 日内避免
• 系统使用免疫抑制药（糖皮质激素、环孢素等）→如果可能，停药并在药物的 5 个半衰期后进行斑贴试验。如果不能停药，减少到最小剂量再进行斑贴试验。存在假阴性反应的风险
• 维 A 酸→在斑贴试验区域避免局部使用维 A 酸类药物。关于系统使用维 A 酸的数据不足，遵循一般建议
• 紫外线辐射→建议在斑贴试验前 2～4 周防晒并避免日光浴
• 奥马珠单抗和其他生物制剂→数据不足，遵循一般建议
• 变应原免疫治疗→数据不足，遵循一般建议
• 癌症和化疗→数据不足，遵循一般建议

提示阳性过敏反应的特征
◦斑贴试验每次判读时反应增加（逐渐地）
◦皮肤浸润 / 皮肤表面起皱纹
提示阳性刺激反应的特征
◦初始阳性反应，后来判读为阴性（减弱的反应）
◦锐利的边缘 / 皮肤表面细密 / 无皱纹（仅红斑）
◦强烈反应，如瘙痒反应、溃疡、脓疱、伴有水疱或坏死的脓液
考虑假阳性反应
◦斑贴试验区域皮肤受损或活动性皮炎
◦对许多过敏原的多重 / 广泛阳性反应
◦使用不标准的试验物质
◦考虑重复开放应用试验以确认结果

与当前 / 现在相关的阳性反应
• 阳性过敏原解释了促使此次就诊的当前皮损
• 有与过敏原接触引起 / 恶化皮炎的病史
• 皮损的分布模式应与过敏原接触相一致
与既往相关的阳性反应
• 阳性过敏原可以解释既往的临床皮损，与当前皮损没有直接关系
与临床无关的阳性反应
• 接触过敏原不会引起任何临床症状
• 有致敏作用，但无临床过敏

患者准备和斑贴试验的评估　执行斑贴试验和特殊病例　　　　确定真阳性反应　　　　评估相关性

▲ 图 15-4　斑贴试验的步骤

参考文献

［1］ Anveden I, Lindberg M, Andersen KE, Bruze M, Isaksson M, Liden C et al (2004) Oral prednisone suppresses allergic but not irritant patch test reactions in individuals hypersensitive to nickel. Contact Dermatitis. 50(5):298-303

［2］ Beattie PE, Green C, Lowe G, Lewis-Jones MS (2007) Which children should we patch test? Clin Exp Dermatol. 32(1):6-11

［3］ Bellegrandi S, Rosso R, Mattiacci G, Ferrara R, D'Offizi G, Aiuti F et al (1999) Contact dermatitis in subjects infected with HIV type 1. J Am Acad Dermatol. 40(5 Pt 1):777-779

［4］ Belloni Fortina A, Cooper SM, Spiewak R, Fontana E, Schnuch A, UterW(2015) Patch test results in children and adolescents across Europe. Analysis of the ESSCA Network 2002-2010. Pediatr Allergy Immunol. 26(5):446-455

［5］ Belloni Fortina A, Fontana E, Peserico A (2016) Contact sensitization in children: a retrospective study of 2,614 children from a single center. Pediatr Dermatol. 33(4):399-404

［6］ Bennike NH, Heisterberg MS, White IR, Mahler V, Silvestre-Salvador JF, Giménez-Arnau A et al (2019) Quality of life and disease severity in dermatitis patients with fragrance allergy - a crosssectional European Questionnaire Study. Contact Dermatitis 81(2):89-96

［7］ Braunberger T, Lynn D, Reimer C, Doctor M, Hill MK, Mounessa J et al (2016) Disease severity and quality of life measurements in contact dermatitis: a systematic review 2005-2015. Dermatitis 27(6):362-371

［8］ Castelain PY, Castelain M, Vervloet D, Garbe L, Mallet B (1988) Sensitization to aluminium by aluminium-precipitated dust and pollen extracts. Contact Dermatitis. 19(1):58-60

［9］ Chen JK, Jacob SE, Nedorost ST, Hanifin JM, Simpson EL, Boguniewicz M et al (2016) A pragmatic approach to patch testing atopic dermatitis patients: clinical recommendations based on expert consensus opinion. Dermatitis. 27(4):186-192

［10］ Condie MW, Adams RM (1973) Influence of oral prednisone on patch-test reactions to Rhus antigen. Arch Dermatol 107:540-543

［11］ Curr N, Nixon R (2006) Allergic contact dermatitis to basic red 46 occurring in an HIV-positive patient. Australas J Dermatol. 47(3):195-197

［12］ Dermendzhiev S, Ivanovska M, Dermendzhiev T (2018) Allergic contact dermatitis, angioneurotic edema and conjunctivitis in a patient with autoimmune thrombocytopenia - a clinical case. Open Access Maced J Med Sci. 6(11):2142-2146

［13］ Engkilde K, Menné T, Johansen JD (2006) Inverse relationship between allergic contact dermatitis and type 1 diabetes mellitus: a retrospective clinic-based study. Diabetologia. 49(4):644-647

［14］ Feuerman E, Levy A (1972) A study of the effect of prednisone and an antihistamine on patch test reactions. Br J Dermatol 86:68-71

［15］ Fisher AA, Rietschel RL, Fowler JF, Fisher AA (2008) Fisher's contact dermatitis. BC Decker Inc, Hamilton

［16］ Fonacier L (2015) A practical guide to patch testing. J Allergy Clin Immunol Pract. 3(5):669-675

［17］ Fullerton A, Serup J (1997) Characterization of irritant patch test reactions to topical D vitamins and all-trans retinoic acid in comparison with sodium lauryl sulphate. Evaluation by clinical scoring and multiparametric non-invasive measuring techniques. Br J Dermatol. 137(2):234-240

［18］ García-Patos V, Pujol RM, Alomar A, Cisteró A, Curell R, Fernández-Figueras MT et al (1995) Persistent subcutaneous nodules in patients hyposensitized with aluminum-containing allergen extracts. Arch Dermatol. 131(12): 1421-1424

［19］ Green C (1996) The effect of topically applied corticosteroid on irritant and allergic patch test reactions. Contact Dermatitis 35:331-333

［20］ Greenspan A, Loesche C, Vendetti N, Georgeian K, Gilbert R, Poncet M et al (2003) Cumulative irritation comparison of adapalene gel and solution with 2 tazarotene gels and 3 tretinoin formulations. Cutis. 72(1):76-81

［21］ Güner E, Kalkan G, Meral E, Baykır M (2013) The triggering role of allergic contact dermatitis in discoid lupus erythematosus. Cutan Ocul Toxicol. 32(3):194-199

［22］ Hamann CR, Hamann D, Egeberg A, Johansen JD, Silverberg J, Thyssen JP (2017) Association between atopic dermatitis and contact sensitization: a systematic review and meta-analysis. J Am Acad Dermatol. 77(1):70-78

［23］ Herman A, de Montjoye L, Tromme I, Goossens A, Baeck M (2018) Allergic contact dermatitis caused by medical devices for diabetes patients: a review. Contact Dermatitis. 79(6):331-335

［24］ Jacob SE, Admani S, Herro EM (2014) Invited commentary: recommendation for a north american pediatric patch test series. Curr Allergy Asthma Rep. 14(6): 444

［25］ Jacob SE, Lipp MB, Suh E, Goldenberg A (2017) Practice patterns of dermatologists in the pediatric contact dermatitis registry. Pediatr Dermatol. 34(4):408-412

［26］ Jappe U, Geier J, Hausen BM (2005) Contact vitiligo following a strong patch test reaction to triglycidyl-p-aminophenol in an aircraft industry worker: case report and review of the literature. Contact Dermatitis. 53(2):89-92

［27］ Johansen JD, Aalto-Korte K, Agner T, Andersen KE, Bircher A, Bruze M et al (2015) European Society of Contact Dermatitis guideline for diagnostic patch testing - recommendations on best practice. Contact Dermatitis. 73(4):195-221

［28］ Jolanki R, Kanerva L, Estlander T, Henriks-Eckerman ML, Suhonen R (2001) Allergic contact dermatitis from phenoxyethoxy ethylacrylates in optical fiber coating, and glue in an insulin pump set. Contact Dermatitis. 45(1):36-37

［29］ Kosboth M, Chin-Loy A, Lyons R, Wesson SK, Reeves WH (2007) Malar rash caused by metal allergy in a patient with systemic lupus erythematosus. Nat Clin Pract Rheumatol. 3(4):240-245

［30］ Kostner L, Anzengruber F, Guillod C, Recher M, Schmid-Grendelmeier P, Navarini AA (2017) Allergic contact dermatitis. Immunol Allergy Clin North Am. 37(1):141-152

［31］ Kwok C, Wilkinson M, Sommer S (2011) A rare case of acquired leukoderma following patch testing with an acrylate series. Contact Dermatitis. 64(5):292-294

［32］ Lazzarini R, Duarte I, Ferreira AL (2013) Patch tests. An Bras Dermatol. 88(6):879-888

［33］ Le Coz CJ, Sasseville D (2009) Interpretation and relevance of patch testing: false-positive and false-negative test reactions, compound allergy, cross-sensitivity. Ann Dermatol Venereol. 136 (8-9):610-616

［34］ Lee JH, Ahn BJ, Noh M, Lee AY (2014) Patch test reactions in patients with the additional diagnosis of vitiligo. Int J Dermatol. 53(2):187-191

［35］ Lim HW, Collins SAB, Resneck JS Jr, Bolognia JL, Hodge JA, Rohrer TA et al (2017) The burden of skin disease in the United States. J Am Acad Dermatol 76(5):958-972. e952

［36］ Mortz CG, Andersen KE, Dellgren C, Barington T, Bindslev-Jensen C (2015) Atopic dermatitis from adolescence to adulthood in the TOACS cohort: prevalence, persistence and comorbidities. Allergy. 70(7):836-845

［37］ Muñoz-Pérez MA, García-Bravo B, Rodriguez-Pichardo A, Camacho F (1999) Coexistence of allergic contact dermatitis and granuloma annulare in an HIV-1-infected patient: a casual association? Am J Contact Dermat. 10(2):100-101

［38］Netterlid E, Hindsén M, Siemund I, Björk J, Werner S, Jacobsson H et al (2013) Does allergenspecific immunotherapy induce contact allergy to aluminium? Acta Derm Venereol. 93 (1):50-56

［39］Niedziela M, Bluvshteyn-Walker S (2012) Autoimmune thyroid disease and allergic contact dermatitis: two immune-related pathologies in the same patient. J Pediatr Endocrinol Metab. 25(1-2):31-32

［40］Nosbaum A, Vocanson M, Rozieres A, Hennino A, Nicolas JF (2009) Allergic and irritant contact dermatitis. Eur J Dermatol. 19(4):325-332

［41］O'Quinn SE, Isbell KH (1969) Influence of oral prednisone on eczematous patch test reactions. Arch Dermatol 99:380-389

［42］Olupona T, Scheinman P (2008) Successful patch testing despite concomitant low-dose prednisone use. Dermatitis. 19(2):117-118

［43］Owen JL, Vakharia PP, Silverberg JI (2018) The role and diagnosis of allergic contact dermatitis in patients with atopic dermatitis. Am J Clin Dermatol. 19(3):293-302

［44］Passanisi S, Lombardo F, Barbalace A, Caminiti L, Panasiti I, Crisafulli G et al (2018) Allergic contact dermatitis and diabetes medical devices: 2 clinical cases. Contact Dermatitis 79 (2):115-117

［45］Patel A, Burns E, Burkemper NM (2018) Methotrexate use in allergic contact dermatitis: a retrospective study. Contact Dermatitis. 78(3):194-198

［46］Peeters C, Herman A, Goossens A, Bruze M, Mowitz M, Baeck M (2017) Allergic contact dermatitis caused by 2-ethyl cyanoacrylate contained in glucose sensor sets in two diabetic adults. Contact Dermatitis. 77(6):426-429

［47］Phillips GS, Freites-Martinez A, Hsu M, Skripnik Lucas A, Barrios DM, Ciccolini K et al (2018) Inflammatory dermatoses, infections, and drug eruptions are the most common skin conditions in hospitalized cancer patients. J Am Acad Dermatol. 78(6):1102-1109

［48］Pigatto P, Cesarani A, Barozzi S, Guzzi G (2008) Positive response to nickel and azathioprine treatment. J Eur Acad Dermatol Venereol. 22(7):891

［49］Puza CJ, Atwater AR (2018) Positive patch test reaction in a patient taking dupilumab. Dermatitis. 29(2):89

［50］Ramirez F, Chren MM, Botto N (2017) A review of the impact of patch testing on quality of life in allergic contact dermatitis. J Am Acad Dermatol. 76(5):1000-1004

［51］Rosmarin D, Gottlieb AB, Asarch A, Scheinman PL (2009) Patch-testing while on systemic immunosuppressants. Dermatitis. 20(5):265-270

［52］Rundle CW, Bergman D, Goldenberg A, Jacob SE (2017) Contact dermatitis considerations in atopic dermatitis. Clin Dermatol. 35(4):367-374

［53］Skoet R, Zachariae R, Agner T (2003) Contact dermatitis and quality of life: a structured review of the literature. Br J Dermatol. 149(3):452-456

［54］Smeenk G (1975) Influence of local triamcinolone acetonide on patch test reactions to nickel sulphate. Dermatologica 150:116-121

［55］Smith KJ, Skelton HG, Nelson A, Wagner KF, Hackley BE Jr (1997) Preservation of allergic contact dermatitis to poison ivy (urushiol) in late HIV disease. The implications and relevance to immunotherapy with contact allergens. Dermatology. 195(2):145-149

［56］Spornraft-Ragaller P, Schnuch A, Uter W (2011) Extreme patch test reactivity to p-phenylenediamine but not to other allergens in children. Contact Dermatitis. 65(4):220-226

［57］Spornraft-Ragaller P, Kämmerer E, Gillitzer C, Schmitt J (2012) Severe allergic reactions to paraphenylenediamine in children and adolescents: should the patch test concentration of PPD be changed? J Dtsch Dermatol Ges. 10(4):258-264

［58］Sukanto H, Nater JP, Bleumink E (1981) Influence of topically applied corticosteroids on patch test reactions. Contact Dermatitis 7:180-185

［59］Sulzberger MB, Witten VH, Zimmerman EH (1952) The effects of oral cortisone acetate on patch test reactions to eczematogenous contact allergens. Acta Derm Venereol Suppl (Stockh) 29:343-352

［60］Swietlik J, ReederM(2016) Current Quality-of-Life Tools Available for Use in Contact Dermatitis. Dermatitis. 27(4):176-185

［61］Tan CH, Rasool S, Johnston GA (2014) Contact dermatitis: allergic and irritant. Clin Dermatol. 32 (1):116-124

［62］Tasic T, Bäumer W, Schmiedl A, Schwichtenhövel F, Pabst R, Raap U et al (2011) Dipeptidyl peptidase IV (DPP4) deficiency increases Th1-driven allergic contact dermatitis. Clin Exp Allergy. 41(8):1098-1107

［63］Tennstedt D (2009) Patch tests: indications or when testing should be performed. Ann Dermatol Venereol. 136(8-9):579-583

［64］Trindade MA, Alchorne AO, da Costa EB, Enokihara MM (2004) Eyelid discoid lupus erythematosus and contact dermatitis: a case report. J Eur Acad Dermatol Venereol. 18 (5):577-579

［65］Verma KK, Mahesh R, Bhari N, Pandey RM (2016a) Effect of betamethasone on patch test reactivity in patients with parthenium dermatitis. Contact Dermatitis. 75(3):193-194

［66］Verma KK, Bhari N, Sethuraman G (2016b) Azathioprine does not influence patch test reactivity in Parthenium dermatitis. Contact Dermatitis. 74(1):64-65

［67］Viraben R, Aquilina C, Cambon L, Bazex J (1994) Allergic contact dermatitis in HIV-positive patients. Contact Dermatitis. 31(5):326-327

［68］Vogelbruch M, Nuss B, Körner M, Kapp A, Kiehl P, Bohm W (2000) Aluminium-induced granulomas after inaccurate intradermal hyposensitization injections of aluminium-adsorbed depot preparations. Allergy. 55(9):883-887

［69］Waard-van der Spek FB, Andersen KE, Darsow U, Mortz CG, Orton D, Worm M et al (2013) Allergic contact dermatitis in children: which factors are relevant? (Review of the

151

literature). Pediatr Allergy Immunol. 24(4):321-329

［70］Waard-van der Spek FB, Darsow U, Mortz CG, Orton D, Worm M, Muraro A et al (2015) EAACI position paper for practical patch testing in allergic contact dermatitis in children. Pediatr Allergy Immunol. 26(7):598-606

［71］Wee JS, White JM, McFadden JP, White IR (2010) Patch testing in patients treated with systemic immunosuppres-

sion and cytokine inhibitors. Contact Dermatitis. 62(3):165-169

［72］Worm M, Aberer W, Agathos M, Becker D, Brasch J, Fuchs T et al (2007) Patch testing in children--recommendations of the German Contact Dermatitis Research Group (DKG). J Dtsch Dermatol Ges. 5(2):107-109

第五篇

具体机制
Specific Mechanisms

第16章　B细胞在Ⅰ型过敏反应发展和免疫耐受诱导中的作用

B Cell Functions in the Development of Type I Allergy and Induction of Immune Tolerance

Lisa Naomi Pointner　Fatima Ferreira　Lorenz Aglas　**著**

苏日娜　**译**　　张　怡　**校**

摘要

B细胞是致敏、过敏反应和过敏原耐受机制的关键参与者。当树突状细胞表面的肽-MHCⅡ复合体被T细胞表面的抗原特异性受体识别后，B细胞和T细胞表面的共刺激分子发生相互作用，过敏原特异性免疫反应启动。IL-4存在时，T-B细胞的相互作用致使B细胞克隆扩增、抗体类别转换为IgE，B细胞进一步分化为记忆B细胞或浆细胞。此后，嗜碱性粒细胞和肥大细胞上的IgE-FcεRI交联形成复合体，引发过敏反应，导致细胞脱颗粒和促炎介质的释放。

有效的变应原免疫治疗（AIT）的机制与诱导调节性T细胞和分泌阻断性抗体IgG4有关，两者共同参与了由无害环境抗原介导的免疫耐受的发生和维持。最近，调节性B细胞在AIT进程中诱导耐受的重要性也受到了关注。研究显示，在接受SCIT的草花粉和屋尘螨过敏患者中，IL-10[+]调节性B细胞的细胞比率增加，并且细胞数量与临床症状的改善呈正相关。因此，调节性B细胞正在成为自然暴露条件下和AIT期间监测过敏原耐受的生物标志物。对调节性B细胞分泌的其他抗炎细胞因子的进一步研究，将有助于理解它们在疾病发展和耐受诱导中的作用。

关键词：适应性免疫；变应原免疫治疗；抗体；B细胞；调节性B细胞

B细胞在Ⅰ型过敏中至关重要。本章将描述B细胞在致敏阶段、与高亲和力IgE抗体分泌有关的效应阶段的作用，以及它如何在过敏原暴露期间参与免疫耐受（图16-1）。

一、B细胞在过敏反应致敏发展中的作用

Ⅰ型过敏或速发型的发展分为两个阶段（van Ree等，2014）。致敏阶段首先出现，其是在第一次接触到特定过敏原后出现的无症状阶段。随后再次暴露于相同的过敏原时可触发效应阶段，该阶段与疾病的表现相一致。

致敏过程由多种免疫细胞相互协调，最终诱导效应2型辅助性T细胞（Th2）反应，同时免疫球蛋白E（IgE）增加，此为致敏的标志。在这一阶段，抗原呈递细胞（antigen-presenting cell，APC）主要是树突状细胞（dendritic cell，DC），摄取和处理过敏原。然后活化的树突状细胞迁移到引流淋巴结，向过敏原特异性初始CD4[+] T细胞呈递抗原肽复合物——主要组织相容性Ⅱ类（MHCⅡ）分子。初始CD4[+] T细胞在细胞因子IL-4提供的有效共刺激信号和合适的局部微环境下分化为Th2细胞，表达包括IL-4、IL-5和IL-13在内的特征性细胞因子（van Ree等，2014）。此后Th2细胞在血液中循环，或驻留在

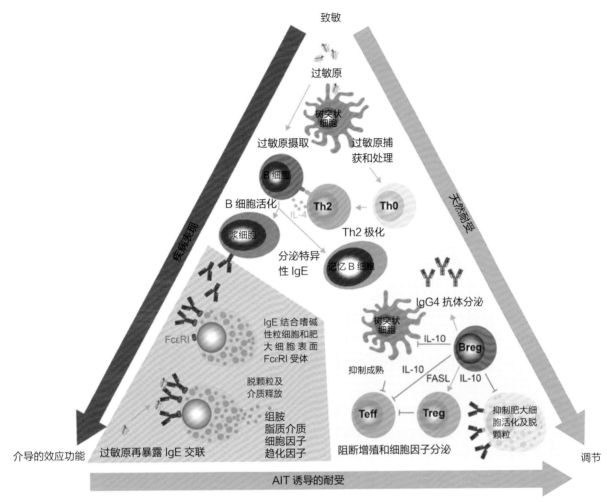

▲ 图 16-1　I 型过敏中的 B 细胞功能三位一体

图示 B 细胞在 I 型过敏中三个不同方面的相互联系和多种作用。在过敏致敏过程中（黄色部分），过敏原被树突状细胞和 B 细胞吸收并处理。树突状细胞向过敏原特异性幼稚 T 细胞（Th0）呈递致敏肽，并诱导其向 Th2 方向分化。结合过敏原的 B 细胞与同源 Th2 细胞相互作用，激活并分化为可以分泌 IgE 的浆细胞（或记忆 B 细胞）。过敏原特异性 IgE 分别与组织和血液循环中的肥大细胞和嗜碱性粒细胞上的高亲和力受体 FcεRI 结合。在过敏状态维持期间（红色），IgE-FcεRI 复合物的交联引发细胞脱颗粒和促炎介质的释放，如组胺、脂质介质、细胞因子和趋化因子，并导致过敏症状。FcεRI、白细胞介素 -4（IL-4）和 CD40 配体（CD40L）的同时上调导致过敏免疫反应的增强和持续。调节性 B 细胞（regulatory B cell，Breg）是自然和变应原免疫治疗（AIT）诱导的免疫耐受（绿色）的关键角色。Breg 分泌过敏原特异性 IgG4 抗体，与 IgE 竞争结合过敏原。通过分泌 IL-10，Breg 显示多效免疫调节功能。IL-10 可直接或间接阻断效应 T 细胞的功能；①通过调节性 T 细胞（regulatory T cell，Treg）的诱导，②通过抑制抗原呈递细胞。最后，IL-10 可以抑制肥大细胞的脱颗粒和活化

外周淋巴器官（脾脏和淋巴结）的 T 细胞区，在那里它们成为滤泡辅助性 T 细胞（follicular T helper cell，Tfh），等待与它们的特异性抗原相遇。

在致敏过程中，过敏原也会被 B 细胞识别。B 淋巴细胞表面表达抗原特异性免疫球蛋白，也被称为 B 细胞抗原受体（B-cell antigen receptor，BCR）（LeBien 和 Tedder，2008）。在骨髓发育过程中，B 细胞对其免疫球蛋白基因段进行结构化

重排，以生成一个巨大的、能识别超过 10 亿个不同抗原表位的 BCR 库（Gould 和 Wu，2018）。B 细胞发育完全时，细胞表面表达 IgM 和 IgD 亚型，并迁移到外周淋巴组织的淋巴滤泡中，进行抗原监测（Pieper 等，2013；LeBien 和 Tedder，2008）。

特异性抗原与未成熟的初始 B 细胞 BCR 结合，激活特定的细胞内信号通路级联反应，抗原 -BCR 复合物被内化，随后抗原肽被呈递给细

胞表面的 MHC Ⅱ槽。被抗原激活的 B 细胞同时被引导至 T 细胞区，以促进与同源 Tfh 细胞相遇（Cyster 和 Allen 2019）。这两种细胞通过多肽接触：MHC Ⅱ复合体和抗原特异性 T 细胞受体发生相互作用，以及 B 细胞和 T 细胞表面各自的共刺激分子 CD40 和 CD40 配体（CD40L），以及 OX40L 和 OX40 发生相互作用（Akiba 等 1999）。此外，Th2 样 Tfh 细胞产生的可溶性因子 IL-4 驱动产生 IgE。IL-4 通过Ⅰ型 IL-4 受体激活 STAT6 信号通路（Dullaers 等，2012；van Ree 等，2014）。 最终，这些信号致使克隆增殖，以及 B 细胞转换成表达 IgE 的细胞类型，并进一步分化成浆细胞或记忆 B 细胞（Janeway 等，2001）。B 细胞分化去向的机制仍在研究中；然而，有研究报道 BCR 的亚型可以影响分化方向，其中 IgE BCR 促进向浆细胞（plasma cell，PC）的自发优先分化（Cyster 和 Allen，2019）。

致敏个体被定义为：分泌产生的过敏原特异性 IgE 与高亲和受体 FcεRI 结合，组织中的肥大细胞和血液循环中的嗜碱性粒细胞被活化。

（一）Ⅰ型过敏反应中的浆细胞的作用

● 根据过敏原暴露的持续时间，B 细胞分化成为浆细胞有两种方式。第一种方式，与过敏原短暂接触后，活化的 B 细胞可分化为寿命较短的浆细胞，产生低亲和力 IgE 抗体（Roth 等，2014）。小鼠研究表明，在特定条件下，低亲和力 IgE 在引流淋巴结的滤泡外区域即足以诱发过敏反应（Jimenez-Saiz 等，2017；Wu 和 Zarrin 2014）。然而，在过敏原持续暴露的情况下，持续的 B 细胞活化会产生滤泡，随后形成生发中心，生发中心是次级淋巴组织中 B 细胞高度增殖、选择、成熟和死亡的场所。在生发中心中，B 细胞最初作为成浆细胞继续增殖，成熟后成为分泌高亲和力 IgE 的浆细胞和记忆 B 细胞，此为 B 细胞分化成为浆细胞的第二种方式(Tedder；Medina 等，2002；Oracki 等，2010；Klein 和 Dalla-Favera，2008）。事实上，抗原特异性的多样性是由免疫球蛋白重链和轻链的两个可变结构域决定的，而其

功能则由重链恒定区（C）的亚型决定；C epsilon（Cε）是 IgE 的重链（Pieper 等，2013）。在遗传学水平上，B 细胞分化发生了三个主要修饰，进一步增加了 BCR 的多样性。

● 第一，由胞苷脱氨酶介导的点突变，又称体细胞超突变，发生于免疫球蛋白基因的可变区域，以增加抗体对其对应抗原的亲和力（Geha 等，2003）。

● 第二，在被称为亲和力成熟的过程中，表达高亲和力 BCR 的 B 细胞与滤泡树突状细胞竞争向 Tfh 细胞呈递抗原，B 细胞通过该选择过程增殖和存活（Gould 和 Wu，2018）。提高 Ig 亲和力的突变有助于 B 细胞的有效激活，而携带较低亲和力 Ig 的细胞会发生凋亡。因此，生发中心是 B 细胞集中死亡和增殖的场所（Janeway 等，2001；Vinuesa 等，2010）。

● 第三，同样由胞苷脱氨酶驱动，被选择的 B 细胞实现抗体亚型转换重组，表达 Ig 的亚型改变，同时抗原特异性保留。在 IgE 反应方面，CD 40L 介导的共刺激与 IL-4 协同作用，引发重链基因组位点的遗传重组，以 IgG（Cγ）和下游 IgE（Cε）的恒定区取代 IgM（Cμ）的恒定区；IgE 基因位于 IgG 基因的下游（Geha 等，2003）。

最终的分化过程由不同的转录因子控制（如 B 细胞特异性激活蛋白和阳性调控域Ⅰ结合因子 1），并与表型变化相关（Roth 等，2014；Dullaers 等，2012）。尽管浆细胞仍然对 T 细胞提供的分化和生存信号（如 IL6 和 CD40L）有反应，但它们无法表达 MHC Ⅱ，从而无法向 T 细胞呈递抗原（Saunders 等，2019）。一旦浆细胞分化完成，它们就可以迁移至不同的免疫区。驻留在次级淋巴器官中的浆细胞寿命较短。相比之下，通过循环迁移回到骨髓和炎症组织固有层的浆细胞可以长期驻留和存活，因此，成为 IgE 记忆形式的代表（Moutsoglou 和 Dreskin，2016；Roth 等，2014）。

IgE 分泌型浆细胞是Ⅰ型过敏反应的关键参与者，因为它们能够大量分泌高亲和力和亚型转换的 IgE 抗体（IgE 蛋白占浆细胞中所有合成蛋

白的 10%～20%）（Medina 等，2002）。

（二）I 型过敏反应中的记忆 B 细胞的作用

体液免疫的记忆主要以产生记忆 B 细胞为特征，记忆 B 细胞起源于生发中心，是静止的、有抗原经历的、寿命较长的 B 细胞，并在抗原激发后长期存在，以监测循环和黏膜组织中的抗原。一般情况下，记忆 B 细胞表面表达 Ig 抗体但分泌率很低。一旦抗原再次暴露，它们可以快速产生高亲和力 Ig，发生比初级反应更有效的次级体液免疫反应（Saunders 等，2019；He 等，2017）。

尽管 IgE 在 I 型过敏反应的发病机制中具有重要意义，但仍不清楚 IgE 形成记忆的机制。大多数研究支持小鼠和人体对 IgE 介导的过敏反应存在记忆的观点，并认为这种记忆归因于 IgG1+ 记忆 B 细胞，该细胞在激活后转换为分泌 IgE 的浆细胞亚型（Talay 等，2012；He 等，2013）。事实上，向 IgE 亚型的转换可能是一个连续的过程，其中 B 细胞通过一个或多个中间亚型（IgG1 和 IgG4）经历了从 IgM 到 IgE 的连续亚型转换。在初次应答后，IgG 前体细胞在体细胞超突变后被选择，并在生发中心中持续数周，继而产生高亲和力的 IgE 抗体（Gould 和 Wu，2018；He 等，2013）。

同时，IgE 亚型转换可直接发生于 IgM 前体细胞，并导致其在生发中心选择期间产生低亲和力 IgE 和 B 细胞凋亡。这种现象在 IgG1 缺陷小鼠中可以观察到，反复免疫后的小鼠产生了直接从 IgM 前体细胞衍生出的 IgE 分泌型浆细胞，尽管这些细胞产生 IgE 的水平与野生型小鼠相当，但它们不能产生高亲和力 IgE。该实验表明 IgG1 细胞对产生受 Th2 条件影响的高亲和力 IgE 至关重要（Erazo 等，2007）。

IgE 记忆性 B 细胞仍具有争议。尽管 IgE+ 记忆 B 细胞已在人体中报道，但其功能和命运仍不清楚（Talay 等，2012；Gould 和 Wu，2018）。在小鼠中，IgE 记忆 B 细胞非常罕见，这可能是由于含有 IgE 型 B 细胞在生发中心存在时间非常短，这些 B 细胞在初级反应中迅速消失。事实上，相

对于 IgG B 细胞抗原受体，IgE B 细胞抗原受体的表达水平较低，因此 IgE 型 B 细胞捕获和呈递抗原的能力下降，这也有可能解释了为什么这些细胞在生发中心中的竞争能力差（Cyster 和 Allen，2019）。

二、B 细胞在 I 型过敏反应效应期中的作用

（一）B 细胞产生的 IgE

在非疾病状态下，血清中 IgE 的浓度非常低（所有五种亚型中最低），半衰期也很短，由于其高度活跃和相对侵袭性的生物学性质，IgE 的表达受到严格调控（Wu 和 Zarrin，2014）。IgE 抗体通常用于保护宿主免受寄生虫感染（如蠕虫），以及中和毒液和毒素，防止宿主的组织损伤。当机体启动 IgE 保护性反应时，血清 IgE 水平会升高，但仍低于 IgG 水平，表明 IgE 的合成调节良好。相反，当过敏原暴露导致 IgE 反应不当启动时，这些抗体在过敏性疾病的发病机制中则是有害的。

（二）IgE 与 FcεRI 结合：介质释放功能

在致敏阶段，浆细胞分泌的 IgE 抗体进入循环系统，由于其体积小（190 kDa），容易扩散至外周血液循环和黏膜组织。在那里，IgE 分子通过其恒定区与循环中的嗜碱性粒细胞，以及驻留在组织中的肥大细胞表面的高亲和力受体 FcεRI 相结合。即使循环中的 IgE 浓度较低，这种致敏免疫细胞也会对过敏原非常敏感（Dullaers 等，2012）。

在重新暴露后，特定的过敏原与相邻细胞 IgE 分子的可变区域相结合，形成 IgE-FcεRI 复合体。这种相互作用触发下游信号通路，导致细胞脱颗粒和促炎介质的释放。数分钟内即发生过敏免疫反应与早期释放预先合成的介质（如组胺、丝氨酸蛋白酶、羧肽酶 A 和蛋白多糖）有关。4～8h 后，新致敏的脂质介质，如花生四烯酸产物（如白三烯和前列腺素），以及细胞因子和趋化因子

（如 IL-4、IL-5）在迟发相反应中释放，伴随其他炎症细胞（如嗜酸性粒细胞）的募集。最终导致炎症、血管扩张、通透性增加、平滑肌收缩和进一步的组织损伤（van Ree 等，2014）。

IgE 反应在严重程度、发病部位和临床症状的类型（如打喷嚏、瘙痒、咳嗽、湿疹）上有很大差异。IgE 反应通常在进入部位（皮肤、气道黏膜组织和肠道内）表现为局部反应，而强烈的 IgE 反应与大量肥大细胞脱颗粒有关，可导致潜在的致死性全身反应，称为严重过敏反应（Gould 和 Sutton，2008）。

1. IgE 反应放大　IgE 反应一旦启动，可以通过招募和激活其他表达 FcεRI 的免疫细胞，如嗜碱性细胞、肥大细胞和嗜酸性粒细胞，在炎症部位进一步放大。过敏原与这些细胞上相关的 IgE-FcεRI 复合体结合，增强了细胞表面 FcεRI 的表达，从而形成了一个正反馈循环，增加了对过敏原的敏感性，并可诱导表达 CD40L 和分泌 IL-4。因此，像 Th2 细胞一样，这些细胞可驱动 B 细胞向 IgE 型转换，从而增强过敏反应（Gould 和 Sutton，2008）。

2. IgE 与 CD23 结合：FAP 和表位扩展　IgE 还与低亲和力受体 FcεRII（或 CD23）结合，该受体在抗原激活后的 B 细胞和其他免疫细胞（树突状细胞、上皮细胞和嗜酸性粒细胞）上表达（Dullaers 等，2012）。过敏原与 IgE-CD23 复合体结合，可升高 B 细胞内化过敏原的能力及向 T 细胞呈递的能力，从而使 B 细胞的抗原呈递性增强，进而维持了免疫系统的激活（Gould 和 Sutton，2008；Acharya 等，2010）。事实上，这种被称为 CD23 介导的"促进抗原呈递"（facilitated antigen presentation，FAP）的过程与树突状细胞通过 FcγR 呈递抗原的效率一样高，并且比 B 细胞介导的 BCR 内化作用更有效（Wypych 等，2018）。

B 细胞活化后表达 CD23，后者可与已经存在于循环系统中的其他 IgE 恒定区相结合。因此，尽管 B 细胞自身存在 BCR 特异性，但仍能向同源 T 细胞呈递不相关的过敏原，这种现象被称为表位扩散，过敏致敏因此而增强，可同时对多种过敏原发生过敏反应（Gould 和 Sutton，2008）。

3. IgE 与 CD23 结合：过敏原运输至黏膜组织　CD23 的另一个作用是将游离的或与过敏原结合的 IgE 穿过上皮屏障运输到下层黏膜中（Acharya 等，2010）。在一个被称为胞吞作用的过程中，发现 IgE 分泌进入肠道腔，与食物过敏原结合，这些过敏原进一步从胃肠道黏膜转移至免疫细胞，引发食物过敏反应（Gould 和 Sutton，2008）。

（三）I 型过敏反应中 B 细胞分泌的 IgG 的作用

如前所述，IgE 反应通常与 IgG 的产生有关，如人体中产生的 IgG1 和 IgG4，小鼠中产生的 IgG1。这些 IgG 抗体在过敏过程中非常重要。但与 IgE 相反，它们的功能是促进免疫耐受，在 I 型过敏反应中起到保护和调节作用，下文将详细讨论。

三、B 细胞在天然过敏耐受和变应原免疫治疗诱导的过敏耐受中的作用

在过去的几个世纪里，过敏领域取得了许多研究进展，例如，成功应用生物标志物（细胞的、体液的或功能的）来解释临床结果和治疗效果，开发低致敏原性的候选疫苗，以及确定数百种过敏原分子和来源。到目前为止，尽管 AIT 不能根治过敏性疾病，但仍然是唯一能长期缓解症状的治疗方案。细胞层面 AIT 有效的潜在机制主要是通过诱导 Treg 和分泌过敏原特异性 IgG4 阻断抗体，起到对无害环境抗原免疫耐受的起始和维持。目前，Breg 在 AIT 过程中诱导免疫耐受的研究十分有限，但越来越受到重视。在这里，我们描述了 B 细胞在过敏原耐受和 AIT 中的作用，并特别关注 B 细胞的免疫抑制亚群——Breg。

（一）AIT 诱导的抗体分泌谱的改变

浆细胞的重要功能是产生抗体，因此不可避免地与 AIT 诱导过敏原耐受有关。AIT 的主要特征是使血清过敏原特异性 IgG 阻断抗体的分泌量增加了 10～100 倍（Jutel 等，2005；Reisinger

等，2005）。成功的 AIT 通常伴有 IgE/IgG4 比值降低。除了这一共同特征外，AIT 引起的过敏原特异性 IgE 水平在不同研究中似乎差异很大。根据治疗持续时间，许多研究显示过敏原特异性 IgE 水平在早期增加，之后则下降（Shamji 等，2019b；Huber 等，2018；Vizzardelli 等，2018）。特异性 IgG1 和 IgG4 抗体浓度增加，使其与 IgE 竞争过敏原，进而导致肥大细胞和嗜碱性细胞的脱颗粒和活性降低。IgG4 除竞争功能外，还具有其他显著特性，如作为抗炎抗体，结合免疫细胞上的 Fcγ 低亲和力受体和阻断补体激活（van der Neut Kolfschoten 等，2007）。然而，抗体亚类水平与临床结果（如激发试验或症状评分）的关联性仍在讨论之中。目前被广泛接受的能提示治疗有效的生物标志物，是血清来源的抗体阻断 IgE 结合过敏原的能力（Kouser 等，2017；Shamji 和 Durham，2017）。最近发现除了在血清中发挥阻断作用外，与未治疗的患者相比，草花粉过敏患者接受 SCIT 治疗后，其鼻分泌物具有更高的 IgG 相关抑制活性。这种局部阻断活性的能力甚至超过 27% 的血清学抑制能力（Shamji 等，2019b）。因此，SCIT 治疗组鼻腔中 Phl p1 和 Phl p5 特异性 IgG4 水平升高。AIT 诱导的抗原特异性体液免疫应答中不可忽视的是：基于提取物的疫苗作为多种其他过敏原蛋白（如轻微过敏原）的来源，可能有初期致敏的不良反应，还可能会诱导出患者体内过敏原特异性 IgE。

（二）过敏原特异性 Breg

当讨论 B 细胞在过敏原耐受中的作用时，无论是在 AIT 诱导或在非过敏 / 健康受试者中，预先存在的过敏原特异性 Breg 细胞似乎都发挥了非凡的功能。Breg 细胞通过分泌抗炎细胞因子（主要是 IL-10），以及直接或间接抑制效应 T 细胞，使炎症过敏免疫反应转变为免疫抑制和耐受。虽然有几篇综述文章讨论了 Breg 在过敏性疾病中的作用，但针对这些方面的研究相当有限，急需更多的研究。

1. Breg 的表型　Breg 可根据其功能特性或表型分类。基于表型的分类主要基于不同细胞表面分子和信号转导相关蛋白的表达，如 CD19、CD62L、MHC Ⅱ、Fas 配体、T 细胞免疫球蛋白和黏蛋白结构域及程序性死亡配体 1（van de Veen，2017）。基于功能的分类主要依据分泌的免疫调节细胞因子，如 IL-10、TGF-β 和 IL-35（Layhadi 等，2019；Shamji 等，2019a）。Breg 细胞在自身免疫性疾病、感染性疾病、恶性肿瘤和器官移植中都发挥作用（Wortel 和 Heidt，2017），主要是抑制 CD4[+] 和 CD8[+] 效应 T 细胞，同时促进诱导产生免疫调节性 Treg。在过敏研究中，Breg 的主要研究集中于蜂毒、食物、草花粉和室内尘螨过敏（Berthelot 等，2013；Boonpiyathad 等，2017、2019；Noh 等，2010）。过敏原耐受性主要与产生 IL-10 的 Breg 的两个亚型有关——Br1 或 B10 亚型（Noh 等，2010；Shamji 等，2019b；van de Veen，2017）。因此，本文的重点将放在这两种亚型上。在人体中，分泌 IL-10 的 Br1 细胞被定义为 CD19[+] CD25[hi] CD71[hi] CD73[-]，而 B10 细胞具有 CD19[+] CD24[hi]，CD27[+] 细胞表型（Wortel 和 Heidt，2017；Berthelot 等，2013；Iwata 等，2011；van de Veen 等，2013）。人体中总的 Br1 样细胞数量相对较低，约占外周血 B 细胞的 0.6%，尽管这一数字可以增加到 5%，特别是 CD24[hi] CD27[+] 细胞被发现偶尔分化为 Br1 细胞（Berthelot 等，2013）。但到目前为止，尚未发现 Breg 特异性转录因子。

2. Breg 的功能　就过敏性疾病而言，Breg 在介导过敏原耐受方面有五大功能，分别是：①细胞因子介导的间接抑制效应 T 细胞；②直接抑制效应性 T 细胞（包括滤泡辅助 T 细胞）；③抑制树突状细胞成熟；④诱导 Treg 细胞；⑤分泌抗炎抗体（Lin 等，2019；Achour 等，2017；Palomares 等，2017；Samitas 等，2010）。大部分这些功能与细胞因子 IL-10 的免疫抑制活性有关。IL-10 是炎症免疫反应的关键调节因子，能够限制和终止效应 T 细胞的反应性。诱导 IL-10 受体和转录因子 STAT3 的信号级联反应可下调 T 细胞增殖和分泌细胞因子（Schulke，2018；Saraiva 和 O'Garra，2010；van de Veen 等，2013）。Breg 分泌的 IL-10

还可影响参与急性期和迟发相过敏反应的其他关键效应细胞。在体外和体内条件下，分泌 IL-10 的 Breg 可以抑制由 IgE-FcεRI- 抗原交联体诱导的肥大细胞脱颗粒和细胞因子释放（Kim 等，2015）。除了分泌 IL-10（通过激活 JAK/STAT3 途径降低肥大细胞中酪氨酸激酶的活性），CD40/CD40L 细胞间的直接接触也促进了该抑制功能。值得注意的是，细胞间的直接接触进一步增强了 Breg 分泌 IL-10。该研究还证实了 Breg 细胞需依赖 IL-10 抑制 IgE 介导的过敏反应（Kim 等，2015）。此外，IL-10 可阻止抗原呈递细胞（如 DC）的成熟，导致向 Th 细胞分化的信号减弱，从而增强了对效应 T 细胞的抑制作用（Schulke，2018）。一般而言，IL-10 最重要的功能是调节幼稚 T 细胞分化为 Treg 细胞，从而启动重要的反馈调节通路、介导抗炎反应。B10 和其他可以产生 IL-10 的 Breg 细胞，可诱导分化分泌 IL-10 的 1 型调节性 T 细胞（Tr1）和 Foxp3$^+$Treg 细胞（Pennati 等，2016；Mielle 等，2018）。Breg 细胞除了分泌起关键作用的 IL-10 外，还分泌其他抗炎细胞因子如 IL-35、TGF-β、TSP-1 和 IDO（van de Veen，2017）。然而，它们与过敏性疾病的关系尚未得到充分的研究。

相对于 IL-10 对效应 T 细胞的间接抑制作用，Breg 细胞可直接减轻过敏性 Th2 反应，该细胞表达 Fas 配体具有诱导效应 T 细胞凋亡的潜力（Tian 等，2001；Lundy 和 Klinker，2014）。最后，Breg 细胞可分泌具有抗炎作用的 IgG4 阻断抗体，进而与 IgE 竞争过敏原，对介导过敏原耐受至关重要。值得注意的是，研究发现，分泌 IL-10 的 Br1 细胞是耐蜂毒受试者产生磷脂酶 A$_2$ 特异性 IgG4 抗体的主要来源（van de Veen 等，2013）。

3. 产生 IL-10 的 Breg 细胞在天然耐受中的作用　当讨论 Breg 细胞在过敏性疾病及自然耐受发生和维持中的作用时，有必要比较耐受受试者和过敏患者。Noh 等采用双盲、安慰剂对照、食物激发的方法，研究了牛奶过敏和牛奶耐受受试者中过敏原特异性 Br1 细胞的比例（Noh 等，2010），结果表明，在过敏原刺激下，Br1 细胞

在牛奶耐受组中增加（约 9%），而在过敏组中减少（10%），提示 Br1 在健康个体的耐受和维持中起着重要的调节作用。与此同时，经过敏原刺激后，非 IL-10 分泌性 Breg 的凋亡水平在牛奶过敏组中增加，而在耐受组中保持不变，表明至少存在第二个功能活跃的 Breg 亚型，与过敏原耐受相关，但不分泌 IL-10。值得注意的是，在本研究中，IL-10 分泌性 Breg 细胞的数量超过了 IL-10 分泌性 T 细胞的数量（Noh 等，2010）。在另一项比较蜂毒过敏患者和蜂毒耐受养蜂者的研究中，作者观察到过敏原特异性 IgG4 主要由 Br1 细胞产生，后者分泌高水平的 IL-10，随后抑制 CD4$^+$ T 细胞增殖。这种抑制作用可以通过阻断 IL-10 受体而逆转，提示 IL-10 在抑制效应 T 细胞中十分关键。对蜂毒具有天然耐受性的养蜂人，其 Br1 细胞表达的 IL-10 和 IgG4 增加，而在过敏患者中 IL-10$^+$ B 细胞的比例通常非常低（van de Veen 等，2013）。

4. AIT 诱导产生 IL-10 的 Breg 细胞　过敏患者因接触了自身免疫系统无法耐受的过敏原而出现症状，AIT 重建免疫耐受是对其最有意义的治疗措施。因此，Breg 在 AIT 过程中的免疫耐受作用，以及其诱导的耐受状态到了什么程度才能达到自然耐受，这些问题需要进一步评估和讨论。在这方面，van de Veen 等研究了蜂毒过敏患者在 AIT 治疗期间其外周循环中的诱导性过敏原特异性 IL-10$^+$ Breg。作者观察到，与未治疗组相比，在治疗诱导耐受（从 1.8%～2.9% 到 5.5%～13.9%）和自然耐受受试者（非过敏养蜂人）中，过敏原特异性 IL-10$^+$ 和 IgG4$^+$ B 细胞的比率均逐渐增加，这些细胞可能是 Br1 细胞（van de Veen 等，2013）。虽然 AIT 患者血清中 IgE/IgG4 的比值（主要原因是 IgG4 升高）明显降低（100 倍），但较养蜂人血清中的 IgE/IgG4 比值（10 倍）仍存在显著差异，这主要是由于患者 IgE 基线水平较高且在治疗期间未发生改变。Boonpiyathad 等对过敏原特异性 B 细胞反应的后续研究取得了惊人相似的结果，研究分别观察了 AIT 患者治疗前后和养蜂人养蜂季节前后

的 IL-10⁺ Br1 细胞、IgG4⁺ 记忆细胞和成浆细胞（Boonpiyathad 等，2017）。总之，尽管两组具有高度相似性，但 AIT 诱导的过敏原特异性耐受似乎并不能完全重现天然耐受中的免疫条件。养蜂人不过敏可能是因为其具有天然的"遗传"耐受性，因此是否采用接触高剂量蜂毒而非变种免疫疗法的治疗方案，仍具有争议。

最近一项研究监测了接受 SCIT 治疗的草花粉过敏患者的过敏反应，观察到在花粉季节前后两种不同的 IL-10⁺ Breg 细胞的比例增加。相比之下，未经治疗的患者 Breg 数量明显较低，且在花粉季节前后没有变化（Shamji 等，2019b）。在另一项研究中，在草花粉 AIT 期间还观察到 Breg 细胞数量与临床症状之间的相关性（Zissler 等，2018）。这些结果有力地支持了治疗诱导的 Breg 在草花粉过敏患者中具有积极的调节作用。

在另一项呼吸系统过敏的研究中，屋尘螨过敏治疗反应良好、临床症状改善的患者，其 IL-10⁺ Breg 的比率明显高于无应答的患者（Boonpiyathad 等，2019）。值得注意的是，每日口服益生菌可显著增强 AIT 诱导产生过敏原特异性 B10，改善哮喘、屋尘螨过敏患者的相关症状（Liu 等，2016）。综上所述，Breg 细胞有可能成为监测呼吸道过敏治疗效果的生物标志物。

5. AIT 中新的 Breg-Treg 范式　现有模式表明，具有耐受性的抗原特异性 Breg 在 AIT（早期治疗 / 加药阶段）早期被诱导，并且在过敏原特异性 Treg 细胞出现之前就具有功能活性。在 AIT 的过程中（治疗后期 / 耐受建立阶段），Treg 细胞接管了 Breg 细胞的功能，维持过敏原耐受（Zissler 等，2018；Berthelot 等，2013）。

利益冲突：无。

参考文献

［1］Acharya M, Borland G, Edkins AL, Maclellan LM, Matheson J, Ozanne BW, Cushley W (2010) CD23/FcepsilonRII: molecular multi-tasking. Clin Exp Immunol 162:12-23

［2］Achour A, Simon Q, Mohr A, Seite JF, Youinou P, Bendaoud B, Ghedira I, Pers JO, Jamin C (2017) Human regulatory B cells control the TFH cell response. J Allergy Clin Immunol 140:215-222

［3］Akiba H, Oshima H, Takeda K, Atsuta M, Nakano H, Nakajima A, Nohara C, Yagita H, Okumura K (1999) CD28-independent costimulation of T cells by OX40 ligand and CD70 on activated B cells. J Immunol 162:7058-7066

［4］Berthelot JM, Jamin C, Amrouche K, Le Goff B, Maugars Y, Youinou P (2013) Regulatory B cells play a key role in immune system balance. Joint Bone Spine 80:18-22

［5］Boonpiyathad T, Meyer N, Moniuszko M, Sokolowska M, Eljaszewicz A, Wirz OF, Tomasiak-Lozowska MM, Bodzenta-Lukaszyk A, Ruxrungtham K, van de Veen W (2017) High-dose bee venom exposure induces similar tolerogenic B-cell responses in allergic patients and healthy beekeepers. Allergy 72:407-415

［6］Boonpiyathad T, van de Veen W, Wirz O, Sokolowska M, Ruckert B, Tan G, Sangasapaviliya A, Pradubpongsa P, Fuengthong R, Thantiworasit P, Sirivichayakul S, Ruxrungtham K, Akdis CA, Akdis M (2019) Role of Der p 1-specific B cells in immune tolerance during 2 years of

house dust mite-specific immunotherapy. J Allergy Clin Immunol 143:1077-86 e10

［7］Cyster JG, Allen CDC (2019) B cell responses: cell interaction dynamics and decisions. Cell 177:524-540

［8］Dullaers M, De Bruyne R, Ramadani F, Gould HJ, Gevaert P, Lambrecht BN (2012) The who, where, and when of IgE in allergic airway disease. J Allergy Clin Immunol 129:635-645

［9］Erazo A, Kutchukhidze N, Leung M, Christ AP, Urban JF Jr, Curotto de Lafaille MA, Lafaille JJ (2007) Unique maturation program of the IgE response in vivo. Immunity 26:191-203

［10］Geha RS, Jabara HH, Brodeur SR (2003) The regulation of immunoglobulin E class-switch recombination. Nat Rev Immunol 3:721-732

［11］Gould HJ, Sutton BJ (2008) IgE in allergy and asthma today. Nat Rev Immunol 8:205-217

［12］Gould HJ, Wu YB (2018) IgE repertoire and immunological memory: compartmental regulation and antibody function. Int Immunol 30:403-412

［13］He JS, Meyer-Hermann M, Xiangying D, Zuan LY, Jones LA, Ramakrishna L, de Vries VC, Dolpady J, Aina H, Joseph S, Narayanan S, Subramaniam S, Puthia M, Wong G, Xiong H, Poidinger M, Urban JF, Lafaille JJ, Curotto de Lafaille MA (2013) The distinctive germinal center phase of IgE+ B lymphocytes limits their contribution to the classical memory response. J Exp Med 210:2755-2771

[14] He JS, Subramaniam S, Narang V, Srinivasan K, Saunders SP, Carbajo D, Wen-Shan T, Hidayah Hamadee N, Lum J, Lee A, Chen J, Poidinger M, Zolezzi F, Lafaille JJ, Curotto de Lafaille MA (2017) IgG1 memory B cells keep the memory of IgE responses. Nat Commun 8:641

[15] Huber S, Lang R, Steiner M, Aglas L, Ferreira F, Wallner M, Hawranek T, Gadermaier G (2018) Does clinical outcome of birch pollen immunotherapy relate to induction of blocking antibodies preventing IgE from allergen binding? A pilot study monitoring responses during first year of AIT. Clin Transl Allergy 8:39

[16] Iwata Y, Matsushita T, Horikawa M, Dilillo DJ, Yanaba K, Venturi GM, Szabolcs PM, Bernstein SH, Magro CM, Williams AD, Hall RP, Clair EWS, Tedder TF (2011) Characterization of a rare IL-10-competent B-cell subset in humans that parallels mouse regulatory B10 cells. Blood 117:530-541

[17] Janeway CA Jr, Travers P, Walport M, Shlomchik MJ (2001) B-cell activation by armed helper T cells. In: Immunobiology: the immune system in health and disease, 5th edn. Garland Science, New York

[18] Jimenez-Saiz R, Chu DK, Mandur TS, Walker TD, Gordon ME, Chaudhary R, Koenig J, Saliba S, Galipeau HJ, Utley A, King IL, Lee K, Ettinger R, Waserman S, Kolbeck R, Jordana M (2017) Lifelong memory responses perpetuate humoral TH2 immunity and anaphylaxis in food allergy. J Allergy Clin Immunol 140:1604-1615.e5

[19] Jutel M, Jaeger L, Suck R, Meyer H, Fiebig H, Cromwell O (2005) Allergen-specific immunotherapy with recombinant grass pollen allergens. J Allergy Clin Immunol 116:608-613

[20] Kim HS, Kim AR, Kim DK, Kim HW, Park YH, Jang GH, Kim B, Park YM, You JS, Kim HS, Beaven MA, Kim YM, Choi WS (2015) Interleukin-10-producing CD5+ B cells inhibit mast cells during immunoglobulin E-mediated allergic responses. Sci Signal 8:ra28

[21] Klein U, Dalla-Favera R (2008) Germinal centres: role in B-cell physiology and malignancy. Nat Rev Immunol 8:22-33

[22] Kouser L, Kappen J, Walton RP, Shamji MH (2017) Update on biomarkers to monitor clinical efficacy response during and post treatment in allergen immunotherapy. Curr Treat Options Allergy 4:43-53

[23] Layhadi JA, Eguiluz-Gracia I, Shamji MH (2019) Role of IL-35 in sublingual allergen immunotherapy. Curr Opin Allergy Clin Immunol 19:12-17

[24] LeBien TW, Tedder TF (2008) B lymphocytes: how they develop and function. Blood 112:1570-1580

[25] Lin X, Wang X, Xiao F, Ma K, Liu L, Wang X, Xu D, Wang F, Shi X, Liu D, Zhao Y, Lu L (2019) IL-10-producing regulatory B cells restrain the T follicular helper cell response in primary Sjogren's syndrome. Cell Mol Immunol 16:921-931

[26] Liu J, Chen FH, Qiu SQ, Yang LT, Zhang HP, Liu JQ, Geng XR, Yang G, Liu ZQ, Li J, Liu ZG, Li HB, Yang PC (2016) Probiotics enhance the effect of allergy immunotherapy on regulating antigen specific B cell activity in asthma patients. Am J Transl Res 8:5256-5270

[27] Lundy SK, Klinker MW (2014) Characterization and activity of Fas ligand producing CD5(+) B cells. Methods Mol Biol 1190:81-102

[28] Medina F, Segundo C, Campos-Caro A, Gonzalez-Garcia I, Brieva JA (2002) The heterogeneity shown by human plasma cells from tonsil, blood, and bone marrow reveals graded stages of increasing maturity, but local profiles of adhesion molecule expression. Blood 99:2154-2161

[29] Mielle J, Audo R, Hahne M, Macia L, Combe B, Morel J, Daien C (2018) IL-10 producing B cells ability to induce regulatory T cells is maintained in rheumatoid arthritis. Front Immunol 9:961

[30] Moutsoglou DM, Dreskin SC (2016) B cells establish, but do not maintain, long-lived murine antipeanut IgE(a). Clin Exp Allergy 46:640-653

[31] Noh J, Lee JH, Noh G, Bang SY, Kim HS, Choi WS, Cho S, Lee SS (2010) Characterisation of allergen-specific responses of IL-10-producing regulatory B cells (Br1) in cow milk allergy. Cell Immunol 264:143-149

[32] Oracki SA, Walker JA, Hibbs ML, Corcoran LM, Tarlinton DM (2010) Plasma cell development and survival. Immunol Rev 237:140-159

[33] Palomares O, Akdis M, Martin-Fontecha M, Akdis CA (2017) Mechanisms of immune regulation in allergic diseases: the role of regulatory T and B cells. Immunol Rev 278:219-236

[34] Pennati A, Ng S, Wu Y, Murphy JR, Deng J, Rangaraju S, Asress S, Blanchfield JL, Evavold B, Galipeau J (2016) Regulatory B cells induce formation of IL-10-expressing T cells in mice with autoimmune neuroinflammation. J Neurosci 36:12598-12610

[35] Pieper K, Grimbacher B, Eibel H (2013) B-cell biology and development. J Allergy Clin Immunol 131:959-971

[36] Reisinger J, Horak F, Pauli G, van Hage M, Cromwell O, Konig F, Valenta R, Niederberger V (2005) Allergen-specific nasal IgG antibodies induced by vaccination with genetically modified allergens are associated with reduced nasal allergen sensitivity. J Allergy Clin Immunol 116:347-354

[37] Roth K, Oehme L, Zehentmeier S, Zhang Y, Niesner R, Hauser AE (2014) Tracking plasma cell differentiation and survival. Cytometry A 85:15-24

[38] Samitas K, Lotvall J, Bossios A (2010) B cells: from early development to regulating allergic diseases. Arch Immunol Ther Exp 58:209-225

[39] Saraiva M, O'Garra A (2010) The regulation of IL-10 production by immune cells. Nat Rev Immunol 10:170-181

[40] Saunders SP, Ma EGM, Aranda CJ, Curotto de Lafaille MA (2019) Non-classical B cell memory of allergic IgE responses. Front Immunol 10:715

[41] Schulke S (2018) Induction of interleukin-10 producing

dendritic cells as a tool to suppress allergen-specific T helper 2 responses. Front Immunol 9:455

［42］ Shamji MH, Durham SR (2017) Mechanisms of allergen immunotherapy for inhaled allergens and predictive biomarkers. J Allergy Clin Immunol 140:1485-1498

［43］ Shamji MH, Layhadi JA, Achkova D, Kouser L, Perera-Webb A, Couto-Francisco NC, Parkin RV, Matsuoka T, Scadding G, Ashton-Rickardt PG, Durham SR (2019a) Role of IL-35 in sublingual allergen immunotherapy. J Allergy Clin Immunol 143:1131-1142 e4

［44］ Shamji MH, Kappen J, Abubakar-Waziri H, Zhang J, Steveling E, Watchman S, Kouser L, Eifan A, Switzer A, Varricchi G, Marone G, Couto-Francisco NC, Calderon M, Durham SR (2019b) Nasal allergen-neutralizing IgG4 antibodies block IgE-mediated responses: novel biomarker of subcutaneous grass pollen immunotherapy. J Allergy Clin Immunol 143:1067-1076

［45］ Talay O, Yan D, Brightbill HD, Straney EE, Zhou M, Ladi E, Lee WP, Egen JG, Austin CD, Xu M, Wu LC (2012) IgE(+) memory B cells and plasma cells generated through a germinal-center pathway. Nat Immunol 13:396-404

［46］ Tian J, Zekzer D, Hanssen L, Lu Y, Olcott A, Kaufman DL (2001) Lipopolysaccharide-activated B cells down-regulate Th1 immunity and prevent autoimmune diabetes in nonobese diabetic mice. J Immunol 167:1081-1089

［47］ van de VeenW(2017) The role of regulatory B cells in allergen immunotherapy. Curr Opin Allergy Clin Immunol 17:447-452

［48］ van de Veen W, Stanic B, Yaman G, Wawrzyniak M, Sollner S, Akdis DG, Ruckert B, Akdis CA, Akdis M (2013) IgG4 production is confined to human IL-10-producing regulatory B cells that suppress antigen-specific immune responses. J Allergy Clin Immunol 131:1204-1212

［49］ van der Neut Kolfschoten M, Schuurman J, Losen M, Bleeker WK, Martinez-Martinez P, Vermeulen E, den Bleker TH, Wiegman L, Vink T, Aarden LA, De Baets MH, van de Winkel JG, Aalberse RC, Parren PW (2007) Anti-inflammatory activity of human IgG4 antibodies by dynamic Fab arm exchange. Science 317:1554-1557

［50］ van Ree R, Hummelshoj L, Plantinga M, Poulsen LK, Swindle E (2014) Allergic sensitization:host-immune factors. Clin Transl Allergy 4:12

［51］ Vinuesa CG, Linterman MA, Goodnow CC, Randall KL (2010) T cells and follicular dendritic cells in germinal center B-cell formation and selection. Immunol Rev 237:72-89

［52］ Vizzardelli C, Gindl M, Roos S, Mobs C, Nagl B, Zimmann F, Sexl V, Kenner L, Neunkirchner A, Zlabinger GJ, Pickl WF, Pfutzner W, Bohle B (2018) Blocking antibodies induced by allergenspecific immunotherapy ameliorate allergic airway disease in a human/mouse chimeric model. Allergy 73:851-861

［53］ Wortel CM, Heidt S (2017) Regulatory B cells: phenotype, function and role in transplantation. Transpl Immunol 41:1-9

［54］ Wu LC, Zarrin AA (2014) The production and regulation of IgE by the immune system. Nat Rev Immunol 14:247-259

［55］ Wypych TP et al (2018) Role of B cells in TH cell responses in a mouse model of asthma. J Allergy Clin Immunol 141(4):1395-1410

［56］ Zissler UM, Jakwerth CA, Guerth FM, Pechtold L, Aguilar-Pimentel JA, Dietz K, Suttner K, Piontek G, Haller B, Hajdu Z, Schiemann M, Schmidt-Weber CB, Chaker AM (2018) Early IL-10 producing B-cells and coinciding Th/Tr17 shifts during three year grass-pollen AIT. EBioMedicine 36:475-488

第 17 章　辅助性 T 细胞和调节性 T 细胞的多样性及其在过敏性疾病发病机制中的作用

Diversity of T Helper and Regulatory T Cells and Their Contribution to the Pathogenesis of Allergic Diseases

Caspar Ohnmacht　Stefanie Eyerich　**著**

巩慧子　**译**　张静雅　**校**

摘要

辅助性 T 细胞（Th）和调节性 T 细胞（Treg）是适应性免疫的重要效应细胞。它们在免疫系统和局部组织之间起协调作用，从而使机体有效防御环境威胁或保持耐受性。继 Th1 和 Th2 这两种辅助性 T 细胞后，具有更多不同表型和功能的亚群也相继被发现，包括 Th17、Th22、Th9 和滤泡辅助性 T 细胞。调节性 T 细胞也包括不同的功能亚群，他们共同表达转录因子 T-bet、Gata3 或 RORγt。我们对 Th 和 Treg 细胞亚群的分化和功能进行综述，并讨论了它们的谱系稳定性和分化可塑性。此外，我们还阐述了每个细胞亚型在过敏反应病理机制的直接和间接作用，并介绍了针对 Th 和 Treg 细胞的新的靶向治疗方法。

关键词: 过敏; 可塑性; 调节性 T 细胞; 辅助性 T 细胞

针对单个细胞在分子水平上的分析与现代生物信息学相结合的新技术揭示了大量的 T 细胞亚型。这样的分析证实了 Mosmann 和 Coffman 在 1986 年就已经发现的两种不同的 CD4⁺ T 细胞群，即辅助性 T 细胞 Th1 和 Th2 细胞，它们有助于我们了解过敏性炎症。如今 Th1 和 Th2 细胞之间的二分法已然不足，必须扩展到其他 T 细胞亚群，如 Th17、Th22、滤泡辅助性 T 细胞（follicular helper T cell，Tfh）和调节性 T 细胞（Treg），并涉及固有淋巴样细胞。此外，表观遗传水平上得到表型可塑性和表型印迹使所有 T 细胞状态和潜在的细胞结局的精准化变得复杂。尽管如此，根据表型进行分组仍然有助于揭示保守的 T 细胞功能和与疾病之间的联系，这不仅有助于科学研究，也有助于发现有某些疾病表型的患者的治疗方案。本章概述了目前已知的适应性 Th 和 Treg 细胞的分化、功能、可塑性，以及它们在直接或间接参与过敏性炎症中的作用。

一、Th2 细胞: 驱动过敏性炎症的适应性 T 细胞亚型

过敏反应与 Th2 细胞有关。Mosmann 等在 1986 年首次将其定义为产生 IL-4、IL-5 和 IL-13 的 T 细胞。仅仅几年后，人们发现 CD8⁺ T 细胞可以细分为 1 型和 2 型（Kaech 和 Cui，2012）。在免疫系统的原始谱系中，Th2 细胞与 2 型固有淋巴样细胞（Lymphoid cell type 2，ILC2）有相似的功能特征，但识别 MHC 呈递的抗原和的发育轨迹不同（Ishizuka 等，2016）。

（一）Th2 细胞的分化

初始前体细胞分化为 Th2 细胞高度依赖于

细胞因子 IL-4（图 17-1）。IL-4 与幼稚 T 细胞受体结合，诱导 STAT6 磷酸化，进而增强转录因子 Gata3 的表达（O'shea 和 Paul，2010）。CD4⁺ T 细胞中 Gata3 的缺失会抑制这些细胞向 Th2 细胞分化的能力（Zhu 等，2004），还会降低它们的

增殖能力（Zhu 等，2004）。Gata3 通过与 623 个基因结合来协调 2 型分化。其中，Gata3 与 IL-4 增强子结合，导致 IL-4 分泌增加，并进一步通过 STAT6 介导 Gata3 的转录，形成正反馈并维持 Th2 细胞的持续产生（Agarwal 等，2000）。该反

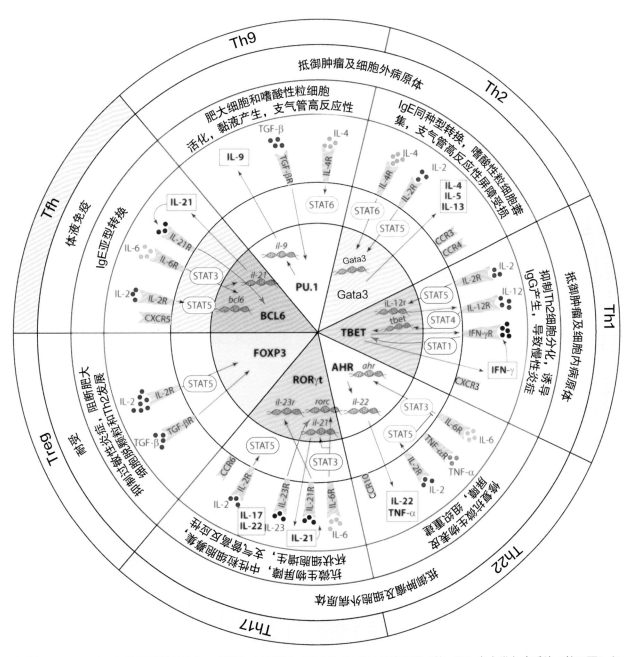

▲ 图 17-1 CD4⁺ T 细胞亚群及其分化、表型和功能概况，不同的 CD4⁺ T 细胞亚群（第一环）在人类免疫系统（第二环）和过敏性炎症（第三环）中的作用。它们有特定的细胞因子和趋化因子受体（第四环），并分泌亚群特异性细胞因子。细胞因子受体的信号通过 STAT 蛋白从细胞质（第五环）传递到细胞核。在核内，它们诱导亚群特异性转录因子（第六环）的表达，从而启动定向亚群分化程序。抑制作用和稳定 / 激活作用分别用红色或绿色线标出

Th. 辅助性 T 细胞；Treg. 调节性 T 细胞；Tfh. 滤泡辅助性 T 细胞；IL. 白细胞介素

经许可转载，部分图片引自 vecteezy.com

馈在 T 细胞生长因子 IL-2 的参与下，导致磷酸化的 STAT5 转位进入细胞核，并持续诱导 IL-4 和 IL-4 受体基因表达（Liao 等，2008）。因此，IL-2 增强了发育中的 Th2 细胞对 IL-4 自分泌和旁分泌的反应，并参与维持 Th2 细胞池。 Th2 细胞也分泌 IL-5 和 IL-13，它们不参与分化过程，但只受 Gata3 调控（Yamashita 等，2002）。Gata3 是 2 型分化的主要调控因子，影响 2 型分化的其他因素，包括 Dec-2、Tcf-1、Gfi-1 或 Ikaros，它们或诱导正向调控因子，或抑制向其他亚型分化（Thomas 等，2010）。出乎意料的是，在 IL-4Ra/IL-4 缺陷小鼠中，在长时间过敏原暴露或利什曼严重感染后也产生了 Th2 细胞（Grunewald 等，2001），这强调了不依赖 IL-4 的 Th2 分化途径的存在。Rbpj、Notch 1 和 Notch 2 参与的 Notch 通路已被证明足以在缺乏 IL-4 的情况下诱导了 Gata3 和 Th2 细胞的发育（Amsen 等，2009）。尽管人们目前已然对 Th2 细胞发育有了深入的认识，但是不依赖 IL-4 的 Th2 分化途径的发现可能是幼稚 T 细胞分化的冗余系统，尤其是在缺乏标志性因子的情况下。然而，我们对这个复杂系统的了解才刚刚开始。

（二）过敏性炎症中 Th2 细胞的功能

Th2 细胞的细胞因子 IL-4、IL-5、IL-13 和 IL-31 是过敏性炎症的关键介质。IL-4 和 IL-13 都能使 B 细胞增殖和分化为分泌 IgE 抗体的浆细胞。此外，两者都可诱导气道内黏液蛋白的过度分泌，最终导致气道阻塞。在上皮细胞中，这两种细胞因子都会导致聚丝蛋白表达的减少和抗菌肽水平的降低，从而导致皮肤上皮屏障的持续受损，引起菌群失调和金黄色葡萄球菌的定植（Eyerich 等，2009a）。相反，IL-5 促进浆细胞分泌 IgA 抗体，是嗜酸性粒细胞成熟、存活和进入组织的最重要因素。嗜酸性粒细胞通过脱颗粒介导组织毒性、氧化应激和肥大细胞和嗜碱性细胞的激活，进而导致过敏症状（Wynn，2015）。除了这些效应作用外，IL-4 和 IL-13 还可以促进其他细胞的 2 型分化，如巨噬细胞（M_1/M_2）和上皮细胞（E_1/E_2）（Zissler 等，2016）

（三）Th2 细胞的异质性体现在功能多样性上

Th2 细胞产生 IL-4 和 IL-13，但也发现了同时产生 IL-5、IL-17 和 IFN-γ 的表型（图 17-2）。

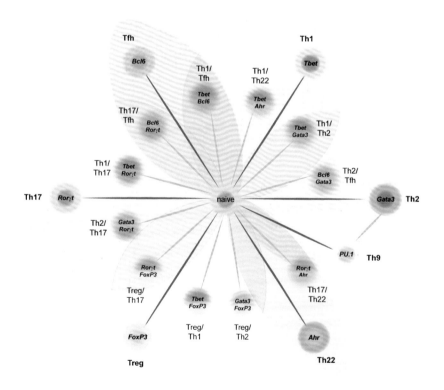

◄ 图 17-2　CD4+ T 细胞主要亚群的功能多样性

幼稚 T 细胞分化成七个主要的亚群，Th1、Th2、Th9、Th22、Th17、Tfh 和 Treg（深灰色线）。这些亚群可以终末分化，表型稳定（外环表型），也可以表现出其他亚群的功能多样性和表型特征（细胞因子和转录因子表达）。这些表型多样化可以由幼稚 T 细胞在组织和疾病特异性背景下受细胞因子或微生物作用而来，也可以由已经分化的 T 细胞转化而来不同表型在炎症中有不同的功能。在过敏性哮喘中发现了可以产生高水平 IL-5 的 Th2 细胞，该亚群的缺失可以导致小鼠肺中嗜酸性粒细胞的减少，气道高反应性的改善（Upadhyaya 等，2011）。在类固醇抵抗的气道炎症中，发现了另一种 Th2 亚群可同时产生 IL-4 和 IL-17（Raymond 等，2011）。这些 IL-4$^+$ IL-17$^+$ T 细胞比经典的 IL-4$^+$ Th2 或 IL-17$^+$ Th17 细胞更具有致病性：①可加重嗜酸性粒细胞、中性粒细胞、巨噬细胞和淋巴细胞的肺内混合浸润；②可能导致特应性皮炎的皮肤菌群失调（Eyerich 等，2009a）。最后，由全身性病毒感染诱导的干扰素能够将 Th2 细胞重编程为同时产生 IL-4 和 IFN-γ 的 T 细胞，它对预防病毒持续感染和免疫病理至关重要（Hegazy 等，2010）。

（四）过敏性疾病中针对 2 型细胞的靶向治疗

最近的研究证明了 2 型细胞因子在过敏性炎症中的重要性。其中，IL-4 受体 α 链，以及 IL-4 和 IL-13 的功效能被单克隆抗体（Dupilumab）阻断。这种新疗法已经被批准用于中重度特应性皮炎。最近的研究也正在观察其对哮喘和嗜酸性粒细胞性食管炎的疗效，该生物制剂首次在约 50% 的研究患者中实现了 75% 的特应性皮炎症状改善，是这种难治性疾病的突破（Simpson 等，2016）。此外，Mepolizumab 和 Reslizumab（均以 IL-5 为靶点）及 Benralizumab（以 IL-5 受体为靶点）被批准用于治疗哮喘。在两项特应性皮炎二期研究中，中和瘙痒的中心介质 IL-31 虽然可减少瘙痒，但仅能适度改善疾病严重程度。目前正在临床试验的其他细胞因子包括 IL-13（Tralokinumab、Lebrikizumab）、TSLP（Tezepelumab）或 IL-33（REGN3500、ANB020）和 Th2 亚群的表面标记 CrTh2（Fevipiprant）（Eyerich 等，2019；Wollenberg 等，2019）。

综上所述，Th2 细胞是参与过敏性炎症的典型适应性免疫细胞。Th2 细胞通过分泌细胞因子，在不同器官中具有多种效应功能，导致屏障破坏，免疫细胞浸润并伴有连续组织炎症，引导 B 细胞分泌 IgE。针对 Th2 细胞的效应细胞因子靶向治疗已经彻底改变了特应性皮炎的治疗，并有望在其他过敏性疾病中继续收效。

二、Th9 细胞：Th2 细胞的"兄弟"

IL-9 长期以来一直被认为是 Th2 细胞因子，直到 2008 年人们发现了分泌 IL-9 的 T 亚群，即 Th9 细胞（Veldhoen 等，2008），对应的 CD8$^+$ T 细胞不久后被发现（Visekruna 等，2013）。除了 IL-9 外，Th9 细胞还分泌 IL-3 和 IL-21（Kaplan 等，2015）（图 17-1）。事实上，Th2 和 Th9 细胞之间有着密切的联系，因为 Th2 细胞可以通过 TGF-β 的介导分化为 Th9 细胞，这就是为什么这两个群体都属于 2 型细胞（Veldhoen 等，2008）。此外，在一定情况下，ILC2 甚至是主要的 IL-9 产生的细胞类型（Wilhelm 等，2011）。

（一）Th9 细胞的分化

与其他 T 细胞亚群相比，到目前为止还没有发现 Th9 细胞的特定转录因子，Th9 细胞亚群的分化似乎更多地取决于发育过程中细胞因子的相互作用。Th9 细胞生成过程中最关键的细胞因子是 TGF-β 结合 IL-2/STAT5 和 IL-4/STAT6 诱导的信号级联反应。由于 STAT5 和 STAT6 都介导 Th2 的发育，TGF-β 的主要功能是阻断这一分化途径。此外，TGF-β 诱导了一系列转录因子，如 Smad 2、Smad 3、Smad 4 和 PU.1，这些转录因子都与 IL-9 的启动子结合，并增强其表达。此外，PU.1 与组蛋白乙酰转移酶 Gcn5 在 IL-9 启动子上形成复合物，导致转录活性增强，维持 IL-9 的表达（Goswami 和 Kaplan，2012）。STAT5 也直接结合 IL-9 启动子，支持 PU.1 功能，而 IL-4 和 STAT6 阻断 TGF-β 诱导 Foxp3，从而抑制 Treg 的发育。最近，Foxo1 这一调节细胞适应性和生长的转录因子（Newton 等，2018）被证明通过增强 IL-9 的表达参与 Th9 的发育（Malik 等，2017）。

（二）过敏性炎症中 Th9 细胞的作用

由于关系密切，Th9 和 Th2 细胞有许多共同的功能特征。Th9 细胞对防御蠕虫和肿瘤免疫很重要。IL-9 诱导肥大细胞激活和杯状细胞增生，增强黏液分泌和蠕虫排出（Licona-Limon 等，2013）。此外，IL-9 还能增加肥大细胞对肿瘤细胞的反应（Purwar 等，2012）。Th9 细胞的抗肿瘤活性主要依赖于 IL-3 和 IL-21，它们分别增强了抗原呈递细胞在肿瘤环境中的存活和 NK 细胞的细胞毒性（Park 等，2014；Vegran 等，2014）。然而，如果这些功能没有得到适当的调控，就可能导致自身炎症。由于 IL-9 能够激活肥大细胞和嗜酸性粒细胞，并诱导黏液产生和支气管高反应性（Kaplan 等，2015），Th9 细胞参与了过敏性疾病的致病。目前已发现 Th9 细胞参与了哮喘、过敏性鼻炎、慢性鼻窦炎、特应性皮炎、变应性接触性皮炎和食物过敏。在过敏性哮喘和特应性皮炎患者及室内尘螨致敏患者的血液中检测到更高数量的 Th9 细胞（Jia 等，2017）。鼻黏膜中 IL-9[+] 细胞在花粉季节增加，在免疫治疗后减少（Nouri-Aria 等，2005）。此外，Th9 细胞小鼠移植实验证实了它们参与哮喘的发病机制（Yao 等，2011），然而，CD8[+] T 细胞的对应物 Tc9 细胞的移植没有作用。只有亚致病数量的 Th2 细胞的共转移才会导致哮喘症状的发生（Visekruna 等，2013），这表明 Tc9（可能还有 Th9 细胞）与 Th2 细胞的密切相互作用可导致过敏症状加重。

（三）过敏性疾病中针对 Th9 细胞的靶向治疗

目前还没有针对 IL-9 或 Th9 细胞的治疗获批。靶向 IL-9 的人源化单克隆抗体（MEDI-528）已经在 36 名轻度哮喘患者中进行了 Ⅱ a 期试验，但没有显示肺功能改善的效果。与当前治疗联合使用 MEDI-528 也未能显示出疗效（Oh 等，2013）。然而，在一项针对 9 名患有运动诱发支气管收缩（exercise induced bronchoconstriction，EIB）的轻中度哮喘患者的小型研究中，MEDI-528 对 EIB 有积极作用（Parker 等，2011）。鉴于哮喘患者异质性高，目前研究的临床试验队列较少，且小鼠模型的研究结果良好，因此使用 MEDI-528 治疗可能对某亚组患者有效，尚待进一步研究。

总之，Th9 细胞和 IL-9 在过敏反应中上调并参与致病。Th9 和 Th2 细胞之间的功能差异，以及对 IL-9 靶向治疗有效的疾病亚型的识别有待进一步研究。

三、Th1 细胞：抗 2 型作用还是促炎作用？

Th1 细胞分泌细胞因子 IFN-γ，表达 T-bet 作为主要转录因子（图 17-1）。尽管它们的一般功能是检测细胞内病原体，杀死感染细胞和肿瘤细胞，但其在过敏中的作用有争议：是通过抑制向 Th2 方向的分化来抗过敏？还是通过诱导免疫细胞的凋亡募集到炎症发生部位促进过敏反应？

（一）Th1 细胞的分化

Th1 细胞的发育依赖 IL-12 和 IFN-γ。IL-2 通过 STAT5 诱导 IL-12 受体 β（IL-12Rb）的表达，IL-12 激活 STAT4，导致 Th1 细胞的主转录因子 T-bet 的表达。然后，T-bet 增强 IL-12Rβ 和 IFN-γ 的表达，IFN-γ 又通过 STAT1 使 T-bet 稳定表达（Schulz 等，2009）。因此，Th1 分化有赖于 IL-12/STAT4/T-bet 和 IFN-γ/STAT1/T-bet 循环。当体内感染某些细菌、病毒或寄生虫时，Th1 分化也可以不依赖 IL-12 和 IFN-γ，这表明微生物的产物可能诱导有效的 Th1 介导的炎症（Szabo 等，2003）。Notch 通路参与了 IL-12 介导的 Th1 的发育，Toll 样受体的配体（如 LPS 或含 CpG 的 DNA）与树突状细胞相互作用，上调幼稚 T 细胞上的与 Notch 结合的 delta 样配体，并在缺乏或只有有限数量 IL-12 的环境中有效激活 Th1 分化过程（Amsen 等，2009）。

（二）过敏性炎症中 Th1 细胞的作用

Th1 细胞在过敏性疾病中是抗 2 型作用还是促炎作用是有争议的。一方面，一旦 Th1 分化程序启动，向 Th2 的分化就会受到 T-bet 作用的抑制（Djuretic 等，2007）。IFN-γ 通过激活 STAT1，抑制 Th2 细胞的新生分化、Th2 效应细胞的增殖和嗜酸性粒细胞向肺的募集。另一方面，IFN-γ 抑制 IgE 转换，诱导 IgG 抗体，从而可能中和过敏原，促进 Fcγ 受体介导的内吞作用（Sehra 等，2003）。在经过 3 年的变应原免疫治疗后，产生 IFN-γ 的 T 细胞数量增加，这可能与 Th1/Th2 细胞恢复平衡有关（Zissler 等，2018）。有人发现，严重哮喘和特应性皮炎中 IFN-γ 的产生增加（Eyerich 和 Novak，2013）。IFN-γ 通过诱导靶细胞（如黏液细胞、T 细胞或嗜酸性粒细胞）凋亡，可能在过敏性炎症中扮演有益角色；然而，细胞凋亡是变应性接触性皮炎的一个致病环节。通过其对免疫细胞和上皮细胞的不同作用（Zissler 等，2016），IFN-γ 有助于增加效应细胞募集到组织中并激活它们，这不仅加重过敏反应，还可能导致病情迁延。

（三）重组 IFN-γ 治疗过敏性疾病

除了在变应性接触性皮炎中，Th1 细胞在过敏性炎症中参与感不强，靶向 IFN-γ 是没有用的。然而，由于 IFN-γ 的潜在有益作用，该细胞因子被认为是靶向治疗的候选靶点。对特应性皮炎患者进行的几项临床试验的结果显示，重组 IFN-γ 同时改善皮肤症状和其他过敏反应性症状，如哮喘、过敏性鼻炎和眼部症状，且不良反应相对较小（Brar 和 Leung，2016）。Czarnowicki 等（2015）观察到，与成人相比，幼龄儿童的皮肤归巢 T 细胞产生的 IFN-γ 水平较低，同时成年人患者的 IFN-γ 水平存在较高的方差，这表明重组 IFN-γ 治疗仅针对某类人群和某类疾病表型。

总之，Th1 细胞可以抑制 Th2 介导的病理过程，在 2 型过敏反应中增强它们的活性可能对治疗有益，但可能出现炎症反应的不良反应。

四、Th17 细胞：仅加重某些疾病表型

Th17 细胞于 2005 年首次被发现，这为进一步发现 T 细胞亚型铺平了道路。Th17 细胞的特征是表达主要转录因子 RORγt 和分泌 IL-17A、IL-17F、IL-21 和 IL-22（图 17-1）。IL-17 家族成员和 IL-22 通过主要存在于肠道固有层的 ILC3 表达。

Th17 和 ILC3 细胞的主要功能是防御上皮屏障器官的胞外细菌和真菌。

（一）Th17 细胞的分化

Th17 细胞的分化依赖于 IL-6，IL-6 诱导 STAT3，进而激活 RORγt 的表达和 IL-17 的产生（Zhou 等，2007）。TGF-β 的作用一直存在争议。TGF-β 可通过负调控 T-bet 和 Gata3 的表达来抑制 IL-4 和 IFN-γ 的表达，被认为是 Th17 细胞分化过程中的重要因子（Harrington 等，2005）。虽然有人指出 TGF-β 可能对人类 Th17 细胞的发育无影响（Acosta-Rodriguez 等，2007；Wilson 等，2007），但也有人发现 TGF-β 和 IL-6 之间的微妙平衡决定了幼稚 T 细胞发展为 Th17 细胞或 Treg 细胞的命运。高水平的 TGF-β 结合低水平的 IL-6 有利于 Treg 的分化，反之，高水平的 IL-6 阻止 Foxp3 的表达，从而有利于 Th17 的分化（Yang 等，2008）。Ghoreschi 等至少部分解决了争议，他们描述了不同的 Th17 细胞表型和功能，致病（IFN-γ[+]）和非致病（IL-10[+]）T 细胞，它们分别在有或无 TGF-β 存在的情况下发育（Ghoreschi 等，2010）。IL-6 进一步通过 STAT3 诱导 IL-21 的表达，从而导致 IL-23 受体表达的自分泌上调及 Th17 细胞 IL-23 的响应。IL-21 和 IL-23 在分化过程中都是可有可无的，但通过 STAT3 促进 IFN-γ 的分泌，从而促进致病表型的发展（Lee 等，2009）。IL-1β 是 Th17 分化的另一部分，因为它诱导 RORγt 和 IL-17，甚至不依赖于 IL-6 或 IL-23，而且它抵消了 IL-2 对 RORγt 和 IL-23 受体表达的抑制作用（Acosta-Rodriguez 等，2007；Kryczek 等，2007）。

（二）过敏性炎症中 Th17 细胞的功能

Th17 细胞的主要功能是保护上皮屏障免受细菌和真菌病原体的入侵。17 型细胞因子在上皮细胞中诱导一系列抗菌肽、促炎因子和趋化因子，它们要么直接杀死病原体，要么将中性粒细胞等免疫细胞募集到入侵部位，以协助清除病原体（Stockinger 和 Omenetti，2017）。众所周知，Th17 细胞在多种自身免疫性疾病，如多发性硬

化症、类风湿关节炎和炎症性肠病中起致病作用（Stockinger 和 Omenetti，2017）。在哮喘、过敏性鼻炎、变应性接触性皮炎、食物过敏和特应性皮炎的研究中发现：产生 IL-17 的 T 细胞在过敏性疾病中也发挥作用，但 IL-17 并不是在所有患者中都存在，它可能与伴嗜中性粒细胞增加和重症的疾病表型相关（Al-Ramli 等，2009）。除募集中性粒细胞外，IL-17 还可以作用于气道平滑肌细胞，诱导其收缩和迁移（Al-Alwan 等，2012；Kudo 等，2012）。因此，IL-17 参与了由杯状细胞增生和组织重塑介导的气道高反应性和黏液分泌增加的致病过程，从而参与了哮喘的发病机制（Oda 等，2005）。由于 IL-17 能够加强上皮细胞对微生物的防御能力，它多存在于肠道、肺或皮肤等病理性定植高危的部位。在特应性皮炎这种固有屏障紊乱的情况下，Th17 细胞可以增加中性粒细胞的募集和加重组织炎症。此外，在 2 型介导的环境中，IL-17 在抗微生物防御中的自身有益功能显著降低，因为 IL-4、IL-5 和 IL-13 会抑制上皮细胞中抗菌肽的诱导，从而导致上皮菌群失调（Eyerich 等，2009a）。

（三）过敏性疾病中 Th17 细胞的靶向治疗

虽然针对 Th17 细胞的发育和效应的靶向治疗在炎症和自身免疫领域有着悠久的历史，但在过敏性疾病领域却没有相关研究。TNF-α 抑制药（如依那西普和英夫利昔单抗）已被超适应证用于治疗特应性皮炎患者，结果或无效或矛盾（Jacobi 等，2005）。由于出现不良反应的风险高，TNF-α 抑制药已不再用于哮喘治疗（Eyerich 等，2019）。乌司奴单抗通过靶向 IL-12p40 亚基影响 IL-12 和 IL-23 的分泌，其对特应性皮炎的治疗效果不佳（Khattri 等，2017）。此外，阻断 IL-17 或 IL-17 受体的临床试验在哮喘治疗方面也没有明显效果（Busse 等，2013；Kirsten 等，2013）。然而，这些研究并没有关注 IL-17[+] 的哮喘患者，这一特定亚组患者是否能从阻断 IL-17 中受益还有待观察。

总之，Th17 细胞对过敏性疾病的作用似乎更倾向于促炎而不是保护，它们在复杂的过敏性炎症中的作用必须以疾病和组织特异性的方式进行严格评估。

五、Th22 细胞：过敏性炎症慢性期的贡献者

Th22 细胞于 2009 年加入辅助性 T 细胞家族（Duhen 等，2009；Eyerich 等，2009b），和 Th17 细胞一起被称为 3 型 T 细胞。Th22 细胞分泌细胞因子 IL-22、TNF-α，不分泌其他亚型特异性细胞因子，如 IL-4、IFN-γ 或 IL-17（Eyerich 等，2009b）（图 17-1）。

（一）Th22 细胞的分化

Th22 细胞分化的具体机制和主要转录因子尚不清楚，Th22 细胞如何分离为产生 IL-22 的 Th17 细胞的发育过程也有待明确。Th22 细胞在含有 IL-6 和 TNF-α 的微环境中发育，IL-6 激活 STAT3，STAT3 进而启动 Th22 细胞的转录。在该过程中加入 IL-1β 会导致产生 IL-22 的 Th17 细胞的发生。TGF-β 可以完全阻断 Th22 发育（Duhen 等，2009）。虽然分化条件已知，但对于 Th22 细胞的主要转录因子仍有一些猜测（Trifari 等，2009）。目前，芳烃受体（aryl hydrocarbon receptor，Ahr）是唯一被确认的转录因子，它只在调节 IL-22 的产生和表型的维持中起主要作用，但并不参与从幼稚 T 细胞到 Th22 细胞的重新分化（Effner 等，2017）。此外，Th22 向其他亚群（如 Th17 或 Th1 细胞）的分化可塑性，以及 Th22 细胞是否存在于小鼠体内尚未证实，这阻碍了对其发育的进一步研究。

（二）过敏性炎症中 Th22 细胞的作用

目前尚无敲除 Th22 细胞的小鼠模型，因此必须根据细胞因子 IL-22 的作用来评估细胞功能。IL-22 受体仅在上皮细胞表达，IL-22 可以刺激上皮细胞的增殖和迁移，同时阻止其分化并降低其对凋亡的敏感性（Wolk 等，2004），还能刺激抗菌肽的产生，因此有助于上皮屏障的再生和维持（Eyerich 等，2009b）。哮喘、炎症性肠病、胰腺炎、

肝炎和细菌感染的模型证明了 IL-22 在炎症中的保护作用（Sabat 等，2014）。目前尚未发现 Th22 细胞特异性的气溶胶或食物来源的过敏原，因此这个 T 细胞亚群可能在过敏反应中更多地发挥间接作用。在过敏性鼻炎和特应性皮炎中，组织中 IL-22 的表达与血清 IgE 水平升高相关（Farfariello 等，2011）。IL-22[+] T 细胞在特应性皮炎的慢性病变中大量存在。2 型细胞因子，如 IL-4 和 IL-13 抑制聚丝蛋白的表达，诱导皮肤屏障的损伤，同时 IL-22[+] T 细胞代偿性募集，诱导抗菌肽，以对抗微生物（如金黄色葡萄球菌）定植。但在 2 型反应主导的微环境中，这种作用较弱（Eyerich 等，2009a）。在人类哮喘中也发现了 Th22 细胞，IL-22 可以拮抗 IFN-γ 的促炎功能（Pennino 等，2013），但使用 IL-22 特异性抗体（Fezakinumab）在人类特应性皮炎患者中阻断 IL-22 具有一定疗效。因此在过敏性炎症过程中，Th22 细胞更多地参与了促炎作用（Brunner 等，2019）。

（三）过敏性疾病中 Th22 细胞的靶向治疗

由于尚未发现 Th22 特异性标志物，IL-22 是靶向 Th22 细胞功能的唯一可能。一项研究对 60 名接受了非扎奴单抗（IL-22 阻断抗体）的中度至重度特应性皮炎患者进行了为期 20 周的研究，发现 IL-22 基线表达水平较高的中度患者（SCORAD＞50）在治疗后明显改善（Brunner 等，2019）。然而，在其他队列中的有效性尚需进一步验证。

总之，Th22 细胞代表了一个独特的辅助性 T 细胞谱系，分泌 IL-22，主要参与维持上皮屏障。在不同组织部位或疾病中，IL-22 或发挥促炎作用或发挥抗炎作用。

六、Tfh 细胞：抗体产生的驱动者

Tfh 细胞是在次级淋巴器官的生发中心被发现的 T 细胞亚群，它刺激 B 细胞增殖并分化成浆细胞。Tfh 细胞分泌 IL-21、主要转录因子为 Bcl-6，表达 CXCR5、PD-1、Icos、CD40L、Btla-4、Sap 和 CD84（Vinuesa 等，2016）（图 17-1）。在血液循环中也有一种细胞表达 CXCR5，并刺激

B 细胞产生抗体，这些细胞可能代表静止的记忆 Tfh 细胞（Locci 等，2013）。循环 Tfh 细胞可根据其产生的细胞因子和转录因子的不同分为 Th1 样、Th2 样和 Th17 样表型。

（一）Tfh 细胞的分化

Tfh 细胞在次级淋巴器官中分化为所有 T 细胞，介导 B 细胞分化。在分化过程的初始阶段，高剂量抗原或幼稚 T 细胞上的高亲和力 T 细胞受体（T cell receptor，TCR）有利于 Tfh 细胞发生（Tubo 等，2013）。IL-6 通过 STAT3 作用诱导主要调控因子 Bcl-6 和 IL-21 的表达，并和 IL-21 共同维持 Bcl6 的表达和 Tfh 表型（Nurieva 等，2008）。此外，CXCR5 在细胞表面表达，而 CCR7 的下调可以实现 Tfh 细胞从初级阶段迁移到 T-B 细胞边界（Hardtke 等，2005）。在第二阶段，T 细胞通过其 TCR 和表面分子 Icos、CD40L 和 Sap 与 B 细胞相互作用，使 Bcl6 稳定表达，进入 B 细胞滤泡完成分化（Choi 等，2011）。

（二）Tfh 细胞在过敏性炎症中的作用

Tfh 细胞的主要功能是帮助初始 B 细胞产生 IgM 和 IgG 抗体，是体液免疫的重要组成部分。然而，如果生发中心的反应在病原体清除后没有终止，则可能发生自身免疫反应。Tfh 细胞参与红斑狼疮的发病机制，特异性抗体抑制 IL-21 功能可改善狼疮小鼠模型的自体炎症（Choi 等，2017）。关于 Tfh 细胞作用，特别是 IL-21 参与过敏性疾病的发病机制的研究不足。在过敏性鼻炎或食物过敏患者中发现：Th2 样 Tfh 细胞诱导 IgE 抗体生成，外周循环中 Th2 样 Tfh 细胞增多，（De Bruyne 等，2015；Kamekura 等，2015）。尚未有针对 Tfh 细胞的靶向治疗。

七、Th 细胞谱系稳定性与功能多样性

Th17 细胞的发现突破了原有的 Th1/Th2 模式，丰富了我们对 T 细胞表型的认知。T 细胞的发育和功能的可塑性一般分为三种：① T 细胞发育的亚稳定阶段的可塑性，②极化的 T 细胞亚型

在特定环境下对另一种表型的可塑性，③完全分化的 T 细胞完全重编程为另一种亚型。这些可塑性都受到细胞因子、TCR 和胞质信号、代谢等多种因素的调控。由于 T 细胞可塑性的相关内容过于丰富，我们仅提炼了领域内代表性综述中有关 Th 细胞可塑性的内容（DuPage 和 Bluestone，2016；Sallusto，2016；Sallusto 等，2018）（图 17-2）。

细胞因子可能是诱导 Th 细胞可塑性最重要的因素。例如，IL-4 可以诱导 Th1 细胞中 Gata3 和相继的 IL-4 表达（图 17-2）；相反地，IL-12（Th1 细胞的分化因子）诱导 Th2 或 Th17 细胞中 T-bet 和 IFN-γ 的产生（Hegazy 等，2010）。在 IL-12、IL-4 或 IL-6 的存在下，极化的 Tfh 细胞可分别向 Th1、Th2 或 Th17 表型转化，而驱动 Tfh 分化的细胞因子 IL-21 和 IL-6 能够诱导 Th1、Th2 和 Th17 细胞中 IL-21 的表达（Lu 等，2011）。TGF-β 可将极化的 Th2 细胞重编程为 Th9 表型，并可诱导 Th17 细胞中的 Foxp3 表达（见下文）（Veldhoen 等，2008）。

除了细胞因子外，微生物还可以改变极化和发育中的 Th 细胞的表型。结核分枝杆菌或白色念珠菌促进 T 细胞的发育，共同产生 IFN-γ 和 IL-17，而金黄色葡萄球菌诱导 IL-17 和 IL-10 双阳性细胞（Zielinski 等，2012）。已在过敏性哮喘和特应性皮炎中发现了非 IL-17 和 IL-4 双阳性 T 细胞（Eyerich 等，2009a；Wang 等，2010）。

辅助性 T 细胞的可塑性是例外还是常规呢？越来越多的证据表明：可塑性在分化早期最高，在最终分化的 Th 细胞中几乎丧失（Messi 等，2003）。Th1 细胞对 IL-4 或分泌 IL 的细胞的可塑性可在不同组织环境中对入侵的病原体做出灵活的反应，这是很普遍的，而不是例外。然而，揭示这种可塑性将是未来 T 细胞研究的挑战。

八、Foxp3+ 调节性 T 细胞：耐受性的介质

长期以来，人们一直怀疑存在具有调节功能的 T 细胞亚群，但只有在确定了主要转录因子 Foxp3 在免疫调节中的作用后，才通过 *FOXP3* 基因敲除小鼠的"皮屑"表型和各种组织中严重的自身免疫反应明确地证明具有调节功能的 T 细胞亚群的存在（Fontenot 等，2003；Hori 等，2003）。人类 *Foxp3* 基因的缺乏或突变可导致 X 染色体连锁免疫失调多内分泌病变肠病综合征（immune dysregulation polyendocrinopathy enteropathy X-linked，IPEX）（Bennett 等，2001）。在小鼠和人类中，缺乏 Foxp3+ Treg 细胞易导致 IgE 和 Th2 细胞水平的升高，因此 Foxp3+ Treg 细胞在预防 Th2 介导的疾病方面也起着关键作用（Lahl 等，2009）。

（一）Treg 细胞起源与耐受性

人们最初认为胸腺是 Foxp3+ Treg 细胞起源的主要部位，脾脏和淋巴结等淋巴器官中约 80% 的 Treg 细胞是胸腺起源的（Shevach，2018）。但近年来研究发现黏膜部位（如胃肠道）也有助于外周 Treg（peripherally-induced Treg，pTreg）细胞分化。胸腺来源 Treg 细胞可以识别同源自身抗原，以防自身免疫反应，pTreg 细胞对包括过敏原在内的无害外来抗原提供免疫耐受（Curotto de Lafaille 等，2008）。在肠道中，这种现象被称为口服耐受性。小鼠体内 Foxp3+ Treg 细胞多见于肠道（Atarashi 等，2011），但这并不排除在其他屏障器官（如皮肤或肺）也存在类似的机制。

在 LEAP 研究中，研究人员调查了对花生食物过敏的高危儿童是否能从早期的避免过敏原方案中受益。与预期相反，与不吃花生组相比，在出生后的头几年食用一定量花生的儿童在 5 岁时对花生过敏原过敏的概率大大降低（Du Toit 等，2015）。因此，在儿童早期通过诱导抗原特异性的 Treg 来加强口服耐受可能是一种降低日后发展为持续性食物过敏风险的方法。最近的小鼠研究表明，针对微生物定植的肠道 Treg 诱导需要发生在幼年的一个关键时间窗口，才能预防未来肠道炎症加剧（Al Nabhani 等，2019）。同样地，在农场长大的儿童如果暴露在农场灰尘中，以后就不会出现过敏性疾病（Stein 等，2016）。

Foxp3+ Treg 细胞也可以在人类的外周血中检

测到，健康人外周血淋巴细胞中的大多数 Treg 都是针对吸入性过敏原（如花粉）相关抗原的（Bacher 等，2016）。因此，过敏人群可能存在一定 Th2 细胞分化的 TCR 组库的偏差和 Treg 细胞介导的反应性 T 细胞缺位。

（二）Treg 细胞的分化

高水平的 IL-2 和 TGF-β 是驱动幼稚 T 细胞分化为 Treg 的充分必要条件。IL-2 促进 STAT5 的磷酸化，进而直接调节 Foxp3 的表达（Burchill 等，2007）。此外，IL-2 结合到高亲和力的 IL-2 受体（CD25）及持续的 TCR 刺激在维持 Treg 的成熟和功能中起着关键作用（Levine 等，2014；Vahl 等，2014）。TGF-β 与 IL-2 联合促进 Treg 细胞分化，而在 IL-6 存在的情况下，它也可以驱动 Th17 细胞分化（Korn 等，2008）。FOXP3 和 IL-17 共表达细胞的小细胞群出现在变应原免疫治疗早期，它们可能代表从 Th17 到 Treg 的过渡细胞（Zissler 等，2018）。Treg 细胞本身不分泌 IL-2，但可以部分依赖于一种失活的 TGF-β（Worthington 等，2015）。pTreg 细胞的分化有赖于抗原呈递，如 CD103⁺ 树突状细胞（肠道）或 F4/80⁺ 组织巨噬细胞（肺）都分泌高水平的 TGF-β 和视黄酸，后者可促进 pTreg 的分化和维持（Hall 等，2011）。目前正在研究低剂量 IL-2 是否存在增强 Treg 细胞功能的作用（Bonnet 等，2016）。

如上所述，Foxp3 是辅助性 T 细胞发育中发挥免疫耐受功能的主要转录因子，Foxp3 与其他转录因子一起直接调节许多已知有助于 Treg 耐受功能的基因（Gavin 等，2007；Samstein 等，2012）。由于 *Foxp3* 基因座的重要性，人们还研究了 Foxp3 启动子区旁边的非编码调控元件（CNS1-3；"保守的非编码序列"）（Zheng 等，2010）。有趣的是，Foxp3 与 CNS2 结合，CNS2 需要在成熟的 Treg 中保持完全去甲基化，以确保 Treg 谱系的稳定性。因此，该区域最初被称为 Treg 特异性去甲基化区域（Treg-specific demethylated region，TSDR）（Polansky 等，2008）。体外分化 Treg 往往无法实现 CNS2 的完全去甲基化，从而阻碍了 Treg 介导的免疫治疗（Floess 等，2007）。而 CNS1 区域对胸腺 Treg 分化和体外 Treg 的分化都至关重要（Josefowicz 等，2012）。

在肠道中，外周 Treg 的分化在很大程度上依赖于微生物定植，其中梭状芽胞杆菌属的作用尤为突出（Atarashi 等，2013）。梭状芽胞杆菌群足以限制注射典型 Th2 分化佐剂后的 Th2 免疫反应（Atarashi 等，2011）。发酵产物［如短链脂肪酸（short chain fatty acid，SCFA）］能够以 GPR43 依赖的方式，即通过抑制组蛋白去乙酰化酶使 Foxp3 启动子区域，以及 CNS1 和 CNS3 区域的组蛋白发生适当的乙酰化，从而直接促进 Treg 细胞累积（Furusawa 等，2013；Smith 等，2013）。

（三）Treg 细胞的功能

Foxp3⁺ Treg 细胞通过各种机制调节免疫，其中最广为人知的机制是释放抑制性细胞因子 IL-10、IL-35 和 TGF-β 或细胞溶解分子（颗粒酶 A 和 B），以及通过 CTLA-4 或 LAG-3 下调抗原呈递细胞功能。此外，通过 CD25 高表达抑制 T 细胞激活的细胞因子（IL-2），以及通过 Treg 细胞表面 CD39 和 CD73 表达降解核苷酸，有助于 Treg 细胞的整体调节能力。然而，Treg 发挥功能的精确机制及各种通路如何合作仍不能被确切揭示。同样，是否只有抗原特异性的 Foxp3⁺ Treg 细胞在持续的炎症条件下是活跃的，或者存在于同一器官中的非特异性 Treg 细胞是否发挥作用（如保护组织功能和完整性）仍有待进一步研究。

（四）Treg 细胞在过敏性疾病中的作用机制

上述机制均可归因于 Treg 细胞介导的对过敏原的耐受或过敏反应严重程度的调节。Treg 细胞分泌的 IL-10 已被证明在过敏性气道炎症的调节中具有关键作用，且这种作用是非冗余的（Rubtsov 等，2008），它同时也可能诱导局部 CD4⁺ T 细胞甚至其他亚群产生 IL-10（Kearley 等，2005）。IL-10 是一种非常有效的免疫抑制性细胞因子，能够调节参与过敏反应的一些关键细胞，如 Th2 细胞、树突状细胞、肥大细胞和嗜酸性粒细胞。在口服过敏原暴露的情况下，TGF-β 被证明是 Treg 细胞发挥保护作用所必需的（Mucida 等，2005）。此外，Treg 细胞介导的免疫调节还包括先天和适应性免疫效应细胞的调节。

在先天性免疫效应细胞方面，Treg 细胞通过 OX40-OX40L 相互作用直接与黏膜肥大细胞作用，阻断肥大细胞脱颗粒（Gri 等，2008）。这种相互作用减少了 FcεRI 与 IgE 结合，进而减少肥大细胞释放 IL-4，从而放大 Th2 细胞和 IgE 反应——食物过敏的两个关键参与者。除了肥大细胞外，Treg 细胞还被证明可以在体内和体外调节小鼠 ILC2 的增殖和细胞因子的产生（Noval Rivas 等，2016；Rigas 等，2017）。而 ILC2 产生的 IL-4 可能在有 *IL4r* 基因突变的食物过敏易感小鼠中抑制 pTreg 细胞的分化（Noval Rivas 等，2016）。Treg 细胞还能够通过 CTLA-4、LAG-3 和 LFA-1 下调树突状细胞上 CD80/CD86 的表达，从而阻止分化 Th2 细胞的启动（Liang 等，2008；Onishi 等，2008）。Treg 细胞还能够调控适应性 T 细胞免疫反应。在致敏小鼠的致敏前移植 Treg 细胞可降低气道高反应性和炎症（Kearley 等，2005）。尘螨暴露前，如果 CD25⁺ T 细胞耗损可导致 IgE 和嗜酸性粒细胞水平升高（Lewkowich 等，2005）。此外，经口服过敏原诱导的抗原特异性 Treg 细胞已被证明可以防止 Th2 细胞主导的过敏反应（Mucida 等，2005）。在一项后续研究中，pTreg 细胞有助于防止过敏原特异性致敏，但不能防止 IL-5 产生和嗜酸性粒细胞增多（Curotto de Lafaille 等，2008）。因此，过敏原特异性 Treg 细胞最可能从非过敏个体外周的幼稚 T 细胞中分化而来参与抑制过敏反应。这种 Treg 细胞是否需要其他特征来有效地发挥抗过敏细胞的功能还有待发现。

（五）其他 Th 谱系转录因子对 Treg 细胞功能的调控

尽管 Foxp3 已被确定为 Treg 稳定性和功能的关键转录因子，但近年来的一些研究强调了该转录因子与其他 T 辅助谱系（包括 T-bet、RORγt

和 Gata3）相关的作用。这些转录因子的表达因解剖位置的不同而不同，通常为非淋巴组织。这提示 Treg 细胞具有免疫调节之外的正常组织功能和修复作用。

（六）表达 T-bet 的 Treg 细胞

在 Foxp3⁺ Treg 中首次观察到 T-bet 与来自其他 T 辅助系的主转录因子共表达。Treg 细胞暴露于 IFN-γ 会导致 T-bet 和 Foxp3 的共同表达，这些 T-bet⁺ Treg 细胞在抑制 Th1 主导的免疫反应方面很关键（Koch 等，2012）。该现象的可能的解释是：趋化因子受体 CXCR3 的上调使 T-bet⁺ Treg 细胞沿着与 Th1 细胞相同的梯度趋化，并有效地抑制 Th1 细胞和 CD8 T 细胞（Koch 等，2009）。随着 T-bet⁺ Treg 稳定并成为调控 Th1 驱动的病理过程的必要条件，Treg 中的 T-bet 表达不再重要（Levine 等，2017）。根据这一观察结果，Treg 细胞中缺乏 T-bet 的小鼠不会产生自身免疫特征（Yu 等，2015）。此外，Treg 细胞内的 Notch 信号参与了 Th1 细胞到 Treg 细胞的微调（Charbonnier 等，2015）。表达 T-bet 的 Treg 细胞是否在非淋巴组织或过敏性疾病中发挥特定功能尚不明确。

（七）表达 RORγt 的 Treg 细胞

由于 Treg 细胞和 Th17 细胞都需要 TGF-β 信号才能从幼稚 T 细胞中分化，因此对这两种细胞群进行了广泛的比较。事实上，在体外和体内都发现了表达 Foxp3 和 RORγt 的 T 细胞，这两种转录因子可以相互作用（Lochner 等，2008；Zhou 等，2008）。最初，人们认为 RORγt⁺Foxp3⁺ T 细胞是暂时性的细胞状态，后面会根据各自的细胞因子环境分化为 Th17 和 Treg 细胞（Zhou 等，2008），这在类风湿关节炎炎症期（Komatsu 等，2014）和炎症缓解期（Gagliani 等，2015）已被探讨。RORγt⁺ Treg 可以出现在稳定状态下的肠固有层内（Yang 等，2015）。胸腺 Treg 标记 Helios 和 Neuropilin-1 的缺失表明 RORγt⁺ Treg 自幼稚 T 细胞分化而来（Ohnmacht 等，2015）。由于这些细胞依赖于共生微生物的存在，因此有学者提出 RORγt⁺ Tregs 在局部分化，特别是在肠道相关淋巴组织（gut-associated lymphoid tissue, GALT）需要积极耐受肠道微生物群（Ohnmacht 等，2015）。在各种肠道炎症模型中，RORγt⁺ Treg 在防止免疫系统对微生物反应过度方面发挥着关键作用（Ohnmacht 等，2015；Xu 等，2018）。对食物抗原的耐受主要是通过诱导缺乏 Helios 和 RORγt 表达的 Treg 亚群来实现的（Kim 等，2016）。无菌小鼠（甚至是菌群失调的小鼠）具有以下特点：①稳定状态下的 2 型免疫反应倾向（Cahenzli 等，2013）；②容易发生更严重的过敏反应（Stefka 等，2014）；③通常无法诱导对食源抗原的耐受性（Kim 等，2016）。因此，RORγt⁺ Treg 细胞可能是宿主 - 微生物轴上调节或预防过敏的中心角色。

人们对为什么 RORγt⁺ Treg 细胞不产生与 Th17 细胞相同的细胞因子有强烈的兴趣。实际上，Treg 通过转录调控因子 Blimp1 抑制 IL-17 的产生（Ogawa 等，2018）。鉴于菌群失调被认为是食物过敏的主要危险因素之一，失调菌群诱导的 RORγt⁺ Treg 细胞缺乏被认为是肠道 Th2 细胞逃脱 Treg 细胞介导的调控的一个潜在机制。首先，RORγt⁺ Treg 细胞可以调控肠道 Th2 介导的免疫反应（Ohnmacht 等，2015）；杂合子显性 - 阴性的 STAT3 突变导致的高 IgE 综合征患者显示出 CCR6⁺ Treg 细胞严重缺乏（Kluger 等，2014）。其次，将食物过敏儿童的粪便物质转移到无菌条件下饲养的小鼠，会引发更严重的过敏反应（Feehley 等，2019），这与小鼠和人类中 RORγt⁺ Treg 细胞减少有关（Abdel-Gdir 等，2019）。在尘螨诱导的 IL4R 信号增强的小鼠过敏性气道炎症中，肺部的 RORγt⁺ Treg 分泌 IL-17，加重过敏反应（Massoud 等，2016）。总之，RORγt⁺ Treg 细胞被认为是共生菌群和免疫失调之间的关键环节（Ohnmacht，2016）。

（八）表达 Gata3 的 Treg 细胞

体外研究初步表明 Gata3 过表达可抑制 Foxp3 在 T 细胞分化中后续的上调（Mantel 等，2007）。已有临床试验研究抗 IL4 在过敏原接种中

的促耐受作用（Chaker 等，2016；Russkamp 等，2019）。结果显示：皮肤或肠道等非淋巴组织中有大量 Gata3⁺ Treg 细胞（Schiering 等，2014），它的发育无需菌群环境（Ohnmacht 等，2015）。IL-33、IL-4 和 IL-2 可诱导 Treg 细胞中的 Gata3 表达，后者对于维持 Treg 细胞表型稳定十分必要（Delacher 等，2017；Schiering 等，2014）。在 Treg 细胞中单独或联合选择性消融 Gata3 会导致小鼠出现自身免疫特征（Yu 等，2015）。Treg 细胞中增强的 IL-4R 信号和食物过敏模型可导致 Gata3⁺ Treg 细胞产生 2 型细胞因子，使其成为免疫治疗的潜在靶点（Noval Rivas 等，2015）。在体内中和 IL-4 可以在一定程度上防止变应原免疫治疗期间 Gata3⁺ Treg 细胞的积累（Russkamp 等，2019），但除了 IL-4 受体突变之外，在不同过敏的炎症条件下 Gata3⁺ Treg 细胞对 2 型细胞因子产生的相关作用仍有待探索。Gata3⁺ Treg 细胞的发育起源是否与 TCR 特异性一致尚不清楚：胸腺 Treg 细胞可能由自身抗原选择，在组织内表达 Gata3。

非过敏反应性条件下的 Gata3 表达似乎是组织 Treg 细胞的一个标志（Delacher 等，2017）。2 型免疫与生理组织功能和修复过程有关（Gause 等，2013），因此推测 Gata3⁺ Treg 细胞在非过敏反应性条件下发挥作用，例如，调节毛囊内的上皮干细胞功能，或者在病原体诱导的损伤后辅助肌肉和肺上皮细胞再生（Ali 等，2017）。在过敏性炎症中，组织损伤频繁发生，而 Gata3⁺ Treg 细胞可能确保 T 细胞对炎症组织中的自身表位产生反应。因此，靶向 Gata3⁺ Treg 细胞本身可能会有干扰正常组织功能的高风险。组织中 Gata3⁺ Treg 细胞如何在稳定状态下抑制 2 型细胞因子产生的分子机制，以及哪些遗传途径或环境条件会干扰这种调节有待进一步研究。

（九）调节 Th2 免疫的其他 Treg 细胞相关辅助因子

一些基因或基因产物已被发现可以阻断 Th2 细胞自主分化。人们首先注意到 Foxp3 通过转录

调控因子网络来发挥调控作用，而其他 T 辅助谱系也使用这些转录调控因子。例如，Treg 中 IRF4 的缺失会导致 Th2 细胞和浆细胞的分化不受调控（Zheng 等，2009）。另一个重要的效应分子来自于经常遭受严重食物过敏的 Wiskott-Aldrich 综合征（Wiskott-Aldrich syndrome，WAS）。Treg 细胞中缺乏 WAS 蛋白表达的小鼠对常见食物抗原频繁致敏和诱导失控的 Th2 反应（Lexmond 等，2016）。此外，CNS1 缺失和 pTreg 细胞分化缺失会导致自发性的、年龄依赖性的 Th2 主导的黏膜部位炎症（Josefowicz 等，2012），这反映了由于 RORγt⁺ Treg 细胞缺乏导致的对菌群定植反应不良。最近在没有转录调控因子 Rbpj 的情况下也发现了类似的情况，因为 Treg 细胞特异性消融会导致 Th2 细胞累积和 IgE 水平的升高（Delacher 等，2019）。Treg 细胞调控树突状细胞的功能障碍也会导致 Th2 驱动的炎症（Ulges 等，2015）。树突状细胞中 TRAF6 信号分子的缺失会损害肠道中 Treg 细胞的重新生成，进而诱导 Th2 细胞介导的炎症（Han 等，2013）。此外，Treg 细胞中已知效应机制（如 CTLA-4）的缺失也会导致 Th2 细胞累积和高 IgE 水平（Wing 等，2008）。

上述内容尚未揭示这些机制在过敏性疾病中的直接作用，因为其中一些反应可能是由自身免疫反应所驱动的。然而，影响 Treg 细胞中的这些关键调控节点或罕见的单核苷酸多态性（single nucleotide polymorphism，SNP）的环境参数可能增加发生过敏性疾病的风险。

九、展望

过去 20 年的 T 细胞研究不仅颠覆了过时的 Th1/Th2 范式，还揭示了大量新的 T 细胞亚群，为更好地理解过敏性炎症中异质性的表型提供了可行性。我们不仅需要更多地了解单个 T 细胞亚群对不同疾病的贡献，降低 T 细胞亚群分泌细胞因子的功能，还需要开发更全面的方法来评估这些细胞在特定疾病和组织特异性环境下的作用，了解它们与上皮细胞的相互作用。最终，在单一水平上对 T 细胞的功能的研究使针对特定器官或疾病表型的病理情况进行靶向治疗成为可能。这将有助于评估过敏性疾病治疗的不良反应风险，为未来 T 细胞靶向治疗提供研究基础。

参考文献

［1］ Abdel-Gadir A et al (2019) Microbiota therapy acts via a regulatory T cell MyD88/RORgammat pathway to suppress food allergy. Nat Med 25:1164-1174. https://doi.org/10.1038/s41591-019-0461-z

［2］ Acosta-Rodriguez EV, Napolitani G, Lanzavecchia A, Sallusto F (2007) Interleukins 1 beta and 6 but not transforming growth factor-beta are essential for the differentiation of interleukin 17-producing human T helper cells. Nat Immunol 8:942-949. https://doi.org/10.1038/ni1496

［3］ Agarwal S, Avni O, Rao A (2000) Cell-type-restricted binding of the transcription factor NFAT to a distal IL-4 enhancer in vivo. Immunity 12:643-652

［4］ Al Nabhani Z et al (2019) A weaning reaction to microbiota is required for resistance to immunopathologies in the adult. Immunity 50:1276-1288.e1275. https://doi.org/10.1016/j.immuni.2019.02.014

［5］ Al-Alwan LA et al (2012) Autocrine-regulated airway smooth muscle cell migration is dependent on IL-17-in-

duced growth-related oncogenes. J Allergy Clin Immunol 130:977-985.e6. https://doi.org/10.1016/j.jaci.2012.04.042

［6］ Ali N et al (2017) Regulatory T cells in skin facilitate epithelial stem cell differentiation. Cell 169:1119-1129.e1111. https://doi.org/10.1016/j.cell.2017.05.002

［7］ Al-Ramli W, Prefontaine D, Chouiali F, Martin JG, Olivenstein R, Lemiere C, Hamid Q (2009) T (H)17-associated cytokines (IL-17A and IL-17F) in severe asthma. J Allergy Clin Immunol 123:1185-1187. https://doi.org/10.1016/j.jaci.2009.02.024

［8］ Amsen D, Antov A, Flavell RA (2009) The different faces of Notch in T-helper-cell differentiation. Nat Rev Immunol 9:116-124. https://doi.org/10.1038/nri2488

［9］ Atarashi K et al (2011) Induction of colonic regulatory T cells by indigenous Clostridium species. Science 331:337-341. https://doi.org/10.1126/science.1198469

［10］ Atarashi K et al (2013) Treg induction by a rationally selected mixture of clostridia strains from the human microbiota. Nature 500:232-236. https://doi.org/10.1038/nature12331

[11] Bacher P et al (2016) Regulatory T cell specificity directs tolerance versus allergy against aeroantigens in humans. Cell 167:1067-1078.e1016. https://doi.org/10.1016/j.cell.2016.09.050

[12] Bennett CL et al (2001) The immune dysregulation, polyendocrinopathy, enteropathy, X-linked syndrome (IPEX) is caused by mutations of FOXP3. Nat Genet 27:20-21. https://doi.org/10.1038/83713

[13] Bonnet B et al (2016) Low-dose IL-2 induces regulatory T cell-mediated control of experimental food allergy. J Immunol 197:188-198. https://doi.org/10.4049/jimmunol.1501271

[14] Brar K, Leung DY (2016) Recent considerations in the use of recombinant interferon gamma for biological therapy of atopic dermatitis. Expert Opin Biol Ther 16:507-514. https://doi.org/10.1517/14712598.2016.1135898

[15] Brunner PM et al (2019) Baseline IL-22 expression in patients with atopic dermatitis stratifies tissue responses to fezakinumab. J Allergy Clin Immunol 143:142-154. https://doi.org/10.1016/j.jaci.2018.07.028

[16] Burchill MA, Yang J, Vogtenhuber C, Blazar BR, Farrar MA (2007) IL-2 receptor beta-dependent STAT5 activation is required for the development of Foxp3+ regulatory T cells. J Immunol 178:280-290. https://doi.org/10.4049/jimmunol.178.1.280

[17] Busse WW, Holgate ST, Kerwin EM, Chon Y, Feng JY, Lin JH, Lin SL (2013) A randomized, double-blind, placebo-controlled, multiple-dose study to evaluate the safety, tolerability, and efficacy of Brodalumab (AMG 827) in subjects with moderate to severe asthma. J Allergy Clin Immunol 131:Ab230. https://doi.org/10.1016/j.jaci.2012.12.1486

[18] Cahenzli J, Koller Y, Wyss M, Geuking MB, McCoy KD (2013) Intestinal microbial diversity during early-life colonization shapes long-term IgE levels. Cell Host Microbe 14:559-570. https://doi.org/10.1016/j.chom.2013.10.004

[19] Chaker AM et al (2016) Short-term subcutaneous grass pollen immunotherapy under the umbrella of anti-IL-4: a randomized controlled trial. J Allergy Clin Immunol 137:452-461.e459. https://doi.org/10.1016/j.jaci.2015.08.046

[20] Charbonnier LM, Wang S, Georgiev P, Sefik E, Chatila TA (2015) Control of peripheral tolerance by regulatory T cell-intrinsic Notch signaling. Nat Immunol 16:1162-1173. https://doi.org/10.1038/ni.3288

[21] Choi YS et al (2011) ICOS receptor instructs T follicular helper cell versus effector cell differentiation via induction of the transcriptional repressor Bcl6. Immunity 34:932-946. https://doi.org/10.1016/j.immuni.2011.03.023

[22] Choi JY et al (2017) Disruption of pathogenic cellular networks by IL-21 blockade leads to disease amelioration in murine lupus. J Immunol 198:2578-2588. https://doi.

org/10.4049/jimmunol.1601687

[23] Curotto de Lafaille MA, Kutchukhidze N, Shen S, Ding Y, Yee H, Lafaille JJ (2008) Adaptive Foxp3+ regulatory T cell-dependent and -independent control of allergic inflammation. Immunity 29:114-126. https://doi.org/10.1016/j.immuni.2008.05.010

[24] Czarnowicki T et al (2015) Early pediatric atopic dermatitis shows only a cutaneous lymphocyte antigen (CLA)(+) TH2/TH1 cell imbalance, whereas adults acquire CLA(+) TH22/TC22 cell subsets. J Allergy Clin Immunol 136:941-951.e943. https://doi.org/10.1016/j.jaci.2015.05.049

[25] De Bruyne R et al (2015) Raised immunoglobulin A and circulating T follicular helper cells are linked to the development of food allergy in paediatric liver transplant patients. Clin Exp Allergy 45:1060-1070. https://doi.org/10.1111/cea.12514

[26] Delacher M et al (2017) Genome-wide DNA-methylation landscape defines specialization of regulatory T cells in tissues. Nat Immunol 18:1160-1172. https://doi.org/10.1038/ni.3799

[27] Delacher M et al (2019) Rbpj expression in regulatory T cells is critical for restraining TH2 responses. Nat Commun 10:1621. https://doi.org/10.1038/s41467-019-09276-w

[28] Djuretic IM, Levanon D, Negreanu V, Groner Y, Rao A, Ansel KM (2007) Transcription factors T-bet and Runx3 cooperate to activate Ifng and silence Il4 in T helper type 1 cells. Nat Immunol 8:145-153. https://doi.org/10.1038/ni1424

[29] Du Toit G et al (2015) Randomized trial of peanut consumption in infants at risk for peanut allergy. N Engl J Med 372:803-813. https://doi.org/10.1056/NEJMoa1414850

[30] Duhen T, Geiger R, Jarrossay D, Lanzavecchia A, Sallusto F (2009) Production of interleukin 22 but not interleukin 17 by a subset of human skin-homing memory T cells. Nat Immunol 10:857-863. https://doi.org/10.1038/ni.1767

[31] DuPage M, Bluestone JA (2016) Harnessing the plasticity of CD4(+) T cells to treat immunemediated disease. Nat Rev Immunol 16:149-163. https://doi.org/10.1038/nri.2015.18

[32] Effner R et al (2017) Cytochrome P450s in human immune cells regulate IL-22 and c-kit via an AHR feedback loop. Sci Rep 7:44005. https://doi.org/10.1038/srep44005

[33] Eyerich K, Novak N (2013) Immunology of atopic eczema: overcoming the Th1/Th2 paradigm. Allergy 68:974-982. https://doi.org/10.1111/all.12184

[34] Eyerich K et al (2009a) IL-17 in atopic eczema: linking allergen-specific adaptive and microbialt-riggered innate immune response. J Allergy Clin Immunol 123:59-66. https://doi.org/10.1016/j.jaci.2008.10.031

[35] Eyerich S et al (2009b) Th22 cells represent a distinct human T cell subset involved in epidermal immunity and remodeling. J Clin Invest 119:3573-3585. https://doi.org/10.1172/JCI40202

[36] Eyerich S, Metz M, Bossios A, Eyerich K (2019) New biological treatments for asthma and skin allergies Allergy.

https://doi.org/10.1111/all.14027

［37］ Farfariello V et al (2011) IL-22 mRNA in peripheral blood mononuclear cells from allergic rhinitic and asthmatic pediatric patients. Pediatr Allergy Immunol 22:419-423. https://doi.org/10.1111/j.1399-3038.2010.01116.x

［38］ Feehley T et al (2019) Healthy infants harbor intestinal bacteria that protect against food allergy. Nat Med 25:448-453. https://doi.org/10.1038/s41591-018-0324-z

［39］ Floess S et al (2007) Epigenetic control of the foxp3 locus in regulatory T cells. PLoS Biol 5:e38. https://doi.org/10.1371/journal.pbio.0050038

［40］ Fontenot JD, Gavin MA, Rudensky AY (2003) Foxp3 programs the development and function of CD4+CD25+ regulatory T cells. Nat Immunol 4:330-336. https://doi.org/10.1038/ni904

［41］ Furusawa Y et al (2013) Commensal microbe-derived butyrate induces the differentiation of colonic regulatory T cells. Nature 504:446-450. https://doi.org/10.1038/nature12721

［42］ Gagliani N et al (2015) Th17 cells transdifferentiate into regulatory T cells during resolution of inflammation. Nature 523:221-225. https://doi.org/10.1038/nature14452

［43］ Gause WC, Wynn TA, Allen JE (2013) Type 2 immunity and wound healing: evolutionary refinement of adaptive immunity by helminths. Nat Rev Immunol 13:607-614. https://doi. org/10.1038/nri3476

［44］ Gavin MA, Rasmussen JP, Fontenot JD, Vasta V, Manganiello VC, Beavo JA, Rudensky AY (2007) Foxp3-dependent programme of regulatory T-cell differentiation. Nature 445:771-775. https://doi.org/10.1038/nature05543

［45］ Ghoreschi K et al (2010) Generation of pathogenic T(H)17 cells in the absence of TGF-beta signalling. Nature 467:967-971. https://doi.org/10.1038/nature09447

［46］ Goswami R, Kaplan MH (2012) Gcn5 is required for PU.1-dependent IL-9 induction in Th9 cells. J Immunol 189:3026-3033. https://doi.org/10.4049/jimmunol.1201496

［47］ Gri G et al (2008) CD4+CD25+ regulatory T cells suppress mast cell degranulation and allergic responses through OX40-OX40L interaction. Immunity 29:771-781. https://doi.org/10.1016/j. immuni.2008.08.018

［48］ Grunewald SM et al (2001) Upon prolonged allergen exposure IL-4 and IL-4Ralpha knockout mice produce specific IgE leading to anaphylaxis. Int Arch Allergy Immunol 125:322-328. https://doi.org/10.1159/000053833

［49］ Hall JA, Grainger JR, Spencer SP, Belkaid Y (2011) The role of retinoic acid in tolerance and immunity. Immunity 35:13-22. https://doi.org/10.1016/j.immuni.2011.07.002

［50］ Han D et al (2013) Dendritic cell expression of the signaling molecule TRAF6 is critical for gut microbiota-dependent immune tolerance. Immunity 38:1211-1222. https://doi.org/10.1016/j. immuni.2013.05.012

［51］ Hardtke S, Ohl L, Forster R (2005) Balanced expression of CXCR5 and CCR7 on follicular T helper cells determines their transient positioning to lymph node follicles and is essential for efficient B-cell help. Blood 106:1924-1931.

https://doi.org/10.1182/blood-2004-11-4494

［52］ Harrington LE, Hatton RD, Mangan PR, Turner H, Murphy TL, Murphy KM, Weaver CT (2005) Interleukin 17-producing CD4(+) effector T cells develop via a lineage distinct from the T helper type 1 and 2 lineages. Nat Immunol 6:1123-1132. https://doi.org/10.1038/ni1254

［53］ Hegazy AN et al (2010) Interferons direct Th2 cell reprogramming to generate a stable GATA-3(+) T-bet(+) cell subset with combined Th2 and Th1 cell functions. Immunity 32:116-128. https://doi.org/10.1016/j.immuni.2009.12.004

［54］ Hori S, Nomura T, Sakaguchi S (2003) Control of regulatory T cell development by the transcription factor Foxp3. Science 299:1057-1061. https://doi.org/10.1126/science.1079490

［55］ Ishizuka IE, Constantinides MG, Gudjonson H, Bendelac A (2016) The innate lymphoid cell precursor. Annu Rev Immunol 34:299-316. https://doi.org/10.1146/annurev-immunol-041015-055549

［56］ Jacobi A, Antoni C, Manger B, Schuler G, Hertl M (2005) Infliximab in the treatment of moderate to severe atopic dermatitis. J Am Acad Dermatol 52:522-526. https://doi.org/10.1016/j.jaad. 2004.11.022

［57］ Jia L et al (2017) Detection of IL-9 producing T cells in the PBMCs of allergic asthmatic patients. BMC Immunol 18:38. https://doi.org/10.1186/s12865-017-0220-1

［58］ Josefowicz SZ et al (2012) Extrathymically generated regulatory T cells control mucosal TH2 inflammation. Nature 482:395-399. https://doi.org/10.1038/nature10772

［59］ Kaech SM, Cui W (2012) Transcriptional control of effector and memory CD8+ T cell differentiation. Nat Rev Immunol 12:749-761. https://doi.org/10.1038/nri3307

［60］ Kamekura R et al (2015) Alteration of circulating type 2 follicular helper T cells and regulatory B cells underlies the comorbid association of allergic rhinitis with bronchial asthma. Clin Immunol 158:204-211. https://doi.org/10.1016/j.clim.2015.02.016

［61］ Kaplan MH, Hufford MM, Olson MR (2015) The development and in vivo function of T helper 9 cells. Nat Rev Immunol 15:295-307. https://doi.org/10.1038/nri3824

［62］ Kearley J, Barker JE, Robinson DS, Lloyd CM (2005) Resolution of airway inflammation and hyperreactivity after in vivo transfer of CD4+CD25+ regulatory T cells is interleukin 10 dependent. J Exp Med 202:1539-1547. https://doi.org/10.1084/jem.20051166

［63］ Khattri S et al (2017) Efficacy and safety of ustekinumab treatment in adults with moderate-to-severe atopic dermatitis. Exp Dermatol 26:28-35. https://doi.org/10.1111/exd.13112

［64］ Kim KS et al (2016) Dietary antigens limit mucosal immunity by inducing regulatory T cells in the small intestine. Science. https://doi.org/10.1126/science.aac5560

［65］ Kirsten A et al (2013) The anti-IL-17A antibody secukinumab does not attenuate ozone-induced airway neutrophilia in healthy volunteers. Eur Respir J 41:239-241.

https://doi.org/10.1183/09031936.00123612

［66］Kluger MA et al (2014) Stat3 programs Th17-specific regulatory T cells to control GN. J Am Soc Nephrol 25:1291-1302. https://doi.org/10.1681/ASN.2013080904

［67］Koch MA, Tucker-Heard G, Perdue NR, Killebrew JR, Urdahl KB, Campbell DJ (2009) The transcription factor T-bet controls regulatory T cell homeostasis and function during type 1 inflammation. Nat Immunol 10:595-602. https://doi.org/10.1038/ni.1731

［68］Koch MA, Thomas KR, Perdue NR, Smigiel KS, Srivastava S, Campbell DJ (2012) T-bet(+) Treg cells undergo abortive Th1 cell differentiation due to impaired expression of IL-12 receptor beta2. Immunity 37:501-510. https://doi.org/10.1016/j.immuni.2012.05.031

［69］Komatsu N et al (2014) Pathogenic conversion of Foxp3+ T cells into TH17 cells in autoimmune arthritis. Nat Med 20:62-68. https://doi.org/10.1038/nm.3432

［70］Korn T et al (2008) IL-6 controls Th17 immunity in vivo by inhibiting the conversion of conventional T cells into Foxp3+ regulatory T cells. Proc Natl Acad Sci U S A 105:18460-18465. https://doi.org/10.1073/pnas.0809850105

［71］Kryczek I, Wei S, Vatan LH, Escara-Wilke J, Szeliga W, Keller ET, Zou W (2007) Cutting edge: opposite effects of IL-1 and IL-2 on the regulation of IL-17(+) T cell pool IL-1 subverts IL-2-mediated suppression. J Immunol 179:1423-1426. https://doi.org/10.4049/jimmunol.179.3. 1423

［72］Kudo M et al (2012) IL-17A produced by alpha beta T cells drives airway hyper-responsiveness in mice and enhances mouse and human airway smooth muscle contraction. Nat Med 18:547-554. https://doi.org/10.1038/nm.2684

［73］Lahl K et al (2009) Nonfunctional regulatory T cells and defective control of Th2 cytokine production in natural scurfy mutant mice. J Immunol 183:5662-5672. https://doi.org/10.4049/jimmunol.0803762

［74］Lee YK, Turner H, Maynard CL, Oliver JR, Chen DQ, Elson CO, Weaver CT (2009) Late developmental plasticity in the T helper 17 lineage. Immunity 30:92-107. https://doi.org/10. 1016/j.immuni.2008.11.005

［75］Levine AG, Arvey A, Jin W, Rudensky AY (2014) Continuous requirement for the TCR in regulatory T cell function. Nat Immunol 15:1070-1078. https://doi.org/10.1038/ni.3004

［76］Levine AG et al (2017) Stability and function of regulatory T cells expressing the transcription factor T-bet. Nature 546:421-425. https://doi.org/10.1038/nature22360

［77］Lewkowich IP et al (2005) CD4+CD25+ T cells protect against experimentally induced asthma and alter pulmonary dendritic cell phenotype and function. J Exp Med 202:1549-1561. https://doi. org/10.1084/jem.20051506

［78］Lexmond WS et al (2016) FOXP3+ Tregs require WASP to restrain Th2-mediated food allergy. J Clin Invest 126:4030-4044. https://doi.org/10.1172/JCI85129

［79］Liang S, Ristich V, Arase H, Dausset J, Carosella ED, Horuzsko A (2008) Modulation of dendritic cell differentiation by HLA-G and ILT4 requires the IL-6--STAT3 signaling pathway. Proc Natl Acad Sci U S A 105:8357-8362. https://doi.org/10.1073/pnas.0803341105

［80］Liao W et al (2008) Priming for T helper type 2 differentiation by interleukin 2-mediated induction of interleukin 4 receptor alpha-chain expression. Nat Immunol 9:1288-1296. https://doi.org/10. 1038/ni.1656

［81］Licona-Limon P et al (2013) Th9 cells drive host immunity against gastrointestinal worm infection. Immunity 39:744-757. https://doi.org/10.1016/j.immuni.2013.07.020

［82］Locci M et al (2013) Human circulating PD-1+CXCR3-CXCR5+ memory Tfh cells are highly functional and correlate with broadly neutralizing HIV antibody responses. Immunity 39:758-769. https://doi.org/10.1016/j.immuni.2013.08.031

［83］Lochner M et al (2008) In vivo equilibrium of proinflammatory IL-17+ and regulatory IL-10+Foxp3+ RORgamma t+ T cells. J Exp Med 205:1381-1393. https://doi.org/10.1084/jem. 20080034

［84］Lu KT et al (2011) Functional and epigenetic studies reveal multistep differentiation and plasticity of in vitro-generated and in vivo-derived follicular T helper cells. Immunity 35:622-632. https://doi.org/10.1016/j.immuni.2011.07.015

［85］Malik S et al (2017) Transcription factor Foxo1 is essential for IL-9 induction in T helper cells. Nat Commun 8:815. https://doi.org/10.1038/s41467-017-00674-6

［86］Mantel PY et al (2007) GATA3-driven Th2 responses inhibit TGF-beta1-induced FOXP3 expression and the formation of regulatory T cells. PLoS Biol 5:e329. https://doi.org/10.1371/journal. pbio.0050329

［87］Massoud AH, Charbonnier LM, Lopez D, Pellegrini M, Phipatanakul W, Chatila TA (2016) An asthma-associated IL4R variant exacerbates airway inflammation by promoting conversion of regulatory T cells to TH17-like cells. Nat Med 22:1013-1022. https://doi.org/10.1038/nm.4147

［88］Messi M, Giacchetto I, Nagata K, Lanzavecchia A, Natoli G, Sallusto F (2003) Memory and flexibility of cytokine gene expression as separable properties of human T(H)1 and T(H) 2 lymphocytes. Nat Immunol 4:78-86. https://doi.org/10.1038/ni872

［89］Mosmann TR, Cherwinski H, Bond MW, Giedlin MA, Coffman RL (1986) Two types of murine helper T cell clone. I Definition according to profiles of lymphokine activities and secreted proteins. J Immunol 136:2348-2357

［90］Mucida D, Kutchukhidze N, Erazo A, Russo M, Lafaille JJ, Curotto de Lafaille MA (2005) Oral tolerance in the absence of naturally occurring Tregs. J Clin Invest 115:1923-1933. https://doi. org/10.1172/JCI24487

［91］Newton RH et al (2018) Maintenance of CD4 T cell fitness through regulation of Foxo1. Nat Immunol 19:838-848. https://doi.org/10.1038/s41590-018-0157-4

［92］Nouri-Aria KT, Pilette C, Jacobson MR, Watanabe H, Durham SR (2005) IL-9 and c-kit+ mast cells in allergic rhinitis during seasonal allergen exposure: effect of immunotherapy. J Allergy Clin Immunol 116:73-79. https://doi.

org/10.1016/j.jaci.2005.03.011

［93］Noval Rivas M et al (2015) Regulatory T cell reprogramming toward a Th2-cell-like lineage impairs oral tolerance and promotes food allergy. Immunity 42:512-523. https://doi.org/10. 1016/j.immuni.2015.02.004

［94］Noval Rivas M, Burton OT, Oettgen HC, Chatila T (2016) IL-4 production by group 2 innate lymphoid cells promotes food allergy by blocking regulatory T-cell function. J Allergy Clin Immunol 138:801-811.e809. https://doi.org/10.1016/j.jaci.2016.02.030

［95］Nurieva RI et al (2008) Generation of T follicular helper cells is mediated by interleukin-21 but independent of T helper 1, 2, or 17 cell lineages. Immunity 29:138-149. https://doi.org/10.1016/j.immuni.2008.05.009

［96］O'Shea JJ, Paul WE (2010) Mechanisms underlying lineage commitment and plasticity of helper CD4+ T cells. Science 327:1098-1102. https://doi.org/10.1126/science.1178334

［97］Oda N, Canelos PB, Essayan DM, Plunkett BA, Myers AC, Huang SK (2005) Interleukin-17F induces pulmonary neutrophilia and amplifies antigen-induced allergic response. Am J Respir Crit Care Med 171:12-18. https://doi.org/10.1164/rccm.200406-778OC

［98］Ogawa C et al (2018) Blimp-1 functions as a molecular switch to prevent inflammatory activity in Foxp3(+)RORgammat(+) regulatory T cells. Cell Rep 25:19-28.e15. https://doi.org/10.1016/j. celrep.2018.09.016

［99］Oh CK, Leigh R, McLaurin KK, Kim K, Hultquist M, Molfino NA (2013) A randomized, controlled trial to evaluate the effect of an anti-interleukin-9 monoclonal antibody in adults with uncontrolled asthma. Respir Res 14:93. https://doi.org/10.1186/1465-9921-14-93

［100］Ohnmacht C (2016) Microbiota, regulatory T cell subsets, and allergic disorders. Allergo J Int 25:114-123. https://doi.org/10.1007/s40629-016-0118-0

［101］Ohnmacht C et al (2015) MUCOSAL IMMUNOLOGY. The microbiota regulates type 2 immunity through RORgammat(+) T cells. Science 349:989-993. https://doi.org/10.1126/science. aac4263

［102］Onishi Y, Fehervari Z, Yamaguchi T, Sakaguchi S (2008) Foxp3+ natural regulatory T cells preferentially form aggregates on dendritic cells in vitro and actively inhibit their maturation. Proc Natl Acad Sci U S A 105:10113-10118. https://doi.org/10.1073/pnas.0711106105

［103］Park J et al (2014) Murine Th9 cells promote the survival of myeloid dendritic cells in cancer immunotherapy. Cancer Immunol Immunother 63:835-845. https://doi.org/10.1007/s00262-014-1557-4

［104］Parker JM et al (2011) Safety profile and clinical activity of multiple subcutaneous doses of MEDI-528, a humanized anti-interleukin-9 monoclonal antibody, in two randomized phase 2a studies in subjects with asthma. BMC Pulm Med 11:14. https://doi.org/10.1186/1471-2466-11-14

［105］Pennino D et al (2013) IL-22 suppresses IFN-gamma-mediated lung inflammation in asthmatic patients. J Allergy Clin Immunol 131:562-570. https://doi.org/10.1016/j.ja-ci.2012.09.036

［106］Polansky JK et al (2008) DNA methylation controls Foxp3 gene expression. Eur J Immunol 38:1654-1663. https://doi.org/10.1002/eji.200838105

［107］Purwar R et al (2012) Robust tumor immunity to melanoma mediated by interleukin-9-producing T cells. Nat Med 18:1248-1253. https://doi.org/10.1038/nm.2856

［108］Raymond M, Van VQ, Wakahara K, Rubio M, Sarfati M (2011) Lung dendritic cells induce T(H)17 cells that produce T(H)2 cytokines, express GATA-3, and promote airway inflammation. J Allergy Clin Immunol 128:192-201.e196. https://doi.org/10.1016/j.jaci.2011.04.029

［109］Rigas D et al (2017) Type 2 innate lymphoid cell suppression by regulatory T cells attenuates airway hyperreactivity and requires inducible T-cell costimulator-inducible T-cell costimulator ligand interaction. J Allergy Clin Immunol 139:1468-1477.e1462. https://doi.org/10.1016/j.jaci.2016.08.034

［110］Rubtsov YP et al (2008) Regulatory T cell-derived interleukin-10 limits inflammation at environmental interfaces. Immunity 28:546-558. https://doi.org/10.1016/j.immuni.2008.02.017

［111］Russkamp D et al (2019) IL-4 receptor alpha blockade prevents sensitization and alters acute and long-lasting effects of allergen-specific immunotherapy of murine allergic asthma. Allergy 74:1549-1560. https://doi.org/10.1111/all.13759

［112］Sabat R, Ouyang WJ, Wolk K (2014) Therapeutic opportunities of the IL-22-IL-22R1 system. Nat Rev Drug Discov 13:21-38. https://doi.org/10.1038/nrd4176

［113］Sallusto F (2016) Heterogeneity of human CD4(+) T cells against microbes. Annu Rev Immunol 34:317-334. https://doi.org/10.1146/annurev-immunol-032414-112056

［114］Sallusto F, Cassotta A, Hoces D, Foglierini M, Lanzavecchia A (2018) Do memory CD4 T cells keep their cell-type programming: plasticity versus fate commitment? T-cell heterogeneity, plasticity, and selection in humans. Cold Spring Harb Perspect Biol 10. https://doi.org/10. 1101/cshperspect.a029421

［115］Samstein RM et al (2012) Foxp3 exploits a pre-existent enhancer landscape for regulatory T cell lineage specification. Cell 151:153-166. https://doi.org/10.1016/j.cell.2012.06.053

［116］Schiering C et al (2014) The alarmin IL-33 promotes regulatory T-cell function in the intestine. Nature 513:564-568. https://doi.org/10.1038/nature13577

［117］Schulz EG, Mariani L, Radbruch A, Hofer T (2009) Sequential polarization and imprinting of type 1 T helper lymphocytes by interferon-gamma and interleukin-12. Immunity 30:673-683. https://doi.org/10.1016/j.immuni.2009.03.013

［118］Sehra S et al (2003) Airway IgG counteracts specific and bystander allergen-triggered pulmonary inflammation by a mechanism dependent on Fc gamma R and IFN-gamma. J Immunol 171:2080-2089. https://doi.org/10.4049/jimmunol.171.4.2080

[119]Shevach EM (2018) Foxp3(+) T regulatory cells: still many unanswered questions-a perspective after 20 years of study. Front Immunol 9:1048. https://doi.org/10.3389/fimmu.2018.01048

[120]Simpson EL et al (2016) Two phase 3 trials of Dupilumab versus placebo in atopic dermatitis. N Engl J Med 375:2335-2348. https://doi.org/10.1056/NEJMoa1610020

[121]Smith PM et al (2013) The microbial metabolites, short-chain fatty acids, regulate colonic Treg cell homeostasis. Science 341:569-573. https://doi.org/10.1126/science.1241165

[122]Stefka AT et al (2014) Commensal bacteria protect against food allergen sensitization. Proc Natl Acad Sci U S A. https://doi.org/10.1073/pnas.1412008111

[123]SteinMMet al (2016) Innate immunity and asthma risk in amish and hutterite farm children. N Engl J Med 375:411-421. https://doi.org/10.1056/NEJMoa1508749

[124]Stockinger B, Omenetti S (2017) The dichotomous nature of T helper 17 cells. Nat Rev Immunol 17:535-544. https://doi.org/10.1038/nri.2017.50

[125]Szabo SJ, Sullivan BM, Peng SL, Glimcher LH (2003) Molecular mechanisms regulating Th1 immune responses. Annu Rev Immunol 21:713-758. https://doi.org/10.1146/annurev.immunol. 21.120601.140942

[126]Thomas RM, Chen C, Chunder N, Ma L, Taylor J, Pearce EJ, Wells AD (2010) Ikaros silences T-bet expression and interferon-gamma production during T helper 2 differentiation. J Biol Chem 285:2545-2553. https://doi.org/10.1074/jbc.M109.038794

[127]Trifari S, Kaplan CD, Tran EH, Crellin NK, Spits H (2009) Identification of a human helper T cell population that has abundant production of interleukin 22 and is distinct from T-H-17, T(H)1 and T(H)2 cells. Nat Immunol 10:864-873. https://doi.org/10.1038/ni.1770

[128]Tubo NJ et al (2013) Single naive CD4+ T cells from a diverse repertoire produce different effector cell types during infection. Cell 153:785-796. https://doi.org/10.1016/j.cell.2013.04.007

[129]Ulges A et al (2015) Protein kinase CK2 enables regulatory T cells to suppress excessive TH2 responses in vivo. Nat Immunol 16:267-275. https://doi.org/10.1038/ni.3083

[130]Upadhyaya B, Yin Y, Hill BJ, Douek DC, Prussin C (2011) Hierarchical IL-5 expression defines a subpopulation of highly differentiated human Th2 cells. J Immunol 187:3111-3120. https://doi. org/10.4049/jimmunol.1101283

[131]Vahl JC et al (2014) Continuous T cell receptor signals maintain a functional regulatory T cell pool. Immunity 41:722-736. https://doi.org/10.1016/j.immuni.2014.10.012

[132]Vegran F et al (2014) The transcription factor IRF1 dictates the IL-21-dependent anticancer functions of TH9 cells. Nat Immunol 15:758-766. https://doi.org/10.1038/ni.2925

[133]Veldhoen M et al (2008) Transforming growth factor-beta 'reprograms' the differentiation of T helper 2 cells and promotes an interleukin 9-producing subset. Nat Immunol 9:1341-1346. https://doi.org/10.1038/ni.1659

[134]Vinuesa CG, Linterman MA, Yu D, MacLennan IC (2016) Follicular helper T cells. Annu Rev Immunol 34:335-368. https://doi.org/10.1146/annurev-immunol-041015-055605

[135]Visekruna A et al (2013) Tc9 cells, a new subset of CD8(+) T cells, support Th2-mediated airway inflammation. Eur J Immunol 43:606-618. https://doi.org/10.1002/eji.201242825

[136]Wang YH et al (2010) A novel subset of CD4(+) T(H)2 memory/effector cells that produce inflammatory IL-17 cytokine and promote the exacerbation of chronic allergic asthma. J Exp Med 207:2479-2491. https://doi.org/10.1084/jem.20101376

[137]Wilhelm C et al (2011) An IL-9 fate reporter demonstrates the induction of an innate IL-9 response in lung inflammation. Nat Immunol 12:1071-1077. https://doi.org/10.1038/ni.2133

[138]Wilson NJ et al (2007) Development, cytokine profile and function of human interleukin 17-producing helper T cells. Nat Immunol 8:950-957. https://doi.org/10.1038/ni1497

[139]Wing K et al (2008) CTLA-4 control over Foxp3+ regulatory T cell function. Science 322:271-275. https://doi.org/10.1126/science.1160062

[140]Wolk K, Kunz S, Witte E, Friedrich M, Asadullah K, Sabat R (2004) IL-22 increases the innate immunity of tissues. Immunity 21:241-254. https://doi.org/10.1016/j.immuni.2004.07.007

[141]Wollenberg A et al (2019) Treatment of atopic dermatitis with tralokinumab, an anti-IL-13 mAb. J Allergy Clin Immunol 143:135-141. https://doi.org/10.1016/j.jaci.2018.05.029

[142]Worthington JJ, Kelly A, Smedley C, Bauche D, Campbell S, Marie JC, Travis MA (2015) Integrin alphavbeta8-mediated TGF-beta activation by effector regulatory T cells is essential for suppression of T-cell-mediated inflammation. Immunity 42:903-915. https://doi.org/10.1016/j. immuni.2015.04.012

[143]Wynn TA (2015) Type 2 cytokines: mechanisms and therapeutic strategies. Nat Rev Immunol 15:271-282. https://doi.org/10.1038/nri3831

[144]Xu M et al (2018) c-MAF-dependent regulatory T cells mediate immunological tolerance to a gut pathobiont. Nature 554:373-377. https://doi.org/10.1038/nature25500

[145]Yamashita M, Ukai-Tadenuma M, Kimura M, Omori M, Inami M, Taniguchi M, Nakayama T (2002) Identification of a conserved GATA3 response element upstream proximal from the interleukin-13 gene locus. J Biol Chem 277:42399-42408. https://doi.org/10.1074/jbc.M205876200

[146]Yang XO et al (2008) Molecular antagonism and plasticity of regulatory and inflammatory T cell programs. Immunity 29:44-56. https://doi.org/10.1016/j.immuni.2008.05.007

[147]Yang BH et al (2015) Foxp3 T cells expressing RORgammat represent a stable regulatory T-cell effector lineage with enhanced suppressive capacity during intestinal inflammation. Mucosal Immunol. https://doi.org/10.1038/

mi.2015.74

［148］Yao W, Tepper RS, Kaplan MH (2011) Predisposition to the development of IL-9-secreting T cells in atopic infants. J Allergy Clin Immunol 128:1357-1360.e1355. https://doi.org/10.1016/j.jaci. 2011.06.019

［149］Yu F, Sharma S, Edwards J, Feigenbaum L, Zhu J (2015) Dynamic expression of transcription factors T-bet and GATA-3 by regulatory T cells maintains immunotolerance. Nat Immunol 16:197-206. https://doi.org/10.1038/ni.3053

［150］Zheng Y et al (2009) Regulatory T-cell suppressor program co-opts transcription factor IRF4 to control T(H)2 responses. Nature 458:351-356. https://doi.org/10.1038/nature07674

［151］Zheng Y, Josefowicz S, Chaudhry A, Peng XP, Forbush K, Rudensky AY (2010) Role of conserved non-coding DNA elements in the Foxp3 gene in regulatory T-cell fate. Nature 463:808-812. https://doi.org/10.1038/nature08750

［152］Zhou LA et al (2007) IL-6 programs TH-17 cell differentiation by promoting sequential engagement of the IL-21 and IL-23 pathways. Nat Immunol 8:967-974. https://doi.org/10.1038/ni1488

［153］Zhou L et al (2008) TGF-beta-induced Foxp3 inhibits T(H)17 cell differentiation by antagonizing RORgammat function. Nature 453:236-240. https://doi.org/10.1038/nature06878

［154］Zhu J et al (2004) Conditional deletion of Gata3 shows its essential function in T(H)1-T(H) 2 responses. Nat Immunol 5:1157-1165. https://doi.org/10.1038/ni1128

［155］Zielinski CE et al (2012) Pathogen-induced human TH17 cells produce IFN-gamma or IL-10 and are regulated by IL-1beta. Nature 484:514-518. https://doi.org/10.1038/nature10957

［156］Zissler UM et al (2016) Interleukin-4 and interferon-gamma orchestrate an epithelial polarization in the airways. Mucosal Immunol 9:917-926. https://doi.org/10.1038/mi.2015.110

［157］Zissler UM et al (2018) Early IL-10 producing B-cells and coinciding Th/Tr17 shifts during three year grass-pollen AIT. EBioMedicine 36:475-488. https://doi.org/10.1016/j.ebiom.2018.09. 016

第 18 章　接触性皮炎的先天免疫机制

Innate Immune Mechanisms in Contact Dermatitis

Stefan F. Martin　Philipp R. Esser　著

巩慧子　译　　张静雅　校

摘要　过敏反应是对无害物质的普遍的过度反应。它们由免疫系统介导，包括 I 型（过敏性哮喘、特应性反应）或Ⅳ型（变应性接触性皮炎）反应。不同类型的过敏反应是由效应 T 细胞和记忆 T 细胞介导的，I 型过敏反应是由 B 细胞介导的。激活适应性免疫系统的先决条件是激活先天性免疫系统，由此产生的炎症不仅对过敏的起始，而且对过敏的诱发和维持都是必不可少的。众所周知，先天性免疫系统、组织应激和损伤反应共同参与炎症调控，这将有助于探索新的抗炎治疗策略、接触过敏原鉴定和效力分类。

关键词：过敏反应；接触性皮炎；炎症；先天性免疫反应；皮肤；应激反应

缩略语

ACD	allergic contact dermatitis	变应性接触性皮炎
ASC	apoptotic speck protein	凋亡斑点蛋白
CHS	contact hypersensitivity	接触性过敏
DAMP	damage-associated molecular pattern	损伤相关分子模式
DNFB	2,4-Dinitrofluorobenzene	2,4- 二硝基氟苯
FITC	fluorescein isothiocyanate	异硫氰酸荧光素
ICD	irritant contact dermatitis	刺激性接触性皮炎
ILC	innate lymphoid cell	先天淋巴样细胞
Keap1	Kelch-like ECH-associated protein 1	Kelch 样 ECH 相关蛋白
Ko	knockout	敲除
MAMP	microbe-associated molecular patterns	微生物相关分子模式
NLRP	NOD-like receptor protein	NOD 样受体蛋白
Nrf2	nuclear factor erythroid 2-related factor 2	核因子红系 2 相关因子 2
PAMP	pathogen-associated molecular patterns	病原体相关分子模式
RAG	recombination activating gene	重组激活基因
ROS	reactive oxygen species	活性氧
TLR	Toll-like receptor	Toll 样受体
TNCB	2,4,6-Trinitrochlorobenzene	2,4,6- 三硝基氯苯
Trm	tissue-resident memory T cell	组织记忆 T 细胞

一、变应性接触性皮炎现状

变应性接触性皮炎（allergic contact dermatitis，ACD）是由低分子有机化学物质和金属离子引起的一种炎症性皮肤病。皮肤病变是由接触过敏原特异性 T 细胞、先天性免疫细胞和皮肤细胞共同引起的（Nassau 和 Fonacier，2020）。接触性皮炎的患病率很高。20%～27% 的普通人群对至少一种欧洲标准中的接触性过敏原过敏（Diepgen 等，2016；Alinaghi 等，2019）。镍仍然是最重要的职业相关的接触性过敏原（Ahlström 等，2019）。刺激性接触性皮炎（irritant contact dermatitis，ICD）是由破坏皮肤屏障的化学物质引起的，如洗涤剂（Bains 等，2019）。它还涉及先天性免疫系统参与的炎症反应，但未涉及适应性免疫系统激活。两种接触性皮炎都会破坏皮肤的屏障功能，使皮肤渗透性改变，激活先天性免疫信号，从而致病（Jakasa 等，2018）。

ACD 是一个普遍存在的问题，每年都会出现新的过敏原引起的 ACD（Johansen 和 Werfel，2019），这表明危害识别和风险评估的方法（如局部淋巴结测定及其体外替代方法）并不完善（Ezendam 等，2016）。使用单一物质检测时，一些潜在的接触过敏原免疫原性弱，因此显示为阴性。然而在混合物中存在增强效应，弱免疫原性的过敏原可以变成高免疫原性（Pedersen 等，2004；Bonefeld 等，2011）。其他免疫原物质，如其他弱免疫原性过敏原或刺激物，可能引起协同促炎作用（Martin，2014；Bonefeld 等，2017）。因此，在未来的检测策略中应考虑混合物和配方的检测，这将有助于提高 ACD 的预防。

过敏性疾病（如鼻-结膜炎、过敏性哮喘或食物过敏）通常是由 IgE 介导引起的。IgE 主要对蛋白质过敏原产生反应，但有时也对碳水化合物产生反应。特应性疾病发病率呈上升趋势，目前已影响 20% 的人口。过敏反应和 ACD 是由适应性免疫系统（即 T 细胞和 B 细胞或 T 细胞）介导的，这两种超敏反应的产生和维持都需要先天性免疫系统。在这里，我们以 ACD 为重点，讨论了过敏反应的先天性免疫反应机制，应激反应对炎症的贡献，并对过敏反应炎症机制的潜在新治疗策略进行了展望。

二、先天性免疫机制与组织应激反应

炎症是启动适应性免疫反应所必需的。炎症破坏了免疫系统稳态，这是 T 细胞和 B 细胞反应启动的先决条件。先天性免疫系统的激活是炎症的一个关键因素，同时组织应激和损伤反应也在炎症中起重要作用。先天性免疫在有赖于模式识别受体（pattern recognition receptor，PRR），如 Toll 样受体（Toll-like receptor，TLR）、NOD 样受体（NOD-like receptor，NLR）、RIG-I 样受体（RIG-I like receptor，RLR）和 C 型凝集素受体（C-type lectin receptor，CLR），以及 cGAS-STING 通路。这些受体的配体来自病原体或微生物相关的分子模式（PAMP、MAMP），或者来自内源性细胞或细胞外基质，即损伤相关分子模式（damage-associated molecular pattern，DAMP）。此外，活性氧（reactive oxygen species，ROS）或细胞外 ATP 通常由组织应激和损伤导致炎症。不同类型的炎症对 T 细胞极化很重要（Annunziato 等，2015；Rankin 和 Artis，2018）。1 型炎症的特征是 IL-12，它驱动 T 细胞对产生 IFN-γ 的先天淋巴样细胞 1（innate lymphoid cell 1，ILC1）和 CD4[+] Th1 和 CD8[+] Tc2 细胞的极化。2 型炎症包括产生 IL-25、IL-33、TSLP、IL-4、IL-5 和 IL-13 的 ILC2、Th2 和 Tc2 细胞。3 型炎症由 IL-23 驱动，涉及产生 IL-17 和 IL-22 的 ILC3、Th17 和 Tc17 细胞。以上炎症反应类型可以单独或混合存在。

皮肤中接触性过敏原诱导的炎症反应对诱导接触过敏原特异性 T 细胞反应十分必要。基于接触性过敏（contact hypersensitivity，CHS）模型，即接触性皮炎小鼠模型，前人已阐述了相应的细胞和分子机制，并探索了相应的治疗新策略（Martin，2013；Gaspari 等，2016）。效应 T 细胞对接触过敏原，如 2,4,6-三硝基氯苯（2,4,6-trinitrochlorobenzene，TNCB）或 2,4-二硝基氟苯（2,4-Dinitrofluorobenzene，DNFB）的反应主要是 Tc1 反应，也有 Tc17 细胞的参与。异硫氰酸荧光素（Fluorescein isothiocyanate，FITC）可诱导 1 型或 2 型反应。CHS 的调控由调节性 T 细胞（Treg）和 NKT 细胞介导（Vocanson 等，2009；Martin 等，2010；Goubier 等，2013）。

ACD 的先天性免疫反应机制的研究已经取得很大进展（Kaplan 等，2012；Honda 等，2013；Martin，2015；Brys 等，2019）。最新研究表明先天性免疫反应及其引起的炎症在 ACD 的致敏期和激发期都十分重要。

三、先天性免疫细胞在变应性接触性皮炎中的作用

皮肤含有各种类型的常驻免疫细胞（Ho 和 Kupper，2019），包括真皮肥大细胞。肥大细胞缺失的小鼠模型证明了它们参与 CHS（Dudeck 等，2011）。接触过敏原（如 DNFB 或 FITC）可以快速激活肥大细胞，继而释放组胺，从而诱导 1 型炎症，导致血管扩张和中性粒细胞涌入。与人类 ACD 不同的是，小鼠对 CHS 的致敏作用导致的炎症表现为轻微的肥大细胞依赖性耳部肿胀，并在接触过敏原应用后约 6h 达到峰值。肥大细胞和单核细胞分泌中性粒细胞吸引趋化因子 CXCL1 和 CXCL2 可能进一步募集中性粒细胞（De Filippo 等，2013）。

肥大细胞来源的 TNF-α 有助于树突状细胞增殖、迁移和 T 细胞启动（Suto 等，2006；Dudeck 等，2015）。在缺乏肥大细胞产生的 TNF 的小鼠中，DNFB 诱导的 CHS 显著减少。树突状细胞吞噬并吸收胞外肥大细胞颗粒，促进了其成熟和淋巴结迁移。这似乎是由于摄取后颗粒内容物（包括 TNF-α）的释放引起（Dudeck 等，2019）。

肥大细胞也可在 CHS 中起调节作用（Gimenez-Rivera 等，2016）。与野生型小鼠相比，在慢性 CHS 模型中反复应用接触过敏原恶唑酮可增加肥大细胞缺陷 C57BL/6-KitW-sh/W-sh（Sash）小鼠和肥大细胞缺失（MCPT5-Cre⁺ iDTR⁺）小鼠的耳肿胀反应。这与抗原特异性 CD8⁺ T 细胞在反复致敏过程中皮肤部位的累积有关，这些细胞产

生促炎细胞因子，如 IFN-γ 和 IL-17，明显高于在野生型小鼠中观察到的水平。研究进一步表明肥大细胞调控 CD8⁺ T 细胞在皮肤的募集，及其在引流淋巴结中的发育。作为一种潜在的机制，有人提出肥大细胞蛋白酶可降解 Trm 维持所需的 IL-15。相反，Trm 所需的 TGF-β 和 IL-7 没有升高。

中性粒细胞也参与 CHS 的致病。中性粒细胞可以迅速渗透接触致敏的皮肤。在致敏前，中性粒细胞耗竭可消除 CHS 反应，中性粒细胞缺乏的小鼠也可减少 CHS 反应（Weber 等，2015）。半抗原剂量与浸润中性粒细胞的数量相关，而中性粒细胞的数量又决定了浸润 T 细胞的数量和耳部肿胀的严重程度（Engeman 等，2004）。在本研究中，当 DNFB 刺激剂量增加时，检测到中性粒细胞吸引趋化因子 CXCL1 水平增加。

有报道称中性粒细胞组织蛋白酶 G 在 CHS 中 T 细胞向 CD8⁺ 效应 T 细胞方向的分化中发挥作用（Kish 等，2019）。CD4⁺ Th1/Th17 细胞通常不被诱导。在本研究中，中性粒细胞释放的组织蛋白酶 G 减少了树突状细胞产生的 IL-12，从而阻止了 Th1/Th17 细胞的生成。缺乏组织蛋白酶 G 导致 IL-12 水平升高，并诱导半抗原反应性 CD8⁺ 效应细胞和 CD4⁺ 产生 IFN-γ 的 T 细胞产生。

ILC 是一组异质性细胞，存在于淋巴和非淋巴组织中（Vivier 等，2018）。根据它们的表型和功能，它们可以被区分为不同的亚型。目前，主要有五个亚群：ILC1、ILC2 和 ILC3（功能上分别类似于 Th1、Th2 和 Th17 细胞）、淋巴组织诱导细胞（lymphoid tissue inducer，LTi）和自然杀伤（natural killer，NK）细胞。ILC 多在组织中，特别是在皮肤等屏障组织中富集。它们是维持组织内稳态的哨兵，有助于启动和增强适应性免疫反应（Vivier 等，2018）。它们在哮喘等过敏性疾病中发挥作用（Morita 等，2016；Kortekaas Krohn 等，2018）。在特异反应中，ILC2 被皮肤产生的 IL-25、IL-33 和 TSLP 激活，它们通过产生 IL-4、IL-5 和 IL-13 促进过敏反应。在特应性反应中，ILC2 被皮肤来源的 IL-25、IL-33 和 TSLP 激活。它们通过产生 IL-4、IL-5 和 IL-13 来

促进过敏反应。产生 IL-17A 和 IL-22 的 ILC3 与银屑病有关，它们可能在变应性接触性皮炎中发挥效应作用。

ILC 在 ACD 中发挥作用。Kim 等发现产生 IL-10 的 ILC，表达 CD45、CD127 和 Sca-1（Kim，2016）。在恶唑酮诱导的 CHS 中，腋窝、腹股沟淋巴结和耳部皮肤中 ILC10 增加。推测 ILC10 在 CHS 中具有调节作用。抗体介导的 ILC 耗竭或 ILC2 缺失小鼠在致敏后诱导对 TNCB 的 CHS 时，耳肿胀反应会增加（Rafei-Shamsabadi 等，2019）。耳部皮肤中表达 IFN-γ 和 TNF-α 的 Eomes$^+$ NK 细胞在接触半抗原后 24h，即炎症高峰期出现的早期增加，而在 CHS 的缓解期 48～72h，产生 IL-5 和 IL-13 的 ILC2 的延迟性增加。这些数据表明 NK 细胞具有明显的促炎作用，ILC2 在 Tc1/Th1 驱动的 CHS 中具有调节作用。ILC1 在 ACD 中的作用尚未证实，但它们很可能参与了接触性免疫反应的启动（Kim，2015）。有趣的是，在 FITC 诱导的 Th2 驱动的 CHS 中，ILC2 具有调节作用。这些细胞在 CHS 中是如何被激活的还有待研究，但很可能是先天免疫系统造成的。

在 CHS 小鼠模型中发现 NK 细胞减少不影响 CHS，但在缺失 T 细胞和 B 细胞的 RAG2/ 小鼠中，NK 细胞可以介导 CHS（O'Leary 等，2006；Paust 等，2010）。这种 CHS 在缺乏 T 细胞和 B 细胞及 NK 细胞的 RAG2-/-x IL-2Rγ 敲除小鼠中消失。NK 细胞介导的 CHS 是抗原特异性的，可在致敏数月后诱发记忆性反应。Peng 等报道了负责这种记忆性 CHS 反应的细胞类型是肝内 CD49$^+$ DX5-NK 细胞（Peng 等，2013）。这些 NK 细胞似乎被肝脏中含有半抗原的 APC 启动。启动过程非常迅速，在干预后 30min 就可以观察到耳部肿胀（Majewska-Szczepanik 等，2013），野生型和 RAG-/- 小鼠干预后耳部皮肤 NK 细胞数量有少量增加（O'Leary 等，2006）。肝脏 NK 细胞中表达 CXCR6，以维持其肝脏中持续存在，并在肝脏中产生了 CXCR6 的配体 CXCL16（Paust 等，2010）。此外，肝脏 NK 细胞依赖 IFN-α 信号、IFN-γ 或 IL-12。此外，半抗原特异性 NK 细胞记忆的形成需要巨噬

细胞中的 NLRP3 炎性小体（van den Boorn 等，2016）。

另有一项使用莫诺苯宗作抗原的研究显示，在黑色素细胞中酪氨酸酶选择性代谢为完整的半抗原的野生型小鼠中，CHS 反应由 NK 细胞依赖和抗原特异性的 CD49b$^+$ NK1.1$^+$ 表达 LY49 C-I 和 CD18 的 NK 记忆细胞介导（van den Boorn 等，2016）。该研究还表明，莫诺苯宗诱导组织单核细胞迁移到引流淋巴结，并启动 NK 细胞。NK 记忆细胞对黑素细胞具有细胞毒性，可引起 RAG2ko 小鼠白癜风样皮肤脱色。NK 细胞对 CHS 的诱导作用甚微。

有趣的是，人们注意到 NK 细胞介导的 CHS 和传统的 T 细胞介导的 CHS 在组织学等方面是不同的（Rouzaire 等，2012）。到目前为止，记忆样 NK 细胞诱导 CHS，以及 T 细胞非依赖性 CHS 的抗原特异性的机制尚不清楚。

四、变应性接触性皮炎中的模式识别受体与危险信号

模式识别受体（PRR）、TLR2 和 TLR4 参与过敏反应和自身免疫反应。细胞表面 TLR 通过检测 PAMP 和 DAMP 来监测细胞外环境的变化。接触性过敏原引起的组织损伤包括透明质酸（Esser 等，2012）和二聚糖（Esser 等，2018）的降解或 HMGB1 的释放（Galbiati 等，2014）。这些 DAMP 在 TLR2/4 介导的炎症中发挥作用。ROS 和 ATP 等信号参与了 CHS 皮肤炎症的调节。ROS 和接触性过敏原通过 Keap1 的共价修饰触发抗氧化第二阶段反应。特定的半胱氨酸残基可以被接触过敏原或药物氧化或修饰，这导致转录因子 Nrf2 的释放和核易位，后者激活抗氧化反应的基因（Mussotter 等，2018；Helou 等，2019a）。Nrf2 敲除（ko）小鼠的实验表明氧化应激水平决定了致敏阈值。Nrf2 ko 小鼠可对香味过敏原致敏，而香味过敏原是弱免疫原性过敏原，不能使野生型小鼠致敏（El Ali 等，2013）。此外，Nrf2 调节皮肤中中性粒细胞的累积（Helou 等，2019b，p. 201），Nrf2 缺陷小鼠的中性粒细胞募集明显增强。

这与氧化应激的增加与中性粒细胞吸引趋化因子CCL2、CCL4 和 CCL11 的增加有关。CD36 在巨噬细胞和中性粒细胞上的表达也降低了。这些发现表明：Nrf2 在调节氧化应激方面对中性粒细胞参与 CHS 的先天炎症反应具有重要作用。

NLRP3 炎性小体在 ACD 中也起着重要作用。缺乏接头蛋白 ASC 或 PRR NLRP3 的小鼠的 CHS 反应显著降低（Sutterwala 等，2006）。研究表明，接触性过敏原（如 TNCB），可诱导皮肤细胞快速释放 ATP（Weber 等，2010）。P2X7R 对炎症小体的激活很重要，缺乏 P2X7R 的小鼠无法发展成 CHS。炎症小体通过激活 caspase-1 将 IL-1β 和 IL-18 转化为成熟的活性细胞因子。在致敏前注射 IL-1R 拮抗药阻断 CHS 的发生（Weber 等，2010）。

接触性过敏原触发的先天性免疫反应与病原体引起的免疫反应存在相同的机制。TLR 和 NLRP3 炎症小体的激活是 1 型炎症中的一种典型的先天性免疫反应模式，见于感染性和无菌性免疫反应，如自身免疫病、皮肤和其他器官的炎症性疾病，以及对乙酰氨基酚（Woolbright 和 Jaeschke，2017）或阿巴卡韦（Toksoy 等，2017）等药物的不良反应。TLR 类型和细胞类型因炎症发生部位的不同而不同。PAMP 和 DAMP 触发该反应，其他促炎因子响应细胞应激而产生的危险信号（如 ROS、细胞外 ATP 等），共同激活 "TLR/炎症小体"。

针对不同接触性过敏原的过敏反应机制是不同的，这种差异可能是由于来自应激细胞或细胞外基质产生或释放的信号和 DAMP 的不同而引起不同细胞类型、TLR、炎症小体共同参与造成的微小差异，也可能是向 2 型炎症或 1 型 /2 型 /3 型混合炎症倾向的巨大差异。最近的研究揭示了过敏原特异性的基因表达模式（Dhingra 等，2014；Leonard 和 Guttman-Yassky，2019）。

五、变应性接触性皮炎中的应激反应

组织应激和损伤的促进炎症作用十分重要。应激和受损细胞不仅产生或释放危险信号，还释放 DAMP，激活促炎信号。Keap1/Nrf2 依赖的抗氧化二级反应是由 ROS 和亲电化学物引起的，另一种应激反应是由内质网或线粒体中未折叠或错误折叠的蛋白质引起的。这种未折叠蛋白反应（unfolded protein response，UPR）在许多蛋白质稳态失调的疾病中均发挥作用（Hetz 等，2019；Gonzalez-Teuber 等，2019），如神经退行性疾病（帕金森病或阿尔茨海默病）和自身免疫性疾病（糖尿病）（Janssens 等，2014）。由于 ROS 氧化蛋白或共价修饰或接触性过敏原形成复合体产生错误折叠蛋白，UPR 也可能在接触性皮炎中发挥作用。有研究表明，接触性致敏剂 DNFB 激活了 THP-1 细胞和人单核细胞来源的树突状细胞中的 UPR。DNFB 诱导 ROS 生成，后者可以激活 UPR 的 PERK-eIF2a-ATF4 支系（Luís 等，2014）。用抗氧化剂 N- 乙酰半胱氨酸预处理可以消除 UPR 的活化。DNFB 还可以诱导 IL-8、CD86 和 IL-1β 基因的转录上调。ATF4 与 Nrf2 的相互作用可以引起 HMOX1 的上调。此外，DNFB 通过 ATF4 调节自噬相关基因。这些发现表明，UPR 在树突状细胞的激活中起作用，并与调节细胞内稳态的其他通路（如抗氧化二级反应和自噬）发生交叉作用。

炎症反应囊括了先天性免疫系统和细胞应激反应。先天性免疫反应与组织应激和损伤反应之间的交叉作用见于多种水平上，其中包括通过 NF-kB 或 NLRP3 炎症小体调节先天性炎症反应。

六、先天性免疫与 I 型过敏反应中的先天淋巴样细胞

I 型过敏反应，如鼻 - 结膜炎、过敏性哮喘、食物过敏，约见于 20% 的德国成年人（Bergmann 等，2016）。它由 Th2 细胞介导，主要效应细胞因子是 IL-4、IL-5、IL-9 和 IL-13，这些细胞因子促进 B 细胞产生 IgE 和嗜酸性粒细胞趋化。与接触性皮炎一样，先天性免疫系统的激活先于适应性免疫反应。一篇最新的综述详细地阐述了 PRR 和先天性免疫系统的其他成分在过敏反应中的作用（Maeda 等，2019）。迄今为止的研究结果表明：

几乎所有先天性免疫的分子途径都参与了不同类型过敏性疾病的起始、进展或调节和保护（Maeda 等，2019；Pivniouk 等，2019）。

Ⅰ型过敏反应和Ⅳ型过敏反应的炎症类型不同。Ⅰ型过敏反应与上皮细胞中 IL-25、IL-33 和 TSLP 的早期产生有关。IL-33 和 TSLP 可协同激活 ILC2，促进 ILC2 分泌 IL-5 和 IL-13，还促进树突状细胞的激活和向 DC 分化。这促进树突状细胞迁移到淋巴结，并将过敏原表位呈递给 T 细胞。树突状细胞诱导表达 OX40L，后者可以产生 IL-4，引起 T 细胞反应向 Th2 方向极化。

七、治疗

对过敏反应中炎症机制的认识为治疗提供了研究基础。对于 ACD 的治疗，除了局部免疫抑制治疗，如糖皮质激素或他克莫司，还可以使用抗炎疗法。以皮肤为靶器官的局部治疗可能避免或减少不必要的系统性不良反应，发展潜力巨大。在 CHS 模型中，已有研究表明，药物抑制先天性免疫反应可以出现由 TNCB 诱导的耳部肿胀反应（Weber 等，2010；Esser 等，2012）。注射透明质酸酶、P2X7R 拮抗药 KN-62、IL-1R 拮抗药阿那白滞素可阻断 TNCB 后续的致敏作用。阿那白滞素还可以阻断致敏小鼠的诱导（作者发表的数据）。局部抗氧化剂也很有效。阻断 TLR（Joosten 等，2016）和抑制炎症小体（Swanson 等，2019）

有待进一步探索，如用于糖尿病治疗的 NLRP3 炎症小体抑制药格列本脲。阻断未折叠蛋白反应（UPR）也具有巨大潜力（Hetz 等，2019）。这些机制在致敏阶段和诱导阶段均发挥作用，这使它们在治疗 ACD 方面有可能成为候选药物。它们在慢性 ACD 中的作用尚未被研究，部分原因是目前缺乏适当的小鼠模型。通过靶向几种机制的联合疗法可能是最有效的，可以防止代偿性上调，并减少相应药物的剂量及其不良反应。

结论

新型治疗方法的研究与Ⅰ型过敏反应的机制的进展同步（Simon，2018）。目前，靶向效应细胞因子的生物制剂已应用于临床。细胞因子及其受体或中和性可溶性受体的靶向抗体已被使用。此外，小分子药物还被用于干扰 JAK/STAT 等信号通路（Tan 等，2016；Kaufman 和 Alexis，2018；Eyerich 等，2019）。希望未来可以联合使用抗炎药物和生物制剂，实现中和效应细胞因子的同时，干扰致病 T 细胞的产生、维持和组织内蓄积。关于炎症消退机制的研究可能为促炎症消退的治疗方案提供支持（Fullerton 和 Gilroy，2016）。此外，通过将免疫平衡向 Treg 细胞转化，促进效应 T 细胞向 Treg 细胞转化等途径加强免疫调节有助于耐受性的重建（Guo 等，2019；Akamatsu 等，2019）。

参考文献

［1］ Ahlström MG, Thyssen JP, Wennervaldt M et al (2019) Nickel allergy and allergic contact dermatitis: a clinical review of immunology, epidemiology, exposure, and treatment. Contact Dermatitis 81:227-241. https://doi.org/10.1111/cod.13327

［2］ Akamatsu M, Mikami N, Ohkura N et al (2019) Conversion of antigen-specific effector/memory T cells into Foxp3-expressing Treg cells by inhibition of CDK8/19. Sci Immunol 4:eaaw2707. https://doi.org/10.1126/sciimmunol.aaw2707

［3］ Alinaghi F, Bennike NH, Egeberg A et al (2019) Prevalence of contact allergy in the general population: a systematic review and meta-analysis. Contact Dermatitis 80:77-85. https://doi. org/10.1111/cod.13119

［4］ Annunziato F, Romagnani C, Romagnani S (2015) The 3 major types of innate and adaptive cellmediated effector immunity. J Allergy Clin Immunol 135:626-635. https://doi.org/10.1016/j.jaci.2014.11.001

［5］ Bains SN, Nash P, Fonacier L (2019) Irritant contact dermatitis. Clinic Rev Allerg Immunol 56:99-109. https://doi.org/10.1007/s12016-018-8713-0

［6］ Bergmann K-C, Heinrich J, Niemann H (2016) Current status of allergy prevalence in Germany: position paper of the Environmental Medicine Commission of the Robert Koch

Institute. Allergo J Int 25:6-10. https://doi.org/10.1007/s40629-016-0092-6

[7] Bonefeld CM, Nielsen MM, Rubin IMC et al (2011) Enhanced sensitization and elicitation responses caused by mixtures of common fragrance allergens. Contact Dermatitis 65:336-342. https://doi.org/10.1111/j.1600-0536.2011.01945.x

[8] Bonefeld CM, Geisler C, Gimenéz-Arnau E et al (2017) Immunological, chemical and clinical aspects of exposure to mixtures of contact allergens. Contact Derm 77:133-142. https://doi.org/10.1111/cod.12847

[9] Brys AK, Rodriguez-Homs LG, Suwanpradid J et al (2019) Shifting paradigms in allergic contact dermatitis: the role of innate immunity. J Investig Dermatol. https://doi.org/10.1016/j.jid.2019. 03.1133

[10] De Filippo K, Dudeck A, Hasenberg M et al (2013) Mast cell and macrophage chemokines CXCL1/CXCL2 control the early stage of neutrophil recruitment during tissue inflammation. Blood 121:4930-4937. https://doi.org/10.1182/blood-2013-02-486217

[11] Dhingra N, Shemer A, Correa da Rosa J et al (2014) Molecular profiling of contact dermatitis skin identifies allergen-dependent differences in immune response. J Allergy Clin Immunol 134:362-372. https://doi.org/10.1016/j.jaci.2014.03.009

[12] Diepgen T, Ofenloch RF, Bruze M et al (2016) Prevalence of contact allergy in the general population in different European regions. Br J Dermatol 174:319-329. https://doi.org/10. 1111/bjd.14167

[13] Dudeck A, Dudeck J, Scholten J et al (2011) Mast cells are key promoters of contact allergy that mediate the adjuvant effects of Haptens. Immunity 34:973-984. https://doi.org/10.1016/j. immuni.2011.03.028

[14] Dudeck J, Ghouse SM, Lehmann CHK et al (2015) Mast-cell-derived TNF amplifies CD8(+)dendritic cell functionality and CD8(+) T cell priming. Cell Rep 13:399-411. https://doi.org/10.1016/j.celrep.2015.08.078

[15] Dudeck J, Froebel J, Kotrba J et al (2019) Engulfment of mast cell secretory granules on skin inflammation boosts dendritic cell migration and priming efficiency. J Allergy Clin Immunol 143:1849-1864.e4. https://doi.org/10.1016/j.jaci.2018.08.052

[16] El Ali Z, Gerbeix C, Hemon P et al (2013) Allergic skin inflammation induced by chemical sensitizers is controlled by the transcription factor Nrf2. Toxicol Sci 134:39-48. https://doi. org/10.1093/toxsci/kft084

[17] Engeman T, Gorbachev AV, Kish DD, Fairchild RL (2004) The intensity of neutrophil infiltration controls the number of antigen-primed CD8 T cells recruited into cutaneous antigen challenge sites. J Leukoc Biol 76:941-949. https://doi.org/10.1189/jlb.0304193

[18] Esser PR, Wolfle U, Durr C et al (2012) Contact sensitizers induce skin inflammation via ROS production and hyaluronic acid degradation. PLoS One 7:e41340. https://doi.org/10.1371/journal.pone.0041340

[19] Esser PR, Zech A, Idzko M, Martin SF (2018) Lack of biglycan reduces contact hypersensitivity in mice. Contact Derm 79:326-328. https://doi.org/10.1111/cod.13082

[20] Eyerich S, Metz M, Bossios A, Eyerich K (2019) New biological treatments for asthma and skin allergies. Allergy. https://doi.org/10.1111/all.14027

[21] Ezendam J, Braakhuis HM, Vandebriel RJ (2016) State of the art in non-animal approaches for skin sensitization testing: from individual test methods towards testing strategies. Arch Toxicol 90:2861-2883. https://doi.org/10.1007/s00204-016-1842-4

[22] Fullerton JN, Gilroy DW (2016) Resolution of inflammation: a new therapeutic frontier. Nat Rev Drug Discov 15:551-567. https://doi.org/10.1038/nrd.2016.39

[23] Galbiati V, Papale A, Galli CL et al (2014) Role of ROS and HMGB1 in contact allergen-induced IL-18 production in human keratinocytes. J Invest Dermatol 134:2719-2727. https://doi.org/10. 1038/jid.2014.203

[24] Gaspari AA, Katz SI, Martin SF (2016) Contact hypersensitivity. Curr Protoc Immunol 113:4.2.1-4.2.7. https://doi.org/10.1002/0471142735.im0402s113

[25] Gimenez-Rivera V-A, Siebenhaar F, Zimmermann C et al (2016) Mast cells limit the exacerbation of chronic allergic contact dermatitis in response to repeated allergen exposure. J Immunol 197:4240-4246. https://doi.org/10.4049/jimmunol.1600236

[26] Gonzalez-Teuber V, Albert-Gasco H, Auyeung VC et al (2019) Small molecules to improve ER proteostasis in disease. Trends Pharmacol Sci 40:684-695. https://doi.org/10.1016/j.tips.2019. 07.003

[27] Goubier A, Vocanson M, Macari C et al (2013) Invariant NKT cells suppress CD8+ T-cellmediated allergic contact dermatitis independently of regulatory CD4+ T cells. J Invest Dermatol 133:980-987

[28] Guo Z, Wang G, Lv Y et al (2019) Inhibition of Cdk8/Cdk19 activity promotes Treg cell differentiation and suppresses autoimmune diseases. Front Immunol 10. https://doi.org/10. 3389/fimmu.2019.01988

[29] Helou DG, Martin SF, Pallardy M et al (2019a) Nrf2 involvement in chemical-induced skin innate immunity. Front Immunol 10. https://doi.org/10.3389/fimmu.2019. 01004

[30] Helou DG, Noël B, Gaudin F et al (2019b) Cutting edge: Nrf2 regulates neutrophil recruitment and accumulation in skin during contact hypersensitivity. J Immunol 202:2189-2194. https://doi. org/10.4049/jimmunol.1801065

[31] Hetz C, Axten JM, Patterson JB (2019) Pharmacological targeting of the unfolded protein response for disease intervention. Nat Chem Biol 15:764-775. https://doi. org/10.1038/s41589-019-0326-2

[32] Ho AW, Kupper TS (2019) T cells and the skin: from protective immunity to inflammatory skin disorders. Nat Rev Immunol 19:490-502. https://doi.org/10.1038/s41577-019-0162-3

[33] Honda T, Egawa G, Grabbe S, Kabashima K (2013) Update of immune events in the murine contact hypersensi-

tivity model: toward the understanding of allergic contact dermatitis. J Invest Dermatol 133:303-315. https://doi.org/10.1038/jid.2012.284

［34］ Jakasa I, Thyssen JP, Kezic S (2018) The role of skin barrier in occupational contact dermatitis. Exp Dermatol 27:909-914. https://doi.org/10.1111/exd.13704

［35］ Janssens S, Pulendran B, Lambrecht BN (2014) Emerging functions of the unfolded protein response in immunity. Nat Immunol 15:910-919. https://doi.org/10.1038/ni.2991

［36］ Johansen JD, Werfel T (2019) Highlights in allergic contact dermatitis 2018/2019. Curr Opin Allergy Clin Immunol 19:334-340. https://doi.org/10.1097/ACI.0000000000000552

［37］ Joosten LAB, Abdollahi-Roodsaz S, Dinarello CA et al (2016) Toll-like receptors and chronic inflammation in rheumatic diseases: new developments. Nat Rev Rheumatol 12:344-357. https://doi.org/10.1038/nrrheum.2016.61

［38］ Kaplan DH, Igyártó BZ, Gaspari AA (2012) Early immune events in the induction of allergic contact dermatitis. Nat Rev Immunol 12:114-124. https://doi.org/10.1038/nri3150

［39］ Kaufman BP, Alexis AF (2018) Biologics and small molecule agents in allergic and immunologic skin diseases. Curr Allergy Asthma Rep 18:55. https://doi.org/10.1007/s11882-018-0804-8

［40］ Kim BS (2015) Innate lymphoid cells in the skin. J Invest Dermatol 135:673-678. https://doi.org/10.1038/jid.2014.401

［41］ Kim HS, Jang J-H, Lee MB et al (2016) A novel IL-10-producing innate lymphoid cells (ILC10) in a contact hypersensitivity mouse model. BMB Rep 49:293-296. https://doi.org/10.5483/bmbrep.2016.49.5.023

［42］ Kish DD, Min S, Dvorina N et al (2019) Neutrophil cathepsin G regulates dendritic cell production of IL-12 during development of CD4 T cell responses to antigens in the skin. J Immunol 202:1045-1056. https://doi.org/10.4049/jimmunol.1800841

［43］ Kortekaas Krohn I, Shikhagaie MM, Golebski K et al (2018) Emerging roles of innate lymphoid cells in inflammatory diseases: clinical implications. Allergy 73:837-850. https://doi.org/10.1111/all.13340

［44］ Leonard A, Guttman-Yassky E (2019) The unique molecular signatures of contact dermatitis and implications for treatment. Clin Rev Allergy Immunol 56:1-8. https://doi.org/10.1007/s12016-018-8685-0

［45］ Luís A, Martins JD, Silva A et al (2014) Oxidative stress-dependent activation of the eIF2α-ATF4 unfolded protein response branch by skin sensitizer 1-fluoro-2,4-dinitrobenzene modulates dendritic-like cell maturation and inflammatory status in a biphasic manner [corrected]. Free Radic Biol Med 77:217-229. https://doi.org/10.1016/j.freeradbiomed.2014.09.008

［46］ Maeda K, Caldez MJ, Akira S (2019) Innate immunity in allergy. Allergy 74:1660-1674. https://doi.org/10.1111/all.13788

［47］ Majewska-Szczepanik M, Paust S, von Andrian UH et al (2013) Natural killer cell-mediated contact sensitivity develops rapidly and depends on interferon-α, interferon-γ and interleukin-12. Immunology 140:98-110. https://doi.org/10.1111/imm.12120

［48］ Martin SF (2013) Induction of contact hypersensitivity in the mouse model. Methods Mol Biol 961:325-335. https://doi.org/10.1007/978-1-62703-227-8_21

［49］ Martin SF (2014) Adaptation in the innate immune system and heterologous innate immunity. Cell Mol Life Sci 71:4115-4130. https://doi.org/10.1007/s00018-014-1676-2

［50］ Martin SF (2015) New concepts in cutaneous allergy. Contact Derm 72:2-10. https://doi.org/10.1111/cod.12311

［51］ Martin SF, Esser PR, Schmucker S et al (2010) T-cell recognition of chemicals, protein allergens and drugs: towards the development of in vitro assays. Cell Mol Life Sci 67:4171-4184. https://doi.org/10.1007/s00018-010-0495-3

［52］ Morita H, Moro K, Koyasu S (2016) Innate lymphoid cells in allergic and nonallergic inflammation. J Allergy Clin Immunol 138:1253-1264. https://doi.org/10.1016/j.jaci.2016.09.011

［53］ Mussotter F, Potratz S, Budczies J et al (2018) A multi-omics analysis reveals metabolic reprogramming in THP-1 cells upon treatment with the contact allergen DNCB. Toxicol Appl Pharmacol 340:21-29. https://doi.org/10.1016/j.taap.2017.12.016

［54］ Nassau S, Fonacier L (2020) Allergic contact dermatitis. Med Clin N Am 104:61-76. https://doi.org/10.1016/j.mcna.2019.08.012

［55］ O'Leary JG, Goodarzi M, Drayton DL, von Andrian UH (2006) T cell- and B cell-independent adaptive immunity mediated by natural killer cells. Nat Immunol 7:507-516. https://doi.org/10.1038/ni1332

［56］ Paust S, Gill HS, Wang B-Z et al (2010) Critical role for the chemokine receptor CXCR6 in NK cell-mediated antigen-specific memory of haptens and viruses. Nat Immunol 11:1127-1135. https://doi.org/10.1038/ni.1953

［57］ Pedersen LK, Johansen JD, Held E, Agner T (2004) Augmentation of skin response by exposure to a combination of allergens and irritants - a review. Contact Derm 50:265-273. https://doi.org/10.1111/j.0105-1873.2004.00342.x

［58］ Peng H, Jiang X, Chen Y et al (2013) Liver-resident NK cells confer adaptive immunity in skin-contact inflammation. J Clin Invest 123:1444-1456. https://doi.org/10.1172/JCI66381

［59］ Pivniouk V, Gimenes Junior JA, Honeker L, Vercelli D (2019) The role of innate immunity in asthma development and protection: lessons from the environment. Clin Exp Allergy. https://doi.org/10.1111/cea.13508

［60］ Rafei-Shamsabadi DA, Klose CSN, Halim TYF et al (2019) Context dependent role of type 2 innate lymphoid cells in allergic skin inflammation. Front Immunol 10:2591. https://doi.org/10.3389/fimmu.2019.02591

［61］ Rankin LC, Artis D (2018) Beyond host defense: emerging functions of the immune system in regulating complex tissue physiology. Cell 173:554-567. https://doi.org/10.1016/j.cell.2018.03.013

［62］ Rouzaire P, Luci C, Blasco E et al (2012) Natural killer cells and T cells induce different types of skin reactions during recall responses to haptens. Eur J Immunol 42:80-88. https://doi.org/10. 1002/eji.201141820

［63］ Simon D (2018) Recent advances in clinical allergy and immunology. Int Arch Allergy Immunol 177:324-333. https://doi.org/10.1159/000494931

［64］ Suto H, Nakae S, Kakurai M et al (2006) Mast cell-associated TNF promotes dendritic cell migration. J Immunol 176:4102-4112. https://doi.org/10.4049/jimmunol.176.7.4102

［65］ Sutterwala FS, Ogura Y, Szczepanik M et al (2006) Critical role for NALP3/CIAS1/cryopyrin in innate and adaptive immunity through its regulation of caspase-1. Immunity 24:317-327. https://doi.org/10.1016/j.immuni.2006.02.004

［66］ Swanson KV, Deng M, Ting JP-Y (2019) The NLRP3 inflammasome: molecular activation and regulation to therapeutics. Nat Rev Immunol 19:477-489. https://doi.org/10.1038/s41577-019-0165-0

［67］ Tan H-TT, Sugita K, Akdis CA (2016) Novel biologicals for the treatment of allergic diseases and asthma. Curr Allergy Asthma Rep 16:70. https://doi.org/10.1007/s11882-016-0650-5

［68］ Toksoy A, Sennefelder H, Adam C et al (2017) Potent NLRP3 inflammasome activation by the HIV reverse transcriptase inhibitor Abacavir. J Biol Chem 292:2805-2814. https://doi.org/10.1074/jbc.M116.749473

［69］ van den Boorn JG, Jakobs C, Hagen C et al (2016) Inflammasome-dependent induction of adaptive NK cell memory. Immunity 44:1406-1421. https://doi.org/10.1016/j.immuni.2016.05.008

［70］ Vivier E, Artis D, Colonna M et al (2018) Innate lymphoid cells: 10 years on. Cell 174:1054-1066. https://doi.org/10.1016/j.cell.2018.07.017

［71］ Vocanson M, Hennino A, Rozières A et al (2009) Effector and regulatory mechanisms in allergic contact dermatitis. Allergy 64:1699-1714. https://doi.org/10.1111/j.1398-9995.2009.02082.x

［72］ Weber FC, Esser PR, Muller T et al (2010) Lack of the purinergic receptor P2X(7) results in resistance to contact hypersensitivity. J Exp Med 207:2609-2619. https://doi.org/10.1084/jem. 20092489

［73］ Weber FC, Németh T, Csepregi JZ et al (2015) Neutrophils are required for both the sensitization and elicitation phase of contact hypersensitivity. J Exp Med 212:15-22. https://doi.org/10.1084/jem.20130062

［74］ Woolbright BL, Jaeschke H (2017) Role of the inflammasome in acetaminophen-induced liver injury and acute liver failure. J Hepatol 66:836-848. https://doi.org/10.1016/j.jhep.2016.11.017

第六篇

风险因素
Risk Factors

第 19 章 哮喘和过敏性疾病的遗传学

Genetics of Asthma and Allergic Diseases

Sadia Haider　Angela Simpson　Adnan Custovic **著**

贾红侠 **译**　王　奔 **校**

摘要

从候选基因关联研究和基于家庭的全基因组连锁分析到全基因组关联研究（GWAS）等一系列方法已经确定了哮喘的发病基因。2007 年首次报道了哮喘的 GWAS，发现染色体 17q21 上的多个标志物与儿童期发作哮喘相关，这仍然是迄今为止复制最多的哮喘位点。然而，尽管取得了不可否认的成功，但因为复制有限，基因研究产生了相对不同的结果。尽管有相当大的前景，但迄今为止，哮喘和过敏的遗传学在患者护理、对发病机制的理解和新治疗靶点的开发这几方面的作用仍然有限。哮喘基因研究中缺乏精确复制的部分原因是基因 - 环境相互作用的存在。另一个经常被忽视的重要问题是评估主要结果和相关环境暴露的时间问题。大多数大型 GWAS 使用最广泛的哮喘定义来增加样本量，但这样做的不良后果是增加了表型的异质性，稀释了效应量。解决这个问题的一种方法是精确地定义疾病亚型（如应用新的数学方法丰富表型数据），并在遗传研究中使用这些潜在亚型。

关键词：过敏性疾病；哮喘；出生队列；基因 - 环境相互作用；全基因组关联研究；纵向数据；机器改进；表型

哮喘是一种由多种不同机制引起的有多种临床表型的复杂的多因素疾病（Pavord 等，2018；Saglani 和 Custovic，2019）。虽然哮喘没有显示出经典的孟德尔遗传定律（Jenkins 等，1997），但它具有很强的遗传成分，并且在许多研究中已经证实了家族聚集现象。双胞胎研究证实，同卵双胞胎的哮喘一致性高于异卵双胞胎，估计遗传率在 60%～70%（Duffy 等，1990）。迄今为止的证据表明，哮喘的遗传成分可能来自许多具有小到中等作用的基因（Ober 和 Yao，2011）。

一、哮喘的遗传学：从候选基因到全基因组关联研究

从候选基因关联研究（Simpson 等，2012）和基于家族的全基因组连锁分析（Daniels 等，1996）到全基因组关联研究（GWAS）（Moffatt 等，2007、2010；Demenais 等，2018）这一系列研究已经确定了"哮喘基因"。第一个哮喘全基因组连锁研究的结果于 1996 年发表（Daniels 等，1996），提出了 6 个潜在位点，其中一个（染色体 11q13）已经在候选基因关联研究中报道过（Lympany 等，1992）。2002 年通过定位克隆鉴定出第一个肺特异性哮喘候选基因（*ADAM33*）（Van Eerdewegh 等，2002），2007 年报道了第一个哮喘 GWAS（Moffatt 等，2007），确定了染色体 17q21 上的多个标志物与儿童期发作哮喘相关。此后，利用这些技术还鉴定了许多其他位点，包括（但不限于）*GPRA*（Laitinen 等，2004），*HLA-G*（Nicolae 等，2005），*PHF11*（Zhang 等，2003），*DPP10*（Allen 等，2003），*CYFIP2*（Noguchi 等，2005）等。全基因组关联研究已经确定了许多风险等位基因和位点［其中一些已在全球人群中复

制（Kim 和 Ober，2019）]，包括 *CH13L1*（Ober 等，2008）和 *DENND1B*（Sleiman 等，2010）等新型候选基因。总之，证据表明连接峰背后可能有多个基因 [例如，在 5q31-33 区域中存在 *ADRB2*、*IL4*、*IL13*、*SPINK5*、*CD14*、*LTC4S*、*CYFIP2* 和 *TIM1*；17q21 位点包括基因 *ORMDL3*、*GSDMB*、*CDHR3*、*GSDMA* 和 *GSDML*（Kim 和 Ober，2019；Zhang 等，2019；Das 等，2017；Ober，2016）]。这些基因的作用相对较小，或者可能与不同的哮喘内源性有关。最近发表的一项综述，总结了迄今为止关于哮喘发生日期、不同哮喘表型和哮喘相关特征的 42 项 GWAS 的结果（Kim 和 Ober，2019），很好地总结了在不同人群中复制的许多风险等位基因和位点。GWAS 中复制最广泛的哮喘位点是 17q12-21，其次是 6p21（*HLA* 区域），2q12（*IL1RL1/IL18R1*），5q22（*TSLP*）和 9p24（*IL33*）（Kim 和 Ober，2019）。然而，重要的是要强调在大多数 GWAS 中种族多样化人群的代表性不足（Kim 和 Ober，2019）。为了改善这种情况，已建立大型合作，结合多个种族多样化的 GWAS 的结果，以提高识别哮喘易感性位点的整体能力。例如，最近通过 GABRIEL（Moffatt 等，2010）、EVE（Torgerson 等，2011）和 TAGC（Demenais 等，2018）的合作，在使用基因组学和流行病学（Population Architecture using Genomics and Epidemiology，PAGE）研究的人口架构（Wojcik 等，2019）中显示了大规模基因组研究中多样化及多种族参与者的价值。迄今为止最大的哮喘 GWAS 是由跨国哮喘遗传联盟（Trans-National Asthma Genetic Consortium，TAGC）通过对 23 948 名病例和 118 538 名对照进行研究，揭示了 18 个具有全基因组意义的位点（Demenais 等，2018）。

二、哮喘和过敏性疾病的遗传学：不一致的发现

然而，尽管取得了不可否认的成功，但值得注意的是，因为复制有限，基因研究产生了相对异质性的结果（Ober 和 Yao，2011；Ober 和

Hoffjan，2006）。此外，"精确复制"，即特异性单核苷酸多态性（single nucleotide polymorphism，SNP）与同一表型的相同关联是罕见的（Hirschhorn 等，2002）。在哮喘文献中，通常使用全基因，而不是特异性（SNP）作为复制单位，并且发现感兴趣的遗传变异与任意哮喘相关表型之间的任一种关联有时被认为是复制的证据 [即使这种关联在不同人群中是相反的（Ober 和 Hoffjan，2006）]。即使是复制最好的哮喘基因（如染色体 17q21 上的基因），也至少有一项包括风险等位基因 /SNP 偶尔不一致及效应量相对较小（优势比通常为 1.1～1.2）等阴性发现（Ober 和 Hoffjan，2006）。最后，仅解释了一小部分哮喘 [及其他特应性表型，如 IgE（Granada 等，2012）和湿疹（Paternoster 等，2012）] 的估计遗传率。例如，尽管总 IgE 的估计遗传率约为 60%（Strachan 等，2001），但一项相对大规模的关于其遗传决定因素的研究仅解释了 <1% 的变异（Maier 等，2006）。同样，两项关于肺功能 GWAS 的 Meta 分析发现了几个新的全基因组重要位点（Hancock 等，2010；Repapi 等，2010），但这些仅占肺功能变异的 3%，大多数变异仍然无法解释（Weiss，2010；Artigas 等，2011）。总之，尽管前景广阔，但迄今为止，哮喘和过敏性疾病的遗传研究对我们理解疾病机制和开发新治疗靶点或患者护理的作用仍然有限。

本章讨论的哮喘遗传研究缺乏精确复制的部分解释是存在许多基因 - 环境相互作用（Custovic 等，2012；Ober 和 Vercelli，2011）。另一个重要的因素是哮喘的异质性（包括对治疗的反应、严重程度、发病年龄和引发症状的因素这几方面存在相当大的差异），这点早已得到认可，而且是一个相当有争议的主题。最终形成了这样一种观点：哮喘不是由相似的病理生理机制和导致不同临床表现（表型）的遗传结构支持的单一疾病，而是对几种不同疾病的复杂组合（内型）的"伞形"诊断（Anderson，2008；Lotvall 等，2011），每种疾病都是由明显的重叠机制和不同的遗传关联引起的，但具有相似的症状和临床表现（Custovic 等，

2019）。在遗传研究中使用聚合定义（如医生诊断的哮喘）的后果之一是，重要信号可能会被表型异质性稀释（Custovic 等，2015、2019）。

三、基因 – 环境相互作用

哮喘和过敏性疾病很少单纯由基因或环境驱动，通常是通过复杂的相互作用发展的，环境因素调节基因易感个体的风险（Ober 和 Yao，2011；Custovic 等，2012；Vercelli 和 Martinez，2006）。同样的环境暴露可能对具有不同遗传易感性的个体产生不同的影响，这一概念已经在评估基因与环境因素易感性相互作用的研究中得到了验证（Custovic 等，2012）。我们将以内毒素［脂多糖（lipopolysaccharide，LPS］和 CD14 基因多态性之间的关系为例，这是复制最多的基因 – 环境相互作用之一（Simpson 等，2006）。内毒素是革兰阴性菌外细胞壁的组成部分，在"卫生假说"的大背景下（Schaub 等，2006；von Mutius，2007），暴露于内毒素和其他被先天免疫受体（如 Toll 样受体）感知的"危险信号"的微生物产物，有助于影响和调节免疫能力的成熟，这种免疫能力通常在童年时发育障碍（Stein 等，2016；von Mutius 和 Vercelli，2010）。然而，与许多其他环境因素类似，关于内毒素暴露与特应性表型之间关系的研究结果存在矛盾，有些研究中提示内毒素具有保护作用（Braun-Fahrlander 等，2002；Gereda 等，2000），有些提示风险增加（Nicolaou 等，2006），有的则没有影响（Bottcher 等，2003）。内毒素（LPS）可被一系列受体和附属蛋白识别，其中包括 LPS结合蛋白，CD14 和 Toll 样受体 4（TLR4）–MD-2复合物（Park 和 Lee，2013）。已在多个人群中报道了 CD14 基因启动子区域的功能变异（–159C/T，rs2569190）（Baldini 等，1999）与过敏表型之间的关联（Simpson 和 Martinez，2010）。在图森的初步研究中显示 T 等位基因具有保护作用（Baldini 等，1999），但随后在德国的研究中发现两者没有关联（Kabesch 等，2004），而胡特尔人的一项研究则报道了相反的结果［即 T 等位基因增加风险（Ober 等，2000）］。鉴于 CD14 是内

毒素模式识别受体复合物的一部分，我们试验了一个假说，即内毒素暴露对 CD14 SNP rs2569190（–159C/T）不同变异的个体致敏的作用可能不同（Simpson 等，2006）。结果表明，高内毒素暴露是具有保护作用的，但仅限于 C 等位基因纯合子的儿童（Simpson 等，2006）。相反，内毒素暴露与 T 等位基因纯合子的致敏之间没有关联。这些发现也许可以解释这种 SNP 和特应性表型在世界各地不同环境中的遗传关联研究的差异（Simpson 和 Martinez，2010）。例如，如果对这种遗传变异进行单独研究，在暴露于低水平内毒素的人群（如图森人），T 等位基因将赋予保护（Baldini 等，1999），而暴露于高水平内毒素的人群中（如胡特尔人的农业社区）（Ober 等，2000），相同的等位基因（T）将增加患病风险。总之，在各种暴露水平的人群中，基因型与结果之间没有明确的关联（Kabesch 等，2004）。在多个独立人群的研究中也已经报道了类似的结果，证实了 CD14多态性与内毒素暴露之间的相互作用（Eder 等，2005；Williams 等，2006；Zambelli-Weiner 等，2005）。

在具有不同遗传易感性的个体中，环境暴露产生相反影响的另一个例子是，研究发现童年日托服务与儿童期哮喘发展之间的关联可能取决于 TLR2 基因的变异（Custovic 等，2011）。在 TLR2 SNP rs4696480 的 T 等位基因携带者中发现日托服务（可能是高暴露于微生物制剂的标志物）具有保护作用，而在 AA 纯合子中，日托服务似乎增加了风险。因此，只有当相关的环境暴露（日托服务）被确定并考虑在内时，TLR2 基因的相关性才会被发现。在整个人群的分析中，日托似乎具有保护性作用（Nicolaou 等，2008），但明显的保护作用是人群中具有 T 等位基因的儿童数量更多，他们的数量几乎是 AA 纯合子儿童数量的 4 倍，从而掩盖了这样一个事实，即在一个亚组（AA 纯合子）中，日托实际上增加了患病风险（Custovic 等，2011）。这两个例子表明，如果独立研究基因型与环境接触的相互作用，而不考虑所研究人口的规模，那么就可能忽略相关

关系。

在与环境暴露相互作用方面，环境依赖性也显示了具有重要和一致的主效应的基因。例如，如上所述，染色体 17q21 位点被认为是儿童期哮喘的主要遗传风险位点（Moffatt 等，2007；Stein 等，2018；Hernandez-Pacheco 等，2019）（特别是在婴儿期出现病毒诱发喘息的儿童中（Caliskan 等，2013）。然而，最近的研究表明，引起哮喘风险的 *ORMDL3* 基因多态性（SNP rs8076131 中的 GG 基因型）通过暴露于农场畜棚和哥哥姐姐的存在而起到环境保护作用，而这些暴露对不敏感基因型（rs8076131 AA/GA）没有保护作用（Loss 等，2016）。同样，17q21 变异体已被证明与环境烟草烟雾（environmental tobacco smoke，ETS）的暴露（Marinho 等，2012；Blekic 等，2013）和童年饲养宠物有相互作用（Blekic 等，2013）。这些发现表明，根据个体遗传易感性制订分层预防策略也许是可行的。

另一个可能与环境暴露相互作用的易感性基因型是聚丝蛋白（filaggrin，FLG）。FLG 功能缺失突变会导致皮肤屏障受损，并与特应性皮炎（atopic dermatitis，AD）（Sandilands 等，2007）和一系列其他过敏性疾病（Marenholz 等，2006；Weidinger 等，2008；Henderson 等，2008a）及过敏敏化作用（Henderson 等，2008a）有关。但是，某些环境暴露可能会改变这种关联。例如，研究发现，童年接触猫会增加 FLG 功能缺失突变的儿童患 AD 的风险，而对那些没有 FLG 突变的儿童则没有影响（Bisgaard 等，2008）。在一项关于花生过敏的研究中，我们证实，童年暴露在家庭灰尘样本中的花生过敏原，携带 FLG 突变的儿童发生花生致敏和花生过敏的风险会增加，而没有 FLG 突变的儿童，环境暴露则没有明显影响（Brough 等，2014）。我们随后的研究表明，FLG 功能缺失突变还可以改变暴露于吸入性过敏原［如屋尘螨（house dust mite，HDM）和猫］对过敏原特异性致敏发展的影响，因为与没有 FLG 功能缺失突变的儿童相比，Der p 1 和 Fel d 1 暴露对过敏原特异性致敏的影响要高得多（Simpson 等，

2020）。与接触螨虫和猫相比，婴儿期在家中接触狗的 FLG 突变儿童对任何过敏原过敏的风险都较低（Simpson 等，2020）。这些发现可能在一定程度上解释了养猫和养狗对过敏性疾病影响的差异，并表明养猫可能是猫过敏原暴露量高的标志，而养狗的保护作用［延伸到哮喘和对其他过敏原的敏感（Ownby 等，2002）］可能是通过外部或宿主微生物组的变化介导的（Sitarik 等，2018）。这项研究提出了另一个在过敏性疾病的遗传研究中经常被忽视的重要问题——时间问题，以及纵向分析的潜在至关重要性。这证实了先前的观察结果，即童年生活环境暴露与过敏致敏之间的关联随时间而变化（Ihuoma 等，2018），并对遗传和基因 * 环境研究中的当前复制方法提出了质疑，表明评估结果的时机可能对结果产生至关重要的影响（Simpson 等，2020）。

影响过敏性疾病风险的许多（也许不是大多数）环境暴露的影响很可能受遗传易感性影响。例如，ETS 暴露会增加喘息的风险（Murray 等，2004），加速肺功能下降，增加哮喘的严重程度和发病率（Strachan 和 Cook，1998），以及降低对吸入性糖皮质激素（inhaled corticosteroids，ICS）的反应性（Chalmers 等，2002）。然而，并非所有的接触者都会出现症状，这提示有些人可能更容易受到 ETS 的影响（可能是由于遗传变异）。已证实 ETS 暴露与多种哮喘候选基因之间存在相互作用，如谷胱甘肽 S 转移酶（Panasevich 等，2010；Palmer 等，2006；Rogers 等，2009），TNF-α（Wu 等，2007）、β₂ 肾上腺素受体（β₂-adrenoreceptor，ADRβ₂）（Wang 等，2001）及其他基因组位点［5q（Colilla 等，2003）、1p、9q（Colilla 等，2003）和 1q43-q44、4q34、17p11、5p15、14q32 和 17q21（Dizier 等，2007；Meyers 等，2005）］。同样，对 HDM 暴露环境的反应与 HDM 致敏相关的可变性归因于 *IL4* 基因启动子多态性 C-590T（Liu 等，2004）。然而，值得注意的是，关于特定基因 – 环境相互作用的数据存在矛盾。例如，Reijmerink 等发现子宫内 ETS 暴露的 *ADAM33* 多态性对儿童肺功能和气道高反应

性的发展有显著影响（Reijmerink 等，2009），而 Schedel 等（Schedel 等，2006）未检测到被动烟雾暴露（子宫内或儿童期）与 ADAM33 变异之间的任何相互关系。

四、哮喘和过敏性疾病的异质性

喘息和哮喘的临床表现在整个生命过程中变异很大，表型变异信号差异在多大程度上影响疾病的病因尚不清楚。大多数大型 GWAS 使用最广泛的哮喘定义（如父母或患者报告的"医生诊断的哮喘"）。由于没有公认的可使用的定义，这可能会导致遗传研究中对病例的低估或高估。例如，Van Wonderen 等（2010）的一项研究发现，"病例"定义的选择对早期评估哮喘患病率有很大影响。作者在已发表的 122 篇队列研究中确定了诊断儿童哮喘的 60 种不同的"病例"定义。然后，他们选择了四个常见的定义，并将其应用于单个队列，发现患病率估计值从 15.1% 到 51.1%，差异很大。

另一个可能影响检测关联能力的因素是对照组的错误分类。例如，我们最近的研究表明，选择"对照"的定义对于检测 AD 和 FLG 基因型之间的关联具有重要意义（Nakamura 等，2019）。通过使用不同的对照定义（"严格"和"适度"）（Nakamura 等，2019），尽管从适度定义转向严格定义时样本量减少了约 1/5（因为符合更严格标准的儿童较少），但是通过使用"更纯"的对照作为 AD 病例的比较，检测遗传关联的能力从 0.58 到 0.85，增加了约 50%。这些研究证实，在常见复杂异质表型的遗传研究中，越大不一定越好（Schoettler 等，2019）。定义病例和对照还需要考虑的因素是过敏性疾病的合并症。双胞胎研究证实哮喘、AD 和过敏性鼻炎的成对遗传相关性＞0.5，提示每种疾病都有特定的风险变异，但疾病之间也有共同的遗传风险变异（Ferreira 等，2017）。例如，在哮喘的遗传研究中，如果将患有其他过敏性疾病（如过敏性鼻炎或 AD）的非哮喘个体纳入对照组，遗传信号可能会减弱。Ferreira 的研究证明，使用严格的对照定义，即个体没有任何过敏性疾病，则有可能增加关联，证

实对病例和对照的更严格定义可以加强对疾病遗传结构的研究（Ferreira，2014）。为此，我们建议过敏性疾病的遗传研究应根据病例和对照的不同定义进行并公布其结果的敏感性。

五、关注疾病亚型能改善遗传学研究吗？

深度表型具有识别新的风险位点的潜力。最近一项相对较小的 GWAS 将一种复发及严重恶化的早发性儿童哮喘的特定亚型作为结果，确定了一种新的基因：钙黏蛋白相关家族成员 3（cadherin related family member 3，CDHR3），认为其与这种特定亚型相关，但不是医生诊断的哮喘（Bønnelykke 等，2014）。这一重要发现是在相当小的样本量（1173 名病例和 2522 名对照）中进行的，但使用的哮喘亚型比未检测到这种关联的大型合作研究更精确。例如，前面提到的迄今为止最大的哮喘 GWAS（TAGC）有近 40 倍的样本量（Demenais 等，2018），但结果显示 CDHR3 与"哮喘"之间没有显著关联，可能是由于哮喘定义中固有的表型异质性。随后的机制研究表明，CDHR3 可能是鼻病毒 C 的受体，并将其确定为潜在的治疗靶点（Bochkov 等，2015）。这项研究的一个主要意义是，通过准确的表型分析，跟具有"更宽松"结果定义的大型 GWAS 的样本量相比，较小的样本量可能足以识别出更大的效应量。

六、基于数据驱动技术的过敏性疾病表型基因发现

如前所述，在大型 GWAS 中增加样本量的一个不良后果是表型异质性的增加，可能会稀释效应量。解决这个问题的一种方法是获得哮喘和过敏性疾病的亚型，理想情况下它们应该是同质的。虽然有大量研究使用纵向数据将过敏性疾病定性为数据驱动的表型，但对这些疾病亚型的遗传标志物的研究是一个有潜力但未得到充分研究的领域（Belgrave 等，2017）。

在过去的 20 年里，使用数据驱动的分类技术来识别哮喘亚型的研究数量有所增加。一种这样

的方法是潜在轨迹建模，其中对观察到的症状的重复测量进行建模，以在更大的异质群体中识别更同质的亚群体（Oksel 等，2018a、b；Prosperi 等，2014）。通过结合整个生命过程中观察到的症状的时间演变，研究人员已经能够以假设中立的方式基于症状的时间和持续性来捕捉哮喘的表型异质性，并确定具有一致的疾病模式的亚组，这些疾病模式是先前未知的（综述于 Oksel 等，2018b；Deliu 等，2017；Deliu 等，2016；Howard 等，2015）。潜在建模方法已被广泛用于识别和验证儿童喘息的纵向轨迹（Henderson 等，2008b；Granell 等，2016；Belgrave 等，2013；Savenije 等，2011）、严重恶化（Deliu 等，2019）、特应性（Lee 等，2017；Havstad 等，2014；Garden 等，2013；Lazic 等，2013）、哮喘（Deliu 等，2017；Howard 等，2015；Weinmayr 等，2013）和肺功能（Belgrave 等，2014a、2018），并评估它们与环境风险因素的关联。尽管这些研究有助于阐明过敏性疾病的异质性，但对这种表型的遗传关联的研究很少。ALSPAC 研究人员探讨了 17q21 基因位点基因之间的关联，以及通过潜在类别分析得出的基于症状的纵向喘息表型（Henderson 等，2008b）。他们的研究结果表明，*ORMDL3*、*GSDML* 和 *IKZF3* 附近的 SNP 与持续性和中度发作的喘息（以 30 个月前发作为特征）有关，但与早期缓解的喘息或迟发性喘息无关，这表明早期的症状模式可能具有不同的遗传关联（Granell 等，2013）。一项进一步的研究将相同的喘息表型与基于 10～200 000 个 SNP 的遗传预测得分联系起来，这些 SNP 根据与医生诊断的哮喘的相关性进行排名，发现排名最高的 46 个 SNP（包括 *ORMDL3/GSDMB*、*IL1RL1*、*IL18R1* 和 *IL33* 中的 SNP）比医生诊断的哮喘病更能预测持续性和中度发作的喘息表型（Spycher 等，2012）。此外，低于严格的全基因组显著性阈值的 SNP 与支气管高反应性和特应性有关。结合 ALSPAC 和 PIAMA 队列的数据，Savenije 等（2014）发现，中度发作和迟发性喘息（均与过敏性增敏高度相关）与几个 *IL1RL1* 和 *IL33* 多态性有关。该研究表明，通过 IL33-IL1RL1 途径的过敏性增敏可能是哮喘和随后哮喘发展的危险因素。

最近的一项研究将这种方法进一步推进，研究了由 135 个 SNP 组成的多基因风险评分之间的关系，这些 SNP 在之前的 GWAS 中被发现与过敏性疾病相关（Ferreira 等，2017），利用机器学习技术推导出了 8 种潜在的过敏性疾病类别，并应用于湿疹、喘息和鼻炎发展的纵向模式（Belgrave 等，2014b）。作者发现了在湿疹、喘息和鼻炎的不同发育过程中存在差异遗传关联的有力证据，多基因风险评分异质性 P 值为 3.3×10^{-14}。SNP rs61816761（*FLG* 基因中的一种蛋白质截断变异）和 SNP rs921650（在染色体 17q21.1 上的 *GSDMB* 内含子内），先前已被鉴定为具有疾病特异性效应（Ferreira 等，2017），与不同的疾病特征不同相关。FLG 位点与包括湿疹在内的所有表型均相关，但与哮喘和鼻炎共病组的相关性要强得多。相反，*GSDMB* 位点与包括喘息（包括短暂喘息）在内的所有特征相关，但对于共病组没有增加风险。这些研究表明基于不同症状的暂时性和共发性的更全面表型的遗传关联的研究可能会提供遗传研究中被伞形病例定义所掩盖的异质性病因途径的证据。最终，改变特应性疾病的分类法，摆脱传统的基于症状的诊断标准，而将数据分析技术，以及分子和遗传医学的进步纳入其中的情况逐渐增加。

七、数据整合

目前缺乏收集动态影响哮喘易感性的可测量数据的研究，这就意味着允许使用衍生的多项概率表型作为结果的大规模假设中性的 GWAS。由于在不同人群中对具有临床重要性的发现进行外部验证的成本和复杂性，以足够的规模收集此类数据可能是不切实际的。由于暴露于难以控制的环境因素的差异及遗传背景的变化，也可能存在稀释遗传效应的风险。

我们提出通过利用不同的数据源来理解哮喘和过敏性疾病（包括遗传学）机制的综合方法可以转化为对因果机制更好的理解、更准确的诊断和更个性化的治疗（Haider 和 Custovic，2019）。新型数据的激增，即来自"组学"技术和系统生物学的生物标志物，加上计算能力的进步，为整合不同数据源以更全面地理解复杂疾病提供了新的机会（Canonica 等，2018）。更具体地说，不同来源的三角测量可能有助于在非常个体的水平上阐明变量之间关系的指向性,通过对多个维度（如基因组、转录组、表观基因组、微生物组和代谢组）之间的复杂相互依赖进行建模，从而从关联分析转向更精准的因果分析。Pecak 等最近从 13 个组学平台（包括基因组学、表观基因组学、转录组学、蛋白质组学）的 73 项研究中开发了 190 个潜在哮喘生物标志物（Pecak 等，2018）。他们确定了 10 个与哮喘相关的候选基因（例如，*IL3*，*IL13*，*GATA3*），这些基因至少存在于两个组学水平，从而证明了优先考虑特定生物标志物研究和开发靶向治疗方法的潜力。

结论

大量基因－环境相互作用的存在［其中许多还有待描述（Vercelli 和 Martinez，2006）］，以及聚集表型的使用，这些表型可能由许多具有不同病理生理机制的不同疾病组成，使得旨在了解过敏障碍机制研究的可重复性变得困难，甚至不可能。了解表型异质性的潜在原因或许能够以更一致的方式识别遗传关联。我们建议，更进一步的方法之一是精确定义疾病亚型（如通过将新的数学方法应用于丰富的表型数据），并在遗传关联研究中使用这些潜在的亚型。对基因－环境相互作用的理解，通常对结果使用简单的二元定义，也可以通过采取多项式方法，探索这种相互作用是否因疾病亚型而异来强化。将遗传数据与深层表型、环境和组学数据进行三角定位，可能有助于更全面地确定过敏性疾病的潜在病理生理学，并为个性化定制治疗靶点及基因型特异性预防策略提供信息（Custovic 和 Simpson，2004）。

参考文献

［1］ Allen M, Heinzmann A, Noguchi E et al (2003) Positional cloning of a novel gene influencing asthma from chromosome 2q14. Nat Genet 35(3):258-263

［2］ Anderson GP (2008) Endotyping asthma: new insights into key pathogenic mechanisms in a complex, heterogeneous disease. Lancet 372(9643):1107-1119

［3］ Artigas MS, Loth DW, Wain LV et al (2011) Genome-wide association and large-scale follow up identifies 16 new loci influencing lung function. Nat Genet 43(11):1082-1090

［4］ Baldini M, Lohman IC, Halonen M, Erickson RP, Holt PG, Martinez FD (1999) A polymorphism* in the 5′ flanking region of the CD14 gene is associated with circulating soluble CD14 levels and with total serum immunoglobulin E. Am J Respir Cell Mol Biol 20(5):976-983

［5］ Belgrave DC, Custovic A, Simpson A (2013) Characterizing wheeze phenotypes to identify endotypes of childhood asthma, and the implications for future management. Expert Rev Clin Immunol 9(10):921-936

［6］ Belgrave DC, Buchan I, Bishop C, Lowe L, Simpson A, Custovic A (2014a) Trajectories of lung function during childhood. Am J Respir Crit Care Med 189(9):1101-1109

［7］ Belgrave DCM, Granell R, Simpson A et al (2014b) Developmental profiles of eczema, wheeze, and rhinitis: two population-based birth cohort studies. PLoS Med 11(10):e1001748

［8］ Belgrave D, Henderson J, Simpson A, Buchan I, Bishop C, Custovic A (2017) Disaggregating asthma: big investigation versus big data. J Allergy Clin Immunol 139(2):400-407

［9］ Belgrave DCM, Granell R, Turner SW et al (2018) Lung function trajectories from pre-school age to adulthood and their associations with early life factors: a retrospective analysis of three population-based birth cohort studies. Lancet Resp Med 6(7):526-534

［10］ Bisgaard H, Simpson A, Palmer CN et al (2008) Gene-environment interaction in the onset of eczema in infancy: filaggrin loss-of-function mutations enhanced by neonatal cat exposure. PLoS Med 5(6):e131

［11］ Blekic M, Kljaic Bukvic B, Aberle N et al (2013) 17q12-21 and asthma: interactions with early-life environmental exposures. Ann Allergy Asthma Immunol 110(5):347-353 e2

［12］ Bochkov YA, Watters K, Ashraf S et al (2015) Cadherin-related family member 3, a childhood asthma susceptibility gene product, mediates rhinovirus C binding and replication. Proc Natl Acad Sci U S A 112(17):5485-5490

［13］Bønnelykke K, Sleiman P, Nielsen K et al (2014) A genome-wide association study identifies CDHR3 as a susceptibility locus for early childhood asthma with severe exacerbations. Nat Genet 46(1):51-55

［14］Bottcher MF, Bjorksten B, Gustafson S, Voor T, Jenmalm MC (2003) Endotoxin levels in Estonian and Swedish house dust and atopy in infancy. Clin Exp Allergy 33(3):295-300

［15］Braun-Fahrlander C, Riedler J, Herz U et al (2002) Environmental exposure to endotoxin and its relation to asthma in school-age children. N Engl J Med 347(12):869-877

［16］Brough HA, Simpson A, Makinson K et al (2014) Peanut allergy: effect of environmental peanut exposure in children with filaggrin loss-of-function mutations. J Allergy Clin Immunol 134 (4):867-875 e1

［17］Caliskan M, Bochkov YA, Kreiner-Moller E et al (2013) Rhinovirus wheezing illness and genetic risk of childhood-onset asthma. New Engl J Med 368(15):1398-1407

［18］Canonica GW, Ferrando M, Baiardini I et al (2018) Asthma: personalized and precision medicine. Curr Opin Allergy Clin Immunol 18(1):51-58

［19］Chalmers GW, Macleod KJ, Little SA, Thomson LJ, McSharry CP, Thomson NC (2002) Influence of cigarette smoking on inhaled corticosteroid treatment in mild asthma. Thorax 57(3):226-230

［20］Colilla S, Nicolae D, Pluzhnikov A et al (2003) Evidence for gene-environment interactions in a linkage study of asthma and smoking exposure. J Allergy Clin Immunol 111(4):840-846

［21］Custovic A, Simpson A (2004) Environmental allergen exposure, sensitisation and asthma: from whole populations to individuals at risk. Thorax 59(10):825-827

［22］Custovic A, Rothers J, Stern D et al (2011) Effect of day care attendance on sensitization and atopic wheezing differs by toll-like receptor 2 genotype in 2 population-based birth cohort studies. J Allergy Clin Immunol 127(2):390-397 e1-9

［23］Custovic A, Marinho S, Simpson A (2012) Gene-environment interactions in the development of asthma and atopy. Expert Rev Respir Med 6(3):301-308

［24］Custovic A, Ainsworth J, Arshad H et al (2015) The study team for early life asthma research (STELAR) consortium 'asthma e-lab': team science bringing data, methods and investigators together. Thorax 70(8):799-801

［25］Custovic A, Henderson J, Simpson A (2019) Does understanding endotypes translate to better asthma management options for all? J Allergy Clin Immunol 144(1):25-33

［26］Daniels SE, Bhattacharrya S, James A et al (1996) A genome-wide search for quantitative trait loci underlying asthma. Nature 383(6597):247-250

［27］Das S, Miller M, Broide DH (2017) Chromosome 17q21 genes ORMDL3 and GSDMB in asthma and immune diseases. Adv Immunol 135:1-52

［28］Deliu M, Sperrin M, Belgrave D, Custovic A (2016) Identification of asthma subtypes using clustering methodologies.

Pulm Ther 2:19-41

［29］Deliu M, Belgrave D, Sperrin M, Buchan I, Custovic A (2017) Asthma phenotypes in childhood. Expert Rev Clin Immunol 13(7):705-713

［30］Deliu M, Fontanella S, Haider S et al (2019) Longitudinal trajectories of severe wheeze exacerbations from infancy to school age and their association with early-life risk factors and late asthma outcomes. Clin Exp Allergy 50(3):315-324

［31］Demenais F, Margaritte-Jeannin P, Barnes KC et al (2018) Multiancestry association study identifies new asthma risk loci that colocalize with immune-cell enhancer marks. Nat Genet 50(1):42-53

［32］Dizier MH, Bouzigon E, Guilloud-Bataille M et al (2007) Evidence for gene x smoking exposure interactions in a genome-wide linkage screen of asthma and bronchial hyper-responsiveness in EGEA families. Eur J Hum Genet 15(7):810-815

［33］Duffy DL, Martin NG, Battistutta D, Hopper JL, Mathews JD (1990) Genetics of asthma and hay fever in Australian twins. Am Rev Respir Dis 142(6 Pt 1):1351-1358

［34］Eder W, Klimecki W, Yu L et al (2005) Opposite effects of CD 14/-260 on serum IgE levels in children raised in different environments. J Allergy Clin Immunol 116(3):601-607

［35］Ferreira MAR (2014) Improving the power to detect risk variants for allergic disease by defining case-control status based on both asthma and hay fever. Twin Res Hum Genet 17(6):505-511

［36］Ferreira MA, Vonk JM, Baurecht H et al (2017) Shared genetic origin of asthma, hay fever and eczema elucidates allergic disease biology. Nat Genet 49(12):1752-1757

［37］Garden F, Simpson J, Marks G (2013) Atopy phenotypes in the childhood asthma prevention study (CAPS) cohort and the relationship with allergic disease. Clin Exp Allergy 43(6):633-641

［38］Gereda JE, Leung DY, Thatayatikom A et al (2000) Relation between house-dust endotoxin exposure, type 1 T-cell development, and allergen sensitisation in infants at high risk of asthma. Lancet 355(9216):1680-1683

［39］Granada M, Wilk JB, Tuzova M et al (2012) A genome-wide association study of plasma IgE concentrations in the Framingham heart study. J Allergy Clin Immunol 129(3):840-845

［40］Granell R, Henderson AJ, Timpson N et al (2013) Examination of the relationship between variation at 17q21 and childhood wheeze phenotypes. J Allergy Clin Immun 131(3):685-694

［41］Granell R, Henderson AJ, Sterne JA (2016) Associations of wheezing phenotypes with late asthma outcomes in the Avon Longitudinal Study of Parents and Children: a population-based birth cohort. J Allergy Clin Immun 138(4):1060-1070.e11

［42］Haider S, Custovic A (2019) Breaking down silos in asthma research: the case for an integrated approach. EMJ Innov 3(1):82-92

［43］ Hancock DB, Eijgelsheim M, Wilk JB et al (2010) Meta-analyses of genome-wide association studies identify multiple loci associated with pulmonary function. Nat Genet 42(1):45-52

［44］ Havstad S, Johnson CC, Kim H et al (2014) Atopic phenotypes identified with latent class analyses at age 2 years. J Allergy Clin Immun 134(3):722-727 e2

［45］ Henderson J, Northstone K, Lee SP et al (2008a) The burden of disease associated with filaggrin mutations: a population-based, longitudinal birth cohort study. J Allergy Clin Immunol 121 (4):872-877

［46］ Henderson J, Granell R, Heron J et al (2008b) Associations of wheezing phenotypes in the first six years of life with atopy, lung function and airway responsiveness in mid childhood. Thorax 63 (11):974-980

［47］ Hernandez-Pacheco N, Pino-Yanes M, Flores C (2019) Genomic predictors of asthma phenotypes and treatment response. Front Pediatr 7:6

［48］ Hirschhorn JN, Lohmueller K, Byrne E, Hirschhorn K (2002) A comprehensive review of genetic association studies. Genet Med 4(2):45-61

［49］ Howard R, Rattray M, Prosperi M, Custovic A (2015) Distinguishing asthma phenotypes using machine learning approaches. Curr Allergy Asthma Rep 15(7):1-10

［50］ Ihuoma H, Belgrave DC, Murray CS, Foden P, Simpson A, Custovic A (2018) Cat ownership, cat allergen exposure, and trajectories of sensitization and asthma throughout childhood. J Allergy Clin Immunol 141(2):820-822 e7

［51］ Jenkins MA, Hopper JL, Giles GG (1997) Regressive logistic modeling of familial aggregation for asthma in 7,394 population-based nuclear families. Genet Epidemiol 14(3):317-332

［52］ Kabesch M, Hasemann K, Schickinger V et al (2004) A promoter polymorphism in the CD14 gene is associated with elevated levels of soluble CD14 but not with IgE or atopic diseases. Allergy 59(5):520-525

［53］ Kim KW, Ober C (2019) Lessons learned from GWAS of asthma. Allergy Asthma Immun 11 (2):170-187

［54］ Laitinen T, Polvi A, Rydman P et al (2004) Characterization of a common susceptibility locus for asthma-related traits. Science 304(5668):300-304

［55］ Lazic N, Roberts G, Custovic A et al (2013) Multiple atopy phenotypes and their associations with asthma: similar findings from two birth cohorts. Allergy 68(6):764-770

［56］ Lee E, Lee SH, Kim Y-H et al (2017) Association of atopy phenotypes with new development of asthma and bronchial hyperresponsiveness in school-aged children. Ann Allergy Asthma Immunol 118(5):542-50 e1

［57］ Liu X, Beaty TH, Deindl P et al (2004) Associations between specific serum IgE response and 6 variants within the genes IL4, IL13, and IL4RA in German children: the German Multicenter Atopy Study. J Allergy Clin Immunol 113(3):489-495

［58］ Loss GJ, Depner M, Hose AJ et al (2016) The early development of wheeze environmental determinants and

genetic susceptibility at 17q21. Am J Respir Crit Care Med 193(8):889-897

［59］ Lotvall J, Akdis CA, Bacharier LB et al (2011) Asthma endotypes: a new approach to classification of disease entities within the asthma syndrome. J Allergy Clin Immun 127(2):355-360

［60］ Lympany P, Welsh K, MacCochrane G, Kemeny DM, Lee TH (1992) Genetic analysis using DNA polymorphism of the linkage between chromosome 11q13 and atopy and bronchial hyperresponsiveness to methacholine. J Allergy Clin Immunol 89(2):619-628

［61］ Maier LM, Howson JM, Walker N et al (2006) Association of IL13 with total IgE: evidence against an inverse association of atopy and diabetes. J Allergy Clin Immunol 117(6):1306-1313

［62］ Marenholz I, Nickel R, Ruschendorf F et al (2006) Filaggrin loss-of-function mutations predispose to phenotypes involved in the atopic march. J Allergy Clin Immunol 118(4):866-871

［63］ Marinho S, Custovic A, Marsden P, Smith JA, Simpson A (2012) 17q12-21 variants are associated with asthma and interact with active smoking in an adult population from the United Kingdom. Ann Allergy Asthma Immunol 108(6):402-411 e9

［64］ Meyers DA, Postma DS, Stine OC et al (2005) Genome screen for asthma and bronchial hyperresponsiveness: interactions with passive smoke exposure. J Allergy Clin Immunol 115 (6):1169-1175

［65］ Moffatt MF, Kabesch M, Liang L et al (2007) Genetic variants regulating ORMDL3 expression contribute to the risk of childhood asthma. Nature 448(7152):470-473

［66］ Moffatt MF, Gut IG, Demenais F et al (2010) A large-scale, consortium-based genomewide association study of asthma. N Engl J Med 363(13):1211-1221

［67］ Murray CS, Woodcock A, Smillie FI, Cain G, Kissen P, Custovic A (2004) Tobacco smoke exposure, wheeze, and atopy. Pediatr Pulmonol 37(6):492-498

［68］ Nakamura T, Haider S, Colicino S et al (2019) Different definitions of atopic dermatitis: impact on prevalence estimates and associated risk factors. Br J Dermatol 181(6):1272-1279

［69］ Nicolae D, Cox NJ, Lester LA et al (2005) Fine mapping and positional candidate studies identify HLA-G as an asthma susceptibility gene on chromosome 6p21. Am J Hum Genet 76 (2):349-357

［70］ Nicolaou N, Yiallouros P, Pipis S, Ioannou P, Simpson A, Custovic A (2006) Domestic allergen and endotoxin exposure and allergic sensitization in Cyprus. Pediatr Allergy Immunol 17 (1):17-21

［71］ Nicolaou NC, Simpson A, Lowe LA, Murray CS, Woodcock A, Custovic A (2008) Day-care attendance, position in sibship, and early childhood wheezing: a population-based birth cohort study. J Allergy Clin Immunol 122(3):500-6 e5

［72］ Noguchi E, Yokouchi Y, Zhang J et al (2005) Positional identification of an asthma susceptibility gene on human chromosome 5q33. Am J Respir Crit Care Med 172(2):183-188

［73］ Ober C (2016) Asthma genetics in the post-GWAS era. Ann Am Thorac Soc 13:S85-S90

［74］ Ober C, Hoffjan S (2006) Asthma genetics 2006: the long and winding road to gene discovery. Genes Immun 7(2):95-100

［75］ Ober C, Vercelli D (2011) Gene-environment interactions in human disease: nuisance or opportunity? Trends Genet 27(3):107-115

［76］ Ober C, Yao TC (2011) The genetics of asthma and allergic disease: a 21st century perspective. Immunol Rev 242(1):10-30

［77］ Ober C, Tsalenko A, Parry R, Cox NJ (2000) A second-generation genomewide screen for asthma-susceptibility alleles in a founder population. Am J Hum Genet 67(5):1154-1162

［78］ Ober C, Tan Z, Sun Y et al (2008) Effect of variation in CHI3L1 on serum YKL-40 level, risk of asthma, and lung function. N Engl J Med 358(16):1682-1691

［79］ Oksel C, Granell R, Henderson J, Custovic A (2018a) Distinguishing wheezing phenotypes in childhood: a pooled analysis of five birth cohorts. Eur Respir J 52:868

［80］ Oksel C, Haider S, Fontanella S, Frainay C, Custovic A (2018b) Classification of pediatric asthma: from phenotype discovery to clinical practice. Front Pediatr 6:258

［81］ Ownby DR, Johnson CC, Peterson EL (2002) Exposure to dogs and cats in the first year of life and risk of allergic sensitization at 6 to 7 years of age. JAMA 288(8):963-972

［82］ Palmer CN, Doney AS, Lee SP et al (2006) Glutathione S-transferase M1 and P1 genotype, passive smoking, and peak expiratory flow in asthma. Pediatrics 118(2):710-716

［83］ Panasevich S, Lindgren C, Kere J et al (2010) Interaction between early maternal smoking and variants in TNF and GSTP1 in childhood wheezing. Clin Exp Allergy 40(3):458-467

［84］ Park BS, Lee JO (2013) Recognition of lipopolysaccharide pattern by TLR4 complexes. Exp Mol Med 45:e66

［85］ Paternoster L, Standl M, Chen CM et al (2012) Meta-analysis of genome-wide association studies identifies three new risk loci for atopic dermatitis. Nat Genet 44(2):187-192

［86］ Pavord ID, Beasley R, Agusti A et al (2018) After asthma: redefining airways diseases. Lancet 391 (10118):350-400

［87］ Pecak M, Korosec P, Kunej T (2018) Multiomics data triangulation for asthma candidate biomarkers and precision medicine. OMICS 22(6):392-409

［88］ Prosperi MC, Marinho S, Simpson A, Custovic A, Buchan IE (2014) Predicting phenotypes of asthma and eczema with machine learning. BMC Med Genet 7(Suppl 1):S7

［89］ Reijmerink NE, Kerkhof M, Koppelman GH et al (2009) Smoke exposure interacts with ADAM33 polymorphisms in the development of lung function and hyperresponsiveness. Allergy 64 (6):898-904

［90］ Repapi E, Sayers I, Wain LV et al (2010) Genome-wide association study identifies five loci associated with lung function. Nat Genet 42(1):36-44

［91］ Rogers AJ, Brasch-Andersen C, Ionita-Laza I et al (2009) The interaction of glutathione S-transferase M1-null variants with tobacco smoke exposure and the development of childhood asthma. Clin Exp Allergy 39(11):1721-1729

［92］ Saglani S, Custovic A (2019) Childhood asthma: advances using machine learning and mechanistic studies. Am J Respir Crit Care Med 199(4):414-422

［93］ Sandilands A, Terron-Kwiatkowski A, Hull PR et al (2007) Comprehensive analysis of the gene encoding filaggrin uncovers prevalent and rare mutations in ichthyosis vulgaris and atopic eczema. Nat Genet 39(5):650-654

［94］ Savenije OE, Granell R, Caudri D et al (2011) Comparison of childhood wheezing phenotypes in 2 birth cohorts: ALSPAC and PIAMA. J Allergy Clin Immun 127(6):1505-12 e14

［95］ Savenije OE, Mahachie John JM, Granell R et al (2014) Association of IL33-IL-1 receptor-like 1 (IL1RL1) pathway polymorphisms with wheezing phenotypes and asthma in childhood. J Allergy Clin Immunol 134(1):170-177

［96］ Schaub B, Lauener R, von Mutius E (2006) The many faces of the hygiene hypothesis. J Allergy Clin Immunol 117(5):969-977; quiz 78

［97］ Schedel M, Depner M, Schoen C et al (2006) The role of polymorphisms in ADAM33, a disintegrin and metalloprotease 33, in childhood asthma and lung function in two German populations. Respir Res 7:91

［98］ Schoettler N, Rodriguez E, Weidinger S, Ober C (2019) Advances in asthma and allergic disease genetics: is bigger always better? J Allergy Clin Immunol 144(6):1495-1506

［99］ Simpson A, Martinez FD (2010) The role of lipopolysaccharide in the development of atopy in humans. Clin Exp Allergy 40(2):209-223

［100］Simpson A, John SL, Jury F et al (2006) Endotoxin exposure, CD14, and allergic disease: an interaction between genes and the environment. Am J Respir Crit Care Med 174(4):386-392

［101］Simpson A, Custovic A, Tepper R et al (2012) Genetic variation in vascular endothelial growth factor-a and lung function. Am J Respir Crit Care Med 185(11):1197-1204

［102］Simpson A, Brough HA, Haider S, Belgrave D, Murray CS, Custovic A (2020) Early-life inhalant allergen exposure, filaggrin genotype and the development of sensitization from infancy to adolescence. J Allergy Clin Immunol 145(3):993-1001

［103］Sitarik AR, Havstad S, Levin AM et al (2018) Dog introduction alters the home dust microbiota. Indoor Air 28(4):539-547

［104］Sleiman PM, Flory J, Imielinski M et al (2010) Variants of DENND1B associated with asthma in children. N Engl J Med 362(1):36-44

［105］Spycher B, Henderson J, Granell R et al (2012) Genome-wide prediction of childhood asthma and related phenotypes in a longitudinal birth cohort. Eur Respir J 40:507

［106］Stein MM, Hrusch CL, Gozdz J et al (2016) Innate immunity and asthma risk in amish and hutterite farm children.

N Engl J Med 375(5):411-421

[107] Stein MM, Thompson EE, Schoettler N et al (2018) A decade of research on the 17q12-21 asthma locus: piecing together the puzzle. J Allergy Clin Immunol 142(3):749-764 e3

[108] Strachan DP, Cook DG (1998) Health effects of passive smoking. 6. Parental smoking and childhood asthma: longitudinal and case-control studies. Thorax 53(3):204-212

[109] Strachan DP, Wong HJ, Spector TD (2001) Concordance and interrelationship of atopic diseases and markers of allergic sensitization among adult female twins. J Allergy Clin Immunol 108 (6):901-907

[110] Torgerson DG, Ampleford EJ, Chiu GY et al (2011) Meta-analysis of genome-wide association studies of asthma in ethnically diverse North American populations. Nat Genet 43(9):887-892

[111] Van Eerdewegh P, Little RD, Dupuis J et al (2002) Association of the ADAM33 gene with asthma and bronchial hyperresponsiveness. Nature 418(6896):426-430

[112] Van Wonderen KE, Van Der Mark LB, Mohrs J, Bindels PJ, Van Aalderen WM, Ter Riet G (2010) Different definitions in childhood asthma: how dependable is the dependent variable? Eur Respir J 36(1):48-56

[113] Vercelli D, Martinez FD (2006) The Faustian bargain of genetic association studies: bigger might not be better, or at least it might not be good enough. J Allergy Clin Immunol 117(6):1303-1305

[114] von Mutius E (2007) Allergies, infections and the hygiene hypothesis--the epidemiological evidence. Immunobiology 212(6):433-439

[115] von Mutius E, Vercelli D (2010) Farm living: effects on childhood asthma and allergy. Nat Rev Immunol 10(12):861-868

[116] Wang Z, Chen C, Niu T et al (2001) Association of asthma with beta(2)-adrenergic receptor gene polymorphism and cigarette smoking. Am J Respir Crit Care Med 163(6):1404-1409

[117] Weidinger S, O'Sullivan M, Illig T et al (2008) Filaggrin mutations, atopic eczema, hay fever, and asthma in children. J Allergy Clin Immunol 121(5):1203-1209

[118] Weinmayr G, Keller F, Kleiner A et al (2013) Asthma phenotypes identified by latent class analysis in the ISAAC phase II Spain study. Clin Exp Allergy 43(2):223-232

[119] Weiss ST (2010) Lung function and airway diseases. Nat Genet 42(1):14-16

[120] Williams LK, McPhee RA, Ownby DR et al (2006) Gene-environment interactions with CD14 C-260T and their relationship to total serum IgE levels in adults. J Allergy Clin Immunol 118 (4):851-857

[121] Wojcik GL, Graff M, Nishimura KK et al (2019) Genetic analyses of diverse populations improves discovery for complex traits. Nature 570(7762):514-518

[122] Wu H, Romieu I, Sienra-Monge JJ et al (2007) Parental smoking modifies the relation between genetic variation in tumor necrosis factor-alpha (TNF) and childhood asthma. Environ Health Perspect 115(4):616-622

[123] Zambelli-Weiner A, Ehrlich E, Stockton ML et al (2005) Evaluation of the CD14/-260 polymorphism and house dust endotoxin exposure in the Barbados Asthma Genetics Study. J Allergy Clin Immunol 115(6):1203-1209

[124] Zhang Y, Leaves NI, Anderson GG et al (2003) Positional cloning of a quantitative trait locus on chromosome 13q14 that influences immunoglobulin E levels and asthma. Nat Genet 34 (2):181-186

[125] Zhang YM, Willis-Owen SAG, Spiegel S, Lloyd CM, Moffatt MF, Cookson WOCM (2019) The ORMDL3 asthma gene regulates ICAM1 and has multiple effects on cellular inflammation. Am J Resp Crit Care 199(4):478-488

第 20 章　过敏发生和预防中的表观遗传学机制
Epigenetic Mechanisms in Allergy Development and Prevention

Daniel P. Potaczek　Bilal Alashkar Alhamwe　Sarah Miethe　Holger Garn　著

贾红侠 **译**　　王　奔 **校**

摘要

　　近几十年来，过敏性疾病的发病率和流行率大幅增加，这与快速的环境变化和生活方式的改变有关。例如，高暴露被认为具有促过敏作用，但较少接触被认为与预防过敏发展有关。前者最显著的例子是污染，而微生物接触较少、饮食中未加工的天然产物比例较低，以及城市化和生活方式西方化所导致的其他影响则属于后者。人们普遍认为，环境因素对过敏易感性及其发展的影响是由表观遗传机制介导的，即携带转录相关信息的染色质发生了生物学相关的生化变化，但不影响基因组的核苷酸序列。经典的表观遗传机制包括 DNA 甲基化和组蛋白修饰，如乙酰化或甲基化。此外，微小核糖核酸（microRNA）在 mRNA 水平上控制基因表达。这种表观遗传机制参与了在过敏中起关键作用的细胞的重要调节过程。其中包括中央管理细胞（如 T 淋巴细胞），以及受累器官中的特定结构和效应细胞、引起局部过敏表现的细胞（如哮喘中的上皮细胞或气道平滑肌细胞）。考虑到过敏性疾病具有多种临床（表型）和机制（内型）形式，需要基于详细的临床和分子诊断，制订更有针对性的、分层的治疗策略。由于传统的诊断或治疗方法不足，而表观遗传方法则可能填补这一空白。

关键词： 过敏性鼻炎；过敏；哮喘；特应性皮炎；特应性；DNA 甲基化；环境；表观遗传学；组蛋白乙酰化；微小核糖核酸

缩略语

A. lwoffii	acinetobacter lwoffii	洛菲不动杆菌
AD	atopic dermatitis	特应性皮炎
AHR	airway hyperresponsiveness	气道高反应性
APC	antigen-presenting cell	抗原呈递细胞
AR	allergic rhinitis	过敏性鼻炎
BET	bromo-and extraterminal	溴和超末端结构域
CB	cord blood	脐带血
DEP	diesel exhaust particles	柴油废弃颗粒
DNMT	DNA methyltransferase	DNA 甲基转移酶
DUB	deubiquitinating enzymes	去泛素化酶
FOXP3（*FOXP3*）	forkhead box protein 3（gene）	FOX 蛋白 3（基因）
GATA3	GATA binding protein 3	GATA 结合蛋白 3

HAT	histone acetyltransferases	组蛋白乙酰转移酶
HDACis	hDAC inhibitors	组蛋白去乙酰化酶抑制药
HDAC	histone deacetylases	组蛋白去乙酰化酶
HDM	histone demethylases	组蛋白去甲基化酶
HMT	histone methyltransferases	组蛋白甲基转移酶
HRV	human rhinoviruses	人鼻病毒
IFN-γ（*IFNG*）	interferon-γ（gene）	γ 干扰素（基因）
IgE	immunoglobulin E	免疫球蛋白 E
IL	interleukin	白细胞介素
ILC	innate lymphoid cell	先天淋巴样细胞
MAP	mitogen-activated protein	丝裂原激活蛋白
MBD	methyl-CpG binding protein	甲基 CpG 结合蛋白
MeCP2	methyl-CpG binding protein 2	甲基 CpG 结合蛋白 2
miRNA	microRNA	微小核糖核酸
NEC	nasal epithelial cell	鼻上皮细胞
NO$_2$	nitrogen dioxide	二氧化氮
NOS1-3	nitric oxide 1-3 synthase genes	一氧化氮合成酶基因 1-3
PAH	polycyclic aromatic hydrocarbons	多环芳香烃
PBMC	pB mononuclear cells	单个核细胞
PKC ζ	protein kinase C, zeta	蛋白激酶 C，ζ
RISC	RNA-induced silencing complex	RNA 诱导沉默复合体
RORC2（RORγT）	RAR related orphan receptor C, isoform 2	2 型相关孤儿受体 C
SAM	S-adenosyl-1-methionine	S- 腺苷 -1- 甲硫氨酸
SCFA	short-chain fatty acids	短链脂肪酸
SO$_2$	sulfur dioxide	二氧化硫
TBX21	T-box 21（T-bet）	T-box 21（T-bet）
TET1（*TET1*）	Tet（10-11 translocation）methylc-ytosine dioxygenase 1（gene）	TET（10-11 易位）甲基胞嘧啶双加氧酶 1（基因）
TF	transcription factor	转录因子
Th	T helper	辅助性 T 细胞
Treg cell	regulatory T cell	调节性 T 细胞

一、表观遗传机制

（一）表观遗传学

"表观遗传学"一词最初是指高等生物在细胞、组织及器官的发育、分化和成熟过程中参与的复杂的基因 – 环境相互作用。如今，它指的是携带信息但不影响基因组核苷酸序列的染色质的功能性、遗传性或获得性、可修饰的生物学相关的生化变化（Handy 等，2011）。"经典的"表观遗传变化包括 DNA 甲基化和组蛋白修饰（Harb 等，2016；Kabesch 等，2010）。经典表观遗传修饰还积极参与其他多种过程，如对损伤的反应及 DNA 修复，其最为人所知的是其在某些基因组位点对转录酶上的影响，无论是对环境影响的反应，还是作为细胞内稳态、激活或分化程序的重要元素，均可调节各自基因的表达（Brook 等，2015；Potaczek 等，2017）。除了经典的表观遗传机制，也有一些 RNA 分子，如微小核糖核酸（microRNA，miRNA）有助于基因表达的转录后调控（图 20-1）（Perry 等，2015a；Piletič 和 Kunej，2016）。

环境的影响可以在几代人之间遗传，最简单的是通过共同的家庭环境或其他文化的影响。然而，环境因素的遗传也可以通过两种不同类型的表观遗传机制，即跨代或代际。当环境因素直接影响父母或胎儿生殖细胞的表观遗传模式时，就发生了跨代遗传。真正的代际遗传始于未受相关环境因素影响的生殖细胞（Mørkve Knudsen 等，

2018）。

（二）DNA 甲基化

在哺乳动物中，DNA 甲基化对于正常发育至关重要，而且参与多个关键过程，如衰老、X 染色体失活、基因组印记、转位因子抑制及致癌（Hackett 和 Surani，2013；Li 和 Zhang，2014）。生化方面，DNA 甲基化是一个甲基在胞嘧啶的 C5 位置上的共价转移，形成 5- 甲基胞嘧啶。这通常发生在属于 CpG 二核苷酸的胞嘧啶核苷酸上，即所谓的 CpG 位点，即一个胞嘧啶核苷酸（C）后面直接跟着一个鸟嘌呤核苷酸（G）的 DNA 序列（Jin 等，2011；Moore 等，2013）。几个 CpG 位点有时聚集形成 "CpG 岛"，通常位于影响基因转录的调控元件中，如启动子或增强子（Smith

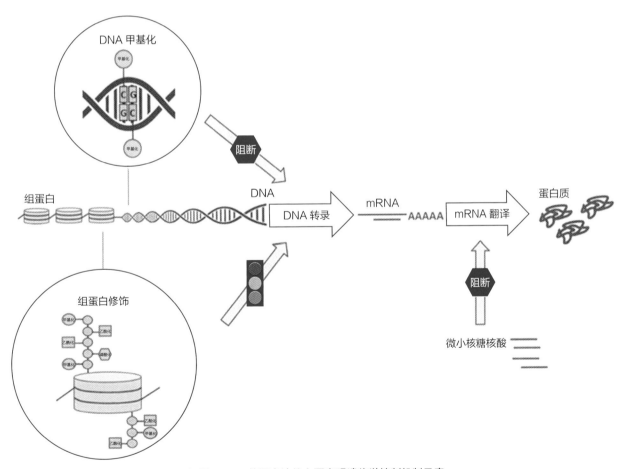

▲ 图 20-1　基因表达的主要表观遗传学控制机制示意

即 DNA 甲基化、组蛋白修饰和 miRNA 介导的基因沉默。位于相应基因启动子区域的所谓 CpG 岛（5′- 胞嘧啶 - 磷酸 - 鸟嘌呤 -3′）内的胞嘧啶甲基化导致其转录下调。组蛋白修饰对转录有不同的影响，这取决于它们的生化特性。miRNA 的沉默发生在 mRNA 水平；miRNA 与目标 mRNA 分子结合，阻断翻译

和 Meissner，2013）。DNA 甲基化的生化反应是由 DNA 甲基转移酶家族（DNA methyltransferase，DNMT）催化的，DNMT 代表将甲基从 S - 腺苷 -1 - 甲硫氨酸（S-adenosyl-1-methionine，SAM）转移到胞嘧啶 C5 位置的酶。DNMT1 靶向半甲基化的 dsDNA，在 DNA 复制过程中起到维持 DNA 甲基化模式的作用。DNMT3A 和 DNMT3B 依次靶向半甲基化和未甲基化的 dsDNA，从而产生 DNA 从头甲基化（Jurkowska 和 Jeltsch，2016；Moore 等，2013；Smith 和 Meissner，2013）。

启动子区域的低 DNA 甲基化水平通常（但不一定）与较高的转录活性相关，或者至少有促进相关基因的（更高）表达的潜能，而启动子的 CpG 岛的高 DNA 甲基化水平通常与低基因表达相关，直至完全基因沉默（Kabesch 等，2010；Piletič 和 Kunej，2016）。DNA 甲基化被认为通过影响蛋白质与受累基因位点的相互作用来影响基因表达。首先，特异性转录因子（transcription factor，TF）结合位点 CpG 岛的甲基化是它们与目标 DNA 相互作用的障碍，从而阻断后续转录。其次，甲基化的 CpG 通过招募能够特异性结合甲基化 DNA 的蛋白质发挥间接作用，如甲基 -CpG 结合蛋白 2（MeCP2）和其他甲基 -CpG 结合域（MBD）。这些蛋白质继而招募组蛋白去乙酰化酶（HDAC）、组蛋白甲基转移酶（HMT）和其他生物逻辑活性分子，增加染色质致密性，从而抑制基因表达（Della Ragione 等，2016；Fasolino 和 Zhou，2017；Kim 等，2009；Piletič 和 Kunej，2016）。

（三）组蛋白修饰

组蛋白修饰有多种类型，其中乙酰化、甲基化、磷酸化和泛素化已被广泛研究，并被发现在染色质结构和转录活性的调节中发挥最重要的作用。除了对基因表达的表观遗传调节作用外，组蛋白修饰也参与其他生物过程，例如，组蛋白磷酸化最为人所知的是其在 DNA 修复过程中对细胞损伤的反应（Bannister 和 Kouzarides，2011；Healy 等，2012；Rossetto 等，2012；Swygert 和 Peterson，2014）。

与 DNA 甲基化类似，翻译后组蛋白修饰不会改变 DNA 的核苷酸序列，但会改变特定片段对转录酶机制的利用率。组蛋白修饰的生化反应通常由特定的酶催化，这些酶主要作用于氨基酸（如赖氨酸或精氨酸，以及位于组蛋白 N 端尾部的丝氨酸、苏氨酸、酪氨酸和其他氨基酸）（Morera 等，2016；Swygert 和 Peterson，2014）。

组蛋白的乙酰化状态由两组起相反作用的酶控制，组蛋白乙酰转移酶（HAT）和组蛋白去乙酰化酶（HDAC）。HAT 催化一个乙酰基从乙酰辅酶 A 转移到组蛋白尾部赖氨酸的末端氨基上。加入带负电荷的乙酰基中和了组蛋白中的正电荷，从而削弱了组蛋白与 DNA 中带负电荷的磷酸基之间的相互作用。结果，减弱了染色质固缩，从而增加了它对转录机制的可及性。相比之下，相反的 HDAC 催化的组蛋白尾部赖氨酸残基乙酰基的去除会在组蛋白上重新建立一个正电荷，从而加强组蛋白 -DNA 的相互作用。这将导致与基因表达抑制相关的染色质高度固缩。总之，组蛋白乙酰化标志通常是允许的（Alaskhar Alhamwe 等，2018；Angiolilli 等，2017；Hull 等，2016；Marmorstein 和 Zhou，2014）。

相比之下，组蛋白甲基化可能转录允许或是抑制，这取决于添加的甲基的数量和靶氨基酸残基在组蛋白尾部的位置。组蛋白 H_3 赖氨酸 4（H_3K4me3）的三甲基化与转录激活相关，而同一组蛋白（$H_3K27me3$）赖氨酸 27 的三甲基化与转录抑制相关。组蛋白甲基化由组蛋白去甲基化酶（HDM）引起，组蛋白去甲基化由组蛋白去甲基化酶（HDM）引起的。HMT 比 HAT 更具特异性，通常针对特定的赖氨酸残基，能够将多达 3 个甲基从辅助因子 SAM 转移到赖氨酸或精氨酸残基上（Hyun 等，2017；Kaniskan 等，2018；Morera 等，2016）。与组蛋白乙酰化相反，组蛋白甲基化不影响组蛋白的静电电荷，而是通过影响不同调控蛋白与染色质的募集和结合产生间接影响。

两种作用方式相反的酶控制着组蛋白的磷酸

化状态，即磷酸激酶添加磷酸基和磷酸激酶去除磷酸基。组蛋白磷酸化的最显著的三个功能包括与有丝分裂和减数分裂相关的染色质固缩、DNA 损伤的修复和转录活性的调节。组蛋白磷酸化为其他组蛋白标记之间的串扰建立了一个平台，这最终导致染色质状态的改变及其随后的变化（Bannister 和 Kouzarides，2011；Rossetto 等，2012）。组蛋白泛素化是另一种重要的组蛋白修饰，由组蛋白泛素连接酶引起，可以被泛素特异性肽酶，即所谓的去泛素化酶（DUB）去除。组蛋白 2A 单泛素化（H₂Aub）更多地与基因沉默相关，而组蛋白 2B 单泛素化（H₂Bub）则与转录激活相关。与组蛋白磷酸化类似，组蛋白泛素化也与其他类型的组蛋白修饰相互作用（Cao 和 Yan，2012；Weake 和 Workman，2008；Zhang 等，2017）。

上面描述的表观遗传酶要么是"书写者"，即将表观遗传标记添加到组蛋白尾部的酶，如 HAT、HMT、磷酸激酶和泛素连接酶，要么是去除组蛋白标记的"擦除者"，包括 HDAC、HDM、磷酸酶和 DUB。然而，还有第三组所谓的"读本"，由含有溴结构域、染色结构域或都铎结构域的蛋白质组成。这些分子可以识别书写者创造的表观遗传标记，并确定其功能及作用。此外，某些初级活性不同于表观遗传解读的酶，如某些 HAT 也具有溴域结构（Falkenberg 和 Johnstone，2014；Fujisawa 和 Filippakopoulos，2017）。

（四）微小核糖核酸

一些转录后控制元件，如 miRNA 分子，也具有表观遗传功能。它们有助于在基因组的不同水平上对基因表达的表观遗传控制，例如，通过它们靶向其他表观遗传调控因子（如 DNMT 或 HDAC）的能力（Ha 和 Kim，2014；Kala 等，2013）。

miRNA 是约 22 个核苷酸长的非编码 RNA 分子。它们在基因组中具有很高的丰度；已经鉴定出来超过 2500 个成熟的人类 miRNA。在人类中，非编码转录本和编码转录本的内含子主要编码规范的 miRNA 分子。来自基因组 dsDNA 的 miRNA 的转录通常通过 RNA 聚合酶Ⅱ进行。随

后，未成熟的转录本分别在细胞核或细胞质中被Ⅲ型核糖核酸酶的两种酶 Drosha 和 Dicer 处理。通常，只有一条成熟的 miRNA 链会被纳入 RNA 诱导沉默复合体（RISC）。在 RISC 中，miRNA 负责对各自靶标 mRNA 的特异性识别和相互作用。RISC 结合的 mRNA 分子会降解，或者它们的翻译会以其他方式受到抑制，例如，通过降低核糖体的性能。miRNA 和靶向 mRNA 之间的互补性水平决定了沉默效应的大小（Eulalio 和 Mano，2015；Piletič 和 Kunej，2016；Zhang 等，2019）。

目前认为 miRNA 对基因表达的转录后调控是参与了缓冲由随机细胞内调节或环境影响导致的基因表达的波动，并有助于在更大的调控网络中对转录程序进行微调（Potaczek 等，2017；Vidigal 和 Ventura，2015）。

（五）表观遗传串扰

基因表达最终受各种表观遗传机制的共同控制，这些机制相互作用诱导或抑制转录（Moore 等，2013；Tiffon，2018）。这种串扰涉及三种主要的表观遗传机制，包括 DNA 甲基化、组蛋白修饰和 miRNA 相关的沉默。已经报道了多种相关的相互作用。例如，MBD 识别甲基化的 DNA，然后招募 HDAC 和 HMT，它们分别去除乙酰基并在组蛋白尾部添加甲基。相反，组蛋白修饰也会影响 DNA 甲基化。例如，在识别了未甲基化的组蛋白 H₃ 赖氨酸 4 后，DNMT3 样因子通过招募 DNMT3A 和 DNMT3B 并增强它们的活性来刺激 DNA 从头甲基化（Ben-Porath 和 Cedar，2001）。此外，DNA 甲基化和组蛋白修饰不仅调控蛋白质编码基因的表达，也调控 miRNA 编码基因的表达。某些 miRNA 分子控制着经典表观遗传机制的重要蛋白质调控因子的表达，如 DNMT 或 HDAC（Moore 等，2013；Sato 等，2011）。

二、表观遗传学与过敏性疾病的病因学

（一）临床表现

过敏性疾病是由过敏引起的一系列疾病，即免疫系统对被称为过敏原的无害环境物质的反应

不足。它们可以大致分为：①Ⅰ型过敏性疾病，其中免疫球蛋白E（IgE）起关键作用；②病因与IgE无关的过敏性疾病。IgE依赖性过敏性疾病包括主要表现为呼吸道的过敏性哮喘、累及上呼吸道的过敏性鼻炎（AR）或花粉热、累及皮肤的特应性皮炎的外在形式或湿疹、累及眼部的过敏性结膜炎和主要局部临床症状出现在胃肠道的食物过敏（Gandhi等，2016；Potaczek等，2017）。非IgE依赖性过敏性疾病包括接触性皮炎、固有型特应性皮炎、非过敏性哮喘和非IgE介导的食物过敏。事实上，尽管这一问题仍在争论中，并且超出了本章的范围，但后面提到这些疾病中有些要么没有真正的过敏背景，要么它们的过敏机制目前没有有效方法来诊断，例如，局部黏膜IgE或IgE对未知过敏原的反应（Potaczek和Kabesch，2012）。这种异质性直接反映在多种被描述的表型上，即一些过敏性疾病的临床表现，这可能是最广为人知的，但并未完全表征为哮喘、特应性皮炎和过敏性鼻炎。此外，当涉及到被称为内型的疾病的潜在分子机制的表征时，这种异质性变得更加复杂（Czarnowicki等，2019；Miethe等，2018；Tomassen等，2016）。

（二）机制

尽管在特定的过敏性疾病及其不同表型之间存在着实质性的机制差异，但至少在IgE相关的疾病中，已经描述了涉及其病因的一些核心机制。这些是由（慢性）过敏性炎症急性发作导致相应的过敏性疾病加重的临床症状。包括屏障细胞在内的多种细胞参与这个过程，如上皮细胞、抗原呈递细胞（APC）、T细胞及B细胞。上皮细胞不仅是生物体和环境之间的简单机械屏障，也是包括过敏原在内的环境因素的第一个接触细胞，而且它们还整合了先天性和适应性免疫机制。在与过敏原接触时，它们分泌的介质可以激活APC（如树突状细胞），通过激活过敏原特异性T细胞参与整个适应性免疫机制（Gandhi等，2016；Lambrecht和Hammad，2015）。后者直接代表的是效应细胞，但最重要的是，它们进一步

协调适应性免疫反应，例如，通过合成过敏原特异性IgE分子引起B细胞的参与。参与适应性免疫的T细胞是不同亚群的CD4[+]辅助性T（Th）细胞。根据它们分泌的细胞因子及它们所发挥的功能作用，Th细胞可以分为Th1（如γ干扰素）、Th2、Th17（IL-17）和调节性T细胞（Treg，如IL-10）。Th2细胞因子包括IL-4、IL-5、IL-13和IL-9，目前认为后者主要由被称为Th9细胞的一个单独亚群产生（Garn，2018；Suarez-Alvarez等，2012）。Th2或更好的"2型"细胞因子（见下文）在过敏性或"2型"炎症中起着至关重要的作用。简而言之，IL-4诱导Th2细胞进一步分化，以及B细胞产生IgE，IL-13激活肥大细胞，刺激杯状细胞增生、产生黏液引起气道高反应性（AHR），IL-5激活嗜酸性粒细胞，而IL-9可促进肥大细胞增殖和黏液产生（Potaczek等，2017）。T细胞分化的方向受细胞因子环境的严格调控，它决定了所谓的主转录因子的合成，优先表达在某个或其他T细胞亚群中。例如，在IL-4存在的情况下，幼稚CD4[+]T细胞表达GATA结合蛋白3（GATA3），这决定了它们向Th2细胞的分化。重要的是，主转录因子和谱系特异性细胞因子的表达受到表观遗传机制的严格调控。其他主调控因子包括Th1细胞的T-box 21（TBX21，传统上称为"T-bet"）、RAR相关孤儿受体C、Th17细胞的亚型2（RORC2，传统上称为"RORγT"）和调节T细胞的叉头盒蛋白3（FOXP3）（Pepper等，2017；Suarez-Alvarez等，2012）。Th9细胞缺乏单一的决定谱系的主调控因子，它们的分化依赖于几个转录因子的相互作用，这在某种程度上与它们的特异性相匹配（Kaplan，2017）。T细胞相关细胞因子也可由先天淋巴样细胞（ILC）产生，ILC是属于淋巴系的先天免疫细胞，但缺乏抗原特异性受体，如B细胞或T细胞。例如，ILC2分泌Th2细胞因子，因此被称为"2型"细胞因子（Lambrecht和Hammad，2015）。

（三）病因模型

没有单一的基因位点可以解释过敏的遗传易

感性。换言之，它们具有多基因特征。事实上，已经识别出多个易感基因，其中一些以非常一致的方式出现。一个显著的例子是携带 *ORMDL3* 和其他几个基因的染色体 17q21，这些基因与儿童哮喘相关，并在多个独立研究中得到了复制（Toncheva 等，2015）。血清总 IgE 水平反过来代表一种与过敏相关的定量特征，其易感位点以复制的方式确定（Sharma 等，2014）。然而，尽管有了这些进展，也不可能解释过去几十年过敏性疾病发病率和患病率的急剧增加。一个典型的例子就是在东德（前德意志民主共和国）所做的观察。在德国统一后的短短 20 年内，尽管人群的遗传特征保持一致，但该地区过敏性疾病的发病率急剧增加（Krämer 等，2015）。因此，很显然，不是基因而是其他因素在这里起着非常重要的作用。事实上，许多流行病学研究都有力地证明了过敏的激增与生活方式的西化和其他快速的环境变化有很强的关联。这包括①"坏"因素（如与城市化和工业化有关的各种污染）的增加，以及②"好"因素［包括生活在自然环境和（或）食用传统饮食］的减少，（图 20-2）（Garn 和 Renz，2007；Renz 等，2011）。因此，在流行病学和分子水平上，过敏是一种基因 - 环境相互作用相关疾病的典型例子，其潜在机制涉及多种表观遗传机制（Harb 等，2016；Turner，2017）。

描述不同环境暴露的表观遗传效应的一个重要特征是存在一个时间窗口，在这个时间窗口内，这些因素对生物特征产生关键影响。在过敏的情况下，是指在子宫内和新生儿（生命的第一年）的发展期。这一"机会之窗""好的"方面是发挥其主要保护作用的最佳时间，而"坏的"影响将增加疾病发展的风险，在"易感性之窗"或"脆弱性"内影响最大（Ho 等，2012；Potaczek 等，2017）。产前和新生儿期也可以成为理想的"干预窗口期"，例如，所谓的表观遗传饮食，旨在防止甚至扭转"坏"因素的（潜在的）不利影响（图 20-2）（Li 等，2019）。然而，这并不意味着环境暴露或饮食干预不能在这些时间范围之外影响过敏性疾病发展的表观遗传机制。

（四）"不良"环境的影响

尽管卫生条件的提高及家庭中儿童数量的减

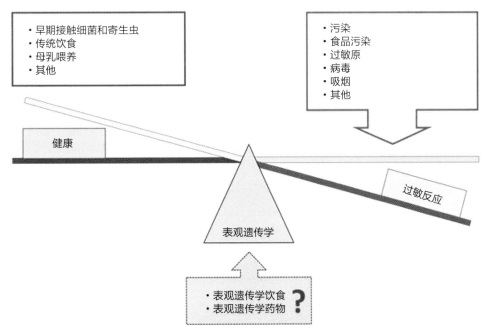

▲ 图 20-2　表观遗传学分子机制介导的环境对过敏发展的影响

影响健康与疾病平衡的有利（左上）和不利（右上）环境因素。不利影响总体增加，有利因素减少，这与工业化和城市化造成的环境污染和生活方式改变有关。这种促进过敏发展的不平衡也许可以通过表观遗传干预来平衡（右下）

少限制了与某些病原体的接触，但与此同时，城市化、公共交通、幼儿园、大型学校等都增加了儿童感染病毒的机会，特别是呼吸道或胃肠道类型的病毒。因此，流行病学研究几乎一致表明，童年感染呼吸道合胞病毒或人鼻病毒等空气传播病毒与哮喘发展的较高风险之间存在关联，上述城市化相关的变化确实可能导致哮喘患病率的增加，特别是与特应性易感性相结合时（Holt 等，2012；Potaczek 等，2019）。解释呼吸道病毒感染和哮喘发病之间联系的一种可能机制是，空气中的病毒试图避开 Th1/Ⅰ型免疫反应，以某种方式偏向 Th2/Ⅱ型免疫的平衡，从而有利于过敏的发生。根据对感染其他一些非呼吸道病毒（如人乳头瘤病毒）引起的表观遗传变化的观察（Cicchini 等，2016），我们可以推测，特定的空气传播病毒可能通过表观遗传机制增加过敏性哮喘发生的风险。事实上，最近的一项研究分析了体外培养的鼻上皮细胞对实验性人鼻病毒感染的影响，结果似乎证实了这一假设，在哮喘儿童中显示了特定的 DNA 甲基化修饰，伴随哮喘发病机制和抗病毒免疫反应相关基因的 mRNA 表达改变（Pech 等，2018）。另外，观察到幼儿 HRV 感染会导致气道分泌的 miRNA 组发生变化，这表明其他表观遗传机制也可能起作用（Gutierrez 等，2016）。此外，从患有 A 型流感病毒的哮喘患者获得的支气管上皮细胞的体外实验证实会导致 miRNA 组的失调，进而影响组蛋白修饰酶 HDAC4 的表达（Moheimani 等，2018）。

已经证实工业化和城市化导致的空气污染水平的不断增加，与过敏风险的大幅上升有关，尤其是哮喘。最近的研究清楚地表明，表观遗传机制，特别是 DNA 甲基化，能减轻空气污染对健康的负面影响（Jenerowicz 等，2012；Ji 等，2016；Zhang 等，2018）。例如，脐血（CB）白细胞中多环芳烃（PAH）的高产前暴露已被证实与 IFN-γ 编码基因启动子（*IFNG*）DNA 甲基化的增加有关（Tang 等，2012）。同样，在从外周血单个核细胞（PBMC）分离的 Treg 中，高多环芳烃暴露与 *FOXP3* 编码基因启动子（*FOXP3*）较

高的 DNA 甲基化水平相关。此外，与非哮喘儿童相比，这种影响在哮喘儿童中更为显著（Hew 等，2015）。在与柴油尾气颗粒（DEP）接触相关的唾液标本中也发现 *FOXP3* 基因 5′ 区 DNA 甲基化较高，并且 *FOXP3* DNA 甲基化水平较高的儿童患哮喘、持续喘息或早期短暂喘息的风险增加（Brunst 等，2013）。实验性肺暴露于过敏原、DEP 或两者同时暴露对参与个体的支气管上皮 DNA 甲基化的影响最小，而交叉暴露，即 DEP 后的过敏原或过敏原后的 DEP，在初次暴露 4 周后，均发现了潜在生物学相关性的显著表观遗传变化。这表明，初次损伤可以启动支气管上皮 DNA 甲基化的二次损伤（Clifford 等，2017）。另一项研究，在哮喘患者中，与吸入过滤空气相比，DEP 的暴露与具有合理生物功能的总血细胞 miRNA 水平的改变有关（Yamamoto 等，2013）。暴露在空气污染的颗粒物中，特别是其细小部分，与儿童口腔清洁中一氧化氮合酶基因（*NOS1-3*）的 DNA 甲基化有关。虽然在整个研究组中，*NOS2* 位点的 DNA 甲基化也与当前喘息有关，但未观察到 DNA 甲基化与哮喘之间的直接关系；在哮喘儿童亚组中，只观察到哮喘药物或当前喘息的一些 DNA 甲基化差异（Breton 等，2012）。在哮喘和非哮喘兄弟姐妹的比较中发现，在 TET（10-11 易位）甲基胞嘧啶双加氧酶 1（*TET1*）基因启动子（*TET1*）上较低的 NEC DNA 甲基化与疾病的存在相关。相反，在参与者目前的家中暴露于交通相关的空气污染会增加 *TET1* 启动子上的 DNA 甲基化（Somineni 等，2016）。*TET1* 是所谓的擦除剂之一，擦除剂是一种酶，能有效去除 DNA 甲基化（Huang 等，2019）。易感个体暴露过敏原后的生物过程似乎至少有部分是由表观遗传机制介导的（Nestor 等，2014；North 等，2018）。有趣的是，有研究表明，橡树花粉短期暴露在高浓度的二氧化氮（NO_2）和二氧化硫（SO_2）中会增加其脆弱性和分裂，继而导致随后花粉胞质颗粒释放到大气中。这反过来又增加了空气中花粉过敏原对致敏个体的生物利用度，从而可能导致观察到的过敏发生率较高（Ouyang 等，

2016）。

同时，暴露于香烟烟雾是一种被广泛认可的强表观遗传修饰因子（Joehanes 等，2016），也是一种明确的过敏风险因素，如哮喘（Vardavas 等，2016）和特应性皮炎（Wang 等，2008）。已在不同的暴露环境中观察到香烟烟雾对 DNA 甲基化水平的影响，包括主动吸烟，以及被动的产前或产后烟草烟雾暴露。重要的是，香烟烟雾诱导的 DNA 甲基化变化具有持久性的特点（Joubert 等，2016）。

（五）"良好"环境的影响

与此同时，人们普遍认为，为了在整个生命周期中正常运作，从而保证有机体的健康，免疫系统，特别是它的适应部分，需要在生命早期的"机会之窗"内得到适当的发展和训练。在这方面，为了对比发展中国家及发达国家，已经进行了一些有趣的流行病学研究（McDade，2012）。这些研究都表明，发展中国家生活的特点是早期频繁接触微生物，如与感染和感染相关的急性炎症过程中的细菌或寄生虫。在这种童年教育过程中，适应性免疫系统也学会区分有害和无害因素，对前者产生适当的反应，对后者产生积极的耐受能力。在以后的生活中，这些国家的人通常拥有履行保护功能所需的适应性免疫系统，而无害的影响则被忽视。相反，在发达国家，无菌的生活条件导致胎儿和新生儿时期缺乏微生物刺激，这会导致免疫系统不完善，尤其不仅仅是适应性免疫部分。因此，生活在发达国家的受试者更频繁地发生因过敏、自身免疫、不必要的慢性急性炎症及免疫系统反应不充分导致的炎症（McDade，2012）。这一普遍机制也有其特定的版本，如过敏领域的雏型卫生假说（Garn 和 Renz，2007）。

在阿尔卑斯小村庄中的观察可以很好地证明卫生假说。研究发现，生活在这类村庄典型的传统农业环境中，与（随后）大幅度降低过敏性疾病的风险相关（von Mutius 和 Radon，2008）。已经提出了几种潜在的农业保护效应的因素，包括接触所谓的农场灰尘、直接接触农场动物、食用

生牛奶等（von Mutius 和 Radon，2008）。有趣的是，这些因素的大多数情况，至少有部分影响是被农场细菌触发的，更有趣的是，这些似乎是表观遗传介导的。

在养殖环境中已经发现了多种细菌，如葡萄球菌 W620，乳酸乳球菌 G121，洛菲不动杆菌（A. lwoffi）F78 等。这些微生物已被证明可以抑制小鼠模型中的过敏反应，并在体外促进 Th1 免疫（Conrad 等，2009；Debarry 等，2007；Ege 等，2012；Hagner 等，2013）。此外，已证实母体暴露于 A. lwoffii 后，IFN-γ 依赖的跨母体保护作用可以延缓过敏性哮喘的发展。这种作用，至少部分，被证明是由 CD4[+] T 细胞中 *IFNG* 启动子的组蛋白乙酰化所驱动的（Brand 等，2011）。近年来，研究发现中枢固有免疫细胞因子 IL-6 在介导 A. lwoffii 的保护和抗过敏作用中发挥着重要且特异性的作用。同时观察到 IL-6 可能是将适应性免疫转向非过敏性 I 型反应的重要因素（Potaczek 等，2018；Schleich 等，2019），证实了在比较发展中国家和发达国家之间炎症反应模式的研究中的结果，上文已经简要讨论过（McDade，2012）。在最近的一项研究中（Krusche 等，2019），分别用来自德国和芬兰农场的粉尘提取物在有或无刺激的情况下培养哮喘儿童和健康儿童的外周血单个核细胞（Schuijs 等，2015）。组蛋白乙酰化和分裂原激活蛋白（MAP）激酶信号的负调控因子 *DUSP1* 的 mRNA 水平在哮喘儿童 PBMC 中均较低。用农用灰尘提取物刺激可上调不同细胞群中抗炎 *DUSP1* 的表达，并下调促炎 MAP 激酶在 mRNA 和蛋白质水平上的表达（Krusche 等，2019）。最后，我们自己的肠道微生物群也可以影响特应性致敏和过敏性炎症，可能是通过短链脂肪酸（SCFA）对 Treg 表观遗传调控的影响（Smith 等，2013；Vonk 等，2019）。

食用生牛奶被认为是介导农业抗过敏作用的另一个因素，尽管不只是或不一定是由于其微生物的含量（Brick 等，2016；Van Neerven 和 Savelkoul，2019）随农业的减少平行减少。具体是什么物质使未加工牛奶起到保护作用，已证明

DNA 甲基化的表观遗传机制与之有关，*FOXP3* 去甲基化及随后 Treg 的激活就是一个突出的例子（Lluis 等，2014；Schaub 等，2009）。此外，最近在小鼠模型中的研究也证实组蛋白乙酰化（Abbring 等，2019a、b） 和 miRNA（Kirchner 等，2016）影响或至少潜在影响重要的过敏相关免疫基因的表达，有助于生牛奶食用时的保护作用。

（六）表观遗传学与过敏相关的遗传变异性

虽然表观遗传修饰本身并不影响遗传密码，但它们可以"被用来"调节发生在过敏性疾病中的遗传多态性的影响。例如，*MTRN1A* 位点上游的一种遗传变异与哮喘／过敏性鼻炎共病之间的关联已被发现是由不同的 *MTRN1A* DNA 甲基化介导的（Sarnowski 等，2016）。同样，*RAD50* 的多态性位于 5q31 染色体内，也包含编码三种 2 型细胞因子 IL-5、IL-13 和 IL-4 的基因，已被证实通过改变 DNA 甲基化影响血清 IgE 水平（Schieck 等，2014）。

三、表观遗传学在过敏方面可能的实际应用

（一）诊断

虽然疾病表型是通过临床特征的复杂性来确定的，但包括病理生物学特征和生物标志物系列在内的分子表型也参与其中。此外，内型的特征是识别关键的潜在病理生物学过程，抑制这些过程可显著改善疾病的临床特征（Ray 等，2015）。尽管在过敏性疾病及其不同形式的分子诊断领域已经取得了实质性进展（Czarnowicki 等，2019；Miethe 等，2018；Tomassen 等，2016），但仍需要建立新的、更强大的生物标志物，以在分层治疗的同时为患者提供其（分子）表型／内型的最佳诊断。根据目前的知识状况，表观遗传标记可能具有填补这一诊断空白的潜力（表 20-1）。

从组蛋白修饰开始，在前瞻性出生队列的某些亚组中，几个过敏相关免疫基因的胎盘组蛋白乙酰化水平能够部分预测儿童后期对食物过敏原

或空气过敏原的致敏风险（Harb 等，2019）。一项非常出色的研究对比分析了从哮喘患者和非哮喘患者中获得的幼稚、Th1 和 Th2 CD4$^+$ T 细胞的表观基因组全组蛋白甲基化（H$_3$K4me2）图谱，发现了 200 个基因区域的差异富集，其中 163 个是 Th2 特异性的，84 个是参与 T 细胞分化的 TF 的结合位点（Seumois 等，2014）。另一项关于 CD4$^+$ T 细胞的非常有趣的研究表明，DNA 甲基化模式可以用来清楚地区分过敏性鼻炎患者和健康人。此外，这种基于 DNA 甲基化的分层优于基于 mRNA 的分层。此外，由于甲基化特征具有更高的稳定性，即使在花粉季节之外也可以建立可靠的诊断（Nestor 等，2014）。此外，在淋巴细胞富集的 PBMC 中，*MUC4* 等几个位点的 DNA 甲基化显示出了预测暴露于草花粉的过敏性鼻炎患者在受控过敏原挑战下症状严重程度的潜力（North 等，2018）。同样，在食物致敏婴儿的 PBMC 中，根据细胞群异质性校正后分析的 DNA 甲基化特征在预测进食食物激发的结局方面明显优于皮肤点刺试验和过敏原特异性 IgE（Martino 等，2015）。PBMC DNA 甲基化分析能够区分炎症性哮喘表型（Gunawardhana 等，2014），而全血 DNA 甲基化水平与特异性皮炎伴疱疹性湿疹的严重程度间接相关（Boorgula 等，2019）。在过敏背景下也对鼻 DNA 甲基化变异进行了研究（Zhang 等，2018），表明它们有可能表现为过敏性哮喘、气道炎症和其他过敏表型或其测量的敏感生物标志物（Cardenas 等，2019）。最后，miRNA，特别是血浆／血清外泌体和自由循环的 miRNA，也成为过敏的强有力的诊断依据（Tost 2018），最近几项关于哮喘的研究也证明了这一点（Karam 和 Abd Elrahman，2019；Kho 等，2018；Rodrigo-Muñoz 等，2019）或牛奶过敏（D'Argenio 等，2018）。

尽管上面讨论的研究的选择是主观的，但它允许得出一些一般性的结论。首先，涉及 DNA 甲基化的研究，最近，miRNA 的数量超过了靶向组蛋白修饰的研究。其次，不同分选水平的血白细胞类型或来自鼻碎片的 DNA 是 DNA 甲基化最

表 20-1　显示评估过敏表观遗传标记的诊断潜力的选定研究

表观遗传标记	过敏性疾病	生物材料; 受试者（如果不是成年人）	主要结果	文　献
DNA 甲基化	季节性过敏性鼻炎	CD4⁺ 细胞	将患者及对照组明确分开	Nestor 等（2014）
DNA 甲基化	哮喘	外周血单个核细胞	哮喘炎症表型的差异相关性	Gunawardhana 等（2014）
DNA 甲基化	食物致敏	纠正细胞异质性的外周血单个核细胞；婴儿	对食物挑战结果的良好预测	Martino 等（2015）
DNA 甲基化	过敏性鼻炎	富含淋巴细胞的外周血单个核细胞	对受控过敏原暴露后的症状严重程度的良好预测	North 等（2018）
DNA 甲基化	哮喘 过敏	鼻拭子 青少年	与哮喘、过敏及其实验室或临床措施的关系	Cardenas 等（2019）
DNA 甲基化	特应性皮炎伴疱疹性湿疹	全血	与疾病严重程度间接相关	Boorgula 等（2019）
组蛋白甲基化	哮喘	幼稚、Th1 和 Th2 CD4⁺ T 细胞	患者和对照组的区别	Seumois 等（2014）
组蛋白乙酰化	变应性致敏	胎盘 婴儿 / 儿童	食物过敏原或空气过敏原致敏风险的预测	Harb 等（2019）
微小核糖核酸	哮喘	血清 儿童	哮喘加重的预测	Kho 等（2018）
微小核糖核酸	牛奶过敏	外周血单个核细胞 儿童	病例对照差异表达	D'Argenio 等（2018）
微小核糖核酸	哮喘	血浆 儿童	与哮喘及其严重程度的相关性及良好的预测概况	Karam 和 Abd Elrahman（2019）
微小核糖核酸	哮喘	外周血嗜酸性粒细胞，血清	哮喘诊断和疾病严重程度排序的潜在生物标志物	Rodrigo-Muñoz 等（2019）

PBMC. 外周血单个核细胞；Th. 辅助性 T 细胞

常见的材料，很可能不仅是因为其病理生物学重要性，还因为其易于获取。基于同样的原因，血浆或血清似乎是 miRNA 相关研究中最常用的材料（表 20-1）。

（二）治疗

在涉及表观遗传机制的抗过敏干预中，比例看起来很不一样，这里的大多数研究都是直接或间接针对组蛋白修饰（表 20-2）。

已经有多项研究在动物模型和体外培养的人体组织中测试了广谱或特异性 HDAC 抑制药（HDACis）。广谱 HDACis JNJ-26481585 治疗可恢复从过敏性鼻炎患者分离出的体外培养 NEC 的完整性。此外，将这种 HDACis 应用于基于室内尘螨的过敏性哮喘模型的小鼠，可预防它们发展为支气管高反应性或过敏性气道炎症（Steelant 等，2019）。在以卵清蛋白为基础的过敏性哮喘小鼠模型中也观察到 HDACis 的有益作用（Ren 等，

表 20-2　针对过敏表观遗传特征的治疗或预防潜力的选定研究

表观遗传机制	研究模型、材料	干预类型	主要结果	文　献
DNA 甲基化	过敏性哮喘小鼠 OVA 模型；CD4+ T 细胞	DNA 甲基化抑制药 5- 氮杂胞苷；体内	5- 氮杂胞苷对 γ- 干扰素基因启动 DNA 甲基化增加的抑制作用，并对表型产生有益的作用	Brand 等（2012）
DNA 甲基化	食物（花生）过敏小鼠 OVA 模型；T 细胞	EPIT	特定 T 细胞间室中重要 T 细胞位点的 DNA 甲基化模式可能解释 EPIT 效应和可持续性	Mondoulet 等（2019）
组蛋白乙酰化	AD 小鼠模型；CD4+ T 细胞	TSA，广谱 HDACis；体内	减少 AD 样皮炎的特征；抑制 CD4+ T 细胞产生 IL-4	Kim 等（2010）
组蛋白乙酰化	过敏性哮喘小鼠 OVA 模型；CD4+ T 细胞	农场来源革兰阴性洛菲不动杆菌 lwoffii F78，体内，跨母体效应	通过保留 γ- 干扰素基因的组蛋白 H4 乙酰化介导的产前细菌给药对后代哮喘的保护	Brand 等（2011）
组蛋白乙酰化	哮喘患者 ASMC	PFI-1，I-BET 和 JQ-1，BET 抑制药；体外	减少 IL-8 分泌	Clifford 等（2015）
组蛋白乙酰化	哮喘患者 ASMC	JQ1/SGCBD01 和 I-BET762，BET 溴化域模拟物；体外	抑制 FCS−/ TGF-β 诱导的增殖，以及 IL-6 和 IL-8 的表达	Perry 等（2015b）
组蛋白乙酰化	慢性过敏性哮喘小鼠 OVA 模型；ASMC	TSA-HCl 和 PCI-34051 选择性 HDACis；givinostat，一种广谱 HDACis；体内	减少气道炎症、气道重塑和气道高反应性；减少收缩蛋白的合成	Ren 等（2016）
组蛋白乙酰化	孕妇，脐带血白细胞 CD4+ T 细胞	产前接触鱼油（产妇鱼油摄入）；体内	重要过敏相关免疫基因的 H3 和（或）H4 组蛋白乙酰化水平差异	Harb 等（2017）
组蛋白乙酰化	家鼠过敏性哮喘糖尿病模型	GSK-J4，选择性 H3K27me3 去甲基化抑制药；体内	气道高反应性、气道炎症和气道重塑的改善	Yu 等（2018）
组蛋白乙酰化	孕妇，胎盘	母亲使用橄榄油或母亲食用鱼类；体内	重要过敏相关免疫基因的 H3 和（或）H4 组蛋白乙酰化水平差异	Acevedo 等（2019）
组蛋白乙酰化	AR 患者，原发性 NEC；家鼠过敏性哮喘糖尿病模型	JNJ-26481585 广谱 HDACis；体外 / 体内	治疗后 NEC 恢复完整	Steelant 等（2019）
组蛋白乙酰化	食物过敏小鼠模型，CD4+ T 细胞，MLN	生牛奶及商店牛奶预处理；体内	减轻了治疗小鼠的症状	Abbring 等（2019b）

OVA. 卵白蛋白；EPIT. 表皮免疫治疗；AD. 特应性皮炎；TSA. 曲古霉素 A；HDACis. 组蛋白去乙酰化酶抑制药；IL. 白细胞介素；ASMC. 气道平滑肌细胞；BET .bromo− 和外泌素；FCS. 胎牛血清；TGF-β. 转化生长因子 β；TSA-HCl. Tubastatin A HCl；CB. 脐带血；DM. 尘螨；AR. 过敏性鼻炎；NEC. 鼻上皮细胞；MLN. 肠系膜淋巴结；Th. 辅助性 T 细胞

2016）。使用另一种广谱 HDACis 曲古霉素 A 能减轻小鼠特应性皮炎症状，同时抑制 CD4⁺ T 细胞产生 IL-4（Kim 等，2010）。用 BET 抑制药（Clifford 等，2015）或模拟物（Perry 等，2015b）对哮喘和非哮喘气道平滑肌细胞进行体外治疗均可产生包括炎性细胞因子的分泌减少等有益的效果。组蛋白乙酰化已被间接靶向，即使用已知具有预防过敏性疾病发生的保护能力的产前饮食或饮食补充剂。例如，产前使用鱼油治疗脐带血 CD4⁺ T 细胞与编码蛋白激酶 C（PKCζ）的基因启动子的组蛋白乙酰化改变有关（Harb 等，2017），因此可能解释了先前观察到的鱼油抗过敏作用与脐带血 T 细胞 PKCζ 表达的关联（D'Vaz 等，2012）。一项前瞻性出生队列研究的亚组证实孕妇在妊娠期间食用鱼类或使用橄榄油与胎盘中重要的过敏相关免疫基因启动子的组蛋白乙酰化水平的改变有关（Acevedo 等，2019）。如上所述，牛棚细菌 A. lwoffii（Brand 等，2011）或未加工牛奶（Abbring 等，2019b）的抗过敏作用至少部分归因于它们的组蛋白乙酰化修饰作用。关于组蛋白甲基化，在过敏性哮喘小鼠模型中应用选择性 H₃K27me3 去甲基化抑制药 GSK-J4 可减少气道高反应性、减轻炎症及气道重塑（Yu 等，2018）。*IFNG* 启动子上 CD4⁺ T 细胞 DNA 甲基化的增加（在过敏性哮喘的小鼠模型中观察到的则相反），反过来被 DNA 甲基化抑制药 5- 氮杂胞苷阻断，并对表型产生有益影响（Brand 等，2012）。最后，表皮免疫治疗的（持久）效果似乎可能是由重要 T 细胞位点上 DNA 甲基化模式的改变决定的（Mondoulet 等，2019）。

这些和其他更现代的方法，如使用 CRISPR/dCas9 系统的表观基因组编辑，代表了有前景的抗过敏新策略（Alaskhar Alhamwe 等，2018；Tost，2018），当然需要进一步的研究。

结论

表观遗传机制已被证实在过敏性疾病的病因、发展、表型异质性和临床过程中起着重要作用。它们通过调节环境影响和参与在过敏中起重要作用的细胞的生理学和病理生理学来实现这一点。特别是作为系统适应性免疫"管理者"的 T 细胞，以及受累器官中的局部细胞（如呼吸道过敏情况下的气道上皮细胞或气道平滑肌细胞）。因此，表观遗传机制为过敏领域的新诊断方法和治疗方法提供了一个有前途的靶点。

致 谢：Bilal AlashkarAlhamwe 曾获得德国学术交流服务机构（DAAD；个人资料号码 91559386）和德国研究基金会（DFG，德国研究基金会；赠款 416910386-GRK 2573/1）的资助。

利益冲突：无。

参考文献

［1］ Abbring S, Ryan JT, Diks MAP, Hols G, Garssen J, van Esch BCAM (2019a) Suppression of food allergic symptoms by raw cow's milk in mice is retained after skimming but abolished after heating the milk-a promising contribution of alkaline phosphatase. Nutrients 11(7):1499. https://doi.org/10.3390/nu11071499

［2］ Abbring S, Wolf J, Ayechu-Muruzabal V, Diks MAP, Alhamwe BA, Alhamdan F et al (2019b) Raw cow's milk reduces allergic symptoms in a murine model for food allergy-a potential role for epigenetic modifications. Nutrients 11(8):1721. https://doi.org/10.3390/nu11081721

［3］ Acevedo N, Frumento P, Harb H, Alashkar Alhamwe B, Johansson C, Eick L et al (2019) Histone acetylation of immune regulatory genes in human placenta in association with maternal intake of olive oil and fish consumption. Int J Mol Sci 20(5):1060. https://doi.org/10.3390/ijms20051060

［4］ Alaskhar Alhamwe B, Khalaila R, Wolf J, von Bülow V, Harb H, Alhamdan F et al (2018) Histone modifications and their role in epigenetics of atopy and allergic diseases. Allergy Asthma Clin Immunol 14:39. https://doi.org/10.1186/s13223-018-0259-4

［5］ Angiolilli C, Baeten DL, Radstake TR, Reedquist KA (2017) The acetyl code in rheumatoid arthritis and other rheumatic diseases. Epigenomics 9(4):447-461. https://doi.org/10.2217/epi-2016-0136

［6］ Bannister AJ, Kouzarides T (2011) Regulation of chromatin by histone modifications. Cell Res 21 (3):381-395. https:// doi.org/10.1038/cr.2011.22

［7］ Ben-Porath I, Cedar H (2001) Epigenetic crosstalk. Mol Cell 8(5):933-935. https://doi.org/10.1016/s1097-2765(01)00399-9

［8］ Boorgula MP, Taub MA, Rafaels N, Daya M, Campbell M, Chavan S et al (2019) Replicated methylation changes associated with eczema herpeticum and allergic response. Clin Epigenetics 11(1):122. https://doi.org/10.1186/s13148-019-0714-1

［9］ Brand S, Teich R, Dicke T, Harb H, Yildirim AÖ, Tost J et al (2011) Epigenetic regulation in murine offspring as a novel mechanism for transmaternal asthma protection induced by microbes. J Allergy Clin Immunol 128(3):618-25. e1-7. https://doi.org/10.1016/j.jaci.2011.04. 035

［10］ Brand S, Kesper DA, Teich R, Kilic-Niebergall E, Pinkenburg O, Bothur E et al (2012) DNA methylation of TH1/ TH2 cytokine genes affects sensitization and progress of experimental asthma. J Allergy Clin Immunol 129(6):1602-10.e6. https://doi.org/10.1016/j.jaci.2011.12.963

［11］ Breton CV, Salam MT, Wang X, Byun H-M, Siegmund KD, Gilliland FD (2012) Particulate matter, DNA methylation in nitric oxide synthase, and childhood respiratory disease. Environ Health Perspect 120(9):1320-1326. https:// doi.org/10.1289/ehp.1104439

［12］ Brick T, Schober Y, Böcking C, Pekkanen J, Genuneit J, Loss G et al (2016) ω-3 fatty acids contribute to the asthma-protective effect of unprocessed cow's milk. J Allergy Clin Immunol 137(6):1699-1706.e13. https://doi. org/10.1016/j.jaci.2015.10.042

［13］ Brook PO, Perry MM, Adcock IM, Durham AL (2015) Epigenome-modifying tools in asthma. Epigenomics 7(6):1017-1032. https://doi.org/10.2217/epi.15.53

［14］ Brunst KJ, Leung Y-K, Ryan PH, Khurana Hershey GK, Levin L, Ji H et al (2013) Forkhead box protein 3 (FOXP3) hypermethylation is associated with diesel exhaust exposure and risk for childhood asthma. J Allergy Clin Immunol 131(2):592-594.e1-3. https://doi.org/10.1016/j.jaci. 2012.10.042

［15］ Cao J, Yan Q (2012) Histone ubiquitination and deubiquitination in transcription, DNA damage response, and cancer. Front Oncol 2:26. https://doi.org/10.3389/fonc.2012.00026

［16］ Cardenas A, Sordillo JE, Rifas-Shiman SL, Chung W, Liang L, Coull BA et al (2019) The nasal methylome as a biomarker of asthma and airway inflammation in children. Nat Commun 10 (1):3095. https://doi.org/10.1038/s41467-019-11058-3

［17］ Cicchini L, Westrich JA, Xu T, Vermeer DW, Berger JN, Clambey ET et al (2016) Suppression of antitumor immune responses by human papillomavirus through epigenetic downregulation of CXCL14. MBio 7(3):e00270. https:// doi.org/10.1128/mBio.00270-16

［18］ Clifford RL, Patel JK, John AE, Tatler AL, Mazengarb L, Brightling CE, Knox AJ (2015) CXCL8 histone H3 acetylation is dysfunctional in airway smooth muscle in asthma: regulation by BET. Am J Physiol Lung Cell Mol Physiol 308(9):L962-L972. https://doi.org/10.1152/ajplung. 00021.2015

［19］ Clifford RL, Jones MJ, MacIsaac JL, McEwen LM, Goodman SJ, Mostafavi S et al (2017) Inhalation of diesel exhaust and allergen alters human bronchial epithelium DNA methylation. J Allergy Clin Immunol 139(1):112-121. https://doi.org/10.1016/j.jaci.2016.03.046

［20］ Conrad ML, Ferstl R, Teich R, Brand S, Blümer N, Yildirim AO et al (2009) Maternal TLR signaling is required for prenatal asthma protection by the nonpathogenic microbe Acinetobacter lwoffii F78. J Exp Med 206(13):2869-2877. https://doi.org/10.1084/jem. 20090845

［21］ Czarnowicki T, He H, Krueger JG, Guttman-Yassky E (2019) Atopic dermatitis endotypes and implications for targeted therapeutics. J Allergy Clin Immunol 143(1):1-11. https://doi.org/10. 1016/j.jaci.2018.10.032

［22］ D'Argenio V, Del Monaco V, Paparo L, de Palma FDE, Nocerino R, D'Alessio F et al (2018) Altered miR-193a-5p expression in children with cow's milk allergy. Allergy 73(2):379-386. https://doi.org/10.1111/all.13299

［23］ D'Vaz N, Ma Y, Dunstan JA, Lee-Pullen TF, Hii C, Meldrum S et al (2012) Neonatal protein kinase C zeta expression determines the neonatal T-cell cytokine phenotype and predicts the development and severity of infant allergic disease. Allergy 67(12):1511-1518. https://doi.org/10.1111/ all.12027

［24］ Debarry J, Garn H, Hanuszkiewicz A, Dickgreber N, Blümer N, von Mutius E et al (2007) Acinetobacter lwoffii and Lactococcus lactis strains isolated from farm cowsheds possess strong allergy-protective properties. J Allergy Clin Immunol 119(6):1514-1521. https://doi.org/10. 1016/j.jaci.2007.03.023

［25］ Della Ragione F, Vacca M, Fioriniello S, Pepe G, D'Esposito M (2016) MECP2, a multi-talented modulator of chromatin architecture. Brief Funct Genomics 15(6):420-431. https://doi.org/10. 1093/bfgp/elw023

［26］ Ege MJ, Mayer M, Schwaiger K, Mattes J, Pershagen G, van Hage M et al (2012) Environmental bacteria and childhood asthma. Allergy 67(12):1565-1571. https://doi. org/10.1111/all.12028

［27］ Eulalio A, Mano M (2015) MicroRNA screening and the quest for biologically relevant targets. J Biomol Screen 20(8):1003-1017. https://doi.org/10.1177/ 1087057115578837

［28］ Falkenberg KJ, Johnstone RW (2014) Histone deacetylases and their inhibitors in cancer, neurological diseases and immune disorders. Nat Rev Drug Discov 13(9):673-691. https://doi.org/10. 1038/nrd4360

［29］ Fasolino M, Zhou Z (2017) The crucial role of DNA methylation and MeCP2 in neuronal function. Genes 8(5):141. https://doi.org/10.3390/genes8050141

［30］ Fujisawa T, Filippakopoulos P (2017) Functions of bromodomain-containing proteins and their roles in homeostasis and cancer. Nat Rev Mol Cell Biol 18(4):246-262. https://

doi.org/10.1038/nrm.2016.143

［31］ Gandhi NA, Bennett BL, Graham NMH, Pirozzi G, Stahl N, Yancopoulos GD (2016) Targeting key proximal drivers of type 2 inflammation in disease. Nat Rev Drug Discov 15(1):35-50. https://doi.org/10.1038/nrd4624

［32］ Garn H (2018) Is 9 more than 2 also in allergic airway inflammation? J Allergy Clin Immunol 141 (6):2024-2026. https://doi.org/10.1016/j.jaci.2018.04.002

［33］ Garn H, Renz H (2007) Epidemiological and immunological evidence for the hygiene hypothesis. Immunobiology 212(6):441-452. https://doi.org/10.1016/j.imbio.2007.03.006

［34］ Gunawardhana LP, Gibson PG, Simpson JL, Benton MC, Lea RA, Baines KJ (2014) Characteristic DNA methylation profiles in peripheral blood monocytes are associated with inflammatory phenotypes of asthma. Epigenetics 9(9):1302-1316. https://doi.org/10.4161/epi.33066

［35］ Gutierrez MJ, Gomez JL, Perez GF, Pancham K, Val S, Pillai DK et al (2016) Airway secretory microRNAome changes during rhinovirus infection in early childhood. PLoS One 11(9): e0162244. https://doi.org/10.1371/journal.pone.0162244

［36］ Ha M, Kim VN (2014) Regulation of microRNA biogenesis. Nat Rev Mol Cell Biol 15 (8):509-524. https://doi.org/10.1038/nrm3838

［37］ Hackett JA, Surani MA (2013) DNA methylation dynamics during the mammalian life cycle. Philos Trans R Soc Lond Ser B Biol Sci 368(1609):20110328. https://doi.org/10.1098/rstb.2011.0328

［38］ Hagner S, Harb H, Zhao M, Stein K, Holst O, Ege MJ et al (2013) Farm-derived gram-positive bacterium Staphylococcus sciuri W620 prevents asthma phenotype in HDM- and OVA-exposed mice. Allergy 68(3):322-329. https://doi.org/10.1111/all.12094

［39］ Handy DE, Castro R, Loscalzo J (2011) Epigenetic modifications: basic mechanisms and role in cardiovascular disease. Circulation 123(19):2145-2156. https://doi.org/10.1161/CIRCULATIONAHA.110.956839

［40］ Harb H, Alashkar Alhamwe B, Garn H, Renz H, Potaczek DP (2016) Recent developments in epigenetics of pediatric asthma. Curr Opin Pediatr 28(6):754-763. https://doi.org/10.1097/MOP.0000000000000424

［41］ Harb H, Irvine J, Amarasekera M, Hii CS, Kesper DA, Ma Y et al (2017) The role of PKCζ in cord blood T-cell maturation towards Th1 cytokine profile and its epigenetic regulation by fish oil. Biosci Rep 37(2):BSR20160485. https://doi.org/10.1042/BSR20160485

［42］ Harb H, Alashkar Alhamwe B, Acevedo N, Frumento P, Johansson C, Eick L et al (2019) Epigenetic modifications in placenta are associated with the child's sensitization to allergens. Biomed Res Int 2019:1315257. https://doi.org/10.1155/2019/1315257

［43］ Healy S, Khan P, He S, Davie JR (2012) Histone H3 phosphorylation, immediate-early gene expression, and the nucleosomal response: a historical perspective. Biochem Cell Biol 90 (1):39-54. https://doi.org/10.1139/o11-092

［44］ Hew KM, Walker AI, Kohli A, Garcia M, Syed A, McDonald-Hyman C et al (2015) Childhood exposure to ambient polycyclic aromatic hydrocarbons is linked to epigenetic modifications and impaired systemic immunity in T cells. Clin Exp Allergy 45(1):238-248. https://doi.org/10. 1111/cea.12377

［45］ Ho S-M, Johnson A, Tarapore P, Janakiram V, Zhang X, Leung Y-K (2012) Environmental epigenetics and its implication on disease risk and health outcomes. ILAR J 53 (3-4):289-305. https://doi.org/10.1093/ilar.53.3-4.289

［46］ Holt PG, Strickland DH, Sly PD (2012) Virus infection and allergy in the development of asthma: what is the connection? Curr Opin Allergy Clin Immunol 12(2):151-157. https://doi.org/10. 1097/ACI.0b013e3283520166

［47］ Huang Y, Tian C, Li Q, Xu Q (2019) TET1 knockdown inhibits Porphyromonas gingivalis LPS/IFN-γ-induced M1 macrophage polarization through the NF-κB pathway in THP-1 cells. Int J Mol Sci 20(8):2023. https://doi.org/10.3390/ijms20082023

［48］ Hull EE, Montgomery MR, Leyva KJ (2016) HDAC inhibitors as epigenetic regulators of the immune system: impacts on cancer therapy and inflammatory diseases. Biomed Res Int 2016:8797206. https://doi.org/10.1155/2016/8797206

［49］ Hyun K, Jeon J, Park K, Kim J (2017) Writing, erasing and reading histone lysine methylations. Exp Mol Med 49(4):e324. https://doi.org/10.1038/emm.2017.11

［50］ Jenerowicz D, Silny W, Dańczak-Pazdrowska A, Polańska A, Osmola-Mańkowska A, Olek-Hrab K (2012) Environmental factors and allergic diseases. Ann Agric Environ Med 19(3):475-481

［51］ Ji H, Biagini Myers JM, Brandt EB, Brokamp C, Ryan PH, Khurana Hershey GK (2016) Air pollution, epigenetics, and asthma. Allergy Asthma Clin Immunol 12:51. https://doi.org/10. 1186/s13223-016-0159-4

［52］ Jin B, Li Y, Robertson KD (2011) DNA methylation: superior or subordinate in the epigenetic hierarchy? Genes Cancer 2(6):607-617. https://doi.org/10.1177/1947601910393957

［53］ Joehanes R, Just AC, Marioni RE, Pilling LC, Reynolds LM, Mandaviya PR et al (2016) Epigenetic signatures of cigarette smoking. Circ Cardiovasc Genet 9(5):436-447. https://doi.org/10.1161/CIRCGENETICS.116.001506

［54］ Joubert BR, Felix JF, Yousefi P, Bakulski KM, Just AC, Breton C et al (2016) DNA methylation in newborns and maternal smoking in pregnancy: genome-wide consortium meta-analysis. Am J Hum Genet 98(4):680-696. https://doi.org/10.1016/j.ajhg.2016.02.019

［55］ Jurkowska RZ, Jeltsch A (2016) Mechanisms and biological roles of DNA methyltransferases and DNA methylation: from past achievements to future challenges. Adv Exp Med Biol 945:1-17. https://doi.org/10.1007/978-3-319-43624-1_1

［56］ Kabesch M, Michel S, Tost J (2010) Epigenetic mechanisms and the relationship to childhood asthma. Eur Respir J 36(4):950-961. https://doi.org/10.1183/

09031936.00019310

[57] Kala R, Peek GW, Hardy TM, Tollefsbol TO (2013) MicroRNAs: an emerging science in cancer epigenetics. J Clin Bioinform 3(1):6. https://doi.org/10.1186/2043-9113-3-6

[58] Kaniskan HÜ, Martini ML, Jin J (2018) Inhibitors of protein methyltransferases and demethylases. Chem Rev 118(3):989-1068. https://doi.org/10.1021/acs.chemrev.6b00801

[59] Kaplan MH (2017) The transcription factor network in Th9 cells. Semin Immunopathol 39 (1):11-20. https://doi.org/10.1007/s00281-016-0600-2

[60] Karam RA, Abd Elrahman DM (2019) Differential expression of miR-155 and Let-7a in the plasma of childhood asthma: potential biomarkers for diagnosis and severity. Clin Biochem 68:30-36. https://doi.org/10.1016/j.clinbiochem.2019.04.007

[61] Kho AT, McGeachie MJ, Moore KG, Sylvia JM, Weiss ST, Tantisira KG (2018) Circulating microRNAs and prediction of asthma exacerbation in childhood asthma. Respir Res 19(1):128. https://doi.org/10.1186/s12931-018-0828-6

[62] Kim JK, Samaranayake M, Pradhan S (2009) Epigenetic mechanisms in mammals. Cell Mol Life Sci 66(4):596-612. https://doi.org/10.1007/s00018-008-8432-4

[63] Kim T-H, Jung J-A, Kim G-D, Jang A-H, Cho J-J, Park YS, Park C-S (2010) The histone deacetylase inhibitor, trichostatin A, inhibits the development of 2,4-dinitrofluorobenzene-induced dermatitis in NC/Nga mice. Int Immunopharmacol 10(10):1310-1315. https://doi.org/10.1016/j.intimp.2010.08.004

[64] Kirchner B, Pfaffl MW, Dumpler J, von Mutius E, Ege MJ (2016) microRNA in native and processed cow's milk and its implication for the farm milk effect on asthma. J Allergy Clin Immunol 137(6):1893-1895.e13. https://doi.org/10.1016/j.jaci.2015.10.028

[65] Krämer U, Schmitz R, Ring J, Behrendt H (2015) What can reunification of East and West Germany tell us about the cause of the allergy epidemic? Clin Exp Allergy 45(1):94-107. https://doi.org/10.1111/cea.12458

[66] Krusche J, Nowak E, Böck A, Hengst M, Roponen M, Kumbrink J et al (2019) DUSP1 plays a pivotal role in MAPK signaling in childhood asthma development and environment-mediated protection: abstracts LBOA1712. Allergy 74(S106):117-129. https://doi.org/10.1111/all.13958

[67] Lambrecht BN, Hammad H (2015) The immunology of asthma. Nat Immunol 16(1):45-56. https://doi.org/10.1038/ni.3049

[68] Li E, Zhang Y (2014) DNA methylation in mammals. Cold Spring Harb Perspect Biol 6(5): a019133. https://doi.org/10.1101/cshperspect.a019133

[69] Li S, Chen M, Li Y, Tollefsbol TO (2019) Prenatal epigenetics diets play protective roles against environmental pollution. Clin Epigenetics 11(1):82. https://doi.org/10.1186/s13148-019-0659-4

[70] Lluis A, Depner M, Gaugler B, Saas P, Casaca VI, Raedler D et al (2014) Increased regulatory T-cell numbers are associated with farm milk exposure and lower atopic sensitization and asthma in childhood. J Allergy Clin Immunol 133(2):551-559. https://doi.org/10.1016/j.jaci. 2013.06.034

[71] Marmorstein R, Zhou M-M (2014) Writers and readers of histone acetylation: structure, mechanism, and inhibition. Cold Spring Harb Perspect Biol 6(7):a018762. https://doi.org/10.1101/cshperspect.a018762

[72] Martino D, Dang T, Sexton-Oates A, Prescott S, Tang MLK, Dharmage S et al (2015) Blood DNA methylation biomarkers predict clinical reactivity in food-sensitized infants. J Allergy Clin Immunol 135(5):1319-1328.e1-12. https://doi.org/10.1016/j.jaci.2014.12.1933

[73] McDade TW (2012) Early environments and the ecology of inflammation. Proc Natl Acad Sci U S A 109(Suppl 2):17281-17288. https://doi.org/10.1073/pnas.1202244109

[74] Miethe S, Guarino M, Alhamdan F, Simon H-U, Renz H, Dufour J-F et al (2018) Effects of obesity on asthma: Immunometabolic links. Pol Arch Intern Med 128(7-8):469-477. https://doi.org/10. 20452/pamw.4304

[75] Moheimani F, Koops J, Williams T, Reid AT, Hansbro PM, Wark PA, Knight DA (2018) Influenza A virus infection dysregulates the expression of microRNA-22 and its targets; CD147 and HDAC4, in epithelium of asthmatics. Respir Res 19(1):145. https://doi.org/10.1186/s12931-018-0851-7

[76] Mondoulet L, Dioszeghy V, Busato F, Plaquet C, Dhelft V, Bethune K et al (2019) Gata3 hypermethylation and Foxp3 hypomethylation are associated with sustained protection and bystander effect following epicutaneous immunotherapy in peanut-sensitized mice. Allergy 74 (1):152-164. https://doi.org/10.1111/all.13479

[77] Moore LD, Le T, Fan G (2013) DNA methylation and its basic function. Neuropsychopharmacology 38(1):23-38. https://doi.org/10.1038/npp.2012.112

[78] Morera L, Lübbert M, Jung M (2016) Targeting histone methyltransferases and demethylases in clinical trials for cancer therapy. Clin Epigenetics 8:57. https://doi.org/10.1186/s13148-016-0223-4

[79] Mørkve Knudsen T, Rezwan FI, Jiang Y, Karmaus W, Svanes C, Holloway JW (2018) Transgenerational and intergenerational epigenetic inheritance in allergic diseases. J Allergy Clin Immunol 142(3):765-772. https://doi.org/10.1016/j.jaci.2018.07.007

[80] Nestor CE, Barrenäs F, Wang H, Lentini A, Zhang H, Bruhn S et al (2014) DNA methylation changes separate allergic patients from healthy controls and may reflect altered CD4+ T-cell population structure. PLoS Genet 10(1):e1004059. https://doi.org/10.1371/journal.pgen.1004059

[81] North ML, Jones MJ, MacIsaac JL, Morin AM, Steacy LM, Gregor A et al (2018) Blood and nasal epigenetics correlate with allergic rhinitis symptom development in the environmental exposure unit. Allergy 73(1):196-205. https://doi.org/10.1111/all.13263

［82］ Ouyang Y, Xu Z, Fan E, Li Y, Zhang L (2016) Effect of nitrogen dioxide and sulfur dioxide on viability and morphology of oak pollen. Int Forum Allergy Rhinol 6(1):95-100. https://doi.org/10.1002/alr.21632

［83］ Pech M, Weckmann M, König IR, Franke A, Heinsen F-A, Oliver B et al (2018) Rhinovirus infections change DNA methylation and mRNA expression in children with asthma. PLoS One 13(11):e0205275. https://doi.org/10.1371/journal.pone.0205275

［84］ Pepper AN, Renz H, Casale TB, Garn H (2017) Biologic therapy and novel molecular targets of severe asthma. J Allergy Clin Immunol Pract 5(4):909-916. https://doi.org/10.1016/j.jaip.2017. 04.038

［85］ Perry MM, Adcock IM, Chung KF (2015a) Role of microRNAs in allergic asthma: present and future. Curr Opin Allergy Clin Immunol 15(2):156-162. https://doi.org/10.1097/ACI. 0000000000000147

［86］ Perry MM, Durham AL, Austin PJ, Adcock IM, Chung KF (2015b) BET bromodomains regulate transforming growth factor-β-induced proliferation and cytokine release in asthmatic airway smooth muscle. J Biol Chem 290(14):9111-9121. https://doi.org/10.1074/jbc.M114. 612671

［87］ Piletič K, Kunej T (2016) MicroRNA epigenetic signatures in human disease. Arch Toxicol 90 (10):2405-2419. https://doi.org/10.1007/s00204-016-1815-7

［88］ Potaczek DP, Kabesch M (2012) Current concepts of IgE regulation and impact of genetic determinants. Clin Exp Allergy 42(6):852-871. https://doi.org/10.1111/j.1365-2222.2011. 03953.x

［89］ Potaczek DP, Harb H, Michel S, Alhamwe BA, Renz H, Tost J (2017) Epigenetics and allergy: from basic mechanisms to clinical applications. Epigenomics 9(4):539-571. https://doi.org/10.2217/epi-2016-0162

［90］ Potaczek DP, Harb H, Alashkar Alhamwe B, Kilic-Niebergall E, Kesper D, Garn H, Renz H (2018) Interleukin-6 is important for the development of Acinetobacter lwoffii-mediated protection against asthma. In: Allergy and immunology. European Respiratory Society, p PA1108. https://doi.org/10.1183/13993003. congress-2018.PA1108

［91］ Potaczek DP, Unger SD, Zhang N, Taka S, Michel S, Akdağ N et al (2019) Development and characterization of DNAzyme candidates demonstrating significant efficiency against human rhinoviruses. J Allergy Clin Immunol 143(4):1403-1415. https://doi.org/10.1016/j.jaci.2018. 07.026

［92］ Ray A, Oriss TB, Wenzel SE (2015) Emerging molecular phenotypes of asthma. Am J Physiol Lung Cell Mol Physiol 308(2):L130-L140. https://doi.org/10.1152/ajplung. 00070.2014

［93］ Ren Y, Su X, Kong L, Li M, Zhao X, Yu N, Kang J (2016) Therapeutic effects of histone deacetylase inhibitors in a murine asthma model. Inflamm Res 65(12):995-1008. https://doi. org/10.1007/s00011-016-0984-4

［94］ Renz H, Conrad M, Brand S, Teich R, Garn H, Pfefferle PI (2011) Allergic diseases, gene-environment interactions. Allergy 66(Suppl 95):10-12. https://doi.org/10.1111/j.1398-9995. 2011.02622.x

［95］ Rodrigo-Muñoz JM, Cañas JA, Sastre B, Rego N, Greif G, Rial M et al (2019) Asthma diagnosis using integrated analysis of eosinophil microRNAs. Allergy 74(3):507-517. https://doi.org/10. 1111/all.13570

［96］ Rossetto D, Avvakumov N, Côté J (2012) Histone phosphorylation: a chromatin modification involved in diverse nuclear events. Epigenetics 7(10):1098-1108. https://doi.org/10.4161/epi. 21975

［97］ Sarnowski C, Laprise C, Malerba G, Moffatt MF, Dizier M-H, Morin A et al (2016) DNA methylation within melatonin receptor 1A (MTNR1A) mediates paternally transmitted genetic variant effect on asthma plus rhinitis. J Allergy Clin Immunol 138(3):748-753. https://doi.org/10.1016/j.jaci.2015.12.1341

［98］ Sato F, Tsuchiya S, Meltzer SJ, Shimizu K (2011) MicroRNAs and epigenetics. FEBS J 278 (10):1598-1609. https://doi.org/10.1111/j.1742-4658.2011.08089.x

［99］ Schaub B, Liu J, Höppler S, Schleich I, Huehn J, Olek S et al (2009) Maternal farm exposure modulates neonatal immune mechanisms through regulatory T cells. J Allergy Clin Immunol 123(4):774-782.e5. https://doi.org/10.1016/j.jaci.2009.01.056

［100］ Schieck M, Sharma V, Michel S, Toncheva AA, Worth L, Potaczek DP et al (2014) A polymorphism in the TH 2 locus control region is associated with changes in DNA methylation and gene expression. Allergy 69(9):1171-1180. https://doi.org/10.1111/all.12450

［101］ Schleich F, Bikov A, Mathioudakis AG, McDonnell M, Andersson C, Bonini M et al (2019) Research highlights from the 2018 European Respiratory Society International Congress: airway disease. ERJ Open Res 5(1):00225-2018. https://doi.org/10.1183/23120541.00225-2018

［102］ Schuijs MJ, Willart MA, Vergote K, Gras D, Deswarte K, Ege MJ et al (2015) Farm dust and endotoxin protect against allergy through A20 induction in lung epithelial cells. Science 349 (6252):1106-1110. https://doi.org/10.1126/science.aac6623

［103］ Seumois G, Chavez L, Gerasimova A, Lienhard M, Omran N, Kalinke L et al (2014) Epigenomic analysis of primary human T cells reveals enhancers associated with TH2 memory cell differentiation and asthma susceptibility. Nat Immunol 15(8):777-788. https://doi.org/10.1038/ni. 2937

［104］ Sharma V, Michel S, Gaertner V, Franke A, Vogelberg C, von Berg A et al (2014) Fine-mapping of IgE-associated loci 1q23, 5q31, and 12q13 using 1000 Genomes Project data. Allergy 69 (8):1077-1084. https://doi.org/10.1111/all.12431

［105］ Smith ZD, Meissner A (2013) DNA methylation: roles in mammalian development. Nat Rev Genet 14(3):204-220. https://doi.org/10.1038/nrg3354

［106］ Smith PM, Howitt MR, Panikov N, Michaud M, Gallini

CA, Bohlooly YM et al (2013) The microbial metabolites, short-chain fatty acids, regulate colonic Treg cell homeostasis. Science 341(6145):569-573. https://doi.org/10.1126/science.1241165

［107］Somineni HK, Zhang X, Biagini Myers JM, Kovacic MB, Ulm A, Jurcak N et al (2016) Ten-eleven translocation 1 (TET1) methylation is associated with childhood asthma and traffic-related air pollution. J Allergy Clin Immunol 137(3):797-805.e5. https://doi.org/10.1016/j.jaci.2015.10.021

［108］Steelant B, Wawrzyniak P, Martens K, Jonckheere A-C, Pugin B, Schrijvers R et al (2019) Blocking histone deacetylase activity as a novel target for epithelial barrier defects in patients with allergic rhinitis. J Allergy Clin Immunol 144(5):1242-1253. https://doi.org/10.1016/j.jaci.2019.04.027

［109］Suarez-Alvarez B, Rodriguez RM, Fraga MF, López-Larrea C (2012) DNA methylation: a promising landscape for immune system-related diseases. Trends Genet 28(10):506-514. https://doi.org/10.1016/j.tig.2012.06.005

［110］Swygert SG, Peterson CL (2014) Chromatin dynamics: interplay between remodeling enzymes and histone modifications. Biochim Biophys Acta 1839(8):728-736. https://doi.org/10.1016/j.bbagrm.2014.02.013

［111］Tang W-Y, Levin L, Talaska G, Cheung YY, Herbstman J, Tang D et al (2012) Maternal exposure to polycyclic aromatic hydrocarbons and 5-CpG methylation of interferon-γ in cord white blood cells. Environ Health Perspect 120(8):1195-1200. https://doi.org/10.1289/ehp.1103744

［112］Tiffon C (2018) The impact of nutrition and environmental epigenetics on human health and disease. Int J Mol Sci 19(11):3425. https://doi.org/10.3390/ijms19113425

［113］Tomassen P, Vandeplas G, van Zele T, Cardell L-O, Arebro J, Olze H et al (2016) Inflammatory endotypes of chronic rhinosinusitis based on cluster analysis of biomarkers. J Allergy Clin Immunol 137(5):1449-1456.e4. https://doi.org/10.1016/j.jaci.2015.12.1324

［114］Toncheva AA, Potaczek DP, Schedel M, Gersting SW, Michel S, Krajnov N et al (2015) Childhood asthma is associated with mutations and gene expression differences of ORMDL genes that can interact. Allergy 70(10):1288-1299. https://doi.org/10.1111/all.12652

［115］Tost J (2018) A translational perspective on epigenetics in allergic diseases. J Allergy Clin Immunol 142(3):715-726. https://doi.org/10.1016/j.jaci.2018.07.009

［116］Turner S (2017) Gene-environment interactions-what can these tell us about the relationship between asthma and allergy? Front Pediatr 5:118. https://doi.org/10.3389/fped.2017.00118

［117］Van Neerven RJJ, Savelkoul HFJ (2019) The two faces of cow's milk and allergy: induction of cow's milk allergy vs prevention of asthma. Nutrients 11(8):1945. https://doi.org/10.3390/nu11081945

［118］Vardavas CI, Hohmann C, Patelarou E, Martinez D, Henderson AJ, Granell R et al (2016) The independent role of prenatal and postnatal exposure to active and passive smoking on the development of early wheeze in children. Eur Respir J 48(1):115-124. https://doi.org/10.1183/13993003.01016-2015

［119］Vidigal JA, Ventura A (2015) The biological functions of miRNAs: lessons from in vivo studies. Trends Cell Biol 25(3):137-147. https://doi.org/10.1016/j.tcb.2014.11.004

［120］von Mutius E, Radon K (2008) Living on a farm: impact on asthma induction and clinical course. Immunol Allergy Clin N Am 28(3):631-647., ix-x. https://doi.org/10.1016/j.iac.2008.03.010

［121］Vonk MM, Blokhuis BRJ, Diks MAP, Wagenaar L, Smit JJ, Pieters RHH et al (2019) Butyrate enhances desensitization induced by oral immunotherapy in cow's milk allergic mice. Mediat Inflamm 2019:9062537. https://doi.org/10.1155/2019/9062537

［122］Wang Y, Bai C, Li K, Adler KB, Wang X (2008) Role of airway epithelial cells in development of asthma and allergic rhinitis. Respir Med 102(7):949-955. https://doi.org/10.1016/j.rmed.2008.01.017

［123］Weake VM, Workman JL (2008) Histone ubiquitination: triggering gene activity. Mol Cell 29 (6):653-663. https://doi.org/10.1016/j.molcel.2008.02.014

［124］Yamamoto M, Singh A, Sava F, Pui M, Tebbutt SJ, Carlsten C (2013) MicroRNA expression in response to controlled exposure to diesel exhaust: attenuation by the antioxidant N-acetylcysteine in a randomized crossover study. Environ Health Perspect 121(6):670-675. https://doi.org/10.1289/ehp.1205963

［125］Yu Q, Yu X, Zhao W, Zhu M, Wang Z, Zhang J et al (2018) Inhibition of H3K27me3 demethylases attenuates asthma by reversing the shift in airway smooth muscle phenotype. Clin Exp Allergy 48(11):1439-1452. https://doi.org/10.1111/cea.13244

［126］Zhang X, Li B, Rezaeian AH, Xu X, Chou P-C, Jin G et al (2017) H3 ubiquitination by NEDD4 regulates H3 acetylation and tumorigenesis. Nat Commun 8:14799. https://doi.org/10.1038/ncomms14799

［127］Zhang X, Biagini Myers JM, Burleson JD, Ulm A, Bryan KS, Chen X et al (2018) Nasal DNA methylation is associated with childhood asthma. Epigenomics 10(5):629-641. https://doi.org/10.2217/epi-2017-0127

［128］Zhang Z, Zhuang L, Lin C-P (2019) Roles of MicroRNAs in establishing and modulating stem cell potential. Int J Mol Sci 20(15):3643. https://doi.org/10.3390/ijms20153643

第21章　室内和室外污染是皮肤和肺部过敏性疾病的危险因素

Indoor and Outdoor Pollution as Risk Factor for Allergic Diseases of the Skin and Lungs

Tamara Schikowski　**著**

张晋卿　**译**　　张静雅　魏相博　**校**

摘要

空气污染是世界范围内的一个主要公共卫生问题，影响着大部分人口。空气污染不仅会危害呼吸道系统，还会危害身体的其他器官。由于污染物可以通过直接途径或间接借由全身炎症进入器官，因此损害可能直接由污染物毒性引起。越来越多的证据表明，环境空气污染不仅影响人类肺部和心血管系统，而且对过敏性疾病也有负面影响。在这方面，研究表明，暴露会增加儿童和成人过敏和湿疹的风险。然而，到目前为止，环境空气污染如何影响皮肤的机制还没有明确，需要进一步研究。

关键词：空气污染；过敏；湿疹；健康影响

一、背景

空气污染是全球可预防的最大健康风险。世界卫生组织（WHO）估计，全世界每年至少有 500 万人因空气污染而过早死亡（Mcglade 和 Landrigan，2019）。暴露于室内或室外来源的空气污染可能会增加发病率和死亡率（Burnett 等，2018）。

暴露于室内或室外空气污染会对人体产生直接影响，导致咳嗽、流泪和呼吸困难等症状，但也会造成长期危害，导致更严重的健康后果，如慢性阻塞性肺病（chronic obstructive pulmonary diseases，COPD）或心血管疾病（Brook 和 Rajagopalan，2007）。污染物可以通过呼吸道进入人体，在那里会引起系统性炎症，从而损害肺部以外的其他器官。

近年来，空气污染暴露作为儿童和成人过敏和湿疹的危险因素引起了人们的关注。越来越多的证据表明，空气污染与各种过敏性疾病有关，如儿童和成人的特应性湿疹和过敏性哮喘。

二、什么是空气污染？

（一）室外空气污染

空气污染可以定义为任何改变空气质量并可能危害人类、动物和植物的物质。它们以各种形式存在，是各种物质的复杂混合物。根据它们的特性，它们的成分、大小和产生条件可能不同。常见的污染物是细颗粒物（particulate matter，PM）、硫氧化物（SOx 和 SO_2）、氮氧化物（NOx 和 NO_2）、活性碳氢化合物和一氧化碳（CO）等气体。它们是直接排放到大气中的所谓初级污染物。二次污染物主要由初级污染物和紫外线辐射在大气中形成。臭氧（O_3）是这种二次污染物之一，它可以由大气中的氮氧化物和碳氢化合物在紫外线照射下形成。

细颗粒物（PM）是人类最关心的污染物。它们是由自然过程或人类活动（如化石燃料燃烧）产生的。燃烧产生的细颗粒物主要来源是家庭取暖和烹饪、工业的固定燃烧、移动污染源（如交通或生物和废物的可控燃烧）。根据其尺寸或空气动力学直径进行分类：PM 超细（空气动力学直径＜0.1μm：UFP）、细（＜2.5μm：PM2.5）和粗（＜10μm：PM10）。PM2.5 和 PM0.1 都包含在 PM10 中。它们可以由多种成分组成，包括酸、有机化学品、金属、土壤或灰尘颗粒。

（二）室内空气污染

室内空气质量是室外污染物和室内污染物的混合物。室外污染物可以通过过滤和（或）通风源（机械和自然）进入。这些室外污染物来源于交通或工业。室内空气污染的其他来源来自建筑物内的活动，如燃烧化石燃料、燃烧蜡烛、建筑材料和油漆的排放、供暖和（或）制冷系统的种类及居住者的行为（如吸烟和使用家用产品）（Balmes，2019）。

室内污染的一个主要来源是燃烧木材、煤炭或其他生物物质用于烹饪或供暖。这可能导致大量的细颗粒物和内毒素的排放。另一个来源是室内过敏原和微生物，它们的来源可能多种多样，最严重的来源是潮湿或潮湿的墙壁上生长的微生物或霉菌（Smith 和 Pillarisetti，2017）。

三、空气污染对健康的影响

空气污染是目前最大的独立环境健康风险因素。暴露在环境空气污染气体中可能造成的损害取决于它们的水溶性、浓度及氧化组织的能力。此外，它还取决于接触者的易感性。二氧化硫是高度水溶性的，会对上呼吸道和皮肤造成损害。二氧化氮和臭氧的可溶性都较低，因此可以更深地渗透到肺部，而二氧化碳的可溶性很高，无刺激性，很容易进入血液（Schraufnagel 等，2019）。一氧化碳的毒性是由于在与血红蛋白结合时成功地与氧气竞争，导致组织缺氧，其影响通常是急

性的：在一项大型欧洲研究中，平均一氧化碳水平 2 天增加 1mg/m^3 与总死亡人数增加 1.2% 有关（Samoli 等，2007）。一氧化氮也附着在血红蛋白和其他含铁蛋白质上，但由于其结合力弱，它通常只在离接触点很短的距离内起作用。

PM 的破坏作用取决于其大小、成分和结构。大颗粒物可能会影响黏膜和上呼吸道，从而刺激呼吸道、咳嗽和流泪。细颗粒物（PM2.5）很容易进入肺泡，超细颗粒物（PM0.1）穿过肺泡毛细血管膜，很容易被细胞吸收，并通过血流运输，几乎可以影响身体中的所有细胞。颗粒越小，其系统毒性就越大。

高酸性颗粒物毒性更大，有毒成分在颗粒表面。这可能是接触时组织损伤的原因。颗粒表面的有毒元素是砷、铅或镉，或硫酸或多环芳烃等化合物，它们在燃烧过程中通过吸入进入肺部深处而被吸收。由于超细颗粒的表面积更大，在其表面可能会有更多毒性成分。这主要是由于化石燃料燃烧产生的颗粒物，特别是煤燃烧产生的颗粒物，含有许多重金属成分和高浓度的硫。如果相似大小的颗粒不包含这些有毒成分，它们通常造成的危害也较小（Thurston 等，2017）。此外，PM 也可以作为载体与空气中的过敏原相互作用，在致敏受试者中引发甚至诱发过敏性哮喘。

众所周知，空气污染物也会增加过敏患者症状出现的频率和强度（健康影响研究所，2010；Bowatte 等，2017；Carlsten 等，2016）；它们还能增加易感人群对空气中过敏原的气道致敏（Amato 等，2018）。它们可以与花粉颗粒及植物产生的其他颗粒相互作用，并可以调整这些致敏抗原的形态，增强其致敏潜能（Beck 等，2013）。此外，通过诱导气道炎症，污染物可以突破黏膜屏障，从而引发过敏原诱导的反应（Amato 等，2018）。气道黏膜损伤和黏膜纤毛清除功能受损促进了吸入性过敏原进入免疫系统细胞。

暴露于室内微生物也会影响上下呼吸道，并导致感染、免疫反应和炎症。此外，它们还可能引起过敏反应。尤其是暴露于来源于室内潮湿环境中的真菌会导致过敏性疾病，如过敏性支气管

肺曲菌病、哮喘、支气管反应和过敏性真菌性鼻窦炎（Cincinelli 和 Martellini，2017）。

来自室外和室内的空气污染可能对过敏和人体皮肤产生负面影响。

四、空气污染与呼吸道和皮肤过敏性疾病相关的流行病学证据

大量流行病学研究表明，空气污染会降低儿童和成人的肺功能，并引发哮喘恶化，导致住院和药物治疗增加（健康影响研究所，2010；Brandt 等，2015）。加拿大的一项大型研究表明，围产期暴露于高水平空气污染会增加儿童患哮喘的风险（Sbihi 等，2016）。南加州儿童健康研究的结果表明，暴露于较高浓度的 NO_2 和居住在高速公路附近会增加这些儿童的哮喘患病率（Chen 等，2015）。生活在 NO_2、PM10 和 PM2.5 水平较高的社区的哮喘儿童，其慢性下呼吸道症状、痰、分泌物、支气管炎、喘息和药物使用均增加（Chen 等，2015）。在成年人机体的结果尚不清晰，对欧洲空气污染影响队列研究（ESCAPE）中的六个队列（包括 23 704 名成年人）进行的 Meta 分析显示，尽管结果没有达到显著性差异，但暴露于较高浓度的 NO_2 会增加成人哮喘发病率（Jacquemin 等，2015）。

然而，在人群中，某些群体可能比其他群体更容易受到空气污染的有害影响。特别是，据推测，早年暴露于环境污染物与晚年的不良健康结果有关，这是由于暴露于空气污染物会对发育中的肺部、未完善的免疫系统和未成熟的代谢途径产生损害（Wright 和 Brunst，2013）。其他研究表明，出生后第一年高度暴露于空气污染物中会使 4 岁时对空气过敏原过敏的风险增加 40%～83%（Codispoti 等，2015；Gruzieva 等，2012）。1 岁之前接触空气污染的儿童到 8 岁时发生食物过敏的风险也会增加，尤其是那些在 4 岁时还没有出现过敏的儿童（Gruzieva 等，2012）。

大量流行病学研究证据表明，污染对哮喘尤其是哮喘恶化有不良影响，但对皮肤过敏和湿疹的影响知之甚少。

关于暴露于空气污染与儿童和成人过敏性疾病患病率之间关系的研究结果喜忧参半（Naclerio 等，2020）。Krämer 等最近进行的一项系统性回顾发现了确切的证据，证明"小范围"接触与交通有关的空气污染与儿童特应性湿疹有关。他们得出结论，交通相关污染物的暴露，特别是暴露于卡车交通污染，影响了特应性湿疹的患病率，然而，触发因素只有一小部分是 NO_2，更多来自于细颗粒物和烟尘（Krämer 和 Behrendt，2019）。许多研究探索了 PM 对过敏性疾病的不良影响。例如，中欧的一项研究表明，长期接触 PM10 会使儿童过敏性鼻炎的风险增加 35%（Puklová 等，2019）。日本的一项研究报道称，春季角结膜炎的患病率与 PM10，以及过敏性角结膜炎与 PM2.5 之间存在正相关关系（Miyazaki 等，2019）。在法国的一项横断面研究中，接触 PM10 后出现皮疹的风险增加了 3.2%（Larrieu 等，2009）。德国的一项出生队列研究发现，暴露于交通相关污染（PM2.5 和 NO_2）与儿童呼吸道过敏和湿疹的发病率和流行率相关（Morgenstern 等，2008）。

对气态污染物（如 NO_2 和 O_3）影响的研究非常少。接触 NO_2 会刺激肺部黏膜、呼吸道和皮肤屏障，继而引起炎症（Schlesinger 和 Lippmann，2020）。有一些研究报道了 NO_2 对特应性湿疹和过敏性疾病的不良影响。韩国的一项研究显示，NO_2 年平均浓度每四分位距（interquartile range，IQR）增加一次，学龄儿童患特应性湿疹的风险增加 7%（Min 等，2020）。另一项来自中国的研究观察到，3—6 岁儿童终生接触 NO_2 与一系列过敏性疾病（包括哮喘、鼻炎、湿疹、喘息）之间存在密切关系（Norbäck 等，2019）。

地表臭氧也可能引发皮肤炎症反应和其他病理生理变化。几项研究展示了暴露于臭氧与各种过敏性疾病或症状之间的关系（To 等，2020；Kim 等，2011）。在加拿大的一项持续了 17 年的定期随访研究中发现，出生时暴露于臭氧与哮喘和过敏性鼻炎的发作有关（To 等，2020）。韩国的一项研究显示，过去 5 年室内和室外臭氧污染的平均浓度与工业区的过敏性鼻炎和学龄儿童的

致敏率显著相关（Kim 等，2011）。在法国的一项研究中，较高的室外臭氧年浓度与总 IgE 水平的增加有关（Rage 等，2009）。

到目前为止，只有一项研究调查了成人湿疹的发病率。一项针对德国老年妇女的研究表明，长期接触空气污染物与湿疹的发病率有显著相关性；然而，这种关联性在非特应性体质女性人群中更强。湿疹症状发生概率为 1.45（95%CI 1.06～1.99）。对于没有花粉症或 IgE 水平升高的非特应性湿疹受试者，发生概率会升高至 1.65（95%CI 1.15～2.34）（Huls 等，2019）。

大多数研究集中于户外空气污染暴露与过敏性疾病的关联，只有少量研究调查了室内暴露与过敏性疾病之间的关系。由于吸入是空气污染物影响人体的主要途径，因此，大多数研究都集中在哮喘与室内空气质量之间的关系方面（Kim 等，

2015）。法国的一项研究调查了学校教室中 PM2.5 的暴露情况，发现非哮喘儿童高暴露与低暴露之间的差异导致呼出气一氧化氮（fractional exhaled nitric oxide, FeNO）分数增加，范围从室内乙醛导致的 45% 到室内 PM2.5 导致的 62%（Flamant-Hulin 等，2009）。然而，大多数对室内空气污染暴露和过敏性疾病的研究都仅集中在建筑环境及翻新或新建房屋污染物排放的暴露。

结论

空气污染与哮喘恶化之间的关系已经得到了很好的证实，然而基于空气污染、过敏和湿疹研究的循证依据仍然不一致。暴露于空气污染可能会加重特应性湿疹患儿的症状。环境空气污染暴露对先前患有过敏性疾病的人和健康人的影响可能存在不同的病理机制，需要未来进一步研究。

参考文献

［1］ Amato MD, Cecchi L, Annesi-Maesano I, Amato GD (2018) News on climate change, air pollution, and allergic triggers of asthma. J Investig Allergol Clin Immunol 28:91-97

［2］ Balmes JR (2019) Household air pollution from domestic combustion of solid fuels and health. J Allergy Clin Immunol 143:1979-1987

［3］ Beck I, Jochner S, Gilles S et al (2013) High environmental ozone levels lead to enhanced allergenicity of birch pollen. PLoS One 8:e80147

［4］ Bowatte G, Erbas B, Lodge CJ et al (2017) Traffic-related air pollution exposure over a 5-year period is associated with increased risk of asthma and poor lung function in middle age. Eur Respir J 50

［5］ Brandt EB, Myers JM, Ryan PH, Hershey GK (2015) Air pollution and allergic diseases. Curr Opin Pediatr 27:724-735

［6］ Brook RD, Rajagopalan S (2007) Air pollution and cardiovascular events. N Engl J Med 356:2104-2105. author reply 2105-2106

［7］ Burnett R, Chen H, Szyszkowicz M et al (2018) Global estimates of mortality associated with longterm exposure to outdoor fine particulate matter. Proc Natl Acad Sci U S A 115:9592-9597

［8］ Carlsten C, Blomberg A, PuiMet al (2016) Diesel exhaust

augments allergen-induced lower airway inflammation in allergic individuals: a controlled human exposure study. Thorax 71:35-44

［9］ Chen Z, Salam MT, Eckel SP, Breton CV, Gilliland FD (2015) Chronic effects of air pollution on respiratory health in Southern California children: findings from the Southern California Children's Health Study. J Thorac Dis 7:46-58

［10］ Cincinelli A, Martellini T (2017) Indoor air quality and health. Int J Environ Res Public Health 14:1286

［11］ Codispoti CD, Lemasters GK, Levin L et al (2015) Traffic pollution is associated with early childhood aeroallergen sensitization. Ann Allergy Asthma Immunol 114:126-133

［12］ Flamant-Hulin M, Caillaud D, Sacco P, Pénard-Morand C, Annesi-Maesano I (2009) Air pollution and increased levels of fractional exhaled nitric oxide in children with no history of airway damage. J Toxic Environ Health A 73:272-283

［13］ Gruzieva O, Bellander T, Eneroth K et al (2012) Traffic-related air pollution and development of allergic sensitization in children during the first 8 years of life. J Allergy Clin Immunol 129:240-246

［14］ Health Effects Institute (2010) Traffic-related air pollution: a critical review of the literature on emissions, exposure, and health effects. In: Special report 17. Health Effects Institute, Boston

［15］ Huls A, Abramson MJ, Sugiri D et al (2019) Nonatopic eczema in elderly women: effect of air pollution and genes. J Allergy Clin Immunol 143:378-385.e379

［16］ Jacquemin B, Siroux V, SanchezMet al (2015) Ambient air pollution and adult asthma incidence in six European cohorts (ESCAPE). Environ Health Perspect 123:613-621

［17］ Kim B-J, Kwon J-W, Seo J-H et al (2011) Association of ozone exposure with asthma, allergic rhinitis, and allergic sensitization. Ann Allergy Asthma Immunol 107:214-219.e211

［18］ Kim EH, Kim S, Lee JH et al (2015) Indoor air pollution aggravates symptoms of atopic dermatitis in children. PLoS One 10:e0119501

［19］ Krämer U, Behrendt H (2019) Air pollution and atopic eczema: systematic review of findings from environmental epidemiological studies. Der Hautarzt; Zeitschrift fur Dermatologie, Venerologie, und verwandte Gebiete 70:169-184

［20］ Larrieu S, Lefranc A, Gault G et al (2009) Are the short-term effects of air pollution restricted to cardiorespiratory diseases? Am J Epidemiol 169:1201-1208

［21］ Mcglade J, Landrigan PJ (2019) Five national academies call for global compact on air pollution and health. Lancet 394:23

［22］ Min K-D, Yi S-J, Kim H-C et al (2020) Association between exposure to traffic-related air pollution and pediatric allergic diseases based on modeled air pollution concentrations and traffic measures in Seoul, Korea: a comparative analysis. Environ Health 19:1-12

［23］ Miyazaki D, Fukagawa K, Fukushima A et al (2019) Air pollution significantly associated with severe ocular allergic inflammatory diseases. Sci Rep 9:1-9

［24］ Morgenstern V, Zutavern A, Cyrys J et al (2008) Atopic diseases, allergic sensitization, and exposure to traffic-related air pollution in children. Am J Respir Crit Care Med 177:1331-1337

［25］ Naclerio R, Ansotegui IJ, Bousquet J et al (2020) International expert consensus on the management of allergic rhinitis (AR) aggravated by air pollutants: impact of air pollution on patients with AR: current knowledge and future strategies. World Allergy Organ J 13:100106-100106

［26］ Norbäck D, Lu C, Zhang Y et al (2019) Sources of indoor particulate matter (PM) and outdoor air pollution in China

in relation to asthma, wheeze, rhinitis and eczema among pre-school children: synergistic effects between antibiotics use and PM10 and second hand smoke. Environ Int 125:252-260

［27］ Puklová V, Žejglicová K, Kratěnová J, Brabec M, Malý M (2019) Childhood respiratory allergies and symptoms in highly polluted area of Central Europe. Int J Environ Health Res 29:82-93

［28］ Rage E, Jacquemin B, Nadif R et al (2009) Total serum IgE levels are associated with ambient ozone concentration in asthmatic adults. Allergy 64:40-46

［29］ Samoli E, Touloumi G, Schwartz J et al (2007) Short-term effects of carbon monoxide on mortality: an analysis within the APHEA project. Environ Health Perspect 115:1578-1583

［30］ Sbihi H, Tamburic L, Koehoorn M, Brauer M (2016) Perinatal air pollution exposure and development of asthma from birth to age 10 years. Eur Respir J 47:1062-1071

［31］ Schlesinger RB, Lippmann M (2020) Nitrogen oxides. Environmental toxicants: human exposures and their health effects, pp 721-781

［32］ Schraufnagel DE, Balmes JR, Cowl CT et al (2019) Air pollution and noncommunicable diseases: a review by the forum of international respiratory societies' environmental committee, part 1: the damaging effects of air pollution. Chest 155:409-416

［33］ Smith KR, Pillarisetti A (2017) Household air pollution from solid cookfuels and its effects on health. In: Mock CN, Nugent R, Kobusingye O, Smith KR (eds) Injury prevention and environmental health. The International Bank for Reconstruction and Development/The World Bank, Washington

［34］ Thurston GD, Kipen H, Annesi-Maesano I et al (2017) A joint ERS/ATS policy statement: what constitutes an adverse health effect of air pollution? An analytical framework. Eur Respir J 49

［35］ To T, Zhu J, Stieb D et al (2020) Early life exposure to air pollution and incidence of childhood asthma, allergic rhinitis and eczema. Eur Respir J 55

［36］ Wright RJ, Brunst KJ (2013) Programming of respiratory health in childhood: influence of outdoor air pollution. Curr Opin Pediatr 25:232-239

第 22 章　气候效应、全球化及过敏中的伦理

Climate Effect, Globalization, and Ethics in Allergy

Clemens Heuson　**著**

张晋卿　**译**　　张海红　张静雅　**校**

摘要

过敏性疾病的患病率正在迅速增加，已经达到流行水平。这一趋势的主要驱动因素是气候变化和全球化，两者都会导致过敏原增加。

伴随的气候变化助长了过敏原在全球范围内的传播。过敏原的增加不仅会加重已经过敏的患者的症状和痛苦程度，还会引发新的过敏病例。过敏症在社会中的分布遵循着世界范围内陡峭的社会经济梯度。根据公认的正义理论，这种过敏负担的分配是不均衡的。这一事实为过敏流行病带来了重要的伦理问题和挑战。本章介绍了过敏预防和治疗政策的要点。它展示了如何根据公正分配原则对相关计划和措施进行概念化和优先排序。

关键词: 气候变化; 公平分配; 伦理; 全球化; 政策; 花粉过敏

世界卫生组织（WHO）将非传染性疾病（noncommunicable diseases，NCD）列为全球最大的医疗挑战。癌症、心血管疾病、糖尿病、呼吸道疾病和过敏性疾病等慢性疾病是全球生活质量下降和过早死亡的主要原因（GBD，2017）。尤其是过敏性疾病呈上升趋势，患病率已经达到了流行病标准（EAACI，2014）。非传染性疾病通常是由环境风险因素和个人的遗传和代谢禀赋相互作用形成的。气候变化和全球化是过敏传播的两个主要风险因素。本章展示气候变化和全球化如何导致过敏原数量增加，并促进其在全球范围内的分布。

过敏患者的症状加重，出现了许多新的问题。根据最近的研究，过敏性疾病的流行与国家内外的社会经济因素有关。特别是社会和经济弱势群体患过敏性疾病（Behrmann，2010 年）。根据公平理论，就像罗尔斯理论（Rawls，2003）一样，过敏在人群中的传播是不均衡的。因此，处理过敏流行病与主要的伦理方面的考虑和挑战有关。本章展示了如何根据公平分配原则对过敏缓解政策、相关计划和措施的关键点进行概念化和优先排序，并以更人道的方式进行处理。

一、气候变化和全球化是过敏流行的主要驱动因素

（一）流行因素和社会经济影响

20 世纪的特点是在提高人口健康，特别是在预期寿命和婴儿死亡率方面取得了巨大成就。然而，最近这一趋势似乎开始停滞，甚至出现倒退。自 21 世纪初以来，非传染性疾病的患病率不断上升（Behrmann，2010 年）。特别是过敏性疾病，在世界范围内构成了一个严重而大规模的健康问题。在发达国家和中低收入国家，过去几十年中，对普通环境物质的过敏敏感性上升已达到流行病水平（EAACI，2014）。在全球范围

内，10%～40% 的人口受到影响（Pawankar 等，2013）。过敏包括一系列严重到轻微的疾病，如危及生命的过敏反应、食物过敏、哮喘、鼻炎、结膜炎、血管性水肿、荨麻疹、湿疹、嗜酸性粒细胞疾病，以及药物和昆虫过敏（Pawankar，2014）。全球有 3 亿人患有哮喘，约 2 亿至 2.5 亿人患有食物过敏。1/10 的人口患有药物过敏，4 亿人患有鼻炎（Pawankar 等，2013）。在欧洲，过敏是最常见的非传染性疾病。欧洲有 1.5 亿过敏患者，根据目前的预测，到 2025 年，整个欧盟人口的 50% 将受到过敏的影响（EAACI，2016）。

除了由于过敏性疾病的危及生命或慢性过程及生活质量的损害而造成的巨大的个人痛苦外，过敏还会带来高昂的社会经济负担。一方面，它们给医疗保健系统带来了巨大的直接成本，如药品费用、住院治疗和其他形式的治疗（Weiss 等，2004）。过敏患者在学校、学习和工作中的能力下降导致的间接成本给社会带来了相当大的经济负担（Zuberbier 等，2014）。表 22-1 概述了选定国家的这些直接和间接成本。

（二）风险因素的一般分类

过敏患病率的增加，以及相关的痛苦和成本

迫切需要努力确定潜在的原因、机制和风险因素，以便在预防和治疗方面厘清概念并实施应对措施。世界过敏组织（Pawankar 等，2013）全面概述了过敏性疾病潜在风险因素的研究现状，可将其分为以下几类。

导致过敏发展的原因很复杂（图 22-1）。过敏是基于个体遗传倾向和环境影响的风险因素的相互作用而进化的。在这种情况下，环境影响需要综合考虑，因为它是人类所面临的所有外部因素的统一体（Ring 等，2012）。因此，物理和化学性质的人为因素（如污染）和生物因素（如花粉或微生物），尤其是与特定的生活方式（包括营养）和生活环境相结合，会影响人类健康（Traidl-Hoffmann，2017）。

1. 遗传易感性　最近的研究表明，皮肤、呼吸道和肠道的上皮屏障功能在个体对过敏的易感性中起着至关重要的作用。基因突变可能会严重损害这种功能。例如，聚丝蛋白缺失突变被认为是与特应性湿疹相关的最常见的遗传倾向。这种突变意味着致敏环境因素引起致敏的可能性要大得多。此外，由于缺乏聚丝蛋白，皮肤的天然保护膜受损。微生态平衡的变化导致皮肤屏障进一步被刺激（Irvine 等，2011）。

表 22-1　过敏反应的经济负担

国　家	年　度	人口（2010）	疾　病	直接成本 *	间接成本 **	总成本估算
澳大利亚	2007	23 000 000	所有过敏性疾病	11 亿澳元	83 亿澳元	94 亿澳元
芬兰	2005	5 300 000	所有过敏性疾病	4.68 亿英镑	5170 万英镑	5.197 亿英镑
韩国	2005	50 000 000	哮喘 过敏性鼻炎	— —	— —	17.8 亿美元 2.66 亿美元
以色列	2010	7 500 000	哮喘	—	—	2.5 亿美元
墨西哥	2007	103 000 000	哮喘	—	—	3500 万美元
美国	2007 2005	310 200 000	哮喘 过敏性鼻炎	147 亿美元 112 亿美元	50 亿美元 高达 97 亿美元	197 亿美元 高达 209 亿美元

*. 药物和医疗保健支出

**. 失去工作、社会支持、税收收入损失、家庭装修、工作效率低下等给社会带来的成本

引自 World Allergy Organization, 2011

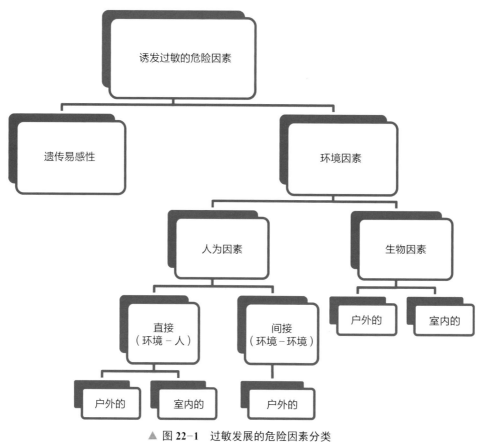

▲ 图 22-1 过敏发展的危险因素分类
引自 Heuson 和 Traidl-Hoffmann，2018

2. 直接人为环境因素　人为因素对人类健康产生直接影响，过敏性疾病的发展（环境-人类相互作用）也是如此（D'Amato 等，2016a）。图 22-2 概述了最常见的因素，这些因素是由各种形式的室外和室内污染引起的。在全球范围内，室外污染的主要来源是燃料燃烧、车辆废气排放、建筑和农业作业、发电厂和工业生产，主要是炼油厂。CO、CO_2、NO_2、SO_2 和 PAH 等初级污染物直接排放到大气中，而 O_3 是一种二级污染物，是由紫外线辐射/阳光、碳氢化合物和 NO_2 之间的反应产生的。PM 可以直接排放（初级 PM），也可以由气态前体（主要是 SO_2、NOx、氨）及非甲烷 VOC 在大气中形成（次级 PM）（Pawankar 等，2013）。这些污染物（单独或相互）会导致或加剧哮喘、过敏性鼻炎和呼吸道过敏等主要过敏性疾病的症状（EAACI，2014）。

室内污染的主要风险因素来源是环境烟草烟雾（environmental tobacco smoke，ETS）、生物（木材/煤炭）燃料、清洁和洗涤产品，以及由明火烹饪和取暖或低效炉灶和通风不良房间产生的湿气引起的霉菌或潮湿。排放的污染物（图 22-2）可导致或加重过敏性疾病和症状（如哮喘，气道高反应性，咳嗽，鼻、口和喉咙刺激感），最终可能诱发特应性敏化（Weisse 等，2012）。

这些直接人为风险因素的基本作用机制可描述为：环境物质可能通过与芳基烃受体的相互作用来实现这一过程，角质形成细胞对来自环境的芳香烃刺激做出反应，并介导过敏症状，如特应性皮炎（Hidaka 等，2017）。

3. 间接人为环境因素　此外，人为环境因素对过敏易感性的影响也可能间接发生。这种环境-环境的相互作用似乎是全面了解过敏性疾病中缺失的一环。这种相互作用的特点是某些环境因素相互影响。体外和临床研究都表明，与臭氧浓度相对较低的地区相比，臭氧负荷较高地区的桦树花粉的致敏性显著增加（Beck 等，2013）。

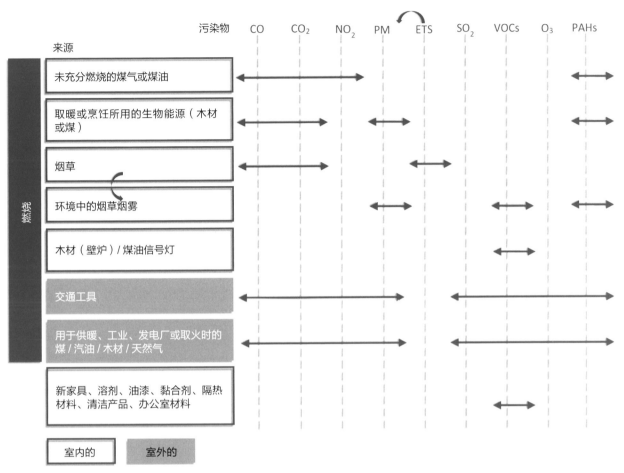

▲ 图 22-2　常见的人为直接危险因素和其对应的室外 / 室内来源（Maio 等，2013）经世界过敏反应组织许可再次使用
CO. 一氧化碳；CO_2. 二氧化碳；NO_2. 二氧化氮；PM. 细颗粒物；ETS. 环境烟草烟雾；SO_2. 二氧化硫；VOC. 挥发性有机化合物；O_3. 臭氧（二级污染物）；PAH. 多环芳烃

4. 生物环境风险因素　生物性因素，即器质性因素，通常与过敏性疾病的发展有关。表 22-2 概述了主要的生物环境风险因素。

就吸入的生物源性过敏原而言，区分室外和室内过敏原非常重要。大多数户外过敏原是季节性产生的，如植物、树木和杂草的花粉（Adkinson，2008）。通常，接触花粉与症状严重程度之间呈正相关（Gilles 等，2011）。致敏的其他重要原因是霉菌过敏原和真菌孢子（Chew 等，2000）。室外过敏原暴露取决于空气过敏原的浓度、在室外度过的时间，以及将室内区域与室外过敏原隔离的能力（Pawankar 等，2013）。

室内过敏原的主要来源包括尘螨粪便、动物皮屑、蟑螂粪便和霉菌。关于哮喘，暴露于上述过敏原和过敏之间也存在剂量 – 反应关系（Platts-

Mills 等，1997）。

非吸入性生物过敏原主要来自食物或昆虫叮咬。食物过敏的症状主要是口腔反应、胃肠道反应或荨麻疹。食物过敏原通常有区域性分布的特点（Connett 等，2012），它们会显著促进特应性皮炎的发生（Han 等，2009）。昆虫毒液也是一种过敏原，反复接触会产生 IgE 反应和随后的过敏反应（Pawankar 等，2013）。

总之，在很大程度上，导致过敏性疾病流行增加的根本原因仍然未知（Ring 等，2012）。过去，遗传易感性被认为是过敏性疾病发展的唯一原因。然而，过敏性疾病发病率的大幅增加表明，过敏反应也是一种环境疾病（Traidl-Hoffmann，2017）。显然，人为气候变化和全球化（Castelain，2011）是两个近期趋势，对我们的环境和相关（健

表22-2　过敏性疾病的主要生物危险因素

类　别			主要暴露位置	暴露患病率	扩散方式	致　敏
吸入性						
室外	花粉		鼻，眼	+++	风力	全球高达30%
	霉菌孢子		鼻，眼	+++	风力	全球高达10%
	藻类		鼻，眼	+	风力	罕见
室内	螨类	尘螨	鼻，肺	+++	扰动后瞬态	温带
		仓储螨	鼻，肺	+	搅动后瞬态	农耕
	昆虫	蟑螂	鼻，肺	++	搅动后瞬态	普遍的
		其他	鼻，肺	+	搅动后瞬态	本地常见
	哺乳类	猫	鼻，肺	++	空气中漂浮数小时	常见
		狗	鼻，肺	++	空气中漂浮数小时	常见
		其他	鼻，肺	+	空气中漂浮数小时	取决于暴露因素
非吸入性						
食物	花生、坚果、小麦、大豆、鸡蛋、鸡肉等		口腔和（或）皮肤	+++	不适用	致敏可变：高达4%；与暴露无关
蚊虫叮咬	膜翅目		皮肤/循环系统	+	不适用	
	扁虱		皮肤	+	不适用	本地重要

引自 Pawankar et al, 2013

康）条件产生了巨大影响。这种增长趋势与过敏性疾病的流行和传播有很大程度的重叠，因此我们需要考虑将人为气候变化和全球化本身作为过敏发展的风险因素。将气候变化和全球化考虑在内将有助于了解过敏性疾病流行的来源，也是制订有效的预防和治疗对策及战略的必要先决条件。下文中说明了人为气候变化和全球化如何横向影响上述环境风险因素，从而导致过敏性疾病的发生。

（三）人为气候变化

1. 背景　气候系统受自然外部因素和复杂内部过程的影响。然而，根据目前的研究状况，自20世纪中叶（IPCC，2014）以来，人为温室气体

（GHG）排放很可能是全球变暖的主要原因。除了众所周知的气候变化的不利生态影响外，气温上升对人类健康构成了更大的风险，尤其是对过敏性疾病的风险。

2. 对过敏的影响　气候变化以直接和间接的方式增加了过敏性疾病的患病率（图22-3）。最大的影响是花粉过敏和相关的呼吸健康问题（Pawankar 等，2013）。

（1）直接影响：气候变化对过敏性疾病的主要直接影响是热浪的增加（Demain，2018）。长时间的异常炎热天气会导致热应激，尤其是与空气污染相结合时，由于失水和肺灌注中断，会促进炎症并降低气道高反应性阈值。与夏季平均气温相比，酷热时期患有慢性呼吸道疾病（包括哮喘

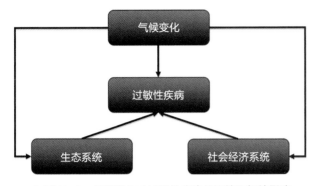

▲ 图 22-3　气候变化对过敏性疾病的直接和间接影响

和相关过敏）患者的死亡风险更高，为 1.8%～8.2%（Witt 等，2015）。根据最近的预测，未来更强烈的热浪将导致呼吸系统过敏进一步加重，最终导致死亡率增加（Costello 等，2009）。

（2）间接影响（生态系统）：气候变化对过敏性疾病的大部分负面影响是通过生态途径传递的，最显著的影响是呼吸系统和呼吸相关过敏（Beggs，2016）。影响过敏性疾病发展和恶化的气候变化的主要因素是全球平均气温上升、海平面上升、极端天气事件，以及与之相伴的作物产量变化。

① 全球平均气温上升

a. 花粉季节延长和花粉浓度升高：全球平均气温的上升导致植被生长期延长。同时延长了花粉季节，增加了致敏物质。因此，过敏患者长期暴露在较高的花粉浓度下，痛苦程度也随之增加。由于较高的花粉暴露水平，以前健康的人（再次）发生过敏的风险也增加了。经验证据表明，欧洲气温上升与花粉总浓度之间存在相关性，这对于致敏性桦树和草花粉尤其明显（Smith 等，2014）。值得注意的是，城市微气候中桦树花粉浓度比例的增加，据此我们可以假设环境空气中的 NOx、CO_2 和 VOC 污染会提高环境中的花粉浓度（Ziello 等，2012）。这一假设也与人工气候室中的实验结果一致（Zhao 等，2017）。然而，最近的研究表明，城市地区的花粉浓度明显受到局部和时间变化的影响，这就需要在城市内建立更严密的花粉监测网络，甚至需要进行个人花粉暴露测量（Werchan 等，2017）。

b. 新型花粉引起的过敏性疾病患病率上升：气候变化促进了入侵植物物种（所谓的新植物）的生长，这些植物主要通过人为传播。一个典型例子是豚草，它原本是美洲大陆的特有植物，豚草花粉被评为强烈的过敏原触发物。豚草种表面光滑促进了在风中的快速传播。人为活动，如农产品的洲际间贸易，进一步促进了豚草在欧洲的引入和传播（Rogers 等，2006）。气候变化促进了豚草在新地区的生长，因为长时间的高温为这些非本地植物创造了新的植被生态区位（Sikoparija 等，2017）。毫无疑问，豚草的出现会引起新的致敏和过敏（Burbach 等，2009）。此外，其他新植物（如加拿大秋麒麟草或晚秋麒麟草）也可能会引起花粉过敏。但是，由于这些植物的特征是昆虫授粉，而不是通过风媒，因此它们的致敏潜力主要局限于室内插花（BfN，2018）。

c. 花粉的侵袭性和致敏性增加：除了人类气候变化导致花粉增加外，最近的科学研究还提供了证据，证明了日益严重的环境污染可能会增加引起过敏的植物的过敏潜能。暴露实验表明，与交通有关的污染物加强了花粉中过敏颗粒的释放（Motta 等，2006）。并且这种变化不仅仅是数量上的，现场实地和体外研究的结果也显示过敏原发生了质的变化。NO_2 暴露导致桦树过敏原的亚硝化（Zhao 等，2016）。此外，暴露于颗粒物中会诱导致敏蛋白硝化，进而形成新的过敏原（Zhao 等，2017）。环境污染物对过敏的影响绝不限于花粉，还可能影响空气中其他致敏原携带者，如霉菌（Lang-Yona 等，2016）。

此外，最近的人工气候室实验表明，臭氧污染导致花粉过敏性增加，对豚草花粉尤为显著（Zhao 等，2016）。在实地研究中，来自高臭氧污染地区的桦树花粉比来自臭氧水平较低地区的树木花粉具有更高的致敏性（Beck 等，2013）。值得注意的是，气候变化加剧了这种污染物引起的致敏性增加，因为温度升高和臭氧浓度之间存在正相关。最后，最近的研究表明，二氧化碳与干旱相结合会促进豚草花粉的致敏性（Zhao 等，2017）。需要注意的是，尤其是在体外条件下，并非每种污染物都会增加花粉的过敏原含量，（Rogerieux 等，2007）。一项实地研究证实了这一观点，该研究无法证明 NO_2 和过敏原含量之间的相关性（Beck 等，2013）。然而，现在已知花粉的过敏性不仅取决于其过敏原含量，还取决于多种小分子介质（Gilles-Stein 等，2016）。当花粉在城市环境和高 NO_2 浓度下时，小分子介质以较高浓度从花粉中释放（Beck 等，2013）。即使不是所有气候变化的影响都会导致花粉过敏性增强，但总体上有一个明显的趋势。

②海平面上升：自 20 世纪初以来，全球平均海平面上升了约 0.2m，自 1993 年以来上升了约 0.08m。根据目前的预测，到 21 世纪末，海平面很可能会再上升 1m（Church 等，2013）。在人口稠密的沿海地区，较高的海平面会增加室内湿度。卡特里娜飓风（美国新奥尔良）过后，室内和室外的真菌浓度普遍较高（Barbeau 等，2010）。潮湿的室内环境，尤其是当温度和二氧化碳水平升高时，会利于真菌生长和霉菌污染，两者会对呼吸系统过敏产生严重的不良影响（Katelaris 和 Beggs，2018）。

对真菌的过敏是过敏性哮喘的一个重要风险因素，真菌暴露与哮喘加重和涉及哮喘死亡率上升的医院报道有关（Tham 等，2014）。除了过敏性鼻炎和哮喘，真菌暴露还与过敏性支气管肺曲霉病、超敏性肺炎、过敏性真菌性鼻窦炎和特应性皮炎等疾病相关（Katelaris 和 Beggs，2018）。

在过去几十年里，低海岸沿海地区的人口大幅增长，这意味着越来越多的人暴露在潮湿的住房条件下，这加剧了海平面上升导致的呼吸道过敏的增加（Demain，2018）。根据对 33 项流行病学研究的 Meta 分析，由于潮湿的生活条件和相关的霉菌暴露，居住者的呼吸健康不良结局增加了 20%～50%（Fisk 等，2007）。

③极端天气事件：越来越多的证据表明，在不同地理区域，尤其是在欧洲和澳大利亚，在花粉高发季节的雷暴天气期间会出现严重的哮喘发作（Lin 等，2009）。在雷暴的前 30min，强降雨使花粉颗粒破裂释放出可吸入的致敏颗粒

（USGCRP，2016）。此外，寒冷的下沉气流将这些空气过敏原输送到地面，借助雷暴引起的强电场传播，促进支气管的高反应性（D'Amato 等，2012）。因此，暴露于雷暴第一阶段的花粉过敏患者面临着高过敏原风险，并有严重哮喘性休克和过敏症状加重的风险（D'Amato 等，2016b）。

④食物过敏：食物过敏呈上升趋势。在工业化国家，4%～8% 的儿童和 3%～4% 的成年人受到影响（Burks，2015）。近年来的研究指出，免疫球蛋白 E 介导的常见食物过敏不仅是通过胃肠道致敏，也可通过呼吸道对同源花粉过敏原致敏。食物过敏是由于与某些空气过敏原的交叉反应产生的（Popescu，2015）。例如，植物性食物过敏在欧洲的流行受到桦树花粉中特定蛋白的致敏作用的显著影响，而在地中海地区，致敏作用主要通过抑制蛋白和非特异性脂质转运蛋白发生（Burney 等，2014）。这表明由于气候变化引起的过敏性植物的（再）分布也可能导致食物过敏模式的改变（Katelaris 和 Beggs，2018）。此外，最近的实验研究表明，一些植物性食物的致敏性在二氧化碳浓度较高的情况下会增强（Ziska 等，2016）。最后，吸入性过敏原可能在诱发儿童嗜酸性粒细胞性食管炎中发挥重要作用（Fahey 等，2017）。

(3) 间接影响（社会经济体系）：除了生态系统途径外，气候变化还通过社会经济系统对健康和过敏产生有害影响（Haines 和 Ebi，2019）。一个主要影响是气候变化削减了农业部门提供的粮食供应。

气候和环境条件的改变减少了蔬菜和豆类的产量，而蔬菜和豆类在维持健康和预防（非传染性）疾病方面发挥着关键作用（Scheelbeek 等，2018）。贫困国家和部分收入较低的人口尤其受到这种短缺的影响，他们必然会消费更便宜、因此也更不健康的食物（Kinney，2008）。此外，二氧化碳浓度的增加被怀疑与水稻或小麦等主要作物（蛋白质、B 族维生素和微量营养素）营养质量的降低有关（Myers 等，2014）。对一般健康状况的相关不良影响加剧了过敏性疾病的发展和

严重程度。

由于上述农业部门的生产损失和洪水或极端天气事件造成的破坏，气候变化还加速了贫穷国家的贫困。因此，可用于公共卫生系统投资资源较少，意味着预防和治疗过敏性疾病的措施供应不足（Tanner 和 Horn-Phathanothai，2014）。最后，贫困导致移民和冲突，这两者都破坏了受影响人群健康状态的稳态和恢复（Abel 等，2019）。

（四）全球化

1. 背景　简而言之，全球化是指全球范围内商品、人员、服务、劳动力、技术和资本流动

的增加，以及世界各地相互联系的增加。这些加速交流的主要动力是创造和发展新的信息和通信技术及新的交通工具。因此，全球化主要是一个互动和融合的经济过程，伴随着社会、政治和文化方面的因素（Guttal，2007）。如下文所述，全球化和相关变化对人类健康产生重大影响，见图22-4。

（1）人口变化：人口增长在全球变化中发挥着经常被忽视但至关重要的作用，特别是在对温室气体排放增加和气候变化的固有贡献方面。根据联合国最近的预测，到 2050 年，世界人口预计将增加到 93 亿。因此，迫切需要有效减缓和适应

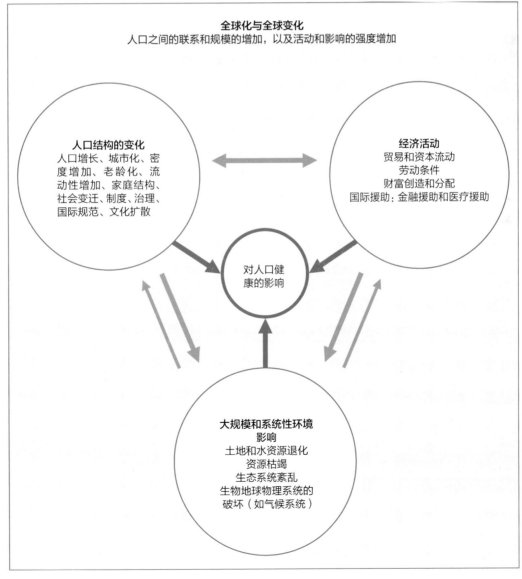

▲ 图 22-4　全球化和相关变化对人类健康的影响（**McMichael，2013**）

气候变化的战略。这些战略必须包括处理健康相关问题的内容（联合国，2019）。除了气候变化，人口增长对区域环境也造成了巨大压力。这些压力包括土壤耗竭，水资源耗竭和各种野生动物和植物性食物种类的减少。它们危害生态系统，从而加剧贫困和降低人类健康。

(2) 社会变迁与经济活动：全球化的社会和经济层面以各种直接方式影响人类健康，例如（新）传染病和非传染性疾病的患病率增加，对抗生素的耐药性上升，由于国际劳动力市场放松管制或烟草营销扩大而造成与工作场所相关的健康风险增加（Labonté 等，2011）。财富、教育、自治和社会包容方面的不平等日益加剧，对健康产生了间接影响（Marmot 等，2008）。全球化的某些方面也有益于人类健康。例如，信息的可及性增加、应对传染病的国际疫苗接种方案和系统的完善、远程救灾能力的提高。典型案例是 2020 年 2 月袭击欧盟的 COVID-19 疫情。然而，人类健康条件的可持续改善需要将环境和社会文化条件与人类的基本生理和心理需要联系起来。

(3) 环境和生态的变化：与全球环境和生态变化（如土地和水的退化或自然资源的枯竭）有关的健康问题的初级预防，需要协调的国际政策和作为补充的地方政策和行动。这是因为，与气候变化一样，这些问题植根于地方或区域层面的个人行动（如单一因素的经济活动造成的温室气体排放），但随后又会导致全球范围内的不利健康影响（如与全球变暖相关的健康问题）（McMichael，2013）。

2. 对过敏的影响　全球化使（潜在的）过敏患者越来越多地接触到来自其他文化或国家的产品、食物、植物和动物（Castelain，2011）。由于全球化和相互联系的增加，变应性接触性皮炎、空气过敏、动物皮屑和食物过敏都在增加。

(1) 变应性接触性皮炎：这种类型的过敏主要是由国际贸易商品中加工的有毒或致敏物质引起的。例如，2006 年标志着一场流行病的开始，整个欧洲有数百人患上湿疹。所有这些患者都购买了填充物含有富马酸二甲酯（dimethyl fumarate，

DMF）扶手椅。富马酸二甲酯是一种廉价的抗真菌剂，对健康和环境有害。由于它具有挥发性，会导致急性接触性皮炎，并伴有横纹肌溶解症的生物学症状（Lammintasta 等，2010）。

接触性皮炎的另一个诱因可能是镍。过敏性致敏可能是由皮肤反复接触释放镍的物体引起的，如时尚珠宝、皮带扣或手机（Livideanu 等，2007）。尽管欧盟已经禁止释放超过临界镍阈值的产品，但由于控制不力，从其他国家进口的含镍商品可能会进入欧洲市场，从而构成变应性接触性皮炎的主要来源（Thyssen 等，2009）。

除了商品，特定类型的植物也可能引发变应性接触性皮炎。例如，来自漆树科的一些植物（如腰果树）含有"漆酚"。这种高度致敏物质可通过单次接触引起严重的急性皮炎。相关植物在美洲荒野中很常见，尤其是在美国和加拿大。然而，全球化带来的风险是，这些植物可能通过含有泥土或蔬菜的受污染货物或通过非法进口入侵欧洲（Sasseville，2009）。

(2) 空气过敏：由于两种国际上相互关联的经济活动，导致空气接触性皮炎的植物可能在世界各地传播。一个著名的例子是"白草"，它是一种高致敏性植物，与其他紫苑科植物发生交叉反应。它起源于墨西哥，通过受污染谷物的贸易流传播到美国、非洲、澳大利亚和印度。在印度，白草已发展成为接触性过敏的主要诱因（Mahajan 等，2004）。防止有毒或有害植物传播的应对措施可能会导致额外的过敏紧急事件。例如，许多国家实施法规，规定船运集装箱必须使用杀虫剂或其他潜在有害气体进行熏蒸净化。这些熏蒸剂不仅在集装箱的空气中被检测到，还会沉降并污染运输的商品。由于半衰期长达几个月，污染物会持续相当长的时间。因此，码头工人和消费者都有可能出现相关的皮肤过敏或呼吸道刺激（Castelain，2011）。

由于全球化进程，传播空气过敏原的植物本身也可能在全球传播。最典型的例子是豚草，它可能是从其原始栖息地北美运到法国的动物饲料。由于豚草种子能够黏附在轮胎上，随着运输

量的增加和气候条件的变化，豚草有可能在欧洲各地传播（Laaidi 等，2003）。

最后，由于旅行目的地的四季不同，旅行人数的增加可能导致游客更多地暴露于空气过敏原中。

(3)（家养）动物：全球化的一个负面影响是无情地将外来动物作为宠物进行贸易。其中，龙猫（安第斯山脉特有）可能会引发哮喘和鼻炎；沙鼠（蒙古）和跳鼠（北美）叮咬可能会引起过敏反应（Curin 和 Hilger，2017）。需要认识到，这些动物是危险和有毒的。它们不适应欧洲的气候，经常被负担过重或烦恼的主人抛弃。

(4) 食物：显然，全球化增加了（以前）外来食物的供应和消费，即蔬菜和水果，包括那些对过敏影响最大的食物，如花生、猕猴桃、鳄梨、香蕉或芹菜（Castelain，2011）。但如今，各种海鲜、工业食品、香料和草药也在全球范围内广泛存在。

全球化导致腰果、巴西坚果、芝麻和海鲜过敏的人数急剧增加。即使确保在产品上声明了针对潜在过敏原的警告标签要求，也通常是不充分的。由于加工原材料的溯源非常困难，特别是来自发展中国家的加工原材料，因此可能导致交叉污染（Taylor 和 Baumert，2010）。

一个不容低估的新出现的严重威胁是转基因食品的传播，这些食品通常含有以前人类食物中不存在的蛋白质。典型的转基因食品，如从美国传播的大豆或作物，是损害人类健康的过敏反应的潜在来源（Bawa 和 Anilakumar，2013）。

二、过敏性疾病的伦理问题

（一）过敏流行病的基本伦理意义

如上所述，过敏需要被认识为一种可导致各种疾病的严重慢性疾病，包括激惹性疾病（如皮炎），以及与高死亡率风险相关的致残性疾病（如哮喘和过敏性休克）。这些疾病大大降低了患者的生活质量（Michaud 等，2006）。与其他流行病类似，过敏在全球范围内构成了一个重要的伦理

问题。在世界卫生组织章程中对健康人权的定义为："享有能达到的最高健康标准是每个人的基本权利之一"（世界卫生组织，1948）的背景下，这一点尤其明显。从新冠肺炎疫情中可以清晰地认识到，维护和坚持健康人权绝不是一种自然而然的行为，而是需要坚持和全球协调一致的政治行动。

一方面，这项权利是国际社会紧迫的道德义务，必须实施和加强针对过敏性疾病治疗的卫生战略。另一方面，此类战略的一个主要支柱是预防，即减轻上述风险因素，特别是气候变化和全球化。在这方面，恢复和维持促进健康的环境至关重要。出于显而易见的原因，一个完整的环境是落实人权的基本前提——无论是在健康、食物和水供应方面，还是在自主方面。《联合国儿童权利公约》（1989 年联合国大会）中首次承认了这一联系。具体而言，该公约强调需要在儿童疾病控制中解决环境问题。环境污染和气候变化对健康产生不利影响的科学证据表明，迫切需要采取符合伦理道德的行动，解决过敏流行病。

（二）公平分配问题

除了这些基本的道德义务，过敏性疾病还涉及分配公平的重要问题，需要通过纠正道德动机和相关的健康计划来解决。显然，过敏流行是由最近出现的和不断加强的风险因素推动的，这些风险因素源于人类对自然环境的影响及与全球化相关的进程（Traidl-Hoffmann，2017）。然而，过敏性疾病的易感性问题主要取决于社会因素。

过敏性疾病确实发生在所有社会阶层和种族，但病例分布不均衡。具体来说，社会经济地位与过敏性疾病发病率之间呈很强的负相关（Almqvist 等，2005）。例如，因哮喘而住院主要发生在中低社会经济阶层，哮喘发病率主要影响少数民族（Foggs，2005）。正如加拿大的一项相关研究（Behrmann，2010）所显示的那样，这种社会经济梯度在过敏方面的负担显然并不取决于普遍获得公共卫生服务的机会。较低阶层的发病率上升与剥夺社会权利的因素有关。例如，由

于住房标准不达标，生活在城市的贫困儿童经常接触蟑螂、啮齿动物、霉菌和灰尘（Breysse 等，2004）。此外，少数族裔或经济状况较差的人群被迫居住在住房成本较低的社区，那里的环境污染程度通常较高，因此患过敏性疾病的风险也较高。这些群体还必须经常应对廉价（可能是基因工程）的食品和可能引发食物（和其他）过敏的有限饮食。总之，儿童、少数民族和较低社会经济阶层的成员等特定人群特别容易罹患过敏和哮喘。

然而，就过敏发展而言，这种社会经济梯度不仅适用于不同阶层的人口，也适用于整个国家或世界范围。从这个意义上说，过敏性疾病和哮喘正在增加，特别是在低收入和中等收入国家，是由于与贫困相关的特定风险因素（Pawankar，2014）。这些国家的人们经常使用固体燃料，如木材、牛粪或农作物残渣，这些燃料在简单的炉灶或明火中燃烧，以产生家庭能源（Pawankar 等，2013）。此外，在中等收入国家，人们已经达到了消费烟草产品的财富水平。综合来看，估算数字表明，贫穷国家的室内污染是工业化国家的 5 倍（世界卫生组织，2007）。使情况加剧恶化的是，发展中国家通常把环境保护放在比经济增长次要的位置。因此，发展中国家的室外污染水平较高，这增加了过敏性疾病的流行（Pawankar 等，2013）。此外，这些国家特别容易受到气候变化的影响，导致过敏风险因素进一步增加（Heuson 和 Traidl-Hoffmann，2018）。

显然，就人群和国家的过敏流行率而言，这种社会经济梯度构成了严重的不公平，因为个人无法控制的因素，如少数民族、人口阶层或国家的成员，会增加过敏和哮喘发病的风险。因此，分配正义必然需要作为在全球战略和计划中设定目标的指导原则，以缓解过敏性流行病。

三、政策影响和结论

上述过敏流行的伦理层面有两大政策影响。首先，过敏流行病的严重程度和范围需要一个全面和全球协调一致的战略和规划，以可持续地解决过敏问题，从而坚持世界卫生组织宣布的健康

权（EAACI，2016）。其次，鉴于过敏的流行程度在人群和国家方面与社会经济梯度曲线一致，需要根据分配公平原则对所述战略和计划进行概念化和优先级划分。

（一）可持续应对过敏的全球协调战略和计划

全面应对过敏性疾病必须包括广泛的政策措施（EAACI，2014）。由于过敏性疾病的严重程度经常被低估，因此首要任务是提高公众和决策者对过敏性疾病及其优先级别的认识。随后，需要制定国家政策和干预措施，以治疗和减轻过敏性疾病的负担，并在各国和世界区域之间建立联系。这包括促进能力建设和在治疗的可及性和可负担性方面改善保健服务。当然，一个必要的先决条件是关于提高耐受性、早期干预、预防和控制过敏性疾病的研究水平。然而，应对过敏性疾病最有希望和最有效的方法是预防，并藉此解决其根源和风险因素——尤其是气候变化和全球化。

在减缓气候变化方面，综合采用各种环境政策手段是最有希望的办法。这些综合策略的核心是控制排放许可证的发放，以确保在生态上和经济上有效地减少温室气体（Heuson，2010）。温室气体排放管控解决了大多数与气候有关的空气污染物。但是，它应该扩大到包括以前没有覆盖的排放源和部门。此外，与当前相比，许可证配额应该大幅减少。目前，法律允许的排放量过高——不仅是对于减缓气候变化和预防过敏，还涉及许可证市场的经济效率。除此之外，与温室气体排放没有直接关系的其他与过敏相关的空气污染物也应该通过排放税以有效的方式进行监管。但是，如果优先考虑的是达到某个排放阈值——例如，由于相关污染物对健康造成严重损害——则最好采用定量管制手段，特别是排放配额。Suasoric 方法由于其模糊的生态效果，只能起到补充作用。例如，在个人层面推动接受"更严厉"的环境干预或环保友好行为的宣传运动。

尽管全球化在经济和文化层面上有诸多好处，但在过敏方面的确存在严重的风险和弊端。

随着世界贸易的增长，复杂性也越来越大。食物、动物、植物、商品和包装中的过敏原分布在世界各地，因此人们接触到了更多更新的过敏原。理论上，产品标准、关于加工方法或进口的规定应足以解决这些问题。然而，由于进口量的急剧增加，及其伴随的新过敏原及规避欧盟法律途径的增加，相关立法往往达不到要求的标准，除非由国家或联合会单方面颁布，欧盟的情况就是如此。此外，线上贸易和造假同样破坏了各自的单边立法（Castelain，2011）。因此，一项可持续的战略，以减轻全球化引起的过敏的日益流行，必然需要国际社会努力构想、发布并最终执行统一的贸易和产品相关立法。但是，鉴于这种立法永远无法完全应付全球化和相关贸易流动的迅速发展，该战略还需要向消费者持续更新信息。

（二）根据公平分配原则对过敏治疗策略进行概念化和优先排序

社会正义理论是解决社会不平等，以及由此导致的不公平疾病分布（如过敏性疾病）的有效途径（Behrmann，2010）。特别是，最有影响力的正义理论——尤其是在卫生政策方面——是由John Rawls的"正义即公平"所提出的（Daniels，2008）。这一理论将重点放在机会平等的前提上，声称人们应该拥有平等的自由和潜力来追求自己的人生目标（Rawls，2003）。这一原则强调社会机构有责任执行保障所有社会成员机会平等的政策。从这个意义上讲，过敏相关政策应该以平等的方式降低所有过敏患者的过敏发病率，而不受社会或种族背景的影响。商业利益或类似的影响，例如，通过特定利益集团的游说，也不能干扰这种对过敏患者的平等对待。

罗尔斯理论的第二个主要原则是指社会机构对歧视采取预防措施的道德义务。按照此原则，卫生政策应当反对对患有某种特定疾病的部分人口的歧视。这包括制定卫生政策法规，使患者不会意外地受到歧视。例如，这适用于社会弱势群体（因恶劣居住条件导致的过敏）在预防或治疗方面获得的支持。

总之，这些原则证明了将健康福利资源集中用于特别贫困的过敏患者是合理的。此外，罗尔斯理论可用于开发方案和算法，以在过敏的预防和治疗策略方面进行优先性排序和选择最佳方案（Behrmann，2010）。

参考文献

［1］ Abel GJ, Brottrager M, Crespo Cuaresma J, Muttarak R (2019) Climate, conflict and forced migration. Glob Environ Chang 54:239-249

［2］ Adkinson NF Jr (2008) Middleton's allergy 2-volume set: principles and practice, 7th edn. Mosby

［3］ Almqvist C, Pershagen G, Wickman M (2005) Low socioeconomic status as a risk factor for asthma, rhinitis and sensitization at 4 years in a birth cohort. Clin Exp Allergy 35(5):612-618

［4］ Barbeau DN, Grimsley LF, White LE, El-Dahr JM, Lichtveld M (2010) Mold exposure and health effects following hurricanes Katrina and Rita. Annu Rev Public Health 31:165-178. 1 p following 178

［5］ Bawa AS, Anilakumar KR (2013) Genetically modified foods: safety, risks and public concerns-a review. J Food Sci Technol 50(6):1035-1046

［6］ Beck I, Jochner S, Gilles S, McIntyre M, Buters JTM, Schmidt-Weber C, Behrendt H, Ring J, Menzel A, Traidl-Hoffmann C (2013) High environmental ozone levels lead to enhanced allergenicity of birch pollen. PLoS One 8(11)

［7］ Beggs PJ (ed) (2016) Impacts of climate change on allergens and allergic diseases. Cambridge University Press, Cambridge

［8］ Behrmann J (2010) Allergies and asthma: employing principles of social justice as a guide in public health policy development. Les ateliers de l'éthique 5(1):119

［9］ BfN (2018) FloraWeb: Daten und Informationen zu Wildpflanzen und zur Vegetation Deutschlands. http://floraweb.de/pflanzenarten/neophyten.html. Accessed 7 Aug 2019

［10］ Breysse P, Farr N, Galke W, Lanphear B, Morley R, Bergofsky L (2004) The relationship between housing and health: children at risk. Environ Health Perspect 112(15):1583-1588

［11］ Burbach GJ, Heinzerling LM, Röhnelt C, Bergmann K-C, Behrendt H, Zuberbier T (2009) Ragweed sensitization in Europe - GA(2)LEN study suggests increasing prevalence. Allergy 64(4):664-665

［12］ Burks AW (2015) The changing field of food allergy. The journal of allergy and clinical immunology. In Pract 3(1):39-41

［13］ Burney PGJ, Potts J, Kummeling I, Mills ENC, Clausen M, Dubakiene R, Barreales L, Fernandez-Perez C, Fernandez-Rivas M, Le T-M, Knulst AC, Kowalski ML, Lidholm J, Ballmer-Weber BK, Braun-Fahlander C, Mustakov T, Kralimarkova T, Popov T, Sakellariou A, Papadopoulos NG, Versteeg SA, Zuidmeer L, Akkerdaas JH, Hoffmann-Sommergruber K, van Ree R (2014) The prevalence and distribution of food sensitization in European adults. Allergy 69(3):365-371

［14］ Castelain M (2011) Globalisation and allergy. Eur J Dermatol 21(4):472-478

［15］ Chew FT, Lim SH, Shang HS, Dahlia MD, Goh DY, Lee BW, Tan HT, Tan TK (2000) Evaluation of the allergenicity of tropical pollen and airborne spores in Singapore. Allergy 55(4):340-347

［16］ Church JA, Clark PU, Cazenave A, Gregory JM, Jevrejeva S, Levermann A, Merrifield MA, Milne RS (eds) (2013) Sea level change. Climate change 2013: the physical science basis. Contribution of working group I to the fifth assessment report of the Intergovernmental Panel on climate change

［17］ Connett GJ, Gerez I, Cabrera-Morales EA, Yuenyongviwat A, Ngamphaiboon J, Chatchatee P, Sangsupawanich P, Soh S-E, Yap G-C, Shek LP-C, Lee B-W (2012) A population-based study of fish allergy in the Philippines, Singapore and Thailand. Int Arch Allergy Immunol 159 (4):384-390

［18］ Costello A, Abbas M, Allen A, Ball S, Bell S, Bellamy R, Friel S, Groce N, Johnson A, Kett M, Lee M, Levy C, Maslin M, McCoy D, McGuire B, Montgomery H, Napier D, Pagel C, Patel J, de Oliveira JAP, Redclift N, Rees H, Rogger D, Scott J, Stephenson J, Twigg J, Wolff J, Patterson C (2009) Managing the health effects of climate change. Lancet 373 (9676):1693-1733

［19］ Curin M, Hilger C (2017) Allergy to pets and new allergies to uncommon pets. Allergol Select 1 (2):214-221

［20］ D'Amato G, Cecchi L, Annesi-Maesano I (2012) A trans-disciplinary overview of case reports of thunderstorm-related asthma outbreaks and relapse. Eur Respir Rev 21(124):82-87

［21］ D'Amato G, Pawankar R, Vitale C, Lanza M, Molino A, Stanziola A, Sanduzzi A, Vatrella A, D'Amato M (2016a) Climate change and air pollution: effects on respiratory allergy. Allergy Asthma Immunol Res 8(5):391-395

［22］ D'Amato G, Vitale C, D'Amato M, Cecchi L, Liccardi G, Molino A, Vatrella A, Sanduzzi A, Maesano C, Annesi-Maesano I (2016b) Thunderstorm-related asthma: what happens and why. Clin Exp Allergy 46(3):390-396

［23］ Daniels N (2008) Just health. Meeting health needs fairly. Cambridge University Press, Cambridge

［24］ Demain JG (2018) Climate change and the impact on respiratory and allergic disease: 2018. Curr Allergy Asthma Rep 18(4):22

［25］ EAACI (2014) Global atlas of allergy. Eur Acad Allergy Clin Immunol

［26］ EAACI (2016) Tackling the allergy crisis in Europe - concerted policy action needed. EAACI Advocacy Manifesto. https://www.eaaci.org/documents/EAACI_Advocacy_Manifesto.pdf. Accessed 23 Jul 2019

［27］ Fahey L, Robinson G, Weinberger K, Giambrone AE, Solomon AB (2017) Correlation between aeroallergen levels and new diagnosis of eosinophilic esophagitis in NYC. J Pediatr Gastroenterol Nutr 64(1):22-25

［28］ Fisk WJ, Lei-Gomez Q, Mendell MJ (2007) Meta-analyses of the associations of respiratory health effects with dampness and mold in homes. Indoor Air 17(4):284-296

［29］ Foggs MB (2005) Need for better adherence to asthma guidelines in Chicago. Ann Allergy Asthma Immunol 95(1):1-3

［30］ GBD 2017 Risk Factor Collaborators (2017) Global, regional, and national comparative risk assessment of 84 behavioural, environmental and occupational, and metabolic risks or clusters of risks, 1990-2016: a systematic analysis for the global burden of disease study 2016. Lancet 390(10100):1345-1422

［31］ Gilles S, Fekete A, Zhang X, Beck I, Blume C, Ring J, Schmidt-Weber C, Behrendt H, Schmitt-Kopplin P, Traidl-Hoffmann C (2011) Pollen metabolome analysis reveals adenosine as a major regulator of dendritic cell-primed T(H) cell responses. J Allergy Clin Immunol 127(2):454-461. e1-9

［32］ Gilles-Stein S, Beck I, Chaker A, Bas M, McIntyre M, Cifuentes L, Petersen A, Gutermuth J, Schmidt-Weber C, Behrendt H, Traidl-Hoffmann C (2016) Pollen derived low molecular compounds enhance the human allergen specific immune response in vivo. Clin Exp Allergy 46(10):1355-1365

［33］ Guttal S (2007) Globalisation. Dev Pract 17(4-5):523-531

［34］ Haines A, Ebi K (2019) The imperative for climate action to protect health. N Engl J Med 380 (3):263-273

［35］ Han Y, Chung S-J, Kim J, Ahn K, Lee S-i (2009) High sensitization rate to food allergens in breastfed infants with atopic dermatitis. Ann Allergy Asthma Immunol 103(4):332-336

［36］ Heuson C (2010) Weitzman revisited: emission standards versus taxes with uncertain abatement costs and market power of polluting firms. Environ Resource Econ 47(3):349-369

［37］ Heuson C, Traidl-Hoffmann C (2018) Bedeutung von Klima- und Umweltschutz für die gesundheit mit besonderer Berücksichtigung von Schädigungen der Hautbarriere und allergischen Folgeerkrankungen (the significance of climate and environment protection for health under special consideration of skin barrier damages and allergic sequelae). Bundesgesundheitsblatt Gesundheitsforschung Gesundheitsschutz 61(6):684-696

[38] Hidaka T, Ogawa E, Kobayashi EH, Suzuki T, Funayama R, Nagashima T, Fujimura T, Aiba S, Nakayama K, Okuyama R, Yamamoto M (2017) The aryl hydrocarbon receptor AhR links atopic dermatitis and air pollution via induction of the neurotrophic factor artemin. Nat Immunol 18(1):64-73

[39] IPCC (2014) Climate change 2014 synthesis report. Contribution of working group I to the fifth assessment report of the Intergovernmental Panel on climate change. Summary for policymakers

[40] Irvine AD, McLean WHI, Leung DYM (2011) Filaggrin mutations associated with skin and allergic diseases. N Engl J Med 365(14):1315-1327

[41] Katelaris CH, Beggs PJ (2018) Climate change: allergens and allergic diseases. Intern Med J 48 (2):129-134

[42] Kinney PL (2008) Climate change, air quality, and human health. Am J Prev Med 35(5):459-467

[43] Laaidi M, Laaidi K, Besancenot J-P, ThibaudonM(2003) Ragweed in France: an invasive plant and its allergenic pollen. Ann Allergy Asthma Immunol 91(2):195-201

[44] Labonté R, Mohindra K, Schrecker T (2011) The growing impact of globalization for health and public health practice. Annu Rev Public Health 32:263-283

[45] Lammintausta K, Zimerson E, Winhoven S, Susitaival P, Hasan T, Gruvberger B, Williams J, Beck M, Bruze M (2010) Sensitization to dimethyl fumarate with multiple concurrent patch test reactions. Contact Dermatitis 62(2):88-96

[46] Lang-Yona N, Shuster-Meiseles T, Mazar Y, Yarden O, Rudich Y (2016) Impact of urban air pollution on the allergenicity of Aspergillus fumigatus conidia: outdoor exposure study supported by laboratory experiments. Sci Total Environ 541:365-371

[47] Lin S, Luo M, Walker RJ, Liu X, Hwang S-A, Chinery R (2009) Extreme high temperatures and hospital admissions for respiratory and cardiovascular diseases. Epidemiology 20(5):738-746

[48] Livideanu C, Giordano-Labadie F, Paul C (2007) Cellular phone addiction and allergic contact dermatitis to nickel. Contact Dermatitis 57(2):130-131

[49] Mahajan VK, Sharma NL, Sharma RC (2004) Parthenium dermatitis: is it a systemic contact dermatitis or an airborne contact dermatitis? Contact Dermatitis 51(5-6):231-234

[50] Maio S, Cerrai S, Simoni M, Sarno G, Baldacci S, Viegi G (2013) Section 3.3 environmental risk factors: indoor and outdoor pollution. In: Pawankar R, Canonica GW, Holgate ST, Lockey RF, Blaiss M (eds) WAO white book on allergy update 2013. World Allergy Organization, Milwaukee, p 92. https://www.worldallergy.org

[51] Marmot M, Friel S, Bell R, Houweling TAJ, Taylor S (2008) Closing the gap in a generation: health equity through action on the social determinants of health. Lancet 372(9650):1661-1669

[52] McMichael AJ (2013) Globalization, climate change, and human health. N Engl J Med 368 (14):1335-1343

[53] Michaud CM, McKenna MT, Begg S, Tomijima N, Majmudar M, Bulzacchelli MT, Ebrahim S, Ezzati M, Salomon JA, Gaber Kreiser J, Hogan M, Murray CJL (2006) The burden of disease and injury in the United States 1996. Popul Health Metr 4:11

[54] Motta AC, Marliere M, Peltre G, Sterenberg PA, Lacroix G (2006) Traffic-related air pollutants induce the release of allergen-containing cytoplasmic granules from grass pollen. Int Arch Allergy Immunol 139(4):294-298

[55] Myers SS, Zanobetti A, Kloog I, Huybers P, Leakey ADB, Bloom AJ, Carlisle E, Dietterich LH, Fitzgerald G, Hasegawa T, Holbrook NM, Nelson RL, Ottman MJ, Raboy V, Sakai H, Sartor KA, Schwartz J, Seneweera S, Tausz M, Usui Y (2014) Increasing CO_2 threatens human nutrition. Nature 510(7503):139-142

[56] Pawankar R (2014) Allergic diseases and asthma: a global public health concern and a call to action. World Allergy Organ J 7(1):12

[57] Pawankar R, Holgate ST, Canonica GW, Lockey RF, Blaiss MS (2013) WAO White book on allergy. Update 2013

[58] Platts-Mills T, Vervloet D, Thomas W, Aalberse R, Chapman M (1997) Indoor allergens and asthma: report of the third international workshop. J Allergy Clin Immunol 100(6):S2-S24

[59] Popescu F-D (2015) Cross-reactivity between aeroallergens and food allergens. World J Methodol 5(2):31-50

[60] Rawls J (2003) A theory of justice, rev. edn. 5-6. Printing. Belknap Press of Harvard Univ. Press, Cambridge

[61] Ring J, Akdis C, Behrendt H, Lauener RP, Schäppi G, Akdis M, Ammann W, de Beaumont O, Bieber T, Bienenstock J, Blaser K, Bochner B, Bousquet J, Crameri R, Custovic A, Czerkinsky C, Darsow U, Denburg J, Drazen J, de Villiers EM, Fire A, Galli S, Haahtela T, Zur Hausen H, Hildemann S, Holgate S, Holt P, Jakob T, Jung A, Kemeny M, Koren H, Leung D, Lockey R, Marone G, Mempel M, Menné B, Menz G, Mueller U, von Mutius E, Ollert M, O'Mahony L, Pawankar R, Renz H, Platts-Mills T, Roduit C, Schmidt-Weber C, Traidl-Hoffmann C, Wahn U, Rietschel E (2012) Davos declaration: allergy as a global problem. Allergy 67(2):141-143

[62] Rogerieux F, Godfrin D, Sénéchal H, Motta AC, Marlière M, Peltre G, Lacroix G (2007) Modifications of Phleum pratense grass pollen allergens following artificial exposure to gaseous air pollutants (O(3), NO(2), SO(2)). Int Arch Allergy Immunol 143(2):127-134

[63] Rogers CA, Wayne PM, Macklin EA, Muilenberg ML, Wagner CJ, Epstein PR, Bazzaz FA (2006) Interaction of the onset of spring and elevated atmospheric CO_2 on ragweed (Ambrosia artemisiifolia L.) pollen production. Environ Health Perspect 114(6):865-869

[64] Sasseville D (2009) Dermatitis from plants of the new world. Eur J Dermatol 19(5):423-430

［65］ Scheelbeek PFD, Bird FA, Tuomisto HL, Green R, Harris FB, Joy EJM, Chalabi Z, Allen E, Haines A, Dangour AD (2018) Effect of environmental changes on vegetable and legume yields and nutritional quality. Proc Natl Acad Sci U S A 115(26):6804-6809

［66］ Sikoparija B, Skjøth CA, Celenk S, Testoni C, Abramidze T, Alm Kübler K, Belmonte J, Berger U, Bonini M, Charalampopoulos A, Damialis A, Clot B, Dahl Å, de Weger LA, Gehrig R, Hendrickx M, Hoebeke L, Ianovici N, Kofol Seliger A, Magyar D, Mányoki G, Milkovska S, Myszkowska D, Páldy A, Pashley CH, Rasmussen K, Ritenberga O, Rodinkova V, Rybníček O, Shalaboda V, Šaulienė I, Ščevková J, Stjepanović B, Thibaudon M, Verstraeten C, Vokou D, Yankova R, Smith M (2017) Spatial and temporal variations in airborne Ambrosia pollen in Europe. Aerobiologia 33(2):181-189

［67］ Smith M, Jäger S, Berger U, Sikoparija B, Hallsdottir M, Sauliene I, Bergmann K-C, Pashley CH, de Weger L, Majkowska-Wojciechowska B, Rybníček O, Thibaudon M, Gehrig R, Bonini M, Yankova R, Damialis A, Vokou D, Gutiérrez Bustillo AM, Hoffmann-Sommergruber K, van Ree R (2014) Geographic and temporal variations in pollen exposure across Europe. Allergy 69 (7):913-923

［68］ Tanner T, Horn-Phathanothai L (2014) Climate change and development. Routledge perspectives on development. Routledge, London

［69］ Taylor SL, Baumert JL (2010) Cross-contamination of foods and implications for food allergic patients. Curr Allergy Asthma Rep 10(4):265-270

［70］ Tham R, Dharmage SC, Taylor PE, Katelaris CH, Vicendese D, Abramson MJ, Erbas B (2014) Outdoor fungi and child asthma health service attendances. Pediatr Allergy Immunol 25 (5):439-449

［71］ Thyssen JP, Menné T, Johansen JD (2009) Nickel release from inexpensive jewelry and hair clasps purchased in an EU country - are consumers sufficiently protected from nickel exposure? Sci Total Environ 407(20):5315-5318

［72］ Traidl-Hoffmann C (2017) Allergie - eine Umwelterkrankung! (Allergy - an environmental disease). Bundesgesundheitsblatt Gesundheitsforschung Gesundheitsschutz 60(6):584-591

［73］ UN General Assembly (1989) Convention on the rights of the child. https://www.ohchr.org/Documents/ProfessionalInterest/crc.pdf. Accessed 16 Apr 2019

［74］ United Nations (2019) World Population Prospects - Population Division - United Nations. https://population.un.org/wpp/. Accessed 13 Aug 2019

［75］ USGCRP (2016) The impacts of climate change on human health in the United States: a scientific assessment. https://www.globalchange.gov/browse/reports/impacts-climate-change-humanhealth-united-states-scientific-assessment. Accessed 9 Aug 2019

［76］ Weiss C, Muñoz-Furlong A, Furlong TJ, Arbit J (2004) Impact of food allergies on school nursing practice. J Sch Nurs 20(5):268-278

［77］ Weisse K, Lehmann I, Heroux D, Kohajda T, Herberth G, Röder S, von Bergen M, Borte M, Denburg J (2012) The LINA cohort: indoor chemical exposure, circulating eosinophil/basophil (Eo/B) progenitors and early life skin manifestations. Clin Exp Allergy 42(9):1337-1346

［78］ Werchan B, Werchan M, Mücke H-G, Gauger U, Simoleit A, Zuberbier T, Bergmann K-C (2017) Spatial distribution of allergenic pollen through a large metropolitan area. Environ Monit Assess 189(4):169

［79］ Witt C, Schubert AJ, Jehn M, Holzgreve A, Liebers U, Endlicher W, Scherer D (2015) The effects of climate change on patients with chronic lung disease. A systematic literature review. Deutsch Arztebl Int 112(51-52):878-883

［80］ World Allergy Organization WAO (2011) The economic burden of allergy. https://www.worldallergy.org/UserFiles/file/Economic-Burden-of-Allergy.pdf. Accessed 24 Jul 2019

［81］ World Health Organization (1948) Constitution of the World Health Organization. https://www.who.int/governance/eb/who_constitution_en.pdf. Accessed 16 Apr 2019

［82］ World Health Organization (2007) Global surveillance, prevention and control of chronic respiratory diseases. A comprehensive approach

［83］ Zhao F, Elkelish A, Durner J, Lindermayr C, Winkler JB, Ruëff F, Behrendt H, Traidl-Hoffmann C, Holzinger A, Kofler W, Braun P, von Toerne C, Hauck SM, Ernst D, Frank U (2016) Common ragweed (Ambrosia artemisiifolia L.): allergenicity and molecular characterization of pollen after plant exposure to elevated NO2. Plant Cell Environ 39(1):147-164

［84］ Zhao F, Durner J, Winkler JB, Traidl-Hoffmann C, Strom T-M, Ernst D, Frank U (2017) Pollen of common ragweed (Ambrosia artemisiifolia L.): Illumina-based de novo sequencing and differential transcript expression upon elevated NO2/O3. Environ Pollut 224:503-514. Barking, Essex: 1987

［85］ Ziello C, Sparks TH, Estrella N, Belmonte J, Bergmann KC, Bucher E, Brighetti MA, Damialis A, Detandt M, Galán C, Gehrig R, Grewling L, Gutiérrez Bustillo AM, Hallsdóttir M, Kockhans-Bieda M-C, de Linares C, Myszkowska D, Pàldy A, Sánchez A, Smith M, Thibaudon M, Travaglini A, Uruska A, Valencia-Barrera RM, Vokou D, Wachter R, de Weger LA, Menzel A (2012) Changes to airborne pollen counts across Europe. PLoS One 7(4)

［86］ Ziska LH, Yang J, Tomecek MB, Beggs PJ (2016) Cultivar-specific changes in Peanut yield, biomass, and allergenicity in response to elevated atmospheric carbon dioxide concentration. Crop Sci 56(5):2766

［87］ Zuberbier T, Lötvall J, Simoens S, Subramanian SV, Church MK (2014) Economic burden of inadequate management of allergic diseases in the European Union: a GA(2) LEN review. Allergy 69(10):1275-1279

第七篇

诊断
Diagnostics

第23章　Ⅰ型过敏诊断的最新进展

Update on Type-1 Allergy Diagnostics

Regina Treudler　Jan-Christoph Simon　著

魏相博　译　　王诗琪　校

摘要　Ⅰ型过敏反应的诊断依赖于病史和临床检查。体征和症状的范围和严重程度可以通过标准化的评分和调查问卷来记录。皮肤点刺试验和皮内试验有助于寻找 IgE 介导的致敏作用，但在过去几年中，市售诊断提取物的可用性已显著降低。血清总 IgE 和特异性 IgE 的调查是Ⅰ型过敏反应中最重要的体外诊断分析指标。识别患者致敏的单个分子，称为分子或组分解析诊断（CRD），最近明显改善了对花粉、食物和膜翅目毒液的Ⅰ型过敏的管理。CRD 的主要特点是提高了分析的灵敏度，检测交叉反应性和确定个体致敏谱，可以进行风险评估，并有助于决定是否进行变应原免疫治疗。嗜碱性粒细胞活化试验及选定的生物标志物（如类胰蛋白酶）的测定在某些情况下可能也有帮助。如果过敏测试呈阳性，我们就必须区分与临床相关的反应和与临床无关的反应。体内刺激试验（如鼻腔刺激、口服药物或食物刺激）可能有助于明确致敏的相关性。

关键词： 组分解析诊断；诊断；刺激试验；回顾；皮肤点刺试验；Ⅰ型过敏反应

Ⅰ型（速发型）过敏涉及 IgE 介导的肥大细胞脱颗粒和组胺等炎症介质的释放（见第 3 章）。典型的Ⅰ型过敏原是花粉、螨虫、动物皮屑、霉菌、食物、药物、昆虫毒液等。由于过敏原暴露，即摄入、吸入、注射或直接接触，临床反应可能表现为过敏性鼻炎或花粉症、过敏性结膜炎、荨麻疹、特应性湿疹或红斑、血管性水肿、过敏性哮喘或过敏性休克（Abbas 等，2020）。非 IgE 介导的机制也可能导致肥大细胞脱颗粒，这在临床上与 IgE 介导的过敏无法区分（Redegeld 等，2018）。体内和体外试验均用于Ⅰ型过敏反应的诊断。

一、病史和检查

Ⅰ型的诊断依赖于全面的临床病史和体格检查。有关患者病史的信息应包括：体征、症状、发病时间、过敏原接触（如室内、室外、职业）、既往过敏反应史、特应性反应史（家族史）或食物过敏史（Abbas 等，2020）。对临床体征和症状进行评分可能有助于对疾病的活动度 / 严重程度进行分类，并有助于制订治疗决策（表 23-1）。肺活量测定和呼出气一氧化氮（fractional exhaled nitric oxide，FeNO）的测量可能有助于肺功能的调查，鼻涂片中的嗜酸性粒细胞计数可能用于过敏性鼻结膜炎（Ansotegui 等，2020）。健康相关的生活质量可通过几种标准化问卷进行测量（Alvarado 等，2019；Apfelbacher 等，2016；Beyer 等，2016；Fischer 等，2011；Lanario 等，2020；Muraro 等，2018；Pariser 等，2020；Steinke 等，2018；Stone 等，2020；Weller 等，2020；Wise 等，2018；Zuberbier 等，2018）（表 23-1）。病史记录还应包括对可能的共病的评估，如特应性皮炎中的社会心理或自身免疫性共病或过敏性休克中的肥大细胞增多症（Kage 等，2020；Treudler 等，2018；Treudler 等，

表 23-1　在特定的 Ⅰ 型过敏表现中测量疾病活动度、严重程度和与健康相关生活质量的量表

疾　病	疾病活动度 / 严重程度	与健康有关的生活质量（QoL）
过敏性鼻结膜炎	过敏性鼻炎及其对哮喘分类的影响（ARIA）	鼻结膜炎生活质量问卷——RQLQ
过敏性哮喘	全球公认的哮喘分类倡议（*GINA*）	严重哮喘问卷——SAQ
过敏性休克（昆虫、食物、药物）	Ring & Messer 量表，Müller 量表等	食物过敏生活质量问卷——FAQOLQ
荨麻疹	荨麻疹控制评分——UCS 荨麻疹活动度评分——UAS7	荨麻疹生活质量问卷——UQOL
血管性水肿	血管性水肿控制试验——AECT	血管性水肿生活质量问卷——AEQOL
特应性皮炎（AD）	AD 的严重程度评分——SCORAD 湿疹活动度和*严*重程度指数——EASI AD 控制试验——ADCT	皮肤病生活质量指数——DLQI

2020；Worm 等，2018）。一旦收集了病史，可以进行几种主要的致敏性确认试验之一，以检测皮肤或血液中的过敏原特异性 IgE。

二、皮肤试验

皮肤试验必须在医生监督下进行，并配备应急设备以治疗可能出现的过敏性休克，尤其是药物过敏的测试（Ansotegui 等，2020；Aurich 等，2017）。通常情况下，皮肤试验是在一侧或两侧前臂的健康掌侧皮肤上进行。如何在药物过敏或职业过敏中进行过敏性皮肤试验的特殊建议请参阅文献（Brockow 等，2013；Brockow 等，2015；Raulf 等，2014；Wurpts 等，2020）。需要有阴性和阳性对照（如生理盐水和盐酸组胺溶液）。需要指出的是，药物可以抑制试验结果，如抗组胺药、三环类抗抑郁药、口服糖皮质激素如泼尼松 >10mg/d（Bousquet 等，2012；Malling，1993）。建议使用标准化的测试提取物。然而，不同制造商生产的提取物之间可能会出现很大的差异（Heinzerling 等，2009；Ruëff 等，2011）。此外，用于皮肤和激发试验的市售诊断提取物自被定义为医药产品以来，在欧盟的可用性已显著降低（欧盟指令 89/342/EEC，2001/83 EC）（Klimek 等，2020）。因此，更多情况下必须使用天然过敏原（如在食物和药物过敏中）。

在皮肤点刺试验（skin prick test，SPT）中，

特定的过敏原通过针头进入皮肤，皮肤肥大细胞的脱颗粒作用导致致敏者出现风团和红晕。15min 后，用尺子测量每个风团的最大直径和垂直直径，单位为毫米（millimetres，mm），然后计算最大直径加 1/2 垂直直径。阳性对照组风团直径最好 ≥ 3mm。如果风团直径比阴性对照组大 3mm，则皮肤点刺试验结果应被解释为阳性；如果直径 < 3mm 同时伴组胺对照组阳性，则解释为阴性（Ansotegui 等，2020）。假阳性皮肤试验可能是由皮肤划痕现象或"刺激性"反应或对附近强反应的非特异性增强引起的（Bousquet 等，2012）。假阴性皮肤试验可能是由提取物效力较差、抑制过敏反应的药物、削弱皮肤反应的疾病、不当的技术、局部 IgE 产生有限（如只在鼻子或眼睛中）引起的（Bousquet 等，2012）。

只有当患者的病史表明有相关的致敏反应，并且皮肤点刺试验结果为阴性时，才应进行皮内试验（intradermal skin test，IDT）（Malling，1993）。皮内试验在技术上比皮肤点刺试验要求更高，而且出现不良反应的风险也更高。用小针头在皮内注射过敏原（通常为 0.02ml），产生一个小疱，结果衡量标准是在 20min 后出现的带有红晕反应的风团大小的增加。过敏原提取物必须是从皮肤点刺试验使用的浓度中稀释（10～1000 倍或更多）（Ansotegui 等，2020）。皮内试验可能对药物或昆虫过敏有帮助，但曾据说对吸入性过敏原

的过敏诊断无效（Bousquet 等，2012）。对 IDT 结果的解释没有 SPT 标准化，也没有真正的共识（Malling，1993）。根据德国指南，如果平均风团直径 ≥ 5mm，则 IDT 被视为阳性（Ruëff 等，2011）。《过敏反应和鼻科国际共识声明》认为，所得风团的直径至少为 7mm，并且比对照（盐水、甘油溶液）至少宽 2mm，则 IDT 为阳性（Wise 等，2018）。

三、体外试验

总 IgE 可能在特应性疾病中升高；然而，除了过敏外，总 IgE 升高也可能出现在其他情况（Ansotegu 等，2020）。过敏原特异性 IgE 抗体是诊断 I 型过敏反应最重要的分析物。识别过敏原表位的血清 IgE 的测量可以通过使用单一组分（singleplex）或使用预先设定的同时测试上百个分子的组合试剂（multiplex）来实现（Treudler，2012；Treudler 和 Simon，2013）。IgE 通常通过在单一试剂中使用荧光酶联免疫分析来测量。当比较单组分和多组分测定法时，被测过敏原结果之间一致性不同，多组分的灵敏度低于单组分，特别是当血清 IgE 水平较低时。此外，单组分是定量分析，而多组分是半定量分析（Treudler，2012）。纯化的天然或重组过敏原，识别患者致敏的单个分子，可以通过具有以下专门特征的所谓分子或组分解析诊断（component-resolved diagnostics，CRD）来确定（Matricardi 等，2016；Treudler，2012；Treudler 和 Simon，2013）；通过使用单个过敏原对过敏原提取物进行标准化，通过替换 / 补充测试提取物中的相关单个过敏原来提高分析灵敏度，检测交叉反应，确定个体致敏谱、无交叉反应碳水化合物链（cross-reacting carbohydrate chain，CCD）。近年来，越来越多的过敏原已经被应用到常规诊断中，个体 IgE 谱和过敏原模式可以更仔细地检查交叉反应性、风险因子和对预后有重要影响的致敏性。总体而言，CRD 改善了对过敏患者的管理，因为它在一定程度上可以区分临床显著性和不相关的血清 IgE 结果，并建立具有特定预后结果的致敏模式

（Matricardi 等，2016）。血清 IgE 的可靠检测需要过敏原试剂能充分代表所有相关的过敏原成分。由于并非所有试剂都是如此，其中一些试剂同时富含重组过敏原（也称为掺入）。比如榛子和坚果混合物（富含 Cor a 1）、乳胶（Hev b 5）或黄蜂（Ves v 5）（Treudler，2012；Treudler 和 Simon，2013）。在花粉过敏中，通过测定各自的主要过敏原（即 Bet v 1：桦树，Phl p 1/5：草），可将临床相关的致敏与交叉反应、临床相关性较低的泛过敏原如抑制蛋白区分开来（即 Bet v 2/4，Phl p 7/12）。这些诊断可以为特异性免疫疗法建立更精确的指征。在食物过敏中，对储存蛋白（如 Ara h 2/ 花生）或脂质转移蛋白（即 Pru p 3/ 桃子）的过敏反应预示着过敏性休克的高风险，而对 Bet v 1 同系物（如 Ara h 8/ 花生）的致敏反应通常与较轻的症状相关（表 23-2）。通过测定主要过敏原 Api m 1（蜜蜂）和 Ves v 1 和 Ves v 5（黄蜂），现在已经可以更好地区别双重致敏作用和膜翅目昆虫毒液过敏的交叉反应。其他尚未商业化的风险分子有望在诊断方面取得进一步有希望的改进。血清类胰蛋白酶升高表明肥大细胞脱颗粒。过敏性休克发生的几分钟内，血清中类胰蛋白酶水平开始急剧升高。与半衰期非常短的血清组胺相反，血清类胰蛋白酶水平在 6～24h 内逐渐恢复正常。在肥大细胞增多症中可以看到血清胰酶水平持续升高，但在慢性肾病等其他疾病中也可能存在（Lee，2020）。

嗜碱性粒细胞活化试验（Basophil activation test，BAT）使用流式细胞术测量嗜碱性粒细胞表面活化标志物的表达，这些标志物是由过敏原或抗 IgE 刺激导致 IgE 抗体与高亲和 IgE 受体（FcεRI）交联后上调的。BAT 可用于各种支持过敏情况的诊断，如食物、药物、呼吸道和昆虫毒液过敏，以及对变应原免疫治疗和其他免疫调节治疗的临床反应的评估（Hemmings 等，2018）。还有其他几种分析物可用于临床常规和（或）研究目的之外，如过敏原特异性 IgG（作为变应原免疫治疗过程的参数）、表面灰尘中的室内空气过敏原定量、IgE 特异性自身抗体（在慢性自发性

表 23-2　Ⅰ型过敏反应中的主要致敏的植物过敏原家族

家　庭	特　征	举　例
Bet v 1- 同源物	桦树的主要过敏原疣桦。类似的蛋白质被称为 Bet v 1 同源物或发病相关蛋白（PR）10	花生 榛子 大豆
脂质转移蛋白质类	过敏通常发生在南欧，严重反应，胃肠道过敏	花生 桃子 榛子
抑制蛋白	临床相关性很小，经常引起交叉反应	桦树 草
储存蛋白	此类稳定蛋白在坚果、种子、豆类和谷类中占很大比例	花生 大豆 小麦

荨麻疹中）、嗜酸性粒细胞阳离子蛋白介质、白三烯 C4、前列腺素 D$_2$、蛋白聚糖、肥大细胞糜酶 / 羧肽酶、组织蛋白酶、不同的细胞因子（如 γ 干扰素、IL-4、IL-5、IL-13）（Ansotegui 等，2020）。

四、体内激发试验

体内激发试验（表 23-3）被认为是确诊性试验，可用于判断临床病史和皮肤或血清学过敏原特异性 IgE 抗体试验结果不一致的正确性（Hamilton，2010）。激发试验比皮肤或血清 IgE 抗体试验更难以重复，同时因为涉及直接的过敏原暴露，会让患者承担一定的风险。对其结果的解释可能也很困难，因为主观终点经常会因观察者和患者的偏倚而改变（Brockow 等，2015；Muraro 等，2014a、b；Sampson 等，2012；Treudler 等，2016；Wurpts 等，2020）。

结论

Ⅰ型过敏最重要的诊断是病史采集、皮肤试验（如 SPT）和体外试验（如特异性 IgE、类胰蛋白酶、BAT）。如果任何检测呈阳性，必须区分与临床相关的反应和与临床无关的反应。激发试验可能有助于判断与致敏的相关性。

表 23-3　Ⅰ型过敏的体内激发试验

体内试验	疾　病
结膜 / 鼻腔刺激试验、鼻腔测压	过敏性鼻结膜炎
支气管吸入激发试验（如过敏原、甲基胆碱、组胺）	
口服食物激发试验（开放 / 单盲或双盲 / 安慰剂对照）	食物过敏
体育锻炼测试	运动诱发的过敏性休克
药物激发试验（口服、皮下、静脉、开放 / 单盲或双盲 / 安慰剂对照）	药物过敏
物理测试（如温度测试、Fric 测试、紫外线测试）	慢性诱导性荨麻疹
针刺试验（仅在毒液免疫疗法下推荐）	昆虫过敏

参考文献

［1］ Abbas M, Moussa Mohamed, Akel Hassan (2020) Type 1 hypersensitivity reaction. https://www. ncbi.nlm.nih.gov/books/NBK560561/

［2］ Alvarado SA, Nassiri M, Bahna SL (2019) Scoring systems for allergies and asthma in clinical research and practice. Allergy Asthma Proc 40:93-102. https://doi.org/10.2500/aap.2019.40. 4196

［3］ Ansotegui IJ, Melioli G, Canonica GW, Caraballo L, Villa E, Ebisawa M, Passalacqua G, Savi E, Ebo D, Gómez RM, Luengo Sánchez O, Oppenheimer JJ, Jensen-Jarolim E, Fischer DA, Haahtela T, Antila M, Bousquet JJ, Cardona V, Chiang WC, Demoly PM, DuBuske LM, Ferrer Puga M, van Gerth WR, González Díaz SN, Gonzalez-Estrada A, Jares E, Kalpaklioğlu AF, Kase Tanno L, Kowalski ML, Ledford DK, Monge Ortega OP, Morais Almeida M, Pfaar O, Poulsen LK, Pawankar R, Renz HE, Romano AG, Rosário Filho NA, Rosenwasser L, Sánchez Borges MA, Scala E, Senna G-E, Sisul JC, Tang MLK, Thong BY-H, Valenta R, Wood RA, Zuberbier T (2020) IgE allergy diagnostics and other relevant tests in allergy, a World Allergy Organization position paper. World Allergy Organ J 13:100080. https://doi.org/10.1016/j. waojou.2019.100080

［4］ Apfelbacher CJ, Jones CJ, Frew A, Smith H (2016) Validity of three asthma-specific quality of life questionnaires: the patients' perspective. BMJ Open 6. https://doi.org/10.1136/bmjopen-2016-011793

［5］ Aurich S, Schüürmann M, Simon J-C, Treudler R (2017) Anaphylactic shock caused by intradermal testing with cefuroxime. J Dtsch Dermatol Ges 15:668-670. https://doi.org/10.1111/ddg.13246

［6］ Beyer S, Franke A, Simon JC, Treudler R (2016) Measurement of health-related quality of life in adult patients with birch pollen-associated food allergy. J Dtsch Dermatol Ges 14:397-404. https://doi.org/10.1111/ddg.12731

［7］ Bousquet J, Heinzerling L, Bachert C, Papadopoulos NG, Bousquet PJ, Burney PG, Canonica GW, Carlsen KH, Cox L, Haahtela T, Lodrup Carlsen KC, Price D, Samolinski B, Simons FER, Wickman M, Annesi-Maesano I, Baena-Cagnani CE, Bergmann KC, Bindslev-Jensen C, Casale TB, Chiriac A, Cruz AA, Dubakiene R, Durham SR, Fokkens WJ, Gerth-van-Wijk R, Kalayci O, Kowalski ML, Mari A, Mullol J, Nazamova-Baranova L, O'Hehir RE, Ohta K, Panzner P, Passalacqua G, Ring J, Rogala B, Romano A, Ryan D, Schmid-Grendelmeier P, Todo-Bom A, Valenta R, Woehrl S, Yusuf OM, Zuberbier T, Demoly P (2012) Practical guide to skin prick tests in allergy to aeroallergens. Allergy 67:18-24. https://doi.org/10.1111/j.1398-9995.2011.02728.x

［8］ Brockow K, Garvey LH, Aberer W, Atanaskovic-Markovic M, Barbaud A, Bilo MB, Bircher A, Blanca M, Bonadonna B, Campi P, Castro E, Cernadas JR, Chiriac AM, Demoly P, Grosber M, Gooi J, Lombardo C, Mertes PM, Mosbech H, Nasser S, Pagani M, Ring J, Romano A, Scherer K, Schnyder B, Testi S, Torres M, Trautmann A, Terreehorst I (2013) Skin test concentrations for systemically administered drugs - an ENDA/EAACI Drug Allergy Interest Group position paper. Allergy 68:702-712. https://doi.org/10.1111/all.12142

［9］ Brockow K, Przybilla B, Aberer W, Bircher AJ, Brehler R, Dickel H, Fuchs T, Jakob T, Lange L, Pfützner W, Mockenhaupt M, Ott H, Pfaar O, Ring J, Sachs B, Sitter H, Trautmann A, Treudler R, Wedi B, Worm M, Wurpts G, Zuberbier T, Merk HF (2015) Guideline for the diagnosis of drug hypersensitivity reactions: S2K-guideline of the German Society for Allergology and Clinical Immunology (DGAKI) and the German Dermatological Society (DDG) in collaboration with the Association of German Allergologists (AeDA), the German Society for Pediatric Allergology and Environmental Medicine (GPA), the German Contact Dermatitis Research Group (DKG), the Swiss Society for Allergy and Immunology (SGAI), the Austrian Society for Allergology and Immunology (ÖGAI), the German Academy of Allergology and Environmental Medicine (DAAU), the German Center for Documentation of severe skin reactions and the German Federal Institute for Drugs and Medical Products (BfArM). Allergo J Int 24:94-105. https://doi.org/10.1007/s40629-015-0052-6

［10］ Fischer J, Feidt A, Giel KE, Martens U, Zipfel S, Biedermann T, Teufel M (2011) Quality-of-life in wasp venom allergy - validation of the German version of the "Vespid Allergy Quality of Life Questionnaire" (VQLQ-d). J Dtsch Dermatol Ges 9:379-385. https://doi.org/10.1111/j.1610-0387.2011.07622.x

［11］ Hamilton RG (2010) Clinical laboratory assessment of immediate-type hypersensitivity. J Allergy Clin Immunol 125:S284-S296. https://doi.org/10.1016/j.jaci.2009.09.055

［12］ Heinzerling LM, Burbach GJ, Edenharter G, Bachert C, Bindslev-Jensen C, Bonini S, Bousquet J, Bousquet-Rouanet L, Bousquet PJ, Bresciani M, Bruno A, Burney P, Canonica GW, Darsow U, Demoly P, Durham S, Fokkens WJ, Giavi S, Gjomarkaj M, Gramiccioni C, Haahtela T, Kowalski ML, Magyar P, Muraközi G, Orosz M, Papadopoulos NG, Röhnelt C, Stingl G, Todo-Bom A, von Mutius E, Wiesner A, Wöhrl S, Zuberbier T (2009) GA(2)LEN skin test study I: GA(2)LEN harmonization of skin prick testing: novel sensitization patterns for inhalant allergens in Europe. Allergy 64:1498-1506. https://doi.org/10.1111/j.1398-9995.2009.02093.x

［13］ Hemmings O, Kwok M, McKendry R, Santos AF (2018) Basophil activation test: old and new applications in allergy. Curr Allergy Asthma Rep 18:77. https://doi.org/10.1007/s11882-018-0831-5

第 23 章 Ⅰ型过敏诊断的最新进展
Update on Type-1 Allergy Diagnostics

［14］ Kage P, Simon J-C, Treudler R (2020) Atopic dermatitis and psychosocial comorbidities. J Dtsch Dermatol Ges 18:93-102. https://doi.org/10.1111/ddg.14029

［15］ Klimek L, Hoffmann HJ, Kalpaklioglu AF, Demoly P, Agache I, Popov TA, Muraro A, Schmid-Grendelmeier P, Bonini S, Bonertz A, Mahler V, Vieths S, Pfaar O, Zuberbier T, Jutel M, Schmidt-Weber C, Hellings PW, Dreborg S, Bonini M, Brough HA, Bousquet J, Hoffmann-Sommergruber K, Palomares O, Ollert M, Shamji MH, Cardona V (2020) In-vivo diagnostic test allergens in Europe: a call to action and proposal for recovery plan - an EAACI position paper. Allergy 75:2161-2169. https://doi.org/10.1111/all.14329

［16］ Lanario JW, Hyland ME, Menzies-Gow A, Mansur AH, Dodd JW, Fowler SJ, Jones RC, Masoli M (2020) Validation of subscales of the severe asthma questionnaire (SAQ) using exploratory factor analysis (EFA). Health Qual Life Outcomes 18:336. https://doi.org/10.1186/s12955-020-01593-9

［17］ Lee AYS (2020) Elevated serum Tryptase in non-anaphylaxis cases: a concise review. Int Arch Allergy Immunol 181:357-364. https://doi.org/10.1159/000506199

［18］ Malling H-J (1993) Methods of skin testing: EAACI position paper. Allergy 48:55-56

［19］ Matricardi PM, Kleine-Tebbe J, Hoffmann HJ, Valenta R, Hilger C, Hofmaier S, Aalberse RC, Agache I, Asero R, Ballmer-Weber B, Barber D, Beyer K, Biedermann T, Bilò MB, Blank S, Bohle B, Bosshard PP, Breiteneder H, Brough HA, Caraballo L, Caubet JC, Crameri R, Davies JM, Douladiris N, Ebisawa M, Eigenmann PA, Fernandez-Rivas M, Ferreira F, Gadermaier G, Glatz M, Hamilton RG, Hawranek T, Hellings P, Hoffmann-Sommergruber K, Jakob T, Jappe U, Jutel M, Kamath SD, Knol EF, Korosec P, Kuehn A, Lack G, Lopata AL, Mäkelä M, Morisset M, Niederberger V, Nowak-Węgrzyn AH, Papadopoulos NG, Pastorello EA, Pauli G, Platts-Mills T, Posa D, Poulsen LK, Raulf M, Sastre J, Scala E, Schmid JM, Schmid-Grendelmeier P, van Hage M, van Ree R, Vieths S, Weber R, Wickman M, Muraro A, Ollert M (2016) EAACI molecular allergology user's guide. Pediatr Allergy Immunol 27(Suppl 23):1-250. https://doi.org/10.1111/pai.12563

［20］ Muraro A, Dubois AEJ, DunnGalvin A, JOB H, de Jong NW, Meyer R, Panesar SS, Roberts G, Salvilla S, Sheikh A, Worth A, Flokstra-de Blok BMJ (2014a) EAACI food allergy and anaphylaxis guidelines. Food allergy health-related quality of life measures. Allergy 69:845-853. https://doi.org/10.1111/all.12405

［21］ Muraro A, Werfel T, Hoffmann-Sommergruber K, Roberts G, Beyer K, Bindslev-Jensen C, Cardona V, Dubois A, du-Toit G, Eigenmann P, Fernandez Rivas M, Halken S, Hickstein L, Høst A, Knol E, Lack G, Marchisotto MJ, Niggemann B, Nwaru BI, Papadopoulos NG, Poulsen LK, Santos AF, Skypala I, Schoepfer A, van Ree R, Venter C, Worm M, Vlieg-Boerstra B, Panesar S, de Silva D, Soares-Weiser K, Sheikh A, Ballmer-Weber BK, Nilsson C, de Jong NW,

Akdis CA (2014b) EAACI food allergy and anaphylaxis guidelines: diagnosis and management of food allergy. Allergy 69:1008-1025. https://doi.org/10.1111/all.12429

［22］ Muraro A, Fernandez-Rivas M, Beyer K, Cardona V, Clark A, Eller E, Hourihane JOB, Jutel M, Sheikh A, Agache I, Allen KJ, Angier E, Ballmer-Weber B, Bilò MB, Bindslev-Jensen C, Camargo CA, Cianferoni A, DunnGalvin A, Eigenmann PA, Halken S, Hoffmann-Sommergruber K, Lau S, Nilsson C, Poulsen LK, Rueff F, Spergel J, Sturm G, Timmermans F, Torres MJ, Turner P, van Ree R, Wickman M, Worm M, Mills ENC, Roberts G (2018) The urgent need for a harmonized severity scoring system for acute allergic reactions. Allergy 73:1792-1800. https://doi.org/10.1111/all.13408

［23］ Pariser DM, Simpson EL, Gadkari A, Bieber T, Margolis DJ, Brown M, Nelson L, Mahajan P, Reaney M, Guillemin I, Mallya UG, Eckert L (2020) Evaluating patient-perceived control of atopic dermatitis: design, validation, and scoring of the atopic dermatitis control tool (ADCT). Curr Med Res Opin 36:367-376. https://doi.org/10.1080/03007995.2019.1699516

［24］ Raulf M, Buters J, Chapman M, Cecchi L, de Blay F, Doekes G, Eduard W, Heederik D, Jeebhay MF, Kespohl S, Krop E, Moscato G, Pala G, Quirce S, Sander I, Schlünssen V, Sigsgaard T, Walusiak-Skorupa J, Wiszniewska M, Wouters IM, Annesi-Maesano I (2014) Monitoring of occupational and environmental aeroallergens - EAACI position paper. Concerted action of the EAACI IG occupational allergy and aerobiology & air pollution. Allergy 69:1280-1299. https://doi.org/10.1111/all.12456

［25］ Redegeld FA, Yu Y, Kumari S, Charles N, Blank U (2018) Non-IgE mediated mast cell activation. Immunol Rev 282:87-113. https://doi.org/10.1111/imr.12629

［26］ Ruëff F, Bergmann K-C, Brockow K, Fuchs T, Grübl A, Jung K, Klimek L, Müsken H, Pfaar O, Przybilla B, Sitter H, WehrmannW(2011) Hauttests zur Diagnostik von allergischen Soforttyp-Reaktionen. Leitlinie der Deutschen Gesellschaft für Allergologie und klinischen Immunologie (DGAKI) (skin tests for diagnostics of allergic immediate-type reactions. Guideline of the German Society for Allergology and Clinical Immunology). Pneumologie 65:484-495. https://doi.org/10.1055/s-0030-1256476

［27］ Sampson HA, van Gerth WR, Bindslev-Jensen C, Sicherer S, Teuber SS, Burks AW, Dubois AEJ, Beyer K, Eigenmann PA, Spergel JM, Werfel T, Chinchilli VM (2012) Standardizing doubleblind, placebo-controlled oral food challenges: American Academy of Allergy, Asthma & Immunology-European Academy of Allergy and Clinical Immunology PRACTALL consensus report. J Allergy Clin Immunol 130:1260-1274. https://doi.org/10.1016/j.jaci.2012.10.017

［28］ Steinke S, Beikert FC, Langenbruch A, Fölster-Holst R, Ring J, Schmitt J, Werfel T, Hintzen S, Franzke N, Augustin M (2018) Measurement of healthcare quality in atopic dermatitis-development and application of a set of quality indicators. J Eur Acad Dermatol Venereol 32:2237-2243.

https://doi.org/10.1111/jdv.15074

［29］ Stone RG, McDonald M, Elnazir B (2020) Global initiative for asthma 2019 guidelines: new changes to the treatment of mild asthmatics 12 years and older. Ir Med J 113:69

［30］ Treudler R (2012) Update on in vitro allergy diagnostics. J Dtsch Dermatol Ges 10:89-97.; quiz 98-9. https://doi.org/10.1111/j.1610-0387.2011.07860.x

［31］ Treudler R, Simon JC (2013) Overview of component resolved diagnostics. Curr Allergy Asthma Rep 13:110-117. https://doi.org/10.1007/s11882-012-0318-8

［32］ Treudler R, Franke A, Schmiedeknecht A, Ballmer-Weber BK, Worm M, Werfel T, Jappe U, Biedermann T, Schmitt J, Brehler R, Kleinheinz A, Kleine-Tebbe J, Brüning H, Rueff F, Ring J, Saloga J, Schäkel K, Holzhauser T, Vieths S, Simon JC (2016) Standardization of double blind placebo controlled food challenge with soy within a multicentre trial. Clin Transl Allergy 6:39. https://doi.org/10.1186/s13601-016-0129-4

［33］ Treudler R, Zeynalova S, Walther F, Engel C, Simon JC (2018) Atopic dermatitis is associated with autoimmune but not with cardiovascular comorbidities in a random sample of the general population in Leipzig, Germany. J Eur Acad Dermatol Venereol 32:e44-e46. https://doi.org/10.1111/jdv.14495

［34］ Treudler R, Zeynalova S, Riedel-Heller SG, Zuelke AE, Roehr S, Hinz A, Glaesmer H, Kage P, Loeffler M, Simon JC (2020) Depression, anxiety and quality of life in subjects with atopic eczema in a population-based cross-sectional study in Germany. J Eur Acad Dermatol Venereol 34:810-816. https://doi.org/10.1111/jdv.16148

［35］ Weller K, Donoso T, Magerl M, Aygören-Pürsün E, Staubach P, Martinez-Saguer I, Hawro T, Altrichter S, Krause K, Siebenhaar F, Metz M, Zuberbier T, Freier D, Maurer M (2020) Validation of the angioedema control test (AECT) - a patient-reported outcome instrument for assessing angioedema control. J Allergy Clin Immunol Pract 8:2050-2057.e4. https://doi.org/10.1016/j.jaip.2020.02.038

［36］ Wise SK, Lin SY, Toskala E, Orlandi RR, Akdis CA, Alt JA, Azar A, Baroody FM, Bachert C, Canonica GW, Chacko T, Cingi C, Ciprandi G, Corey J, Cox LS, Creticos PS, Custovic A, Damask C, DeConde A, DelGaudio JM, Ebert CS, Eloy JA, Flanagan CE, Fokkens WJ, Franzese C, Gosepath J, Halderman A, Hamilton RG, Hoffman HJ, Hohlfeld JM, Houser SM, Hwang PH, Incorvaia C, Jarvis D, Khalid AN, Kilpeläinen M, Kingdom TT, Krouse H, Larenas-Linnemann D, Laury AM, Lee SE, Levy JM, Luong AU, Marple BF, McCoul ED, McMains KC, Melén

E, Mims JW, Moscato G, Mullol J, Nelson HS, Patadia M, Pawankar R, Pfaar O, Platt MP, Reisacher W, Rondón C, Rudmik L, Ryan M, Sastre J, Schlosser RJ, Settipane RA, Sharma HP, Sheikh A, Smith TL, Tantilipikorn P, Tversky JR, Veling MC, Wang DY, Westman M, Wickman M, Zacharek M (2018) International consensus statement on allergy and rhinology: allergic rhinitis. Int Forum Allergy Rhinol 8:108-352. https://doi.org/10. 1002/alr.22073

［37］ Worm M, Francuzik W, Renaudin J-M, Bilo MB, Cardona V, Scherer Hofmeier K, Köhli A, Bauer A, Christoff G, Cichocka-Jarosz E, Hawranek T, Hourihane JOB, Lange L, Mahler V, Muraro A, Papadopoulos NG, Pföhler C, Poziomkowska-Gęsicka I, Rueff F, Spindler T, Treudler R, Fernandez-Rivas M, Dölle S (2018) Factors increasing the risk for a severe reaction in anaphylaxis: an analysis of data from the European Anaphylaxis Registry. Allergy 73:1322-1330. https://doi.org/10.1111/all.13380

［38］ Wurpts G, Aberer W, Dickel H, Brehler R, Jakob T, Kreft B, Mahler V, Merk HF, Mülleneisen N, Ott H, Pfützner W, Röseler S, Rueff F, Sitter H, Sunderkötter C, Trautmann A, Treudler R, Wedi B, Worm M, Brockow K (2020) Guideline on diagnostic procedures for suspected hypersensitivity to beta-lactam antibiotics: guideline of the German Society for Allergology and Clinical Immunology (DGAKI) in collaboration with the German Society of Allergology (AeDA), German Society for Pediatric Allergology and Environmental Medicine (GPA), the German Contact Dermatitis Research Group (DKG), the Austrian Society for Allergology and Immunology (ÖGAI), and the Paul-Ehrlich Society for Chemotherapy (PEG). Allergol Select 4:11-43. https://doi.org/10.5414/ALX02104E

［39］ Zuberbier T, Aberer W, Asero R, Abdul Latiff AH, Baker D, Ballmer-Weber B, Bernstein JA, Bindslev-Jensen C, Brzoza Z, Buense Bedrikow R, Canonica GW, Church MK, Craig T, Danilycheva IV, Dressler C, Ensina LF, Giménez-Arnau A, Godse K, Gonçalo M, Grattan C, Hebert J, Hide M, Kaplan A, Kapp A, Katelaris CH, Kocatürk E, Kulthanan K, Larenas-Linnemann D, Leslie TA, Magerl M, Mathelier-Fusade P, Meshkova RY, Metz M, Nast A, Nettis E, Oude-Elberink H, Rosumeck S, Saini SS, Sánchez-Borges M, Schmid-Grendelmeier P, Staubach P, Sussman G, Toubi E, Vena GA, Vestergaard C, Wedi B, Werner RN, Zhao Z, Maurer M (2018) The EAACI/GA2LEN/EDF/WAO guideline for the definition, classification, diagnosis and management of urticaria. Allergy 73:1393-1414. https://doi.org/10.1111/all. 13397

第24章　皮肤斑贴试验在Ⅳ型过敏诊断中的应用：最新技术和最佳实践建议

Epicutaneous Patch Testing in Type IV Allergy Diagnostics: State of the Art and Best Practice Recommendations

Vera Mahler　Wolfgang Uter　**著**

魏相博　**译**　　王诗琪　**校**

摘要　本章总结了斑贴试验的所有相关内容，严格遵循最新欧洲和德国 S3 指南中关于接触性过敏原和医药产品（药物）诊断性斑贴试验的建议。斑贴试验适用于怀疑患有或曾经患有导致变应性接触性皮炎，或者其他皮肤和黏膜疾病的迟发型的患者。本章的内容包括详细的适应证、可能推迟试验的原因、选择半抗原（接触性过敏原）进行试验的注意事项、斑贴试验过敏原制剂应用的各个方面（储存、剂量），以及使用患者提供的材料进行试验。概述了皮肤药物不良反应、儿童或职业性接触性皮炎的斑贴试验的特殊方面。简要介绍了补充性的试验方法，特别是重复开放应用试验。最后，从反应的临床相关性评估和患者咨询方面概述了最终评价。

关键词：接触性过敏原；接触性过敏；接触性皮炎；迟发型过敏反应；诊断；诊断性斑贴试验；药物过敏；指南；半抗原；药品；皮肤和黏膜疾病；试验方法

本章针对的是参与（过敏性）接触性皮炎、其他迟发型过敏反应及鉴别诊断工作的皮肤科医生、其他专业的医生和其他医疗保健人员（Uter 等，2017；Mahle 等，2019a、b），本章参考了欧洲接触性皮炎协会（European Society of Contact Dermatitis，ESCD）现行指南（Johansen 等，2015）和最近出版的德国 S3 指南中的关于接触性过敏原和药物的皮肤斑贴试验（Mahler 等，2019b）制订的最佳实践建议。文中使用了以下定义（Johansen 等，2015）。

● 接触性皮炎：是由于直接接触环境中的有害物质而引起的皮肤炎症反应。其病理机制可能涉及免疫（过敏），也可能不涉及（刺激性接触性皮炎），也可能是混合病因（Johansen 等，2015）。

● 接触性过敏：是由特定的致敏物质（接触性过敏原）引起的个体免疫状态的改变。这涉及临床上不明显的致敏阶段，也称为诱导期（Johansen 等，2015）。

● 诱导期：过敏原特异性 T 细胞克隆的扩增。此时个体免疫致敏。当再次接触相同的过敏原或交叉反应的过敏原 / 抗原时，触发过敏。在人类中，在表皮中发现的大多数 T 细胞是记忆 CD8[+] T 细胞（Martin 和 Bonefeld，2021）。

● 激发期：特异性 T 细胞激活，伴临床可见疾病，即变应性接触性皮炎。在本章中，"接触性过敏"一词与"接触性敏感"同义（Johansen 等，2015）。

● 半抗原：诱发接触性过敏的物质是反应性

化学物质，通常分子量＜500 Da。这些物质（也称为半抗原）本身一般不具有抗原性，只有与蛋白质结合（半抗原化）后才具有抗原性。在这个半抗原化过程中，亲电性有机化学物质与组氨酸或半胱氨酸的巯基（SH）共价结合，或与赖氨酸的 ε 氨基结合。金属离子可以与 SH 基形成络合物（Martin 和 Bonefeld，2021）。在本章中，术语过敏原一词包括半抗原（Johansen 等，2015）。

● 变应性接触性皮炎：也称为过敏性接触性湿疹。典型的形态包括红斑、（丘疹状）浸润、水肿，可能还有水疱。在后期，如果继续暴露于过敏原，皮炎可能变成慢性，并出现鳞屑、皲裂和苔藓化（Johansen 等，2015）。

● 交叉过敏：当一个人最初对一种过敏原敏感，对其以前从未接触过的另一种过敏原产生反应时，就会发生交叉过敏（Benezra 和 Maibach，1984）。所涉及的过敏原通常化学性质相似，有时是在皮肤经过氧化或代谢转化后产生的（Johansen 等，2015）。

一种特殊的情况是过敏性（"免疫性"）接触性荨麻疹 / 蛋白质接触性皮炎，其中多肽等高分子过敏原诱导特定的 IgE 反应（Ⅰ型），可能导致荨麻疹及湿疹性病变。因诊断标准不同，故不在本章讨论（Mahler 等，2019a）。

一、斑贴试验的适应证

诊断Ⅳ型过敏反应引起的接触性过敏的标准流程是斑贴试验。这种体内试验旨在重现接触性过敏原反应的发病期，即变应性接触性皮炎。斑贴试验是在标准化条件下，将封包的过敏原涂抹在皮肤上。研究对象是有皮炎（湿疹）史的患者，以确定他们是否有接触性过敏，然后评估接触性过敏与其皮炎的关系（如果有的话）（Mahler 等，2019a）。对所有怀疑有接触性过敏或需要排除的患者，无论其年龄或解剖部位如何，都应进行斑贴试验（Mahler 等，2019a）。这还包括①可能代表接触性过敏反应的其他情况，如多形性红斑、扁平苔藓样、银屑病（手部）或肉芽肿或淋巴瘤样反应（Johansen 等，2021）；②原有皮炎恶化，

如瘀血、特应性皮炎或脂溢性皮炎、钱币状湿疹；③某些药物性皮炎（Johansen 等，2021）；④黏膜反应，如结膜炎、口腔炎（Johansen 等，2021）、外阴炎；⑤植入物（Schalock 等，2012；Mahler 等，2019a）。

有非常罕见的报道称，在对强速发型患者进行斑贴试验时，一些生物材料、半抗原如过硫酸铵（Perfetti 等，2000）或氯甲酚、氯二甲酚和硫脲（Mehrtens 和 Reckling，2019）、药物等会诱发过敏性休克（Johansen 等，2015）。这些患者应接受 Ⅰ 型检查（Johansen 等，2015），如果患者既往病史表明有速发型反应，则应在斑贴试验之前进行速发型检查（Mahler 等，2019a）。在考虑患者的风险 - 获益后，医生可自行决定是否将这些物质纳入这类患者的斑贴试验计划（Johansen 等，2015）。

有以下情况的患者应考虑推迟斑贴试验（Johansen 等，2015）。

● 严重或大面积的活动性皮炎。

● 可预期或可能暂停的相关剂量的全身免疫抑制治疗。

● 上背部或其他可用于斑贴试验的身体部位的皮炎。

● 最近在试验部位局部使用过糖皮质激素治疗，因这些药物至少在一定程度上抑制诱发反应（Green，1996）；尽管没有这方面的调查，但根据目前的惯例，停药 7 天被认为是足够的（Ring，1991）。

● 试验区域近期有紫外线暴露。

● 目前还不清楚在妊娠期或哺乳期进行斑贴试验是否有害，但大多数皮肤科医生作为一般预防措施会选择推迟试验，不在妊娠期和哺乳期进行。

参考文献中综述了这些和可能影响斑贴试验结果的其他因素（Johansen 等，2021、2015；Mahler 等，2019a）。

应告知患者斑贴试验的目的、获益和潜在不良反应，如何进行斑贴试验及可能出现的症状（Johansen 等，2015）。有必要告知避免淋浴、弄湿试验部位、紫外线照射、过度运动、贴片松动，

以及瘙痒和严重或迟发反应等症状（Johansen 等，2015）。应给予患者斑贴试验流程的书面告知信息。关于斑贴试验有各种各样的国家法规，皮肤科医生应该了解各自国家的法律条文（Johansen 等，2015）。

二、斑贴试验材料

根据欧洲指令 2001/83/EC，斑贴试验过敏原是医药产品（药物）。根据该指令第 6 条，药品只有在获得主管部门的上市许可后才能在欧盟成员国市场上销售。然而，根据现行法规，为满足特殊需求，成员国可以（根据第 5 条）将已授权医疗保健专业人员按一定标准配制、并由其负责用于个体患者（有名称的患者产品）的药品排除在本指令的规定之外。这为不同的解释和方法提供了空间，使得迄今为止关于体内试验过敏原的监管不尽相同（Mahler，2018）。斑贴试验材料生产商的信息可在 ESCD 网站（www.escd.org）上找到。截至目前，有些斑贴试验过敏原和产品系列具有药品标准并获得药品许可，另一些则不是。

（一）活性成分和载体

大多数情况下，过敏原分散在白色软石蜡（凡士林）中，封装在贴有标签的注射器里售卖，标签上标有名称、浓度、有效期（Johansen 等，2015）。凡士林便宜、实用、密闭性好，并能与大多数物质充分混合（Johansen 等，2015）。然而，有些物质在溶液中（如在水或乙醇中）效果更好，（Johansen 等，2015）。关于过敏原的剂量和试验腔室的装载见下文（斑贴试验技术）（Johansen 等，2015）。试验浓度根据最佳实践经验选择，可以引起曾经过敏者的过敏反应而在非致敏人群中无反应（Johansen 等，2015）。对于这些过敏原来说，斑贴试验致敏（"主动致敏"）被认为是极其罕见的（Jensen 等，2006）。为了方便实施和标准化，过敏原被分组为不同的测试系列，分组依据为伴随的暴露领域（特殊系列）或患病率（基线系列）（Mahler 等，2019a；Johansen 等，2015）。

可以按许可药品得到预包装的试剂盒——但只限于少数过敏原，不能覆盖全部，如欧洲的基线系列（Mahler 等，2019a）。它们以标准化浓度均匀分散在亲水凝胶基质（羟丙基纤维素或聚维酮）中，贴附在丙烯酸基胶带上（Mahler 等，2019a）。

市面上可从供应商处获得数百种试验过敏原，其他过敏原可根据暴露评估从患者自己的材料中制备（Johansen 等，2021；Mahler 等，2017）。如果没有商品化的过敏原，有时有必要直接从可疑产品制造商那里获得成分，以确定致敏原。因此，可能会发现新的过敏原以作进一步评估（Johansen 等，2015）。产品成分可以用于斑贴试验，但需谨慎确定适当的测试浓度和载体（de Groot，2018）。此外，有关材料的纯度、原始浓度和可靠性及从制造商获得的信息应格外谨慎（Mahler 等，2019a；Johansen 等，2015）。

（二）试验暴露系统

试验暴露系统属于医疗器械。不同的系统用于封包和盛载过敏原（Johansen 等，2015）：在一个常用的系统中，5 个或 10 个腔室一组置于 1 条试纸条上，由安装在非封闭胶带上的小铝盘组成，选择非封闭胶带是因为其黏性和低致敏性的丙烯酸基黏合剂（Fischer 和 Maibach，1984）。其他系统由安装在低致敏性胶带上的方形塑料盒组成（Mahler 等，2019a；Johansen 等，2015）。移除斑贴器时，斑贴器在皮肤上留下的小印记可以用来评估贴片是否正确应用和紧密贴合。目前没有文献证明某种测试系统优于其他系统；然而，关于某些过敏原，特别是混合香精 I，有文献证明 TRUE 测试的敏感性要低很多（Uter，2015）。临床中斑贴试验的体系选择主要基于惯例和经验（Mahler 等，2019a；Johansen 等，2015）。

（三）储存和稳定性

斑贴试验材料应储存在 4℃ 且避光的环境中（Mahler 等，2019a；Johansen 等，2015）。具有高蒸汽压力的接触性过敏原，如一些香料化学品、丙烯酸酯和异氰酸酯是不稳定的，需要更频繁的更新和更严格的储存条件（Mose 等，2012；Mowitz 等，2014）。对于一些产品（或斑贴试验材料），建议在 -18℃ 的环境中储存，如二异硫氰酸酯（Johansen 等，2015）。凡士林中的戊二醛和水溶液中的甲醛也会出现不稳定和变质（Johansen 等，2015）。需要注意保质期（Siegel 等，2014）。

（四）斑贴试验材料的选择

患者的病史和检查为可能的致敏物提供线索，并依此指导选择斑贴试验材料。然而，仅用一种或几种可疑的致敏物进行斑贴试验是不够的，因为未被怀疑的致敏物常常被证明是相关的（Cronin，1972；Podmore 等，1984）。因为无法正确预测致敏与否，所以在评估所有疑似接触性皮炎的患者时，应该采用测试过敏原的"基线系列"（Mahler 等，2019a）。当对疑似接触性皮炎患者的常规（连续）斑贴试验结果显示对该物质的接触性过敏比例超过 1.0%，同时该特定过敏原普遍存在和（或）在临床高度相关时，建议将其纳入基线系列（Bruze 等，1999）。在撰写本文时，合法的欧洲基线系列的构成见表 24-1，来自（Wilkinson 等，2019）。新的过敏原不断出现，有些则被淘汰。欧洲基线系列是动态的，根据人群暴露和接触性过敏的流行情况进行持续评估和不定期修改。可以补充基线过敏原系列，以将具有区域重要性的过敏原纳入皮肤科。

许多过敏原，主要是香料和橡胶化合物，被组成了混合物（Johansen 等，2015）。使用混合过敏原而不是单一过敏原的目的是为了节省空间（Mahler 等，2019a）。然而，如果患者对某些混合物（如香精混合物）有过敏反应，则应对其单一成分进行分解测试，以向患者提供具体信息（Johansen 等，2015）。此外，如果怀疑有过敏现象，不应该使用混合物来检测过敏，应该另外检测单个成分和额外的过敏原（Johansen 等，2015）。混合物通常是一种折中方案，通过将混合制剂中的每一种成分以足够的浓度进行混合，来平衡对每一种成分接触性过敏的检测敏感性，以对抗一种测试制剂中几种成分组合产生的刺激风

险（Johansen 等，2015）。因此可能会出现假阴性反应（Johansen 等，2015）。值得注意的是，在大多数情况下，仅应用基线系列不足以诊断所有相关的接触性过敏，根据患者的病史和暴露情况，需要并推荐使用额外的斑贴试验物质或系列。

三、斑贴试验技术

（一）腔室内的剂量

致敏和诱发接触性过敏的关键因素是"单位面积的剂量"（Friedmann，2006）。因此对每种试剂的过敏原剂量进行标准化很重要（Johansen 等，2015；Mahler 等，2019）。例如，对于直径 8mm 的 Finn Chambers® ，每种混在凡士林基质中的过敏原取 20mg（约 40mg/cm²），由注射器转移到腔室中，使其填满圆盘的孔，且贴片贴在背部时不会挤出（Bruze 等，2007b）。对于水基过敏原，将小滤纸放入孔中，这些滤纸将容纳约 15μl 的液体。强烈建议使用微吸管添加液体（Frick-Engfeldt 等，2010）。如果在相同的测试技术（相同的皮肤面积）和封闭时间下一直使用相同数量 / 体积的测试制剂，那么使用浓度作为剂量参数是合适的（Johansen 等，2015）。对于大多数过敏原来说，凡士林（pet.）是一个合适的载体，因为它很稳定，而且似乎可以防止 / 减少过敏原的降解、氧化和聚合，但不能避免蒸发（Isaksson 等，2000b；Mowitz 等，2012）。凡士林类过敏原的给药需要培训和经验，以将变化保持在有限的范围内（Bruze 等，2007a）。配药装置的使用可能有助于标准化（Tournoux 等，2016）。当使用其他试剂时，可以使用相同剂量 / 单位面积的皮肤（Johansen 等，2015）。关于不同的常用试剂中凡士林和液体制剂的最佳剂量可参阅文献（Johansen 等，2015）。一般来说，应在使用贴片前不久（不超过几小时），将液体和一些挥发性的凡士林基质的物质（如丙烯酸酯）装入腔室中（Johansen 等，2015）。

（二）斑贴试验应用的解剖学部位

出于实际原因，通常选择上背部作为斑贴的

表 24-1　目前的欧洲基线斑贴试验系列

过敏原	浓度（%）	mg/cm^2	基　质
重铬酸钾	0.5	0.2	凡士林
p- 苯二胺（游离基）	1.0	0.4	凡士林
噻呋酰胺混合物	1.0	0.4	凡士林
四甲基秋兰姆一硫化物（TMTM）	0.25	0.1	
四甲基秋兰姆二硫化物（TMTD）	0.25	0.1	
二硫化四乙基秋兰姆（TETD）	0.25	0.1	
二硫化二戊基秋兰姆（PTD）	0.25	0.1	
硫酸新霉素	20	8.0	凡士林
氯化钴	1.0	0.4	凡士林
Caine 混合物Ⅲ	10.0	4.0	凡士林
苯佐卡因	5.0	2.0	
辛可卡因	2.5	1.0	
四卡因	2.5	1.0	
硫酸镍	5.0	2.0	凡士林
2- 羟乙基甲基丙烯酸酯	2.0	0.8	凡士林
树脂	20	8.0	凡士林
对苯二酚混合物	16	6.4	凡士林
对羟基苯甲酸甲酯	4	1.6	
对羟基苯甲酸乙酯	4	1.6	
对羟基苯甲酸丙酯	4	1.6	
对羟基苯甲酸丁酯	4	1.6	
N- 异丙基 -N$_0$- 苯基 -p- 苯基二胺（IPPD）	0.1	0.04	凡士林
羊毛脂醇（羊毛醇）	30	12.0	凡士林
巯基混合物	2.0	0.8	凡士林
N- 环己基苯并噻唑基磺酰胺	0.5	0.2	
巯基苯并噻唑	0.5	0.2	
二苯并噻唑基二硫化物	0.5	0.2	
吗啉基巯基苯并噻唑	0.5	0.2	
环氧树脂	1.0	0.4	凡士林
秘鲁香树（秘鲁香脂）	25	10	凡士林

（续表）

过敏原	浓度（%）	mg/cm^2	基　质
对叔丁酯 – 酚醛树脂（PTBP 树脂）	1.0	0.4	凡士林
巯基苯并噻唑	2.0	0.8	凡士林
甲醛	2.0	0.6	水
香料混合物 I	8.0	3.2	凡士林
肉桂醇	1.0	0.4	
肉桂醛	1.0	0.4	
羟基香茅醛	1.0	0.4	
戊基肉桂醛	1.0	0.4	
香叶醇	1.0	0.4	
丁香酚	1.0	0.4	
异丁子香酚	1.0	0.4	
扁枝衣提取物（橡树苔提取物）	1.0	0.4	
倍半萜烯内酯混合物	0.1	0.04	凡士林
土木香内酯	0.033	0.013	
脱氢木香内酯和木香烃内酯	0.067	0.027	
季铵盐 –15	1.0	0.4	凡士林
蜂胶	10.0	4.0	凡士林
甲基氯异噻唑啉酮和甲基异噻唑啉酮，3∶1	0.02	0.006	水
布地奈德（Budesonide）	0.01	0.004	凡士林
特克斯可托尔（Tixocortol）特戊酸酯	0.1	0.04	凡士林
甲基二溴戊二腈	0.5	0.2	凡士林
香料混合物 II	14	5.6	凡士林
羟基异己基 3– 环己烯甲醛	2.5	1.0	
柠檬醛	1.0	0.4	
法尼醇	2.5	1.0	
香豆素	2.5	1.0	
香茅醇	0.5	0.2	
己基肉桂醛	5.0	2.0	
羟基异己基 3– 环己烯甲醛	5.0	2.0	凡士林
甲基异噻唑啉酮	0.2	0.06	水
纺织染料混合物	6.6	2.64	凡士林

（续表）

过敏原	浓度（%）	mg/cm²	基　质
分散蓝 35	1.0	0.4	
分散黄 3	1.0	0.4	
分散橙 1	1.0	0.4	
分散橙 3	1.0	0.4	
分散红 1	1.0	0.4	
分散红 17	1.0	0.4	
分散蓝 106	0.3	0.12	
分散蓝 124	0.3	0.12	

注：aq. 水；pet. 凡士林

表中给出了人工配制斑贴试验试剂的浓度。值得注意的是，这些成分是定期调整的；当前表单引自（Wilkinson 等，2019）。还给出了混合物的单一成分作为补充

部位（Johansen 等，2015）。背部提供了平坦的表面，可以实现良好的闭合，并且通常有足够大的表面来应用必要数量的斑贴试验物质。背部不经常暴露在阳光下，也不容易被抓挠（Johansen 等，2015）。有时，如果患者背部的表面不足或因其他原因不能使用，如瘢痕、痤疮、巨大的文身，也可以使用上臂或大腿的外表面（Johansen 等，2015）。

已知不同解剖区域之间皮肤的反应性存在差异（Johansen 等，2015），例如，前臂对镍接触性过敏的敏感性低于背部（Memon 和 Friedmann，1996）。一些研究表明，与下背部相比，上背部的反应性更高，尤其是在使用激光多普勒血流仪进行评估时（van Strien 和 Korstanje，1994），但其他研究（Memon 和 Friedmann，1996；Simonetti 等，1998）并没有证实这种差异。为了实现可比性和标准化，重要的是应始终使用（如果可能的话）相同的解剖部位（Johansen 等，2015）。

（三）封闭时间

封闭时间是指斑贴试验中过敏原在皮肤上的持续时间（Johansen 等，2015）。封闭式的斑贴试验系统将表皮角质层的外表面暴露于半抗原下（Johansen 等，2015）。在不同的化学物质之间，

物质的渗透和借助封包（封包能促进亲脂性较低或主要是亲水性物质的渗透）的强化渗透过程有很大差异（Johansen 等，2015）。目前的实际操作中，斑贴试验的封闭时间通常是折中的，以便于同时用多种不同的物质进行斑贴试验（Johansen 等，2015）。大多数手册和专家建议的封闭时间为 2 天（Johansen 等，2015）。

对镍来说，2 天的封闭时间比 1 天的封闭时间显示出更高的阳性反应率（Kalimo 和 Lammintausta，1984）。Isaksson 等（1999）在过敏受试者中比较了几种不同浓度的布地奈德分别封闭 5h、24h 和 48h 的情况，发现 48h 的封闭显示出最多的阳性反应。在 DNCB 的接触性过敏研究中（Friedmann 等，1983），试验持续时间越长，到达皮肤免疫系统中的有效剂量越大，引起的反应就越强。不论是 Manuskiatti 和 Maibach 的文献研究（1996），还是 Brasch 等的数据（1995），都没有表明 1 天的封闭时间一定优于 2 天。因此，由于不能从不同方法的研究中得出明确的结论，大多数手册和作者都建议封闭时间为 2 天（Mahler 等，2009a；Johansen 等，2015）。不建议延长使用时间。

在某项研究中，只有一次可能的、非明确的案例称，使用对苯二胺（p-phenylenediamine，

PPD）1 天，而非 2 天后，观察到了明显的过敏反应（Hillen 等，2006）。对 PPD 过敏者的研究表明，当封闭时间较长时，需要较低浓度的 PPD 才能引起阳性反应（Hextall 等，2002）。在对 PPD 强烈接触过敏的情况下，涂抹 1% 的 PPD 浓度的凡士林 30min 就足以引起阳性反应，而在反应性较低的患者中则不是这样。对于某些接触性过敏原（在特定情况下；光接触过敏原），如酮洛芬（Manuskiatti 和 Maibach，1996），更短的封闭时间（1h 而不是 48h）似乎与传统的封闭时间一样有效。

（四）读取时间

在试验应用（第 0 天）和过敏原暴露 2 天后，移除贴片腔室。以下是实践中经常使用的读取参照时间（Johansen 等，2015）。

- D2、D3 或 D4、D7 左右（最佳）。

通常，在移除贴片后 15～60min，考虑到压力效应，第一次读取测试结果后（Magnusson 等，1966；Bourke 等，2009；Johansen 等，2021）。必须在第 3 天或第 4 天进行第二次读取（Magnusson 等，1966；Bourke 等，2009）。对某些过敏原来说，有必要在第 5 天和第 10 天之间读取一次，如糖皮质激素和氨基糖苷类抗生素。对于这些过敏原，如果在第 3 天或第 4 天读取的基础上，不在第 7 天左右进行读取，将遗漏 7%～30% 的接触性过敏（Macfarlane 等，1989；Isaksson 等，2000a；Jonker 和 Bruynzeel，2000）。

- D3 或 D4、D7 左右（比较好的选择）

在一些国家，第一次读取是在第 3 天或第 4 天。

- D2、D3 或（最好）D4（可以接受）

情况允许时，上述两次读取可满足对大多数过敏原的绝大多数接触性过敏进行诊断，然而，存在假阴性结果的风险，特别是对于一些过敏原。

- 仅 D4（通常情况不建议）

在一项研究中，在 2～9 天多次读取斑贴试验受试者的数据，第 4 天读取到的接触性过敏的数据是最多的，但想要采集全部的数据需要在第 4 天和第 7 天进行两次读取（Macfarlane 等，1989）。仅在第 2 天进行唯一一次读取是不恰当的（Uter 等，1996）。

考虑到地理或皮肤情况的差异，读取时间可能会有所不同。

（五）形态学

斑贴试验反应的读取基于形态学（红斑、浸润、丘疹、水疱）的检查和触诊（Mahler 等，2019a；Johnson 等，2015）。ICDRG 是全球公认的判读标准（Magnusson 等，1966），见表 24-2。

在第 3 天或之后形态学上呈阳性（+、++ 或 ++++）的斑贴试验反应通常被评估为过敏（Mahler 等，2019a；Johansen 等，2015）。可疑反应（？+）有时在临床上是相关的，对患者而言很重要（Bruze 等，1999；Andersen 和 Andersen，2008）并可能需要进一步的处理（例如，用不同浓度/系列稀释的试剂重复斑贴试验以进行检验）。液体载体

表 24-2 ICDRG 的判读标准和 ESCD

标 志	形态学	评 价
—	无反应	阴性反应
？+	仅轻度红斑	可疑反应
+	红斑、浸润，可能有丘疹	弱阳性反应
++	红斑、浸润、丘疹、水疱	强阳性反应
+++	显著的红斑、浸润、聚集性水疱	极强阳性反应
IR	各种形态，如肥皂效应、大疱、坏死	刺激性反应

引自 Magnusson et al，1966；Johansen et al，2015

中的物质可能会导致环状试验反应，例如，在糖皮质激素的系列稀释试验中，观察到对相同过敏原的其他浓度有明显的过敏反应差异（Isaksson等，1999）。测试区域表面的锋利边缘和细小褶皱表明存在刺激性反应（Johansen等，2015）。最近，在可疑和刺激性反应之间的区分，以及可疑和弱阳性反应之间的区分中，已确定了不同观察者之间的变异性（Andersen 和 Andersen，2008；Svedman 等，2012）。建议进行持续的标准化和判读培训（Svedman 等，2012）。

已经描述了不同类型的刺激性反应。香味混合物和秋兰姆混合物经常出现界限分明的红斑反应。出现紫红色的反应通常是由金属盐引起的，如氯化钴（Johansen 等，2015）。脓疱反应主要见于非贵金属，如铬、钴和镍（Johansen 等，2015）。在特殊情况下，脓疱反应可能反映接触过敏（Bernedo 等，2001）。为了解释这种情况，除了作为斑贴试验过敏原的特性之外，许多斑贴试验化学品还具有一些潜在的刺激性（Nosbaum 等，2009）。这类刺激性也是一些过敏原（如过氧化苯甲酰、醋酸苯汞、丙二醇、苯扎氯铵、酸辛酯、椰油酰胺丙基甜菜碱、1，3- 二苯基胍）经常导致微弱的红斑（可疑）的主要原因（Brasch 和 Henseler，1992；Geier 等，2003；Brasch 和 Geier，2008）。评估斑贴试验结果的一个相关因素是在斑贴试验时受试者的个体皮肤敏感性和过敏性（Mahler 等，2019）。当个体皮肤过敏性增加时，可能会出现更多的皮肤刺激性、非特异性可疑测试反应（Mahler 等，2019a）。有一些中心进行刺激性对照斑贴试验（如 SLS 0.25% 水溶液，Löffler 等，2005），这被认为有助于解释对过敏原的弱反应（Mahler 等，2019a）。这种"对照"的价值还没有得到明确的证明。在读取斑贴试验反应后，必须根据患者的病史、暴露和临床过程，对各病例中试验反应的相关性做出结论性解释（Johansen 等，2015）。

四、其他技术

（一）重复开放应用试验

重复开放应用试验（repeated open application

test, ROAT）是由 Hannuksela 和 Salo（1986）开发的。这是一个模拟使用情况的标准化暴露测试。其目的是在测试区域引发变应性接触性皮炎（Johansen 等，2015）。通过使用该方法，有可能阐明所选斑贴试验反应的临床重要性（相关性）（Johansen 等，2015）。在某些情况下，对产品的接触过敏只能通过这种技术来证明。ROAT 在实验研究和日常临床中都可能有效（Johansen 等，2015）。

测试物质,无论是商业产品还是测试物质（注意超说明书使用），每天使用 2 次，通常持续 2～4 周，在前臂屈侧（掌侧），标记区域为 3cm×3cm 到 5cm×5cm（Johansen 等，2015）。测试物质的量应覆盖测试区域（Johansen 等，2015）。应用持续到反应发生或直到选定的暴露期结束（Johansen 等，2015）。在特定情况下，建议在对侧手臂上使用对照物质，ROAT 也可以以盲法的方式进行（Johansen 等，2015）。

"湿疹性"皮炎形式的阳性反应可能在几天后或更晚出现，这取决于剂量 / 面积、基质效应和个体诱发阈值（Johansen 等，2015）。然而，1～2 周后 ROAT 阴性并不排除相关的接触性过敏（Johansen 等，2015）。因此，在高度可疑的情况下，为避免错过晚期出现的反应，可以延长 3～4 周的使用时间（Johansen 等，2015）。Johansen 及其同事（1998，2003）开发了一个评估 ROAT 反应的量表。值得注意的是，阳性反应通常始于试验区域的毛囊性丘疹（Johansen 等，2015）（表 24-3）。

（二）其他测试方法

更进一步的测试［半开放测试（Goossens，2009），开放测试（Johansen 等，2015）、光斑贴试验（Bruynzee 等，2004；Batchelor 和 Wilkinson，2006；Gonçalo 等，2013），淋巴细胞增殖试验（lymphocyte proliferation test，LTT）］（Ständer 等，2017；Spoerri 等，2018）可见表 24-4。

五、对患者提供的材料的斑贴试验

参考文献中的教材提供了关于该主题更详细

表24-3 修正后的判读用测试结果量表

(1) 受累面积

	0	1%～24%	25%～49%	50%～89%	90%～100%	
	0	1	2	3	4	

(2) 红斑

				强弱		
无	散在	弥漫		微弱	中等	强烈
0	1	2		1	2	3

(3) 丘疹

				弥漫浸润
无	<5	5～10	>10	
0	1	2	3	4

(4) 水疱

				融合
无	<5	5～10	>10	
0	1	2	3	4

每个变量（1～4）都必须评分。阳性反应的特征是红斑和浸润，表现为丘疹，反应应覆盖至少25%的测试区域。将单个分数相加，阳性反应的范围为5～17分
阳性测试的最低要求以粗体标记，相当于5分（Johansen 等，1998、2003）

的信息［主要在（Johansen 等，2021）］。本部分中的信息基于实际观察和经验证据，因为在该领域不存在实验数据（Johansen 等，2015）。

对患者自己提供的材料进行斑贴试验在职业性皮肤病学中尤为重要，因为许多职业接触的化合物缺乏对应的标准化商业斑贴试验材料（Johansen 等，2015）：已知的接触性过敏原约有4000种，但市面上仅有数百种可用的过敏原制剂（Johansen 等，2015）。此外，我们的环境在不断变化，工人们和消费者不断接触到新的化学物质，其中有一些就是过敏原（Johansen 等，2015）。常规测试材料无法识别新的过敏原（Johansen 等，2015）。测试患者自己的材料是在临床中发现新过敏原的唯一方法（Johansen 等，2015）。此外，斑贴试验患者自己的材料通常有助于评估过敏反应与标准过敏原的临床相关性：例如，当一种化妆品引起过敏反应时，且患者也对此化妆品的某些成分有反应时，这些成分可能就是患者的过敏原（Johansen 等，2015）。然而，患者自身材料的阴性结果并不意味着能排除其对某些成分的接触性过敏（Johansen 等，2015）。

有效检验患者自身材料需要有经验和训练有素的工作人员（Johansen 等，2015）。材料中过敏原的浓度可能过低，不足以引起过敏反应，即所谓的假阴性反应（Johansen 等，2015）。许多产品因含有刺激性成分而需要稀释（如洗发水、牙膏等），这可能导致假阴性测试结果（Johansen 等，2015）。相反，如果产品没有被充分稀释，刺激性

表 24-4　其他试验方法：适应证和技术概要

试　验	适应证	技　术	参　考
半开放试验	有可疑刺激性的产品，如洗发水、洗涤剂、油漆、清漆、冷却液、药品和化妆品	使用（棉签）约 15μl 将产品涂抹在 $1cm^2$ 的皮肤上，让其完全干燥，检查接触性荨麻疹的迹象（20～30min 后读数），然后用半透明丙烯酸胶带覆盖。皮炎反应可能在第 2～4 天发生。读取与斑贴试验一样	Goossens（2009）
开放试验	第一步，当测试定义不明确的物质或产品时，如患者带来的产品（关于产品成分的一般信息仍然是必要的）	产品"原样"（本就存在于）或溶解在水或有机溶剂中（如乙醇、丙酮），滴在皮肤上并使其干燥。不使用遮挡（通常的测试部位是前臂屈侧，比上背部或上臂反应性小），30～60min 内定期判读，以检测即时反应，阴性开放试验可以用穿透不足来解释，但表明可以继续进行封闭性斑贴试验	Johansen 等（2015）
光斑贴试验	光变应性接触性皮炎（需要紫外线照射才能形成半抗原）、光暴露区域的任何皮炎或全身药物的光敏性皮炎	对于光敏性患者，建议首先确定其对紫外光的反应性（在使用贴片当天进行测试），照射的紫外线剂量应仅为其最小红斑量的 75%（Johansen 等，2021）。对照区域重复使用一套过敏原。封闭 1 或 2 天后，一组测试用 5 J/cm^2 的 UVA 照射，而另一个完全避光，直到进一步判读。照射前 2 天的封闭更为敏感，然而得出的结论是需要进行系统的研究以达到明确的结论。判读应在照射前和照射后立即进行，并在照射后至少 2 天内进行，如有可能，也可在更久以后进行。反应的分级遵循斑贴试验判读。未照光部位没有反应、照射部位出现阳性（+ 至 ++），为光贴试验阳性。两组试验均为阳性代表接触性过敏。用于光斑贴试验的欧洲基线系列主要包括不同化学系列的紫外线滤光器、非甾体抗炎药和一些较老的光敏剂	Bruynzeel 等（2004），Batchelor 和 Wilkinson（2006），Gonçalo 等（2013）
淋巴细胞转化试验（LTT，即淋巴细胞增殖试验）及相关的体外试验	由于计量学因素（需要解决分析前、分析后和分析前的混杂因素），LTT 具有相当大的可变性。只有在经验丰富的实验室手中，LTT 才可能是合适且有效的方法，针对无法执行斑贴试验的患者（如患有非缓解性全身性皮炎的患者）。尚未发现 MELISA 测试足够有效	简言之，通过 Ficoll 密度梯度离心分离来自患者和非致敏对照个体的肝素化全血的外周血单核细胞，然后加入不同（无毒）浓度的过敏原 5～6 天。细胞的增殖最常通过 3H- 胸苷掺入量来测量	Ständer 等（2017），Spoerri 等（2018）MELISA：RKI committee（2008）和 http://dkg. ivdk. org/ melisa.html

成分会引起假阳性反应（Johansen 等，2015）。浓度过高可能会导致斑贴试验致敏。测试浓度的选择应基于产品的特性（皮肤刺激性成分、致敏成分、pH 等）（Johansen 等，2015）。作为市售测试

物质的产品成分也应在最初的斑贴试验阶段进行测试（Johansen 等，2015）。只要产品中成分的浓度已知，产品的稀释度就应确保任何成分都不超过该过敏原的推荐测试浓度（de Groot，2018）。接触性皮炎 / 职业性皮肤病学教科书中提供了关于测试浓度的建议（Johansen 等，2021；John 等，2019）。

新过敏原的鉴定通常需要一系列的测试，因为产品通常由许多不同的化学物质组成（Johansen 等，2015）。在第二阶段对产品的成分进行测试时，最好逐步连续降低浓度至阴性（通常为 ppm 水平）（Johansen 等，2015）。通常可以增加非常低的浓度，其浓度不应超过该类产品或化学组的推荐测试浓度（如丙烯酸酯 0.1%、甲基丙烯酸酯 1%～2%）（Johansen 等，2015）。因为在较低阈值的浓度下发生刺激性反应本来就很罕见，因此低阈值浓度下的反应本身就可以作为证据强烈支持其过敏性质（Johansen 等，2015）。对特定产品类别的测试

方面进行了详细概述（Johansen 等，2015）建议在测试患者自己的材料之前应该深入阅读该建议（Johansen 等，2015）。表 24-5 列出了一些基本规则。

载体的选择取决于产品的特性、溶解度和 pH（Johansen 等，2015）。测试水溶性化学品时，测试前检查 pH 非常重要。中性产品（pH 4～9）可以用蒸馏水稀释（Johansen 等，2015）。对于测试碱性或酸性更强的物质，建议使用缓冲溶液以减少刺激性，以便测试较高的浓度（Johansen 等，2015）。检测 pH 时，碱性产品（pH＞9）用酸性缓冲液，酸性产品（pH＜4）用碱性缓冲液（Bruze，1984a）。不溶于水的化学品通常被稀释或分散在凡士林中，而丙酮、乙醇、橄榄油和甲乙酮（methyl ethyl ketone，MEK）也是可采用的替代品（de Groot，2018）。

建议使用一次性容器、注射器、搅拌器和刮刀来制备测试物（Johansen 等，2015）。晶体或粉

表 24-5　对患者自身材料进行斑贴试验的基本建议

测试材料	推荐的测试制剂
免洗化妆品制剂、保护霜、外用药物	"原品"
冲洗型皮肤护理产品，如液体肥皂、洗发水、沐浴露等	1% 和 10% 的水溶液
油基的、新的和使用过的金属加工液	50% 橄榄油
水基新鲜金属加工液 水基金属加工液的工作场所浓度为 4%～8% 时 水基金属工作液的工作场所浓度 ≥ 8%	5% 水溶液 "原品" 稀释至 5% 的水溶液
丙烯酸化合物、环氧树脂二丙烯酸酯	0.5% 凡士林
二甲基丙烯酸酯，如牙科复合树脂	1%～2% 凡士林
氰基丙烯酸酯基即时胶水	1%～10% 凡士林
甲基丙烯酸酯类	2% 凡士林
紫外线固化油墨和油漆，其他含丙烯酸酯的产品	0.01%～0.1% 凡士林
纸张、纺织品、塑料、橡胶	"原品"
尘土、碎屑、手套碎片、纺织品（用水或有机溶剂湿润）	"原品"
植物材料、热带木材（刺激性和致敏性；过敏原含量可能有所不同）	没有一般性建议（测试浓度 / 载体取决于植物 / 木材个体）

修改自 Johansen et al，2015

末状的固体材料可以用杵和研钵研磨（Johansen 等，2015）。使用移液管和注射器稀释液体，按体积计算百分比（体积／体积）给出（Johansen 等，2015）。当使用电子秤时，按重量计算百分比（重量／重量）给出（Johansen 等，2015）。彻底混合对于过敏原在载体中的均匀分布非常重要（Johansen 等，2015）。可以从这些制剂中制备连续的稀释液（Johansen 等，2015）。测试物质应储存在冰箱中，并密封容器或注射器（Johansen 等，2015）。值得注意的是，产品的阴性结果并不排除对产品的某些成分接触过敏（Johansen 等，2015）。

六、最终评价：临床相关性和诊断

（一）对斑贴试验阳性反应的解释和临床相关性

在无刺激性的斑贴试验浓度下，对某种物质的斑贴试验反应形态学阳性，表明该物质致敏（Johansen 等，2015）。然而，诊断变应性接触性皮炎包括两个主要步骤：接触致敏性的证明和临床相关性的评估（Johansen 等，2015）。临床相关性被定义为（Bruze，1990）：①存在对致敏物的暴露；②皮炎的存在，不论是从暴露，还是从皮炎的类型、解剖部位和病程，都是可以理解和解释的。

斑贴试验阳性反应可能与当前和（或）过去相关或存在未知的相关性（Johansen 等，2015）。如果某种物质与已诊断出的过敏原产生交叉反应，则无需提前接触这种交叉反应物质并使其致敏（Benezra 和 Maibach，1984）。不存在普遍接受的相关性评分系统，但已经提出了不同的系统（Lachapelle，1997；Heisterberg 等，2011；Fransway 等，2013；Uter 等，2018）。最新的系统中增加了信息类型的参数，相关性的评估基于——从患者的报告到标签或材料数据表信息，再到现场测试和化学分析——从而取代了"确定"与"很可能"与"有可能"的相关性归因的概念，这些概念已被证明难以一致处理（Uter 等，2018）。

（二）对可疑和阴性反应的解释

被评为"可疑"的斑贴试验反应意味着形态

上没有明确的"刺激性"或"过敏性"（Johansen 等，2015）。这意味着可能需要做进一步的调查（Johansen 等，2015）：可能是因为浓度太低，如果浓度增加，可能就会呈阳性反应，这也可能与临床有关（Johansen 等，2015）。例如，如果甲醛只在 1% 而不是 2% 的浓度下进行测试，就会错过阳性反应，这在使用含有甲醛的乳膏的测试中被证明是与临床相关的（Hauksson 等，2011）。不明显的斑贴试验反应也可能是由于对另一种主要致敏物质发生了交叉反应（Johansen 等，2015）。反应的模式也需要注意（Johansen 等，2015）。如果对来自同一"家族"的某些化学品的反应可疑，而对其他化学物的反应是（强）阳性的，如对甲醛释放剂、橡胶化学品或芳香物质的反应，这可能是同一接触性过敏的迹象（Johansen 等，2015）。显然，在连续稀释的试验中，"可疑"的过敏反应经常发生在低浓度的过敏原上，在高浓度中则明显呈"阳性"（Johansen 等，2015）。斑贴试验的浓度也可能有轻微的刺激性，那么可疑的反应可能是皮肤刺激的迹象（Johansen 等，2015）。重复的斑贴试验或连续稀释斑贴试验可能有助于查明反应的性质（Johansen 等，2015）。

对于"可疑"的斑贴试验反应，特别是对于非标准化物质而言，应始终考虑到假阴性反应的可能性，如斑贴试验浓度和（或）载体不足等（Johansen 等，2015）。如果强烈怀疑假阴性，应重复检测（Johansen 等，2015）。在应用过敏原之前，建议在斑贴试验区域使用标准化的胶带剥离，被证明可以提高试验的敏感性，尽管可能会牺牲一定的特异性，即可能增加假阳性反应（Dickel 等，2010）。此外，假阴性的原因还可能是由于可疑物质根本没有被包裹在贴片中（Johansen 等，2015）。当试验结果意外地呈阴性时，可以检查一些可能影响斑贴试验反应的个别因素（Johansen 等，2015）

（三）最终诊断

如果在已确诊接触性过敏的患者中发现与斑贴试验的相关性，则可以诊断为变应性接触性皮炎（Johansen 等，2015）。在相关性未知的情况下，至少受试者是敏感的，即有接触性过敏，但目前尚未满足变应性接触性皮炎的诊断标准（Johansen 等，2015）。然而，如果受试者充分暴露于过敏原，则在未来有患变应性接触性皮炎的风险（Johansen 等，2015）。因此，在诊断清单中也必须提到相关性不明的接触性过敏，对患者的问询应包括相应的物质（Johansen 等，2015）。此外，对一种半抗原（有时是天然混合物）的接触过敏可以解释不同类型的皮炎，例如，铬过敏与以前建筑工人的手部湿疹有职业相关性，与当前铬鞣革引起的足部皮炎有临床相关性（Johansen 等，2015）。理想的状况下，病历记录最好能够提供这种复杂的诊断结果（Uter 等，2018）。

在某些情况下，接触某种过敏原就是皮炎发生的全部原因，但也经常发生多因素背景的皮炎（Johansen 等，2015）。除了接触过敏原外，体质因素对皮炎可能也很重要，可能还会接触刺激物和其他过敏原（Johansen 等，2015）。在某一特定时间内可能很难评估各种因素的相对重要性（Bruze，1990）。

七、个体因素和特殊人群的影响

在进行斑贴试验时，除其他因素外，重要的是要考虑患者的反应性（Johansen 等，2015）。理论上，许多因素可能会削弱斑贴试验反应，包括药物治疗、免疫抑制、紫外线和日光浴导致的假阴性反应，而有些因素可能会增强反应，如活动性皮炎（Mahler 等，2019b；Johansen 等，2015）。该领域的许多证据都基于临床经验，可获得的对照数据有限（Johansen 等，2015）。

免疫抑制药影响斑贴试验反应的证据很少（Mahler 等，2019b）。在真实世界中，患者可能很难或不可能停用免疫抑制药物，如糖皮质激素、硫唑嘌呤和环孢素 A（Mahler 等，2019b）。在这种情况下，可以进行斑贴试验，但临床医生必须意识到此时可能会出现假阴性反应（Mahler 等，2019b）。尽管进行了免疫抑制治疗，也仍有可能出现阳性反应（Wee 等，2010），尽管它们的数量

和强度会减少，例如，在给予 20mg/d 的泼尼松龙后（Anveden 等，2004）。至于应提前多少天停止服药以避免对斑贴试验产生理论上的影响，从临床角度来看，停用药物的 5 个半衰期可能是合理的；然而，这只是一个经验法则，还需要考虑药物动力学（如受体结合）（Mahler 等，2019b）。

暴露于 UVB 可降低致敏风险，并暂时降低致敏个体引发过敏反应的能力（Mahler 等，2019b）。虽然 UVA 似乎并非如此（Cooper 等，1992；Skov 等，1997），但据报道，PUVA 会减弱斑贴试验反应（Thorvaldsen 和 Volden，1980）。紫外线照射可导致表皮朗格汉斯细胞数量减少（Seité 等，2003）。

一些患有严重的全身性炎症、传染性或肿瘤性疾病或患有某些癌症的患者可能存在接触性致敏的能力受损的情况（Johnson 等，1973；Grossman 等，1975；van der Harst-Oostveen 和 van Vloten，1978）。尽管如此，一些患者仍会出现变应性接触性皮炎，因此可能会发生对相关过敏原的阳性反应（Mahler 等，2019b）。在大多数研究中，特应性受试者斑贴试验阳性的频率与其他皮炎患者相似。因此，与其他患者一样，也鼓励进行斑贴试验（Cronin，1972），尽管由于他们的皮肤通常反应过度，存在假阳性反应的风险，因此解释可能很困难。聚丝蛋白突变导致表皮屏障功能受损，似乎会轻微增加接触性过敏的风险（Thyssen 等，2013），特别是"多敏化"的风险（Elhaji 等，2019）。

无论是否是特应性儿童，都可能对环境中的化学品（如外用药品和化妆品）、照护人员使用的外用产品（受托人引起的皮炎），或者对任何其他与皮肤长期接触的材料产生过敏（Schena 等，2012；Simonsen 等，2014；Netterlid 等，2014）。青少年更有可能和成人一样对类似的过敏原产生过敏，包括与职业性致敏物的初次接触。儿童的斑贴试验被认为是安全的；当怀疑是变应性接触性皮炎，或者需要排除变应性接触性皮炎时，建议像成人一样进行斑贴试验（Moustafa 等，2011）。可以忽略主要在职业环境中发现的接触性

过敏原（如环氧树脂），只对儿童实际接触的产品（如外用产品、消毒剂、玩具等）及它们的潜在成分进行斑贴试验至关重要（Mahler 等，2019b）。特别是对于幼儿，这些有时可能是唯一需要检测的过敏原。对于"Henna 文身"后出现接触性皮炎的情况，建议对苯二胺的浓度远低于凡士林中的 1% 浓度或更短的暴露时间（Hextall 等，2002）或开放试验，以避免不必要的强烈的斑贴试验反应（Spornraft-Ragaller 等，2011）。

对于可能有与工作有关的接触性皮炎的患者，还有一些特殊的注意事项（Johansen 等，2015）。一个基于共识的关于职业性皮炎患者的一般管理建议，包括诊断方法，见参考文献（Alfonso 等，2017）。简言之，除了标准的病史外，还需要详细记录现在和以前的工作、职业暴露、工作任务和其他相关的方面（以后可能存在医疗法律方面的需要）（Johansen 等，2021；John 等，2019）。患者提供的照片（通过手机提供）对识别暴露相关的问题非常有帮助（Johansen 等，2015）。在特殊情况下，访问患者的工作场所可能会发现有关暴露的关键信息（Johansen 等，2015）。应用特殊的斑贴试验系列，如美发师系列、切削液系列等，以及对这些系列的逐一扩展，需要对患者的暴露有足够的了解（Johansen 等，2015）。关于工作场所材料的斑贴试验，应遵循本章上面的建议（Johansen 等，2015）。在实践中，可能很难获得成分列表和实际化学物质的集合，来制备过敏原和进行斑贴试验（Johansen 等，2015）。原因可能是由于公司机密，雇主、零售商或制造商不愿意回应，下游制造商或进口商缺乏信息，医生缺乏时间、敬业精神或知识，以及患者不愿意接受进一步的测试等原因（Johansen 等，2015）。然而，如果成功的话，这种详细的检查可以有效帮助患者管理，并可能促使工作场所采取预防措施（Johansen 等，2015）。如果皮肤问题持续存在，必须警惕遗漏了一个或多个过敏原（Johansen 等，2015），建议转诊到专门的机构（Johansen 等，2015）。

药疹中的斑贴试验见参考文献（Mahler 等，

2019）和（Brockow 等，2013）。

八、斑贴试验的潜在不良反应

以下关于斑贴试验的不良反应仅针对按照已发布的指南恰当地进行的斑贴试验的情形（Johansen 等，2015；Mahler 等，2019b）。

● 预期外的刺激性反应　尽管根据现有的产品信息进行了适当的稀释，但在测试非标准的过敏原或产品时，仍可能会出现这些情况。

● 斑贴试验致敏　尽管斑贴试验致敏并不常见，但它是斑贴试验的一个重要潜在并发症。它被定义为在同一部位最初出现阴性反应后，约两周后又出现阳性反应。在临床实践中，可能很难区分由于斑贴试验的过敏原暴露引起的致敏和延迟的斑贴试验诱发反应（Hillen 等，2001）。为了明确诊断，可以重复斑贴试验。出现阳性反应，并伴有"正常"的诱导潜伏期（一到几天），特别是如果对稀释了 10～100 倍的测试制剂有阳性反应（Bruze，1984b），则支持斑贴试验的致敏。但不能排除对原本就存在的反应较弱的过敏增强了。已知有几种过敏原具有一定的斑贴试验致敏风险，例如，对苯二胺（Hillen 等，2006），对叔丁基儿茶酚（Estlander 等，1998；Hillen 等，2001），过去丙烯酸酯测试的浓度高于现在（Kanerva 等，1998；Hillen 等，1988）、氯乙酰胺（Fonia 等，2009）、菊科植物混合物（Wilkinson 和 Pollock，1999），辛酸甲酯（Heisterberg 等，2010），报春花提取物和异噻唑啉酮（Johansen 等，2021）。斑贴试验的致敏风险非常低，同时获益远远大于风险（Mahle 等，2019b；Johansen 等，2015）。

● 色素变化　斑贴试验反应很少会导致局部的临时性色素沉着或减退。

● 临床皮炎的发作　（通常）在强阳性反应的过程中，可能会出现现有的或以前的皮炎的暴发。这种突然发作的反应通常表明，对应的过敏原就是目前皮炎的罪魁祸首（Mose 等，2010）。

● 持续的反应　阳性斑贴试验反应有时会持续数周之久。Uchida 等报道了一例对苯二胺的斑贴试验阳性反应持续了1个月以上的病例（Uchida等，2013）。0.5%浓度的氯化金水溶液因会导致持续的反应而臭名昭著（Sperber等，2003）。钯盐被认为会引起持续的肉芽肿性斑贴试验反应（Goossens等，2006；Thyssen等，2011）。

● 瘢痕和坏死　虽然大多数专家认为，如果遵守本指南，这种情况完全不可能发生，但也有些人认为在强烈的（过敏性特别是刺激性）斑贴试验反应后，特别是如果发生抓挠或重复感染时，可能会出现继发性瘢痕。

● 主观的抱怨　通常观察到贴敷部位的瘙痒，它既可能是由于斑贴试验反应阳性，也可能是胶带刺激的结果。然而，一些患者在移除贴布后马上觉得更痒（Mose等，2010；Curto等，2014）。文献也偶尔会报道斑贴试验患者的各种主观抱怨（Fowler和Zirwas，2018）。目前没有证据表明两者之间存在因果关系。

九、对患者进行规避过敏原的教育

对患者进行成功地避免过敏原的相关教育和根据需要完善工作场所的条件（雇主、意外保险）后，如果能做到充分减少暴露，变应性接触性皮炎是有可能彻底解决的（Johansen等，2015）。应该留出足够的时间同患者详细讨论过敏情况，解释潜在的暴露来源（Katta，2008），并给出如何避免皮肤接触过敏原的相关建议（Johansen等，2015）。

有必要使用定期更新的书面信息，包括INCI（国际化妆品成分命名法）名称（在化妆品领域），以及化合物的不同化学名称和其暴露来源（Johansen等，2015）。这对于对芳香物质和防腐剂斑贴试验反应呈阳性的患者尤其重要（Noiesen等，2007）。有证据表明，关于患者获取的信息，书面信息可能优于口头信息（Woo等，2003；Noiesen等，2004）。诸如无香料、皮肤科推荐、有机或不含合成香料等营销术语通常具有误导性，不能用于指导患者（Johansen等，2015）。许多诊所提供一张印有过敏原名称的卡片，患者可以把它放在钱包里，在购物时方便取用（Johansen等，2015）。

利益相关：VM曾获得SmartPractice Germany，Almirall Hermal和GlaxoSmithKline（在PEI任职之前）的演讲费；本章表达的是作者的个人观点，不得理解为或引用为代表或反映各自国家主管部门、欧洲药品管理局或某委员会或工作组的立场。WU：接受了为化妆品行业（协会）做演讲时由该协会提供的差旅费报销。接触性过敏教育讲座的费用由联合皮肤药物赞助商和PEI共同支付。

参考文献

[1] Alfonso JH, Bauer A, Bensefa-Colas L et al (2017) Minimum standards on prevention, diagnosis and treatment of occupational and work-related skin diseases in Europe-position paper of the COST action StanDerm (TD 1206). J Eur Acad Dermatol Venereol 31(Suppl 4):31-43. https://doi.org/10.1111/jdv.14319

[2] Andersen KE, Andersen F (2008) The reaction index and positivity ratio revisited. Contact Dermatitis 58:28-31. https://doi.org/10.1111/j.1600-0536.2007.01252.x

[3] Anveden I, Lindberg M, Andersen KE et al (2004) Oral prednisone suppresses allergic but not irritant patch test reactions in individuals hypersensitive to nickel. Contact Dermatitis 50:298-303. https://doi.org/10.1111/j.0105-1873.2004.00340.x

[4] Batchelor RJ, Wilkinson SM (2006) Photopatch testing - a retrospective review using the 1 day and 2 day irradiation protocols. Contact Dermatitis 54:75-78. https://doi.org/10.1111/j.0105-1873.2006.00760.x

[5] Benezra C, Maibach H (1984) True cross-sensitization, false cross-sensitization and otherwise. Contact Dermatitis 11:65-69

[6] Bernedo N, González I, Gastaminza G et al (2001) Positive patch test in vancomycin allergy. Contact Dermatitis 45:43

[7] Bourke J, Coulson I, English J, British Association of Dermatologists Therapy Guidelines and Audit Subcommittee (2009) Guidelines for the management of contact dermatitis: an update. Br J Dermatol 160:946-954. https://doi.org/10.1111/j.1365-2133.2009.09106.x

[8] Brasch J, Geier J (2008) How to use the reaction index and positivity ratio. Contact Dermatitis 59:63-65. https://doi.

org/10.1111/j.1600-0536.2008.01360.x

［9］ Brasch J, Geier J, Henseler T (1995) Evaluation of patch test results by use of the reaction index. An analysis of data recorded by the information network of departments of dermatology (IVDK). Contact Dermatitis 33:375-380

［10］ Brasch J, Henseler T (1992) The reaction index: a parameter to assess the quality of patch test preparations. Contact Dermatitis 27:203-204

［11］ Brockow K, Garvey LH, Aberer W et al (2013) Skin test concentrations for systemically administered drugs - an ENDA/EAACI drug allergy interest group position paper. Allergy 68:702-712. https://doi.org/10.1111/all.12142

［12］ Bruynzeel DP, Ferguson J, Andersen K et al (2004) Photopatch testing: a consensus methodology for Europe. J Eur Acad Dermatol Venereol 18:679-682. https://doi.org/10.1111/j.1468-3083. 2004.01053.x

［13］ Bruze M (1984a) Use of buffer solutions for patch testing. Contact Dermatitis 10:267-269

［14］ Bruze M (1990) What is a relevant contact allergy? Contact Dermatitis 23:224-225

［15］ Bruze M (1984b) Simultaneous patch test sensitization to 4 chemically unrelated compounds in a standard test series. Contact Dermatitis 11:48-49

［16］ Bruze M, Condé-Salazar L, Goossens A et al (1999) Thoughts on sensitizers in a standard patch test series. The European Society of Contact Dermatitis. Contact Dermatitis 41:241-250

［17］ Bruze M, Frick-Engfeldt M, Gruvberger B, Isaksson M (2007a) Variation in the amount of petrolatum preparation applied at patch testing. Contact Dermatitis 56:38-42. https://doi.org/10.1111/j.1600-0536.2007.00985.x

［18］ Bruze M, Isaksson M, Gruvberger B, Frick-Engfeldt M (2007b) Recommendation of appropriate amounts of petrolatum preparation to be applied at patch testing. Contact Dermatitis 56:281-285. https://doi.org/10.1111/j.1600-0536.2007.01098.x

［19］ Cooper KD, Oberhelman L, Hamilton TA et al (1992) UV exposure reduces immunization rates and promotes tolerance to epicutaneous antigens in humans: relationship to dose, CD1a-DR+epidermal macrophage induction, and Langerhans cell depletion. Proc Natl Acad Sci U S A 89:8497-8501

［20］ Cronin E (1972) Clinical prediction of patch test results. Trans St Johns Hosp Dermatol Soc 58:153-162

［21］ Curto L, Carnero L, López-Aventin D et al (2014) Fast itch relief in an experimental model for methylprednisolone aceponate topical corticosteroid activity, based on allergic contact eczema to nickel sulphate. J Eur Acad Dermatol Venereol 28:1356-1362. https://doi.org/10.1111/jdv. 12292

［22］ de Groot AC (2018) Patch testing, vol 4. Acdegroot Publishing, Wapserveen

［23］ Dickel H, Kreft B, Kuss O et al (2010) Increased sensitivity of patch testing by standardized tape stripping beforehand: a multicentre diagnostic accuracy study. Contact Dermatitis 62:294-302. https://doi.org/10.1111/j.1600-

0536.2010.01710.x

［24］ Elhaji Y, Sasseville D, Pratt M et al (2019) Filaggrin gene loss-of-function mutations constitute a factor in patients with multiple contact allergies. Contact Dermatitis. https://doi.org/10.1111/cod.13268

［25］ Estlander T, Kostiainen M, Jolanki R, Kanerva L (1998) Active sensitization and occupational allergic contact dermatitis caused by para-tertiary-butylcatechol. Contact Dermatitis 38:96-100

［26］ Fischer T, Maibach H (1984) Finn chamber patch test technique. Contact Dermatitis 11:137-140

［27］ Fonia A, White JML, McFadden JP, White IR (2009) Active sensitization to chloracetamide. Contact Dermatitis 60:58-59. https://doi.org/10.1111/j.1600-0536.2008.01457.x

［28］ Fowler JF, Zirwas M (2018) Fisher's contact dermatitis, 7th edn. Contact Dermatitis Institute, Phoenix

［29］ Fransway AF, Zug KA, Belsito DV et al (2013) North American contact dermatitis group patch test results for 2007-2008. Dermat Contact Atopic Occup Drug 24:10-21. https://doi.org/10.1097/DER.0b013e318277ca50

［30］ Frick-Engfeldt M, Gruvberger B, Isaksson M et al (2010) Comparison of three different techniques for application of water solutions to Finn Chambers®. Contact Dermatitis 63:284-288. https://doi.org/10.1111/j.1600-0536.2010.01797.x

［31］ Friedmann PS (2006) Contact sensitisation and allergic contact dermatitis: immunobiological mechanisms. Toxicol Lett 162:49-54. https://doi.org/10.1016/j.toxlet.2005.10.008

［32］ Friedmann PS, Moss C, Shuster S, Simpson JM (1983) Quantitative relationships between sensitizing dose of DNCB and reactivity in normal subjects. Clin Exp Immunol 53:709-715

［33］ Geier J, Uter W, Lessmann H, Schnuch A (2003) The positivity ratio - another parameter to assess the diagnostic quality of a patch test preparation. Contact Dermatitis 48:280-282

［34］ Gonçalo M, Ferguson J, Bonevalle A et al (2013) Photopatch testing: recommendations for a European photopatch test baseline series. Contact Dermatitis 68:239-243. https://doi.org/10. 1111/cod.12037

［35］ Goossens A (2009) Alternatives to patch tests. Ann Dermatol Venereol 136:623-625. https://doi. org/10.1016/j.annder.2009.06.007

［36］ Goossens A, De Swerdt A, De Coninck K et al (2006) Allergic contact granuloma due to palladium following ear piercing. Contact Dermatitis 55:338-341. https://doi.org/10.1111/j.1600-0536. 2006.00952.x

［37］ Green C (1996) The effect of topically applied corticosteroid on irritant and allergic patch test reactions. Contact Dermatitis 35:331-333

［38］ Grossman J, Baum J, Gluckman J et al (1975) The effect of aging and acute illness on delayed hypersensitivity. J Allergy Clin Immunol 55:268-275

［39］ Hannuksela M, Salo H (1986) The repeated open application test (ROAT). Contact Dermatitis 14:221-227

［40］ Hauksson I, Pontén A, Gruvberger B et al (2011) Clinically relevant contact allergy to formaldehyde may be missed by testing with formaldehyde 10%. Br J Dermatol 164:568-572. https://doi.org/10.1111/j.1365-2133.2010.10151.x

［41］ Heisterberg MV, Menné T, Johansen JD (2011) Contact allergy to the 26 specific fragrance ingredients to be declared on cosmetic products in accordance with the EU cosmetics directive. Contact Dermatitis 65:266-275. https://doi.org/10.1111/j.1600-0536.2011.01962.x

［42］ Heisterberg MV, Vigan M, Johansen JD (2010) Active sensitization and contact allergy to methyl 2-octynoate. Contact Dermatitis 62:97-101. https://doi.org/10.1111/j.1600-0536.2009.01664.x

［43］ Hextall JM, Alagaratnam NJ, Glendinning AK et al (2002) Dose-time relationships for elicitation of contact allergy to para-phenylenediamine. Contact Dermatitis 47:96-99

［44］ Hillen U, Frosch PJ, John SM et al (2001) Patch test sensitization caused by para-tertiary-butylcatechol. Results of a prospective study with a dilution series. Contact Dermatitis 45:193-196

［45］ Hillen U, Jappe U, Frosch PJ et al (2006) Late reactions to the patch-test preparations para-phenylenediamine and epoxy resin: a prospective multicentre investigation of the German Contact Dermatitis Research Group. Br J Dermatol 154:665-670. https://doi.org/10.1111/j. 1365-2133.2006.07159.x

［46］ Isaksson M, Andersen KE, Brandão FM et al (2000a) Patch testing with corticosteroid mixes in Europe. A multicentre study of the EECDRG. Contact Dermatitis 42:27-35

［47］ Isaksson M, Bruze M, Goossens A, Lepoittevin JP (1999) Patch testing with budesonide in serial dilutions: the significance of dose, occlusion time and reading time. Contact Dermatitis 40:24-31

［48］ Isaksson M, Gruvberger B, Persson L, Bruze M (2000b) Stability of corticosteroid patch test preparations. Contact Dermatitis 42:144-148

［49］ Jensen CD, Paulsen E, Andersen KE (2006) Retrospective evaluation of the consequence of alleged patch test sensitization. Contact Dermatitis 55:30-35. https://doi.org/10.1111/j.0105-1873. 2006.00863.x

［50］ Johansen JD, Aalto-Korte K, Agner T et al (2015) European Society of Contact Dermatitis guideline for diagnostic patch testing - recommendations on best practice. Contact Dermatitis 73:195-221. https://doi.org/10.1111/cod.12432

［51］ Johansen JD, Bruze M, Andersen KE et al (1998) The repeated open application test: suggestions for a scale of evaluation. Contact Dermatitis 39:95-96

［52］ Johansen JD, Mahler V, Lepoittevin JP, Frosch PJ (eds) (2021) Contact dermatitis, 6th edn. Springer, Cham

［53］ Johansen JD, Frosch PJ, Svedman C et al (2003) Hydroxy-isohexyl 3-cyclohexene carboxaldehyde-known as Lyral: quantitative aspects and risk assessment of an important fragrance allergen. Contact Dermatitis 48:310-316

［54］ John SM, Johansen JD, Rustemeyer T et al (eds) (2019)

Kanerva's occupational dermatology, 3rd edn. Springer, Berlin

［55］ Johnson MW, Maibach HI, Salmon SE (1973) Brief communication: quantitative impairment of primary inflammatory response in patients with cancer. J Natl Cancer Inst 51:1075-1076

［56］ Jonker MJ, Bruynzeel DP (2000) The outcome of an additional patch-test reading on days 6 or 7. Contact Dermatitis 42:330-335

［57］ Kalimo K, Lammintausta K (1984) 24 and 48 h allergen exposure in patch testing. Comparative study with 11 common contact allergens and NiCl2. Contact Dermatitis 10:25-29

［58］ Kanerva L, Estlander T, Jolanki R (1988) Sensitization to patch test acrylates. Contact Dermatitis 18:10-15

［59］ Katta R (2008) Common misconceptions in contact dermatitis counseling. Dermatol Online J 14:2

［60］ Lachapelle JM (1997) A proposed relevance scoring system for positive allergic patch test reactions: practical implications and limitations. Contact Dermatitis 36:39-43

［61］ Löffler H, Becker D, Brasch J et al (2005) Simultaneous sodium lauryl sulphate testing improves the diagnostic validity of allergic patch tests. Results from a prospective multicentre study of the German Contact Dermatitis Research Group (Deutsche Kontaktallergie-Gruppe, DKG). Br J Dermatol 152:709-719. https://doi.org/10.1111/j.1365-2133.2004.06465.x

［62］ Macfarlane AW, Curley RK, Graham RM et al (1989) Delayed patch test reactions at days 7 and 9. Contact Dermatitis 20:127-132

［63］ Magnusson B, Blohm SG, Fregert S et al (1966) Routine patch testing. II. Proposed basic series of test substances for Scandinavian countries and general remarks on testing technique. Acta Derm Venereol 46:153-158. 102340/0001555546153158

［64］ Mahler V (2018) Test allergens: current state of availability from a regulatory point of view. Dermatol Beruf Umw 66:140-144

［65］ Mahler V, Dickel H, Diepgen TL et al (2017) Statement of the German Contact Dermatitis Research Group (DKG) and the German Dermatological Society (DDG) on liability issues associated with patch testing using a patient's own materials. J Dtsch Dermatol Ges 15:202-204. https://doi.org/10.1111/ddg.12898

［66］ Mahler V, Nast A, Bauer A et al (2019a) S3 guidelines: Epicutaneous patch testing with contact allergens and drugs - short version, part 1. J Dtsch Dermatol Ges 17:1076-1093. https://doi.org/10.1111/ddg.13956

［67］ Mahler V, Nast A, Bauer A et al (2019b) S3 guidelines: Epicutaneous patch testing with contact 881 allergens and drugs - short version, part 2. J Dtsch Dermatol Ges 17:1187-1207. https://doi.org/10.1111/ddg.13971

［68］ Manuskiatti W, Maibach HI (1996) 1- versus 2- and 3-day diagnostic patch testing. Contact Dermatitis 35:197-200

［69］ Martin SF, Bonefeld CM (2021) Mechanisms of irritant

and allergic contact dermatitis. In: Johansen JD, Mahler V, Lepoittevin JP, Frosch PJ (eds) Contact dermatitis, 6th edn. Springer, Cham. https://doi.org/10.1007/978-3-030-36335-2_59

［70］ Mehrtens SH, Reckling C (2019) Contact urticaria with anaphylaxis caused by chlorocresol, chloroxylenol, and thiourea. Contact Dermatitis 80:311-313. https://doi.org/10.1111/cod.13194

［71］ Memon AA, Friedmann PS (1996) Studies on the reproducibility of allergic contact dermatitis. Br J Dermatol 134:208-214

［72］ Mose AP, Steenfeldt N, Andersen KE (2010) Flare-up of dermatitis following patch testing is more common in polysensitized patients. Contact Dermatitis 63:289-290. https://doi.org/10.1111/j. 1600-0536.2010.01761.x

［73］ Mose KF, Andersen KE, Christensen LP (2012) Stability of selected volatile contact allergens in different patch test chambers under different storage conditions. Contact Dermatitis 66:172-179. https://doi.org/10.1111/j.1600-0536.2011.02035.x

［74］ Moustafa M, Holden CR, Athavale P et al (2011) Patch testing is a useful investigation in children with eczema. Contact Dermatitis 65:208-212. https://doi.org/10.1111/j.1600-0536.2011. 01900.x

［75］ Mowitz M, Svedman C, Zimerson E, Bruze M (2014) Fragrance patch tests prepared in advance may give false-negative reactions. Contact Dermatitis 71:289-294. https://doi.org/10.1111/cod. 12300

［76］ Mowitz M, Zimerson E, Svedman C, Bruze M (2012) Stability of fragrance patch test preparations applied in test chambers. Br J Dermatol 167:822-827. https://doi.org/10.1111/j.1365-2133. 2012.11143.x

［77］ Netterlid E, Hindsén M, Ekqvist S et al (2014) Young individuals with atopic disease and asthma or rhinoconjunctivitis may have clinically relevant contact allergies. Dermat Contact Atopic Occup Drug 25:115-119. https://doi.org/10.1097/DER.0000000000000037

［78］ Noiesen E, Larsen K, Agner T (2004) Compliance in contact allergy with focus on cosmetic labelling: a qualitative research project. Contact Dermatitis 51:189-195. https://doi.org/10. 1111/j.0105-1873.2004.00442.x

［79］ Noiesen E, Munk MD, Larsen K et al (2007) Difficulties in avoiding exposure to allergens in cosmetics. Contact Dermatitis 57:105-109. https://doi.org/10.1111/j.1600-0536.2007.01170.x

［80］ Nosbaum A, Vocanson M, Rozieres A et al (2009) Allergic and irritant contact dermatitis. Eur J Dermatol 19:325-332. https://doi.org/10.1684/ejd.2009.0686

［81］ Perfetti L, Galdi E, Biale C et al (2000) Anaphylactoid reaction to patch testing with ammonium persulfate. Allergy 55:94-95

［82］ Podmore P, Burrows D, Bingham EA (1984) Prediction of patch test results. Contact Dermatitis 11:283-284

［83］ Ring J (1991) Angewandte allergologie. MMW Medizinverlag, München

［84］ Schalock PC, Menné T, Johansen JD et al (2012) Hypersensitivity reactions to metallic implants-diagnostic algorithm and suggested patch test series for clinical use. Contact Dermatitis 66:4-19. https://doi.org/10.1111/j.1600-0536.2011.01971.x

［85］ Schena D, Papagrigoraki A, Tessari G et al (2012) Allergic contact dermatitis in children with and without atopic dermatitis. Dermat Contact Atopic Occup Drug 23:275-280. https://doi.org/10. 1097/DER.0b013e318273a3e0

［86］ Seité S, Zucchi H, Moyal D et al (2003) Alterations in human epidermal Langerhans cells by ultraviolet radiation: quantitative and morphological study. Br J Dermatol 148:291-299

［87］ Siegel PD, Fowler JF, Law BF et al (2014) Concentrations and stability of methyl methacrylate, glutaraldehyde, formaldehyde and nickel sulfate in commercial patch test allergen preparations. Contact Dermatitis 70:309-315. https://doi.org/10.1111/cod.12169

［88］ Simonetti V, Manzini BM, Seidenari S (1998) Patch testing with nickel sulfate: comparison between 2 nickel sulfate preparations and 2 different test sites on the back. Contact Dermatitis 39:187-191

［89］ Simonsen AB, Deleuran M, Mortz CG et al (2014) Allergic contact dermatitis in Danish children referred for patch testing - a nationwide multicentre study. Contact Dermatitis 70:104-111. https://doi.org/10.1111/cod.12129

［90］ Skov L, Hansen H, Barker JN et al (1997) Contrasting effects of ultraviolet-A and ultraviolet-B exposure on induction of contact sensitivity in human skin. Clin Exp Immunol 107:585-588

［91］ Sperber BR, Allee J, Elenitsas R, James WD (2003) Papular dermatitis and a persistent patch test reaction to gold sodium thiosulfate. Contact Dermatitis 48:204-208

［92］ Spoerri I, Bircher AJ, Link S et al (2018) Delayed-type allergy to cobalt-comparison of a flow cytometric lymphocyte proliferation test with patch testing. Contact Dermatitis 79:31-33. https://doi.org/10.1111/cod.12990

［93］ Spornraft-Ragaller P, Schnuch A, Uter W (2011) Extreme patch test reactivity to p-phenylenediamine but not to other allergens in children. Contact Dermatitis 65:220-226. https://doi.org/10.1111/j.1600-0536.2011.01930.x

［94］ Ständer S, Oppel E, Thomas P, Summer B (2017) Evaluation of lymphocyte transformation tests as compared with patch tests in nickel allergy diagnosis. Contact Dermatitis 76:228-234. https://doi.org/10.1111/cod.12751

［95］ Svedman C, Isaksson M, Björk J et al (2012)"Calibration" of our patch test reading technique is necessary. Contact Dermatitis 66:180-187. https://doi.org/10.1111/j.1600-0536.2011.02044.x

［96］ Thorvaldsen J, Volden G (1980) PUVA-induced diminution of contact allergic and irritant skin reactions. Clin Exp Dermatol 5:43-46

［97］ Thyssen JP, Johansen JD, Jellesen MS, Menné T (2011) Provocation test with metallic palladium in a palladium-allergic patient. Contact Dermatitis 65:304-306. https://doi.

org/10.1111/j.1600-0536.2011.01959.x

[98] Thyssen JP, Linneberg A, Ross-Hansen K et al (2013) Filaggrin mutations are strongly associated with contact sensitization in individuals with dermatitis. Contact Dermatitis 68:273-276. https://doi.org/10.1111/cod.12021

[99] Tournoux M, Zhu H, Maibach HI (2016) Reliability of dispensers for patch testing. Contact Dermatitis 74:382-383. https://doi.org/10.1111/cod.12574

[100] Uchida S, Oiso N, Matsunaga K, Kawada A (2013) Patch test reaction to p-phenylenediamine can persist for more than 1 month. Contact Dermatitis 69:382-383. https://doi.org/10.1111/cod. 12119

[101] Uter W (2015) Fragrance mix I: TRUE Test(®) versus pet.-based patch test. Contact Dermatitis 72:256-258. https://doi.org/10.1111/cod.12352

[102] Uter W, Bauer A, Bensefa-Colas L et al (2018) Pilot study on a new concept of documenting the clinical relevance of patch test results in contact dermatitis patients. Contact Dermatitis 79:370-377. https://doi.org/10.1111/cod.13097

[103] Uter W, Bruze M, Rustemeyer T et al (2017) Re "International survey on skin patch test procedures, attitudes and interpretation" L.K. Tanno et al. WAOJ (2016) 9:8. World Allergy Organ J 10:18. https://doi.org/10.1186/s40413-017-0149-0

[104] Uter WJ, Geier J, Schnuch A (1996) Good clinical practice in patch testing: readings beyond day 2 are necessary: a confirmatory analysis. Members of the Information Network of Departments of Dermatology. Am J Contact Dermat Off J Am Contact Dermat Soc 7:231-237

[105] van der Harst-Oostveen CJ, van Vloten WA (1978) Delayed-type hypersensitivity in patients with mycosis fungoides. Dermatologica 157:129-135

[106] van Strien GA, Korstanje MJ (1994) Site variations in patch test responses on the back. Contact Dermatitis 31:95-96

[107] Wee JS, White JML, McFadden JP, White IR (2010) Patch testing in patients treated with systemic immunosuppression and cytokine inhibitors. Contact Dermatitis 62:165-169. https://doi.org/10. 1111/j.1600-0536.2009.01695.x

[108] Wilkinson M, Gonçalo M, Aerts O et al (2019) The European baseline series and recommended additions: 2019. Contact Dermatitis 80:1-4. https://doi.org/10.1111/cod.13155

[109] Wilkinson SM, Pollock B (1999) Patch test sensitization after use of the Compositae mix. Contact Dermatitis 40:277-278

[110] Woo PN, Hay IC, Ormerod AD (2003) An audit of the value of patch testing and its effect on quality of life. Contact Dermatitis 48:244-247

[111] Robert Koch Institut (RKI) Committee (2008) Methods and quality assurance in environmental medici report by the committee. Quality assurance in the lymphocyte transformation test-addendum to the LTT publication. Methods and quality assurance in environmental medicine. Bundesgesundheitsblatt Gesundheitsforschung Gesundheitsschutz. September 51:1070-1076

第八篇

过敏预防
Allergy Prevention

第25章 预防过敏性疾病的有效方法：我们的立场是什么？

Effective Ways to Prevent Allergic Diseases: Where Do We Stand?

Katja Landgrafg-Rauf　Erika von Mutius　**著**

魏相博 **译**　王诗琪　苏湘浙 **校**

摘要　过敏性疾病与公共卫生密切相关，因此迫切需要有效的初级预防策略。本章概述了现有的环境暴露初级预防计划和基于流行病学研究的饮食策略，这些研究已经确定了过敏性疾病发展的风险和保护因素。在传统的农场环境中长大所诱导的过敏保护作用得到了充分的研究。但确切的潜在机制尚未完全阐明，也尚未制订具体的预防策略。在怀孕和儿童时期避免吸烟、室内湿气和霉菌对哮喘发展的有益影响已得到充分证明。然而，不建议避免接触室内尘螨来预防湿疹或过敏。孕妇及其后代在饮食中补充维生素、益生素和益生菌是无害的，但仍然缺乏预防过敏性疾病的证据。食用鱼油对哮喘有保护作用。早期引入花生和鸡蛋蛋白来预防特应性皮炎儿童的花生和鸡蛋过敏是有希望的。需要进一步的研究来提高预防过敏的总体证据。大多数研究缺乏随机化和盲法等方法标准。需要更多的证据来证明多方面介入研究的潜在益处。过敏预防策略的未来可能基于个人风险评估。因此，过敏性疾病的免疫学和分子基础研究亟待推进。

关键词：过敏；湿疹；一级预防

由于过敏性疾病在发达国家的发病率很高，因此是所有年龄组公共卫生相关的主要负担。过敏性疾病包括过敏性哮喘、过敏性鼻炎、荨麻疹、药物、食物和昆虫过敏，以及湿疹，儿童的患病率最高（Pawankar 等，2013）。不同形式的过敏是由不同器官复杂多样的病理生理变化引起的，这些变化会引起多种症状。因此，用"一刀切"的方法来预防不同形式的过敏性疾病可能是不现实的。然而，流行病学研究发现了不同的风险因素，以及环境和营养成分，降低了过敏性疾病的风险。本章简要概述了对有前景的干预策略的现有见解，并揭示了证据上的差距。大多数特应性疾病都起源于儿童时期。因此，我们将重点放在妊娠期和儿童期的干预策略上。

一、干预措施中的环境暴露

环境暴露是指与人体接触的所有不同大小的颗粒和物质，这些颗粒和物质可能通过皮肤、肺部、鼻子和消化系统等不同屏障进入人体。环境成分对过敏的发展不仅具有保护作用，还具有有害作用。那么，微生物越多越好吗？

1. 卫生假说与农场环境　1989 年，David Strachan 将发达国家花粉热发病率的降低与微生物暴露量的增加联系起来（Strachan，1989），从此诞生了"卫生假说"。以下几项研究表明，微生物通过激活调节性免疫细胞，如调节性 T 细胞和 B 细胞，在耐受诱导中发挥重要作用（Smits 等，2016）。除了 Strachan 的观察外，农村生活，如"传统"农业，也被证明与过敏风险的降低有关。许多"农场研究"证实了这种保护作用，并将其与从小接触牛、牛棚和食用未加工的牛奶联系起来。这些影响可以追溯到农场环境中细菌和真菌的多样性和丰富度增加（Ober 等，2017；von Mutius 和 Vercelli，2010；von Mutius 和 Smits，2020）。芬兰出生队列研究 LUKAS 的最新结果表明，与传统农场相当的非农场房屋中的微生物群组成也具有过敏保护作用（Kirjavainen 等，2019）。这些研究表明了环境微生物对过敏性疾病发展的影响，但尚未得出具体的指导策略或干预研究。

2. 猫和狗 与狗和猫的密切接触对过敏发展的影响仍在争论中。关于宠物饲养及其与过敏保护的关系的观察性研究可能存在偏见，因为狗／猫主人不太可能对他们的动物过敏并饲养它们，而过敏者家中没有猫或狗（Konradsen 等，2015）。然而，养狗与过敏保护有关。Marrs 等表明，与一只以上的狗一起长大的儿童在出生 3 岁之前，可能会受到保护，免受食物过敏和屋尘螨（house dust mite，HDM）致敏（Marrs 等，2019）。这种影响可以追溯到微生物多样性的增加。Kettleson 等揭示，与没有狗的家庭相比，有狗的家庭含有 4 倍多的假定细菌菌种（Kettlesoon 等，2015）。在其他的研究中，养猫不仅与保护有关，而且与过去对过敏发展的有害影响有关。关于猫在过敏发展中的影响的讨论仍在进行中（Konradsen 等，2015；Pawankar 等，2013）。

3. 剖宫产 通过自然分娩与母体细菌的接触似乎对孩子自身肠道微生物组的发育很重要。研究表明，剖宫产儿童易患食物过敏，但在儿童早期不易患特应性皮炎（Papathoma 等，2016；Chernikova 等，2019）。没有医学指征的剖宫产也与儿童哮喘风险增加有关（Chu 等，2017）。高度标准化的随机干预研究是不可行的，但应该鼓励孕妇自然分娩。

4. 日托 儿童早期参加日托与对食物和空气过敏原敏感的特应性皮炎（Kantor 和 Silverberg，2017）的风险降低（Gabet 等，2016）和高危儿童哮喘的发展风险降低（Grabenhenrich 等，2014）

有关。这些结果与 Strachan 最初的卫生理论是一致的。但这些观察性研究并没有为预防过敏提供证据。

二、潜在的有害环境因素

（一）接触霉菌

随着儿童越来越多地待在室内而不是室外，室内暴露在预防过敏方面发挥着越来越重要的作用。众所周知，室内霉菌暴露是哮喘等呼吸道疾病的危险因素，尤其是在潮湿的家庭环境中（Casas 等，2016）。一项针对欧洲学校减少室内霉菌暴露的干预研究显示，该研究对减轻哮喘症状有好处（Hauptman 和 Phipatanakul，2016）。学校和家庭的无霉菌环境可能对过敏性疾病和其他呼吸道疾病的初级预防也很重要。值得注意的是，最近发表的一篇综述指出，室内真菌多样性与特应性保护有关。作者将这种有害影响归因于室内潮湿，而不是霉菌（Barnes，2019）。

（二）接触香烟烟雾

主动吸烟和被动吸烟对健康的负面影响已得到充分研究。主动吸烟和被动吸烟父母的后代患喘息和哮喘的风险至少增加 20%（Burke 等，2012；Neuman 等，2012 年；Hollams 等，2014）。在怀孕、儿童时期，甚至是在一生中都避免吸烟，这是研究得最好的健康促进策略之一，而不仅仅是针对特应性疾病。据报道，在美国实施无烟立法后，哮喘相关住院时间减少（Been 等，2014）。全国反吸烟运动（如在德国），已经显示出成功的迹象。尤其是在青少年中，吸烟频率正在下降（Zeiher 等，2018）。鼓励孕妇在无烟环境中抚养孩子需要成为妇科医生和儿科医生的任务。

日渐风靡的"电子烟"对过敏发展的影响研究不足，预防策略尚未公布。

（三）接触屋尘螨

研究得最好的室内环境过敏原之一是屋尘螨（house dust mite，HDM）。有许多研究调查了在家中减少 HDM 的效果，如使用特殊的床罩或化学清除策略。但仅减少 HDM 的策略或与其他避免过敏原的策略相结合并不能减少特应性皮炎发生（Bremmer 和 Simpson，2015）或过敏的风险（Arroyave 等，2014），因此不再像从前那样被推荐。

三、气候变化和空气污染

世界过敏组织（World Allergy Organization，WAO）在一份出版物（D'amato 等，2015）中总结了气候变化对过敏和哮喘风险和发展的影响。与过敏性疾病有关的最重要的变化是，随着全球温度的升高，花粉季节的延长，以及非本地植物及其花粉的传播（如豚草在欧洲中部的传播）。气候变化还将导致全球范围内风力的变化，进而影响花粉的分布。

空气污染主要指与交通相关的空气污染物（traffic-related air pollutants，TRAP），包括碳、黑烟、二氧化氮（NO_2）、一氧化氮（NO）、二氧化硫（SO_2）、一氧化碳（CO）和二氧化碳（CO_2）。在 20 世纪，这些污染物的浓度增加是不可逆的。最近发表的一篇关于空气污染对哮喘、鼻炎和特应性皮炎影响的综述得出结论，越来越多的证据表明两者之间存在显著关联。但作者指出，观察性研究往往缺乏标准化的方法（Hassoun 等，2019）。气候变化和 TRAP 的增加影响了全球过敏性疾病的负担。因此，应对气候变化的全球计划也可能对过敏流行率产生积极影响。

四、饮食干预策略

（一）补品

对预防过敏性疾病的膳食补充的研究已经进行了多年。本章将总结补充益生菌和益生元、长链多不饱和脂肪酸（long-chain polyunsaturated fatty acid，LC-PFUA）和维生素的相关证据。

一项系统性的综述总结了益生菌在预防过敏方面的作用，并指出在妊娠期间服用益生菌和（或）给婴儿服用益生菌，对预防儿童湿疹有积极作用。但作者没有发现对于预防过敏症方面的

有益影响。他们强调称，研究中缺乏高度标准化的随机对照研究和客观结果（Cuello-Garcia 等，2015）。另外，其他研究发现了一些证据，证明补充乳酸双歧杆菌和鼠李糖乳杆菌对孕妇和她们的孩子有预防湿疹的效果。使用益生菌和益生元预防过敏和哮喘的证据尚不清楚，但可能对高危儿童有利（Mennini 等，2017；Krzych-Falta 等，2018）。还需要更多研究来确定补充益生菌以预防过敏性疾病的时机、剂量和成分。尽管益生元的益处仍存在争议，但 WAO 建议对所有非母乳喂养的婴儿补充益生元（Cuello-Garcia 等，2016），并在妊娠期和幼儿期为过敏高危人群补充益生菌，以预防过敏症的发生。但 WAO 也强调了目前相关证据的薄弱性（Fiocchi 等，2015）。

一项关于补充维生素 D 效果的系统综述没有得出预防过敏的证据。作者批评他们纳入的研究质量差（Yepes-Nunez 等，2018）。研究补充维生素 D 对哮喘发展的影响也没有发现明显的有益效果（Brustad 等，2019；Shen 等，2018）。因此，不建议补充维生素 D 来预防过敏性疾病。

N-3 长链多不饱和脂肪酸（LC-PFUA），最重要的是 ω-3 脂肪酸和 ω-6 脂肪酸，在不同的细胞培养和动物模型中显示出对免疫细胞的影响和免疫抑制作用。它们调节 T 细胞增殖，减少促炎细胞因子的产生，并可增加体外 IL-10 的分泌（Hoppenbrouwers 等，2019）。尽管这些影响是显著的，但在妊娠期、哺乳期和儿童早期食用 LC-PFUA 并没有显示出预防过敏或皮炎 / 湿疹的证据，也没有充分的证据表明可以预防过敏性鼻炎（Schindler 等，2016；Gunarane 等，2015）。哥本哈根儿童哮喘前瞻性研究（COPSAC）显示，在妊娠期补充鱼油预防后代喘息和哮喘发展方面取得了有希望的结果。研究联合会发现，与补充橄榄油的对照组相比，从怀孕 24 周到出生后 1 周，母亲每天服用 2.4g 鱼油胶囊的 5 岁儿童的喘息和哮喘患病率有所降低。他们没有观察到过敏致敏、鼻结膜炎或湿疹的风险降低（Bisgaard 等，2016）。最近发表的一项研究利用挪威 PACT 研究的数据，将出生第一年食用鱼油或鱼肝油与 6 岁

时患湿疹、哮喘和喘息的风险降低联系起来（Oien 等，2019）。尽管食用鱼油预防哮喘的证据越来越多，但对其他过敏性疾病仍缺乏证据。

（二）接触固体食物

关于在幼儿中引入固体食品的建议是多方面的，并进行了热烈的讨论。目前在儿童中逐步引入固体食物并避免潜在过敏性食物的做法可能已经过时。

多项研究表明，在妊娠早期避免食用鸡蛋、鱼类、牛奶和坚果与哮喘、鼻炎和特应性皮炎的发病率降低有关，但与食物过敏无关（Zeiger 和 Heller，1995；Arshad 等，2007）。而 Kramer 和 Kakuma 的 Cochrane 综述没有发现妊娠期避免抗原对后代湿疹或食物过敏风险有积极影响的证据。他们得出的结论是，不建议在怀孕期间避免食用潜在的抗原食物来预防后代湿疹或食物过敏（Kramer 和 Kakuma，2012）。在最近的研究中，对早期引入潜在致敏食物进行了研究。在早期学习花生（LEAP）和询问耐受性（EAT）研究中，早期引入花生和鸡蛋蛋白以避免花生和鸡蛋过敏，对有食物过敏风险的儿童来说是成功的。作者没有显示其他食物过敏或湿疹的减少或增加（Fisher 等，2018）。这些结果与最近发表的一项多中心聚类随机预防研究一致，该研究得出结论，早期（从出生后 3 个月开始）引入花生、牛奶、小麦和鸡蛋对预防 12 月龄的湿疹没有益处，也没有坏处。36 个月后，对食物过敏的评估将是随访方案的主要结果（Skjerven 等，2020）。这些结果之所以引人注目，是因为它们带来了范式的转变，这也得到了生物多样性假说的支持，该假说建议在生命早期尽可能多地接触自然环境，包括接触各种食品（Haahtela，2019）。《英国花生和坚果过敏的诊断和管理指南》因此建议有花生过敏风险的儿童尽早食用花生（每周 3 次，每次≥2g 花生蛋白）。严重湿疹或鸡蛋过敏可确定高风险。食用花生的无风险儿童不会增加花生过敏的风险（Stiefel 等，2017）。《美国过敏学会指南》还建议在年轻时食用可能引起过敏的食物，并强调避免

食用鸡蛋、乳制品、花生、树坚果、鱼类和贝类甚至可能增加儿童对食物过敏的风险（American Academy of Allergy，Asthma 和 Immunology，2019）。

（三）母乳喂养

母乳喂养对母亲和婴儿的积极影响已得到充分研究。但对过敏和哮喘发展的保护作用仍有争议。随机对照研究不可行且存在盲目性。虽然没有证据表明可以预防过敏和哮喘，但强烈建议在婴儿出生后的前 4 个月进行母乳喂养（Heinrich，2017；Victora 等，2016）。

结论

人们已经采取了许多预防过敏性疾病的尝试，但到目前为止，还没有关于一般过敏预防建议的确凿证据。孕妇和儿童避免被动和主动吸烟，避免室内潮湿和霉菌，有利于预防喘息和哮喘。然而，不再建议避免接触屋尘螨来预防屋尘螨过敏。有流行病学研究将传统的农场环境与减少过敏联系起来，但初级预防研究尚未发表。补充维生素、益生元和益生菌是无害的，但预防过敏性疾病的证据仍然缺乏。补充 N-3 长链多不饱和脂肪酸被证明可以预防哮喘，但不能预防过敏。最好的证据是在患有鸡蛋过敏或湿疹的儿童中早期引入花生，以预防花生过敏。

总体而言，预防过敏的证据级别不高。缺乏随机对照试验对证据的生成产生了重要影响。就行为研究而言，盲法或随机化几乎不可行，这使得对证据的评估更加困难。大多数预防策略都是基于观察性研究，这些研究的意义不如随机对照试验，也很难进行比较。与观察和干预研究相关的另一个因素是偏见的影响，尤其是当涉及父母填写问卷和描述孩子的症状时。结果评估主要基于观察，而不是客观的评估试验，如皮肤点刺测试、血液 IgE 水平和（或）肺功能测试那样。对可用于各种体液（理想情况下为非侵入性）的可靠、易于使用且价格低廉的生物标志物的研究正在进行中，并将在未来的研究中提高研究结果的

质量和可比性。图 25-1 总结了预防过敏的有益策略和研究需求。

在评估生物标志物的帮助下，基于个人风险评估的有针对性的预防可能是未来克服过敏性疾病负担的一种策略。随着对过敏患者细胞和分子信号处理的深入了解，这些策略将得到改进。尽管本章引用的所有研究都集中在一种干预策略或一种结果上，但未来过敏和特应性疾病的预防很可能是一种多方位的过敏预防规划。他们可以将最佳证据研究结合到国家战略规划中，该规划将各方力量形成合力，包括利益相关者、社区、患者及其父母，该规划已经处于概念阶段，以在人群层面上制订预防策略（如芬兰的过敏规划）（Pelkonen 等，2012）。

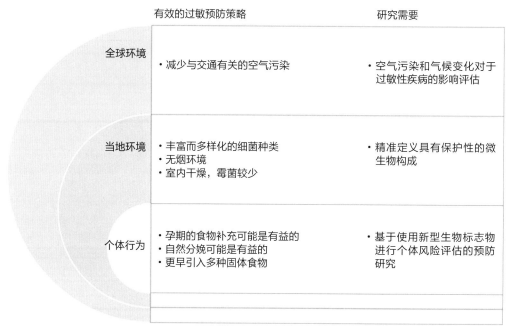

有效的过敏预防策略 | 研究需要

全球环境
- 减少与交通有关的空气污染
- 空气污染和气候变化对于过敏性疾病的影响评估

当地环境
- 丰富而多样化的细菌种类
- 无烟环境
- 室内干燥，霉菌较少
- 精准定义具有保护性的微生物构成

个体行为
- 孕期的食物补充可能是有益的
- 自然分娩可能是有益的
- 更早引入多种固体食物
- 基于使用新型生物标志物进行个体风险评估的预防研究

▲ 图 25-1　从个体行为、当地环境和全球环境三个维度，减少过敏性疾病的预防策略和研究需求概述

参考文献

［1］ American Academy of Allergy, Asthma, and Immunology (2019) Prevention of allergies and asthma in children. [Online]. https://www.aaaai.org/conditions-and-treatments/library/allergy-library/prevention-of-allergies-and-asthma-in-children. Accessed 24 Oct 2019

［2］ Arroyave WD, Rabito FA, Carlson JC, Friedman EE, Stinebaugh SJ (2014) Impermeable dust mite covers in the primary and tertiary prevention of allergic disease: a meta-analysis. Ann Allergy Asthma Immunol 112:237-248

［3］ Arshad SH, Bateman B, Sadeghnejad A, Gant C, Matthews SM (2007) Prevention of allergic disease during childhood by allergen avoidance: the Isle of Wight prevention study. J Allergy Clin Immunol 119:307-313

［4］ Barnes C (2019) Fungi and atopy. Clin Rev Allergy Immunol 57:439-448

［5］ Been JV, Nurmatov UB, Cox B, Nawrot TS, Van Schayck CP, Sheikh A (2014) Effect of smoke-free legislation on perinatal and child health: a systematic review and meta-analysis. Lancet 383:1549-1560

［6］ Bisgaard H, Stokholm J, Chawes BL, Vissing NH, Bjarnadottir E, Schoos AM, Wolsk HM, Pedersen TM, Vinding RK, Thorsteinsdottir S, Folsgaard NV, Fink NR, Thorsen J, Pedersen AG, Waage J, Rasmussen MA, Stark KD, Olsen SF, Bonnelykke K (2016) Fish oil-derived fatty acids in pregnancy and wheeze and asthma in offspring. N Engl J Med 375:2530-2539

［7］ Bremmer SF, Simpson EL (2015) Dust mite avoidance for the primary prevention of atopic dermatitis: a systematic review and meta-analysis. Pediatr Allergy Immunol 26:646-654

［8］ Brustad N, Eliasen AU, Stokholm J, Bonnelykke K, Bisgaard H, Chawes BL (2019) High-dose vitamin D supplementation during pregnancy and asthma in offspring at the age of 6 years. JAMA 321:1003-1005

［9］ Burke H, Leonardi-Bee J, Hashim A, Pine-Abata H, Chen Y, Cook DG, Britton JR, Mckeever TM (2012) Prenatal and passive smoke exposure and incidence of asthma and wheeze: systematic review and meta-analysis. Pediatrics 129:735-744

［10］ Casas L, Tischer C, Taubel M (2016) Pediatric asthma and the indoor microbial environment. Curr Environ Health Rep 3:238-249

［11］ Chernikova D, Yuan I, Shaker M (2019) Prevention of allergy with diverse and healthy microbiota:an update. Curr Opin Pediatr 31:418-425

［12］ Chu S, Chen Q, Chen Y, Bao Y, Wu M, Zhang J (2017) Cesarean section without medical indication and risk of childhood asthma, and attenuation by breastfeeding. PLoS One 12: E0184920

［13］ Cuello-Garcia CA, Brozek JL, Fiocchi A, Pawankar R, Yepes-Nunez JJ, Terracciano L, Gandhi S, Agarwal A, Zhang Y, Schunemann HJ (2015) Probiotics for the prevention of allergy: a systematic review and meta-analysis of randomized controlled trials. J Allergy Clin Immunol 136:952-961

［14］ Cuello-Garcia CA, Fiocchi A, Pawankar R, Yepes-Nunez JJ, Morgano GP, Zhang Y, Ahn K, Al-Hammadi S, Agarwal A, Gandhi S, Beyer K, Burks W, Canonica GW, Ebisawa M, Kamenwa R, Lee BW, Li H, Prescott S, Riva JJ, Rosenwasser L, Sampson H, Spigler M, Terracciano L, Vereda A, Waserman S, Schunemann HJ, Brozek JL (2016) World Allergy Organization-Mcmaster University guidelines for allergic disease prevention (Glad-P):prebiotics. World Allergy Organ J 9:10

［15］ D'amato G, Holgate ST, Pawankar R, Ledford DK, Cecchi L, Al-Ahmad M, Al-Enezi F, Al-Muhsen S, Ansotegui I, Baena-Cagnani CE, Baker DJ, Bayram H, Bergmann KC, Boulet LP, Buters JT, D'amato M, Dorsano S, Douwes J, Finlay SE, Garrasi D, Gomez M, Haahtela T, Halwani R, Hassani Y, Mahboub B, Marks G, Michelozzi P, Montagni M, Nunes C, Oh JJ, Popov TA, Portnoy J, Ridolo E, Rosario N, Rottem M, Sanchez-Borges M, Sibanda E, Sienra-Monge JJ, Vitale C, Annesi-Maesano I (2015) Meteorological conditions, climate change, new emerging factors, and asthma and related allergic disorders. A statement of the World Allergy Organization. World Allergy Organ J 8:25

［16］ Fiocchi A, Pawankar R, Cuello-Garcia C, Ahn K, Al-Hammadi S, Agarwal A, Beyer K, Burks W, Canonica GW, Ebisawa M, Gandhi S, Kamenwa R, Lee BW, Li H, Prescott S, Riva JJ, Rosenwasser L, Sampson H, Spigler M, Terracciano L, Vereda-Ortiz A, Waserman S, Yepes-Nunez JJ, Brozek JL, Schunemann HJ (2015) World Allergy Organization-Mcmaster University guidelines for allergic disease prevention (Glad-P): probiotics. World Allergy Organ J 8:4

［17］ Fisher HR, Du Toit G, Bahnson HT, Lack G (2018) The challenges of preventing food allergy: lessons learned from Leap and eat. Ann Allergy Asthma Immunol 121:313-319

［18］ Gabet S, Just J, Couderc R, Seta N, Momas I (2016) Allergic sensitisation in early childhood: patterns and related factors in Paris birth cohort. Int J Hyg Environ Health 219:792-800

［19］ Grabenhenrich LB, Gough H, Reich A, Eckers N, Zepp F, Nitsche O, Forster J, Schuster A, Schramm D, Bauer CP, Hoffmann U, Beschorner J, Wagner P, Bergmann R, Bergmann K, Matricardi PM, Wahn U, Lau S, Keil T (2014) Early-life determinants of asthma from birth to age 20 years: a German birth cohort study. J Allergy Clin Immunol 133:979-988

［20］ Gunaratne AW, Makrides M, Collins CT (2015) Maternal prenatal and/or postnatal N-3 long chain polyunsaturated fatty acids (Lcpufa) supplementation for preventing allergies in early childhood. Cochrane Database Syst Rev:Cd010085

［21］ Haahtela T (2019) A biodiversity hypothesis. Allergy 74:1445-1456

［22］ Hassoun Y, James C, Bernstein DI (2019) The effects of air pollution on the development of atopic disease. Clin Rev Allergy Immunol 57(3):403-414

［23］ Hauptman M, Phipatanakul W (2016) Recent advances in environmental controls outside the home setting. Curr Opin Allergy Clin Immunol 16:135-141

［24］ Heinrich J (2017) Modulation of allergy risk by breast feeding. Curr Opin Clin Nutr Metab Care 20:217-221

［25］ Hollams EM, De Klerk NH, Holt PG, Sly PD (2014) Persistent effects of maternal smoking during pregnancy on lung function and asthma in adolescents. Am J Respir Crit Care Med 189:401-407

［26］ Hoppenbrouwers T, Cvejic Hogervorst JH, Garssen J, Wichers HJ, Willemsen LEM (2019) Long chain polyunsaturated fatty acids (Lcpufas) in the prevention of food allergy. Front Immunol 10:1118

［27］ Kantor R, Silverberg JI (2017) Environmental risk factors and their role in the management of atopic dermatitis. Expert Rev Clin Immunol 13:15-26

［28］ Kettleson EM, Adhikari A, Vesper S, Coombs K, Indugula R, Reponen T (2015) Key determinants of the fungal and bacterial microbiomes in homes. Environ Res 138:130-135

［29］ Kirjavainen PV, Karvonen AM, Adams RI, Täubel M, Roponen M, Tuoresmäki P, Loss G, Jayaprakash B, Depner M, Ege MJ, Renz H, Pfefferle PI, Schaub B, Lauener R, Hyvärinen A, Knight R, Heederik DJJ, Von Mutius E, Pekkanen J (2019) Farm-like indoor microbiota in non-farm homes protects children from asthma development. Nat Med 25:1089-1095

［30］ Konradsen JR, Fujisawa T, Van Hage M, Hedlin G, Hilger C, Kleine-Tebbe J, Matsui EC, Roberts G, Ronmark E, Platts-Mills TA (2015) Allergy to furry animals: new insights, diagnostic approaches, and challenges. J Allergy Clin Immunol 135:616-625

［31］ Kramer MS, Kakuma R (2012) Maternal dietary antigen

avoidance during pregnancy or lactation, or both, for preventing or treating atopic disease in the child. Cochrane Database Syst Rev:Cd000133

［32］ Krzych-Falta E, Furmanczyk K, Tomaszewska A, Olejniczak D, Samolinski B, Samolinska-Zawisza U (2018) Probiotics: myths or facts about their role in allergy prevention. Adv Clin Exp Med 27:119-124

［33］ Marrs T, Logan K, Craven J, Radulovic S, Irwin McLean WHA, Lack G, Flohr C, Perkin MR (2019) Dog ownership at three months of age is associated with protection against food allergy. EAT Study Team Allergy 74(11):2212-2219. https://doi.org/10.1111/all.13868

［34］ Mennini M, Dahdah L, Artesani MC, Fiocchi A, Martelli A (2017) Probiotics in asthma and allergy prevention. Front Pediatr 5:165

［35］ Neuman A, Hohmann C, Orsini N, Pershagen G, Eller E, Kjaer HF, Gehring U, Granell R, Henderson J, Heinrich J, Lau S, Nieuwenhuijsen M, Sunyer J, Tischer C, Torrent M, Wahn U, Wijga AH, Wickman M, Keil T, Bergstrom A (2012) Maternal smoking in pregnancy and asthma in preschool children: a pooled analysis of eight birth cohorts. Am J Respir Crit Care Med 186:1037-1043

［36］ Ober C, Sperling AI, Von Mutius E, Vercelli D (2017) Immune development and environment: lessons from Amish and Hutterite children. Curr Opin Immunol 48:51-60

［37］ Oien T, Schjelvaag A, Storro O, Johnsen R, Simpson MR (2019) Fish consumption at one year of age reduces the risk of eczema, asthma and wheeze at six years of age. Nutrients 11

［38］ Papathoma E, Triga M, Fouzas S, Dimitriou G (2016) Cesarean section delivery and development of food allergy and atopic dermatitis in early childhood. Pediatr Allergy Immunol 27:419-424

［39］ Pawankar R, Holgate ST, Canonica GW, Lockey RF, Blaiss MS (2013) Wao White book on allergy 2013 update. https://www.worldallergy.org/wao-white-book-on-allergy

［40］ Pelkonen AS, Kuitunen M, Dunder T, Reijonen T, Valovirta E, Makela MJ (2012) Allergy in children: practical recommendations of the Finnish Allergy Programme 2008-2018 for prevention, diagnosis, and treatment. Pediatr Allergy Immunol 23:103-116

［41］ Schindler T, Sinn JK, Osborn DA (2016) Polyunsaturated fatty acid supplementation in infancy for the prevention of allergy. Cochrane Database Syst Rev 10:Cd010112

［42］ Shen SY, Xiao WQ, Lu JH, Yuan MY, He JR, Xia HM, Qiu X, Cheng KK, Lam KBH (2018) Early life vitamin D status and asthma and wheeze: a systematic review and meta-analysis. BMC Pulm Med 18:120

［43］ Skjerven HO, Rehbinder EM, Vettukattil R, Leblanc M, Granum B, Haugen G, Hedlin G, Landrø L, Marsland BJ, Rudi K, Sjøborg KD, Söderhäll C, Staff AC, Carlsen KH, Asarnoj A, Bains KES, Carlsen OCL, Endre KMA, Granlund PA, Hermansen JU, Gudmundsdóttir HK, Hilde K, Håland G, Kreyberg I, Olsen IC, Mägi CO, Nordhagen LS, Saunders CM, Skrindo I, Tedner SG, Værnesbranden MR, Wiik J, Jonassen CM, Nordlund B, Carlsen KCL (2020) Skin emollient and early complementary feeding to prevent infant atopic dermatitis (Preventadall): a factorial, multicentre, cluster-randomised trial. Lancet 395:951-961

［44］ Smits HH, Hiemstra PS, Prazeres Da Costa C, Ege M, Edwards M, Garn H, Howarth PH, Jartti T, De Jong EC, Maizels RM, Marsland BJ, Mcsorley HJ, Muller A, Pfefferle PI, Savelkoul H, Schwarze J, Unger WW, Von Mutius E, Yazdanbakhsh M, Taube C (2016) Microbes and asthma: opportunities for intervention. J Allergy Clin Immunol 137:690-697

［45］ Stiefel G, Anagnostou K, Boyle RJ, Brathwaite N, Ewan P, Fox AT, Huber P, Luyt D, Till SJ, Venter C, Clark AT (2017) Bsaci guideline for the diagnosis and management of Peanut and tree nut allergy. Clin Exp Allergy 47:719-739

［46］ Strachan DP (1989) Hay fever, hygiene, and household size. BMJ 299:1259-1260

［47］ Victora CG, Bahl R, Barros AJ, Franca GV, Horton S, Krasevec J, Murch S, Sankar MJ, Walker N, Rollins NC (2016) Breastfeeding in the 21st century: epidemiology, mechanisms, and lifelong effect. Lancet 387:475-490

［48］ Von Mutius E, Smits HH (2020) Primary prevention of asthma: from risk and protective factors to targeted strategies for prevention. Lancet 396:854-866

［49］ Von Mutius E, Vercelli D (2010) Farm living: effects on childhood asthma and allergy. Nat Rev Immunol 10:861-868

［50］ Yepes-Nunez JJ, Brozek JL, Fiocchi A, Pawankar R, Cuello-Garcia C, Zhang Y, Morgano GP, Agarwal A, Gandhi S, Terracciano L, Schunemann HJ (2018) Vitamin D supplementation in primary allergy prevention: systematic review of randomized and non-randomized studies. Allergy 73:37-49

［51］ Zeiger RS, Heller S (1995) The development and prediction of atopy in high-risk children: followup at age seven years in a prospective randomized study of combined maternal and infant food allergen avoidance. J Allergy Clin Immunol 95:1179-1190

［52］ Zeiher J, Finger JD, Kuntz B, Hoebel J, Lampert T, Starker A (2018) Trends in smoking among adults in Germany : evidence from seven population-based health surveys from 1991-2015. Bundesgesundheitsblatt Gesundheitsforschung Gesundheitsschutz 61:1365-1376

第 26 章　二级和三级预防：医疗康复

Secondary and Tertiary Prevention: Medical Rehabilitation

Karin B Fieten　Swen Malte John　Dennis Nowak　**著**

章　烜　**译**　谭亚琦　**校**

摘要

过敏是一项重大的公共卫生负担，需要有针对性的预防和治疗。最常见的过敏性疾病包括特应性皮炎（AD）、食物过敏（FA）、过敏性哮喘（AA）和过敏性鼻 - 结膜炎（AR）。一级预防的目标是提前预防过敏性疾病的发作。二级预防旨在防止过敏性疾病的进展和恶化，而三级预防旨在通过过敏原免疫疗法（AIT）或康复医学来减轻已确诊疾病患者的疾病负担。康复医学已应用于治疗过敏性哮喘和特应性皮炎，通常包括患者状况的全面评估、治疗方案的优化、患者宣教和行为干预，在特定气候环境（高山或海洋）下须涉及多学科治疗团队。同样，预防职业性皮肤病需要在二级和三级预防上采取跨学科方法，预防计划已被证明是高度（在成本上）有效的。近期有关上述皮肤病的最低预防标准已制订，特别强调了过敏诊断和多学科患者教育的重要性，然而迄今为止这些标准仅在极少数欧洲国家得到执行。

关键词：过敏性疾病；气候；多学科；职业性皮肤病；预防；康复

一、一级、二级、三级预防的级联

由于过敏症状经常在儿童时期出现，通常在 1 岁之前就已经出现首发症状，因此研究重心应放在预防过敏，尤其是一级预防（Nowak 和 Schaub，2018）。一级预防的关键是识别有过敏风险的患者。家族史是首要考虑因素，应密切监测有特应性皮炎家族史的儿童，措施包括：临床监测、直接的预防措施和定期随访。此外，需要对罹患过敏性疾病儿童的父母进行培训，了解如何执行所需的预防或治疗措施。由于一级预防远未得到广泛实施，二级和三级预防问题变得更加重要。

二级预防的目的是防止过敏性疾病的进展和恶化。早期干预，给予足够的抗炎、抗过敏药物治疗，是提高过敏患者生活质量的关键。对于罹患过敏性疾病的患者，二级预防包括严格避免接触过敏原和过敏原免疫疗法（allergen immunotherapy，AIT）。三级过敏预防旨在减少已确定过敏原的患者的靶器官损伤。目前应用最广泛的方案是康复医疗或 AIT。

康复医疗用于多种慢性疾病的治疗。它包括多学科治疗，涉及多名卫生专业人员，并且根据相应疾病不同涉及多种因素。目前有多种康复计划可用于治疗过敏性疾病，如哮喘和特应性皮炎。

例如，基于 2013 年美国胸科学会 / 欧洲呼吸学会关于肺康复声明（Spruit 等，2013）的肺康复计划是通过对患者进行全面评估的综合治疗和干预，包括但不限于运动训练、教育和行为改变，旨在改善患者的身心健康并促进长期保持健康的行为。肺康复现已越来越多地用于哮喘的治疗。

特应性皮炎的皮肤康复主要包括在门诊临床工作中提供的多学科治疗方案，目前尚无正式定义。现有的大多数康复计划都针对幼儿，针对青少年或成人的方案较少。教育的重要性和特应性皮炎的心理社会后果在几乎所有国际治疗指南中都得到了认可，2015 年和 2020 年的欧洲立场文件中也指出了身心咨询或高山气候下的皮肤病康复的重要性。

二、三级预防：医疗康复

康复方案因诊疗机构和国家而异。但大多数医疗机构提供一定程度的个性化的多学科干预，并解决对患者多个领域的重要问题。现有的康复方案在持续时间、设置和内容方面因国家 / 地区而异（Spruit 等，2014）。对于康复方案的最佳持续时间没有达成共识，基于方案的具体内容跨度从 2~4 周到 6~8 周到 12~24 周（Ries 等，2007）。虽然大多数方案是由各个机构制订，并在住院环境中提供，但也有一些基于社区、家庭或门诊环境的项目。康复方案旨在根据个人需求和目标为患者提供恰当的治疗，但大多数方案中会存在如下的特定部分。

（一）患者评估

在康复开始之前或作为康复方案的一部分，需要对患者的生活各方面的损害进行评估。国际功能、残疾和健康分类（International Classification of Functioning, Disability and Health, ICF）是一种对功能和残疾的分类，包含活动能力、参与能力、身体结构和功能、个人因素、活动限制、功能限制、环境和限制因素。在评估时可使用几份经过验证的评估特定疾病生活质量的问卷，如皮肤病生活质量指数（Dermatology Life Quality Index，DLQI）和哮喘生活质量问卷（Asthma Quality of Life Questionnaire，AQLQ）。

详尽评估的目的是找出最困扰患者的问题，为其治疗提供指导，并尽可能有效地构建康复。在一些门诊部，评估病情是康复方案的一部分，并且由于可以对患者进行较长时间的观察，因此可以及早发现以前未知的可影响治疗结果的因素。在一些国家（如德国）（Buhles 等，2011），在康复计划开始之前需要进行广泛的评估，包括

对康复治疗的预期结果。疾病的鉴别诊断、体格检查、详细的病史在评估过程中至关重要。在某些疗效欠佳的情况下，这些评估有时会引出新的诊断。因此，系统地评估患者所遇到的任何障碍或问题非常重要。

（二）治疗和治疗管理的优化

康复计划的重要组成部分是优化医疗和检查有效治疗方法的必备条件。这是通过评估当前有效治疗的药物并为患者选择最合适的治疗方法来实现的，最好还考虑到影响最佳依从性的可能障碍。

此外，针对哮喘或特应性皮炎的书面行动计划已被证明在治疗中非常有效（Gibson 和 Powell，2004；Sauder 等，2016）。在哮喘和特应性皮炎中，需要制订一份书面行动计划，用于早期识别和充分治疗急性发作，并与患者一起接受培训。以应对恶化的行动计划为中心的自我管理教育导致了医保使用率大幅下降（Gibson 等，2003）。然而，最近一项关于在哮喘成年人中使用个性化行动计划的 Cochrane 综述发现，研究提供的证据质量很低或非常低（Gatheral 等，2017）。

观察患者如何使用药物通常会发现几个方面的改善。对于哮喘，这意味着对吸入技术的评估。在一项大样本队列研究中发现吸入器使用不当与哮喘预后欠佳相关（Price 等，2017）。对于特应性皮炎而言，则需要观察局部外用药膏使用方式。同时，患者对治疗的依从性欠佳也是导致预后差的因素（Sokolova 和 Smith，2015）。在慢性疾病中，持续强化的患者管理对确保达到预期疗效非常重要。

（三）患者教育

患者教育的目的是提高健康素养，这将改善患者的自我管理，并对提高健康相关的生活质量和其他相关结果产生积极影响。健康素养是指个人获得、交流、处理和理解基本健康信息以做出恰当健康决策的能力（Myers 和 Murray，2019）。良好的健康素养对于治疗哮喘或特应性皮炎等慢

性疾病尤为重要。这两种疾病的特点是存在长期反复的病程，因此更需要长期自我管理。在纵向研究中发现，健康素养的缺失与哮喘患者预后欠佳、急诊就诊率增加、症状加重及其他不良结局存在相关性（Mancuso 和 Rincon，2006）。

目前已经为儿童、青少年和成人制订了一些教育计划，用于标准医疗的辅助（Ersser 等，2014；Heratizadeh 等，2017；Staab 等，2006）。健康教育可能是以讲课为基础的，侧重于健康知识的传输，或者基于学习来推动积极的社会认知和患者群体的适应性，这需要考虑目标群体的需求和观点（Bauerle 等，2017）。也有一些教育团体对儿童特应性皮炎患者的父母提供一些培训（Ricci 等，2009；Staab 等，2002）。

治疗性健康教育计划与传统健康教育的区别在于前者着重关注治疗操作和提供量身定制的教育，而不是单纯的提供信息（Stalder 等，2013）。

（四）心理和行为干预

心理和行为干预是大多数肺和皮肤疾病康复计划的主要组成部分。最近的研究表明了哮喘（严重性和控制）、心理方面（主观知觉、应对方式）和心理健康（焦虑、抑郁）之间的联系（Baiardini 等，2015）。哮喘与包括焦虑、抑郁和惊恐发作在内的心理合并症有关，而病情控制欠佳的患者更容易出现心理合并症（Smith 和 Jones，2015）。对于哮喘患者，康复计划中包含的心理干预旨在坚持治疗、积极面对慢性病程和疾病对日常生活的影响。此外，运动训练、自我管理和呼吸功能障碍的治疗在哮喘患者中特别重要。对于特应性皮炎患者，心理干预通常旨在应对瘙痒、放松心情等技巧，以尽量减少搔抓和睡眠问题的出现。其他干预措施可能侧重于改善疾病管理、治疗信心或睡眠问题。可以提供关于社会和工作相关问题的特别咨询。心理教育干预包括教育、自我管理培训和社会心理问题（Smith 等，2007）。

（五）住院环境

医疗康复方案通常在住院环境中执行。哮喘或特应性皮炎患者通常在门诊接受治疗，很少需要住院。然而，在病情严重恶化且标准门诊治疗方案疗效欠佳时，入院为评估患者自我管理和改善疾病控制提供了极好的机会（Cathcart 和 Theos，2011）。与门诊环境相比，他们有几个优势。通过护士监督和治疗协助，保证患者最大限度地接受药物治疗。治疗团队可有更多时间观察患者的行为，并在更短的时间内找出可能存在的缺陷。并且在康复方案执行期间发现可能出现的其他问题。此外，住院期间可以很容易将结构化的治疗和教育计划相结合，提供各种各样的心理治疗的可能性，包括个人或团体治疗，以及物理治疗或运动治疗。

三、多学科医疗团队

提供肺或皮肤科康复的多学科团队包括医学专家（肺科医生、皮肤科医生、过敏专科医生）、专业护士或执业护士、心理学家、物理治疗师、呼吸治疗师、运动生理学家、职业治疗师、营养师和社会工作者。团队的组成可能会因患者的需求或医疗机构而异。由于需要康复方案的患者往往病情很复杂，因此康复方案通常提供综合护理，同时还需解决其他合并症和行为变化问题。

四、呼吸科和皮肤科的康复成功示例

已经为患有哮喘或特应性皮炎的儿童和成年人制订了一些呼吸科和皮肤科的康复计划（LeBovidge 等，2016；Spruit 等，2014）。随机试验和观察性研究表明这些方案对临床症状、生活质量、身体功能和医疗保健资源的使用方面产生了积极影响（Emtner 等，1996；Cambach 等，1997；Nathell，2005；Trevor 等，2015；Spielman 等，2015）。然而，目前尚缺乏随机对照试验提供有效性的证据，导致关于哮喘或特应性皮炎患者康复计划有效性的可用数据有限（Schultz 等，2017）。此外，很少有研究探索其有效性的机制。大多数可用的研究都涉及所提供的康复计划在特定医疗机构或特定环境中的有效性，但通常不会更进一步找出哪些方面可能最有用。区分康复计划的效果也相当困难，因为过敏性疾病的管理涉及多方面的策略，包括药物治疗、患者教育、回避过敏原或免疫干预。

（一）哮喘的示例方案

国家犹太儿科日计划是美国一项针对重症哮喘儿科患者的康复计划，采用日间治疗模式：需要儿童及其家人从早到晚参与，晚上和周末离开（Bratton 等，2001）。该方案为开展多学科观察、教学和干预提供了机会，包括对患者和家庭的行为管理（Bratton 等，2001）。该方案的医学目标是确定诊断，识别恶化因素，确定维持肺呼吸功能的适当治疗方案，最大限度地减少药物的不良反应（Bratton 等，2001）。通过肺功能的评估、维持身体健康和在日常生活活动中跟上同龄人的活动能力来达到康复要求（Bratton 等，2001）。社会心理评估包括对家庭应对能力的评估、对家庭哮喘管理系统的观察、对情绪功能的个人评估及慢性病相关因素的识别，上述这些因素被认为会影响治疗的依从性（Bratton 等，2001）。除了护理人员的反馈外，还提供了三个哮喘教育课程，以改进信息库、药物管理、依从性和自我评估（Bratton 等，2001）。Bratton 制订了一项个性化的多学科治疗方案并附有家庭实施的书面建议，可显著改善哮喘严重程度、生活质量和降低医疗成本（Bratton 等，2001）。

（二）湿疹的示例方案

为特应性皮炎设计了几个多学科治疗方案（Spielman 等，2015），这些方案不仅改善疾病活动，还解决了瘙痒和抓挠、睡眠中断、父母在疾病管理方面的困难、儿童及其家人的教育、心理社会问题及坚持治疗，从而改善特应性皮炎的症状。

PIM 是一个在欧洲针对难治性特应性皮炎儿童所制订的方案示例（Fieten 等，2019b）。它首先对特应性皮炎、其他特应性、儿科、心理健康合并症和整体健康状况进行系统评估，并结合患者，根据孩子或父母的问题提出治疗目标。无论问题的性质如何，明确的问题都会被优先考虑，

并在多学科治疗团队之间讨论出以目标为导向的结构化治疗方案。多位卫生专业人员同时使用其专业领域内最适合患儿或家庭情况的治疗策略，致力于达成治疗目标。

皮肤科医生需评估病史并解释特应性皮炎的恶化和缓解过程，介绍当前可用的治疗方案，优化并介绍治疗流程，并提供个性化的书面行动方案，说明如何逐步减少或加强治疗内容。

评估内容包括：过敏性哮喘、鼻炎和食物过敏的症状，总用药量和不良反应，一般健康状况，包括体力活动和肥胖情况。心理学家则需评估疾病管理能力、认知能力和心理健康问题，提供有关睡眠卫生的建议，并使用习惯逆转或认知行为疗法来控制患者的搔抓行为。通过提供包括所有处方药的治疗方案并考虑学校和家庭生活的因素以优化患者对治疗的依从性；并引导患儿自主发展，对自己的身体健康负责。在整个项目中，同样关注如何在康复治疗结束后维持治疗目标。

五、特定环境中的康复医疗：高山气候和海洋气候

一些专门从事呼吸或皮肤疾病的康复诊所位于特定的气候条件下，主要是高山气候或海洋气候。

高山气候的特点包括：低过敏原暴露（尤其是屋尘螨）、低污染率和高紫外线暴露，这些因素被认为对特应性患者有益。在临床观察中已表明在高山气候中，过敏原的减少是临床改善的重要因素。屋尘螨暴露已被确定为过敏患者的重要诱因，因为它与患者的疾病严重程度相关（Custovic 等，1996）。但是，采用物理（主要是床垫罩）和化学方法减少接触屋尘螨对减轻哮喘症状的效果似乎有限（Gotzsche 和 Johansen，2008）。在难治性特应性皮炎的疾病管理中也提出了避免接触室内的屋尘螨和霉菌（Salt 等，2007）。然而，在几项对照研究中发现，减少暴露于屋尘螨（尤其是主要过敏原 Der p 1）后，特应性皮炎的严重程度没有明显改善（Holm 等，2001；Oosting 等，2002；Ricci 等，2000）。高山气候是一个低过敏

原暴露的自然环境，因此可能对患有严重过敏性哮喘的致敏患者有益。然而，表明高山气候中屋尘螨过敏原暴露量较低的相关研究证据相对较早（Spieksma 等，1971；Vervloet 等，1982）。最近对德国和奥地利的高山地区进行的一项研究表明，屋尘螨的浓度没有随着海拔高度的升高而发生显著变化，并且在海拔 1500m 以上的地区也检测到了可致病的屋尘螨过敏原浓度（Grafetstatter 等，2009）。然而，其他空气过敏原（如桦树或草花粉）在高山气候中不太普遍，每年中仅几天可达到可致病的浓度（MeteoSchweiz 等，2019）。减少室内过敏原暴露是治疗过敏性疾病的共识，但具体措施需要多方面的考量（Platts-Mills，2008）。过敏原回避可能对致敏患者最有益，但对于哮喘，几项研究表明，高山气候对致敏患者和非敏感患者均可改善他们的哮喘症状（Bersuch 等，2017；Karagiannidis 等，2006；Rijssenbeek-Nouwen 等，2012）。这表明除了过敏原回避之外，其他因素有助于患者在高山气候下进行康复。

（一）空气污染

空气污染被认为是一个重要的环境健康问题（Brunekreef 和 Holgate，2002）。长期暴露于一定浓度的空气污染与成年人呼吸道症状的高发和肺功能下降有关（Zemp 等，1999）。接触颗粒物和挥发性有机化合物会导致呼吸系统健康状况恶化，尤其增加儿童因哮喘住院和入住重症监护病房（intensive care unit, ICU）的风险（O'Connor 等，2008；Silverman 和 Ito，2010）。此外，二氧化氮和臭氧可能会加剧严重哮喘并增加哮喘患者的死亡风险（Sunyer 等，2002）。无论长期或短期暴露于空气污染都会对儿童和成年人的肺功能、呼吸道症状和气道炎症产生不利影响，而减少暴露时间可改善肺功能和呼吸健康（Avol 等，2001；Renzetti 等，2009）。

近期发现空气污染对特应性皮炎的不良影响引起了人们的更多兴趣（Ahn，2014）。研究表明，室外空气污染物可能是导致特应性皮炎发展、恶化的危险因素（Kim 等，2013；Lee 等，2008）。

高山气候的特点是 PM10 和其他与交通有关的空气污染浓度较低（European Environment Agency，2017）。然而有可能是不同空气污染物影响健康存在多种机制，这些机制尚未阐明。此外，在高山气候下，康复方案的持续时间通常为 3~6 周，目前尚不清楚这段时间是否足够长，可以减少对空气污染物的暴露，从而有助于降低疾病的严重程度。

（二）紫外线辐射

高山气候的另一个环境特征是紫外线暴露量增加。窄谱 UVB 和 UVA1 的光疗可用于特应性皮炎的治疗（Garritsen 等，2014）。因此，在高山气候环境下治疗期间增加对紫外线辐射的暴露量可能观察到疾病严重程度的改善。然而，特应性皮炎的患病率与紫外线照射之间关系的研究显示了相互矛盾的结果（Sargen 等，2014；Silverberg 等，2013）。此外，个人紫外线实际暴露量还取决于户外时间、衣物、季节，以及防晒产品的质量和效力。对于哮喘患者而言，紫外线对病情的益处很可能由于其在维生素 D 合成中的作用。

海洋性气候的特点是过敏原和污染物的减少和紫外线暴露量的增加（Vocks 等，1994）。此外，增加空气内的含盐量和湿度被认为是治疗过敏性疾病的一种方式（Schuh，2009）。海水的抗菌作用被认为有益于健康（Purschel，1973）。有多个康复方案依赖海洋气候，如在德国北海群岛、法国大西洋和地中海沿岸、波罗的海沿岸、里海或土耳其海岸。然而，尚缺乏足够的研究证明其有效性（Schuh，1995；Vocks，2006）。一些观察性研究报道表明，在德国北海群岛气候条件下治疗后，使特应性皮炎的症状减轻所需的糖皮质激素治疗量减少、外周血中的嗜酸性粒细胞减低，以及总 IgE 和特异性 IgE 水平降低（Fischer 等，1990，Pürschel，1987；Purschel 和 Pahl，1985）。据报道，夏季在德国北海群岛接受治疗后，哮喘患者的持续效果长达 12 个月（Menger，1989）。

加那利群岛亚热带潮湿气候中的气候疗法主要被北欧国家用于治疗儿童和成人的特应性皮

炎。患有中度至重度特应性皮炎的成年人在加那利群岛停留2～3周，疾病严重程度、生活质量有所改善，局部糖皮质激素的使用减少，效果可维持长达3个月（Autio等，2002）。该治疗方案同时也依据环境进行了调整，更加注重结识同龄人、分享经验、采取健康的生活方式、改善身心和社会福祉，以及在医疗保健专家的指导下应对疾病，这也有助于在3个月内改善疾病活动及提高生活质量（Karppinen等，2017；Karppinen等，2015）。一项对加那利群岛进行为期4周的特应性皮炎儿童患者的研究也报道了该地气候可改善疾病严重程度及与健康相关的生活质量，减少金黄色葡萄球菌的皮肤定植和减少使用局部糖皮质激素，效果长达3个月（Byremo等，2006）。

死海气候疗法，包括定期海水浴后增加日晒，也被用于治疗患有特应性皮炎的儿童和成人（Harari等，2000）。连续28天逐渐增加日晒，可改善特应性皮炎的症状，并在长达3个月的时间内显著减少局部糖皮质激素的使用，但是在随后的18个月内对局部糖皮质激素的需求增加（Adler-Cohen等，2012；Marsakova等，2019）。

然而，尚未对这些治疗方法进行随机对照试验或正式的成本效益分析。

六、长期效果

数项研究调查了呼吸或皮肤康复方案的长期影响。长期效果对于接受治疗的患者很重要，但对社会和公共卫生服务而言成本效益也很重要。

几项观察性研究评估了肺病康复方案的长期结果。有一项研究评估了在完成为期3周的肺康复方案后长达1年的哮喘控制情况，其中约一半的患者在1年内哮喘症状控制良好，并且与健康相关的生活质量得到显著改善（Lingner等，2015）。另一项研究表明在完成为期3周的肺康复方案后12个月内，哮喘控制、患者的疾病相关知识和健康相关生活质量得到改善（Bauerle等，2017）。最近一项比较3周肺康复计划与常规护理的随机对照试验（EPRA试验）表明，在长达3个月的随访中，康复方案在哮喘控制和哮

喘相关生活质量方面存在显著优势（Schultz等，2019）。＞50%的研究病例在12个月后的随访中表示哮喘症状得到充分控制（Schultz等，2019）。另一项针对门诊哮喘患者的肺康复方案在12个月内改善了与健康相关的生活质量，但对运动耐受性没有效果（Foglio等，1999）。在一些研究中也观察到在肺康复治疗后1年内的病情恶化程度和住院率均减少（Foglio等，1999；Ochmann等，2012）。也有报道表明在为期10周的康复计划后，患者前往急诊室就诊次数减少，效果持续了长达3年（Emtner等，1998）。仅在每周锻炼1～2次的患者亚组中观察到哮喘症状显著减少长达3年（Emtner等，1998）。

目前尚无研究比较高山或海洋气候与其他气候下的肺康复计划的长期效果。一项观察性研究报道称，重度哮喘患者在高山气候中康复12个月后，哮喘持续得到控制、与健康相关的生活质量得到提升，以及住院次数减少（Fieten等，2019a）。其他观察性研究报道了气候疗法对特应性皮炎的长期效果。在高山气候下进行的为期三周的康复方案，97名成年患者中有19%自觉症状得到长达1年的持续改善（A Porta等，2000）。然而大多数患者（60%）在2个月内出现第一次恶化。唯一一项针对中度至重度特应性皮炎儿童的随机试验报道称，与荷兰的类似门诊康复方案相比，在治疗6个月后没有显著差异（Fieten等，2018）。

若在没有任何维持措施的情况下，无论生活在何种气候环境下，肺康复方案的益处似乎都会在6～12个月内减少（Spruit等，2013）。这种效果的下降存在多种原因，包括治疗依从性下降和合并症进展。目前存在如下几种维持疗效措施，如运动训练方案、定期电话随访以提高依从性的持续沟通或同伴支持（Spruit等，2013）。探索维持肺康复方案效果的方法很重要。然而，为了维持康复治疗对慢性疾病的长期实质性影响，有学者提出需要永久性的健康行为改变（Nici和ZuWallack，2014）。此外，长期的疾病控制可能与其他因素有关，如与接受或坚持治疗相关的心

理社会特征、家庭因素等。当家庭因素对维持治疗效果很关键时，必须在康复治疗期间明确解决这些问题，并在随访期间提供相应的支持。也有可能是不同的疾病表型和更难治的疾病阻碍了康复计划的持续效益。

七、项目的成本效益

现有数项研究关注康复计划的成本效益及与增加医疗费用的相关因素（Bratton 等，2001；Goldstein 等，1997；Griffiths 等，2001）。医疗费用包括住院治疗、急诊就诊、医生费用和药物费用。数项基于儿童或青少年哮喘的研究表明，与接受呼吸康复治疗的前一年相比，住院天数、急诊科就诊、医生费用和医疗服务的总体利用率在多年的随访期间出现显著且持续下降（Bratton 等，2001；Weinstein 等，1996）。这些项目的治疗时间约为 15 天。2010 年起，医疗保险和医疗补助服务中心开始资助美国的呼吸疾病康复治疗。尽管资金被认为不足以支付总费用，但它确实反映了患者对呼吸康复治疗的接受程度（Nici 和 ZuWallack，2014）。加拿大一项呼吸康复计划的成本效益研究表明，包括 2 个月的住院康复和 4 个月的门诊随诊，总费用预估为 11 597 加元，其中住院费用占比最大，估计为每天 190 欧元（Goldstein 等，1997）。加那利岛屿康复方案的每位患者的每天治疗费用估计为 205 欧元，包括旅行和住宿、餐饮费和医务人员相关支出（Autio 等，2002）。另外，根据英国深入的成本效益分析（Griffiths 等，2001），门诊呼吸康复计划的费用估计为 725 英镑。与使用住院护理的项目相比，这将使门诊部的康复具有更好的成本效益。当只提供康复方案中的最有效内容时，可能会进一步降低成本而不影响整体治疗效果。8 周内以家庭为基础的康复方案的预估费用为每位患者 1983 欧元，即每天 35 欧元（Renolleau-Courtois 等，2014）。然而，对后续卫生服务成本的影响也应纳入成本效益分析。对接受 EPRA 试验的哮喘患者而言，还需将长达 1 年随访的成本效益纳入考量（Schultz 等，2017）。由于康复方案的内容和

强度、病例成分、使用的结果测量方法和测量结果的时间点存在差异，因此很难对各方案之间的成本效益进行比较。此外，成本效益分析不仅要关注卫生专业人员和设备的成本，还需包括机构开销、运输成本、家具、文具、建立新康复中心等所产生的附带成本（Griffiths 等，2001）。关于特应性皮炎康复计划的成本效益，现有信息较少（LeBovidge 等，2016）。

八、过敏性疾病医学康复展望

尽管传统上医疗康复方案主要在医院住院的环境里提供，但在门诊、家庭或社区环境中还可利用其他方式，如电子医疗。使用这些方案可能对患者而言更方便，还可以降低医疗保健成本，并可以惠及重症患者或农村地区患者。任何医疗环境中的呼吸康复方案都应包含传统肺康复的关键内容，如个性化运动处方、自我管理教育、结果评估和患者随访（Garvey 等，2018）。一项法国研究调查了哮喘患者的家庭呼吸康复计划的可行性，并设计了一个为期 2 个月的康复方案，其中包括教育课程、呼吸理疗和运动训练计划，可以在家中和经过培训的体育活动教练监督的小组中进行（Renolleau-Courtois 等，2014）。这项研究表明，在接受康复治疗后的一年内，病情恶化减少，体能得到增强。然而，目前没有疾病特有的生活质量或哮喘控制结果指标的报道。另一项基于社区环境中的、为期 12 周的康复计划，由当地物理治疗师参与，他们提供体能训练、患者教育放松技巧和娱乐活动（Cambach 等，1997）。他们报道说，在康复治疗结束后的长达 6 个月内，运动耐受性和生活质量都有所提高。

最近，呼吸科远程康复方案被认为在提高功能锻炼能力和健康相关的生活质量方面与机构提供的线下康复一样有效（Selzler 等，2018）。然而，基于家庭的或电子的康复方案尚未得到广泛推广。因为目前尚有一些障碍，包括对安全、责任、监督和结果衡量的担忧（Garvey 等，2018）。

未来，需要采取几个步骤来提高过敏性疾病康复计划的可用性，包括精心设计的大样本研究

和长期随访来证明康复医疗对过敏性疾病的有效性。并且有效性和成本效益需要在不同的环境和不同的疾病表型中验证，以进一步扩大康复治疗的影响和适用性。通过开发替代的交付方式，包括使用新技术，以及确定和克服参与障碍，可以提高康复医疗的可及性。可以进一步协调和改进现有康复计划的内容，重点是长期治疗的有效性，包括通过制订合作的患者自我管理策略和优化康复效果来实现有意义和可持续的患者行为改变。

九、二级和三级预防：免疫治疗

最近，欧洲过敏和临床免疫学会（European Academy of Allergy and Clinical Immunology, EAACI）变应原免疫治疗预防过敏工作组制订了二级和三级过敏预防指南（Halken 等，2017）。该指南是依据研究和评估指南（Appraisal of Guidelines for Research and Evaluation, AGREE II）框架制订的，该框架是由多学科专家工作组对基础证据的系统审查后及外部同行审查后制订的。

有中到高质量的证据表明，过敏原免疫疗法（皮下或舌下应用）可推荐用于经规范治疗 > 2 年疗效欠佳的中重度过敏性鼻炎和花粉诱导的哮喘，并且有数据表明过敏原免疫疗法的疗效可持续 2 年。过敏原免疫疗法甚至可以用于轻度过敏性鼻炎患者，因为它可能会改变疾病的病程（Halken 等，2017）。但是目前没有研究表明过敏原免疫疗法可预防致敏过程。

十、职业性过敏性皮肤病

（一）职业性过敏性皮肤病的流行病学

由于职业病是可预防的，因此需要适当的预防策略来减轻其公共卫生负担。迄今为止，在德国最常见的与工作有关的疾病是职业性皮炎，占所有职业病患者的 30%（2019：n=20 229）。尽管由于严重漏报，官方统计数据中经常没有反映出这一点，但这一现象在大多数工业化国家都存在（Moldovan 等，2017）。

绝大多数（90%）职业性皮炎的病例表现为手部皮炎，这可能是刺激性的、过敏性的、特应性的，也可能综合了上述三种病因所致。最近一项研究对 1670 名来自不同职业、对皮肤有害的严重的工人职业性手部皮炎，深入分析了病因：仅发生过敏性手部皮炎的病例占 3.6%，而与刺激性皮炎合并的病例占 15.3%；仅特应性手部皮炎发生率为 9.7%。在这项医生彻底调查和密切随访的手部皮炎患者的队列研究中，41.7% 的特应性病因与其他原因（刺激性、过敏性）同时存在，特应性的总频率（单独或联合）为 51.3%（Skudlik 等，2012）。

（二）二级预防

最近，来自 28 个国家 / 地区的 85 名专家在欧洲研究网络 Horizon 2020 StanDerm（www.standerm.eu）的框架内基于德尔福程序制订了工作相关性皮炎（work-related dermatitis, WRD）的预防、诊断和治疗的最低标准（Alfonso 等，2017）。这些最低标准要求建立初级、二级和三级预防的级联系统，并提供专门定制的患者教育。此外，他们强调必须进行广泛而细致的斑贴试验，以在所有疑似工作相关性皮炎的患者中识别变应性接触性皮炎。斑贴试验被认为是患者咨询和管理的关键。如果工作相关性皮炎的过敏原未被确定，所有预防措施都将无效。然而迄今为止，在许多欧洲国家，接触性过敏的斑贴试验并非常规检查，甚至未在患有长期慢性手部皮炎和有过敏史的患者中完善该项检查（Mahler 等，2017）。在一些国家，即使卫生系统会提供此项检查，也根本不提供过敏相关的知识。

二级和三级预防的最低标准是提供广泛的患者教育，旨在提高健康素养，提升对使用皮肤保护剂和重新安排工作的积极态度，并尽量减少对潜在过敏原的皮肤接触。如上所述，如果初级预防失败，罹患职业过敏原导致的接触性过敏，那么只有通过严格避免接触，如通过使用手套等才能继续工作。即使是健康相关工作者，如医护人员，也必须对他们进行专门的教育。因此，针对医护人员的皮肤健康教育的二级预防计划已被证明非常成功（Ibler 等，2012）。

（三）三级预防

工作相关性皮炎病例的初期仅为刺激性接触性皮炎，并由此导致在屏障功能受损和促炎环境的影响下进展为变应性接触性皮炎；对于严重的工作相关性皮炎的三级预防的最低措施包括更换工作环境，同时基于包括细致的过敏诊断、健康和心理学教育、提供最佳皮肤保护的模拟工作场所中的职业治疗、戒烟咨询等措施以尽最大可能地使患者重返工作岗位。在德国和奥地利，这种三级预防的具体措施是，患有严重手部湿疹的工人接受 3 周的住院治疗，然后在皮肤科医生的随访下再休息 3 周以恢复皮肤的屏障功能，总共需要 6 周才能完全康复（Brans 等，2014，2016；Wilfinger 和 Aberer，2017）。这项措施的效果被证明可持续 3～5 年；约 70% 的患者可恢复工作能力；而在这项预防措施出台之前，他们中的大多数人会失去工作（Skudlik 和 John，2020）。这些患者中有许多已经罹患职业性过敏。在三级预防的住院阶段的主要任务之一是鉴别职业性和个人生活性过敏原；在工作场所可能很容易接触到 300 多种潜在的致敏物（de Groot，2012）。但是只有通过细致的检查才能完全确定过敏原，之后才能在工作场所实施预防措施，包括通过更换产品、不同的工作场所机构（非接触技术、封装），

更换防腐剂，提供特定的手套等。在某些情况下，这将在与职业病专科医师密切合作下进行。

（四）职业性皮炎三级预防展望

大多数欧洲国家尚未实施最低标准的预防措施；因此患者管理是非常多样化的，尤其许多国家的职业性皮炎病因的检测技术尚不成熟（Mahler 等，2017）。这需要采取普遍的预防措施来改善从事皮肤危险行业的工人状况，因为每个工人都有权享有健康的工作场所。为了实现这一目标，主要任务将是解决当前严重瞒报和漏报病例的问题（Moldovan 等，2017）。因为如果只报道了少数案例，不会产生政治影响来创造变革。世界卫生组织已经关注了这个问题。出于这个原因，第 11 版世界卫生组织国际疾病分类（WHO ICD 11）最终于 2019 年 5 月 25 日得到世界卫生大会及 194 个成员国的认可，如一位患者诊断为过敏性（和刺激性）接触性皮炎将自动生成一个问题，即明确引起该疾病的主要因素、辅助因素、是否非职业性的或未知的职业起源。现在可以在 WHO ICD 11 数据库中找到常见的接触性过敏原，此外可以精确记录皮炎的发病位置。如果临床医生遵照 ICD 11 完善上述内容，将在全球范围内揭示工作相关性皮炎的真实发病率及其过敏性、特应性或混合性的病因（该计划于 2022 年 1 月 1 日实施）。这将助力所有预防职业性过敏性皮肤病的相关工作。

参考文献

［1］　A Porta B, Barandun J, Wuthrich B (2000) Therapy of atopic dermatitis in high mountain climate. Schweizerische Rundschau fur Medizin/Praxis 89:1147-1153

［2］　Adler-Cohen C, Czarnowicki T, Dreiher J, Ruzicka T, Ingber A, HarariM(2012) Climatotherapy at the Dead Sea: an effective treatment modality for atopic dermatitis with significant positive impact on quality of life. Dermatitis 23:75-80. https://doi.org/10.1097/DER.0b013e31824a6141

［3］　European Environment Agency (2017) Air quality maps of

Europe. www.eea.europa.eu/themes/air/airbase/air-quality-mapsof-europe. Accessed 2 May 2017

［4］　Ahn K (2014) The role of air pollutants in atopic dermatitis. J Allergy Clin Immunol 134:993-999. https://doi.org/10.1016/j.jaci.2014.09.023. discussion 1000, Epub 2014 Nov 5

［5］　Alfonso JH et al (2017) Minimum standards on prevention, diagnosis and treatment of occupational and work-related skin diseases in Europe - position paper of the COST Action StanDerm (TD 1206). J Eur Acad Dermatol

Venereol 31(Suppl 4):31-43. https://doi.org/10.1111/jdv. 14319

［6］ Autio P, Komulainen P, Larni HM (2002) Heliotherapy in atopic dermatitis: a prospective study on climatotherapy using the SCORAD index. Acta Derm Venereol 82:436-440. https://doi.org/10. 1080/000155502762064575

［7］ Avol EL, Gauderman WJ, Tan SM, London SJ, Peters JM (2001) Respiratory effects of relocating to areas of differing air pollution levels. Am J Respir Crit Care Med 164:2067-2072. https://doi. org/10.1164/ajrccm.164.11.2102005

［8］ Baiardini I, Sicuro F, Balbi F, Canonica GW, Braido F (2015) Psychological aspects in asthma: do psychological factors affect asthma management? Asthma Res Pract 1:7. https://doi.org/10. 1186/s40733-015-0007-1. eCollection 2015

［9］ Bauerle K, Feicke J, Scherer W, Sporhase U, Bitzer EM (2017) Evaluation of a standardized patient education program for inpatient asthma rehabilitation: impact on patient-reported health outcomes up to one year. Patient Educ Couns 100:957-965. https://doi.org/10.1016/j.pec. 2016.11.023. Epub 2016 Nov 28

［10］ Bersuch E, Graf F, Renner ED, Jung A, Traidl-Hoffmann C, Lauener R, Roduit C (2017) Lung function improvement and airways inflammation reduction in asthmatic children after a rehabilitation program at moderate altitude Pediatr Allergy Immunol 28:768-775 doi:https://doi.org/10.1111/pai.12808. Epub 2017 Nov 2

［11］ Brans R et al (2014) Association between tobacco smoking and prognosis of occupational hand eczema: a prospective cohort study. Br J Dermatol 171:1108-1115. https://doi.org/10.1111/bjd. 13169

［12］ Brans R et al (2016) Multicentre cohort study 'Rehabilitation of Occupational Skin Diseases - Optimization and Quality Assurance of Inpatient Management (ROQ)': results from a 3-year follow-up. Contact Dermatitis 75:205-212. https://doi.org/10.1111/cod.12614

［13］ Bratton DL, Price M, Gavin L, Glenn K, Brenner M, Gelfand EW, Klinnert MD (2001) Impact of a multidisciplinary day program on disease and healthcare costs in children and adolescents with severe asthma: a two-year follow-up study. Pediatr Pulmonol 31:177-189

［14］ Brunekreef B, Holgate ST (2002) Air pollution and health. Lancet 360:1233-1242. https://doi.org/10.1016/S0140-6736(02)11274-8

［15］ Buhles N, Wehrmann J, Hinsch KD, Nurnberg W, German Society of Dermatology (DDG) and the German Dermatologists' Association (BVDD) (2011) S1 guideline: dermatological inpatient rehabilitation in adult atopic dermatitis. J Dtsch Dermatol Ges 9:558-561. https://doi.org/10. 1111/j.1610-0387.2011.07686.x. Epub 2011 Apr 15

［16］ Byremo G, Rod G, Carlsen KH (2006) Effect of climatic change in children with atopic eczema Allergy 61:1403-1410. ALL1209 [pii]; https://doi.org/10.1111/j.1398-9995.2006.01209.x

［17］ Cambach W, Chadwick-Straver RV, Wagenaar RC, van Keimpema AR, Kemper HC (1997) The effects of a community-based pulmonary rehabilitation programme on exercise tolerance and quality of life: a randomized controlled trial. Eur Respir J 10:104-113

［18］ Cathcart SD, Theos A (2011) Inpatient management of atopic dermatitis. Dermatol Ther 24:249-255. https://doi.org/10.1111/j.1529-8019.2011.01400.x

［19］ Custovic A, Taggart SC, Francis HC, Chapman MD, Woodcock A (1996) Exposure to house dust mite allergens and the clinical activity of asthma. J Allergy Clin Immunol 98:64-72

［20］ de Groot AC (2012) Patch test concentrations and vehicles for testing contact allergens. In: Rustemeyer T, Elsner P, John S-M, Maibach HI (eds) Kanerva's occupational dermatology. Springer, Berlin, pp 1849-1893. https://doi.org/10.1007/978-3-642-02035-3_200

［21］ Emtner M, Herala M, Stalenheim G (1996) High-intensity physical training in adults with asthma. A 10-week rehabilitation program. Chest 109:323-330

［22］ Emtner M, Finne M, Stalenheim G (1998) A 3-year follow-up of asthmatic patients participating in a 10-week rehabilitation program with emphasis on physical training. Arch Phys Med Rehabil 79:539-544

［23］ Ersser SJ et al (2014) Psychological and educational interventions for atopic eczema in children. Cochrane Database Syst Rev. https://doi.org/10.1002/14651858.CD004054.pub3

［24］ Fieten KB et al (2018) Effectiveness of alpine climate treatment for children with difficult to treat atopic dermatitis: results of a pragmatic randomized controlled trial (DAVOS trial). Clin Exp Allergy 48:186-195. https://doi.org/10.1111/cea.13058. Epub 2017 Dec 15

［25］ Fieten KB, Rijssenbeek-Nouwens LH, Hashimoto S, Bel EH, Weersink EJ (2019a) Less exacerbations and sustained asthma control 12 months after high altitude climate treatment for severe asthma. Allergy 74:628-630. https://doi.org/10.1111/all.13664. Epub 2018 Dec 9

［26］ Fieten KB, Schappin R, Zijlstra WT, Rijssenbeek-Nouwens L, Meijer Y, Pasmans S (2019b) Predictors of treatment success in children with difficult to treat atopic dermatitis using a personalized integrative multidisciplinary (PIM) treatment programme. J Eur Acad Dermatol Venereol 33:376-383. https://doi.org/10.1111/jdv.15244. Epub 2018 Oct 8

［27］ Fischer J, Schmidt-Wolf I, Raschke F (1990) Einfluss eines mehrwöchigen Aufenthaltes im Nordseeklima auf die Lymphozytensubpopulationen bei Patienten mit Neurodermitis und Atemwegserkrankungen. Z Phys Med Baln Med Klim 19:320-324

［28］ Foglio K, Bianchi L, Bruletti G, Battista L, Pagani M, Ambrosino N (1999) Long-term effectiveness of pulmonary rehabilitation in patients with chronic airway obstruction. Eur Respir J 13:125-132

［29］ Garritsen FM, Brouwer MW, Limpens J, Spuls PI (2014) Photo(chemo)therapy in the management of atopic dermatitis: an updated systematic review with implications for practice and research. Br J Dermatol 170:501-513. https://doi.org/10.1111/bjd.12645

［30］ Garvey C, Singer JP, Bruun AM, Soong A, Rigler J, Hays S (2018) Moving pulmonary rehabilitation into the home: a clinical review. J Cardiopulm Rehabil Prev 38:8-16. https://doi.org/10. 1097/HCR.0000000000000287

［31］ Gatheral TL et al (2017) Personalised asthma action plans for adults with asthma. Cochrane Database Syst Rev 4:CD011859. https://doi.org/10.1002/14651858.CD011859.pub2

［32］ Gibson PG, Powell H (2004) Written action plans for asthma: an evidence-based review of the key components. Thorax 59:94-99

［33］ Gibson PG et al (2003) Self-management education and regular practitioner review for adults with asthma. Cochrane Database Syst Rev:CD001117. https://doi.org/10.1002/14651858.CD001117

［34］ Goldstein RS, Gort EH, Guyatt GH, Feeny D (1997) Economic analysis of respiratory rehabilitation. Chest 112:370-379

［35］ Gotzsche PC, Johansen HK (2008) House dust mite control measures for asthma: systematic review. Allergy 63:646-659. https://doi.org/10.1111/j.1398-9995.2008.01690.x

［36］ Grafetstatter C et al (2016) No concentration decrease of house dust mite allergens with rising altitude in alpine regions. Allergy Asthma Immunol Res 8:312-318. https://doi.org/10.4168/aair.2016.8.4.312

［37］ Griffiths TL, Phillips CJ, Davies S, Burr ML, Campbell IA (2001) Cost effectiveness of an outpatient multidisciplinary pulmonary rehabilitation programme. Thorax 56:779-784

［38］ Halken S et al (2017) EAACI guidelines on allergen immunotherapy: prevention of allergy. Pediatr Allergy Immunol 28:728-745. https://doi.org/10.1111/pai.12807

［39］ Harari M, Shani J, Seidl V, Hristakieva E (2000) Climatotherapy of atopic dermatitis at the Dead Sea: demographic evaluation and cost-effectiveness. Int J Dermatol 39:59-69

［40］ Heratizadeh A et al (2017) Effects of structured patient education in adults with atopic dermatitis:multicenter randomized controlled trial. J Allergy Clin Immunol 140:845-853 e843. https://doi.org/10.1016/j.jaci.2017.01.029

［41］ Holm L, Bengtsson A, van Hage-Hamsten M, Ohman S, Scheynius A (2001) Effectiveness of occlusive bedding in the treatment of atopic dermatitis - a placebo-controlled trial of 12 months' duration. Allergy 56:152-158

［42］ Ibler KS et al (2012) Skin care education and individual counselling versus treatment as usual in healthcare workers with hand eczema: randomised clinical trial. BMJ 345:e7822. https://doi.org/10.1136/bmj.e7822

［43］ Karagiannidis C et al (2006) High-altitude climate therapy reduces local airway inflammation and modulates lymphocyte activation. Scand J Immunol:63

［44］ Karppinen TT, Ylianttila L, Kautiainen H, Reunala T, Snellman E (2015) Empowering heliotherapy improves clinical outcome and quality of life of psoriasis and atopic dermatitis patients. Acta Derm Venereol 95:579-582. https://doi.org/10.2340/00015555-2028

［45］ Karppinen T, Laine JP, Kautiainen H, Pasternack R, Reunala T, Snellman E (2017) Empowering heliotherapy in psoriasis and atopic dermatitis: an observational study of 186 subjects. Acta Derm Venereol 97:255-257. https://doi.org/10.2340/00015555-2506

［46］ Kim J, Kim EH, Oh I, Jung K, Han Y, Cheong HK, Ahn K (2013) Symptoms of atopic dermatitis are influenced by outdoor air pollution. J Allergy Clin Immunol 132:495-498.e491. https://doi.org/10.1016/j.jaci.2013.04.019. Epub 2013 Jun 12

［47］ LeBovidge JS, Elverson W, Timmons KG, Hawryluk EB, Rea C, Lee M, Schneider LC (2016) Multidisciplinary interventions in the management of atopic dermatitis. J Allergy Clin Immunol 138:325-334. https://doi.org/10.1016/j.jaci.2016.04.003

［48］ Lee YL, Su HJ, Sheu HM, Yu HS, Guo YL (2008) Traffic-related air pollution, climate, and prevalence of eczema in Taiwanese school children. J Invest Dermatol 128:2412-2420. https://doi.org/10.1038/jid.2008.110. Epub 2008 May 1

［49］ Lingner H, Ernst S, Grobetahennig A, Djahangiri N, Scheub D, Wittmann M, Schultz K (2015) Asthma control and health-related quality of life one year after inpatient pulmonary rehabilitation: the ProKAR Study. J Asthma 52:614-621. https://doi.org/10.3109/02770903.2014.996650. Epub 2015 Jul 7

［50］ Mahler V et al (2017) Occupational skin diseases: actual state analysis of patient management pathways in 28 European countries. J Eur Acad Dermatol Venereol 31(Suppl 4):12-30. https://doi.org/10.1111/jdv.14316

［51］ Mancuso CA, Rincon M (2006) Impact of health literacy on longitudinal asthma outcomes. J Gen Intern Med 21:813-817. https://doi.org/10.1111/j.1525-1497.2006.00528.x

［52］ Marsakova A, Kudish A, Gkalpakiotis S, Jahn I, Arenberger P, Harari M (2019) Dead Sea climatotherapy versus topical steroid treatment for atopic dermatitis children: long-term follow-up study. J Dermatolog Treat:1-19. https://doi.org/10.1080/09546634.2019.1605138

［53］ Menger W (1989) Indications and successes of climate therapy of children. Paper presented at the Das Offentliche Gesundheitswesen Indikationen und Erfolge der Klimatherapie bei Kindern

［54］ MeteoSchweiz (2019) Pollen-prognose. https://www.meteoschweiz.admin.ch/home.html? tab=pollenprediction

［55］ Moldovan HR et al (2017) The eastern European experience on occupational skin diseases. Make underreporting an issue? J Eur Acad Dermatol Venereol 31(Suppl 4):5-11. https://doi.org/10. 1111/jdv.14315

［56］ Myers L, Murray RK (2019) Overcoming health literacy barriers to improve asthma inhaler therapy adherence. Ann Am Thorac Soc 16:182-186. https://doi.org/10.1513/AnnalsATS.201805-338PS

［57］ Nathell L (2005) Effects on sick leave of an inpatient rehabilitation programme for asthmatics in a randomized trial. Scand J Public Health 33:57-64. https://doi.

org/10.1080/14034940410028343

［58］ Nici L, ZuWallack RL (2014) Pulmonary rehabilitation: definition, concept, and history. Clin Chest Med 35:279-282. https://doi.org/10.1016/j.ccm.2014.02.008. Epub 2014 Apr 12

［59］ Nowak E, Schaub B (2018) Prevention of allergies. In: Implementing precision medicine in best practices of chronic airway disease, Elsevier S&T Books

［60］ Ochmann U, Kotschy-Lang N, Raab W, Kellberger J, Nowak D, Jorres RA (2012) Long-term efficacy of pulmonary rehabilitation in patients with occupational respiratory diseases. Respiration 84:396-405. https://doi.org/10.1159/000337271. Epub 2012 May 31

［61］ O'Connor GT et al (2008) Acute respiratory health effects of air pollution on children with asthma in US inner cities. J Allergy Clin Immunol 121:1133-1139.e1131. https://doi.org/10.1016/j.jaci. 2008.02.020

［62］ Oosting AJ et al (2002) Effect of mattress encasings on atopic dermatitis outcome measures in a double-blind, placebo-controlled study: the Dutch mite avoidance study. J Allergy Clin Immunol 110:500-506

［63］ Platts-Mills TAE (2008) Allergen avoidance in the treatment of asthma: problems with the metaanalyses. J Allergy Clin Immunol 122:694-696. https://doi.org/10.1016/j.jaci.2008.07.045

［64］ Price DB et al (2017) Inhaler errors in the CRITIKAL study: type, frequency, and association with asthma outcomes. J Allergy Clin Immunol Pract 5:1071-1081.e1079. https://doi.org/10.1016/j. jaip.2017.01.004. Epub 2017 Mar 9

［65］ Purschel W (1973) Dermatological climatotherapy on the North Sea. Clinical-analytical studies of constitutional eczematoid with-without bronchial asthma and-or atopic rhinitis. Dermatologica 146(Suppl 1):1-98

［66］ Pürschel W (1987) Neurodermitis atopica-Klimabehandlung am Meer. Allergologie 10:526-530

［67］ Purschel W, Pahl O (1985) Behavior of eosinophilic granulocytes, total IgE and allergen-specific IgE antibodies in atopic neurodermatitis during hospital treatment in the North Sea climate. Z Hautkr 60:661-670

［68］ Renolleau-Courtois D et al (2014) Home-based respiratory rehabilitation in adult patients with moderate or severe persistent asthma. J Asthma 51:552-558. https://doi.org/10.3109/02770903. 2014.885039. Epub 2014 Feb 19

［69］ Renzetti G et al (2009) Less air pollution leads to rapid reduction of airway inflammation and improved airway function in asthmatic children. Pediatrics 123:1051-1058. https://doi.org/10. 1542/peds.2008-1153

［70］ Ricci G, Patrizi A, Specchia F, Menna L, Bottau P, D'Angelo V, Masi M (2000) Effect of house dust mite avoidance measures in children with atopic dermatitis. Br J Dermatol 143:379-384

［71］ Ricci G, Bendandi B, Aiazzi R, Patrizi A, Masi M (2009) Three years of Italian experience of an educational program for parents of young children affected by atopic dermatitis: improving knowledge produces lower anxiety levels in

parents of children with atopic dermatitis. Pediatr Dermatol 26:1-5. PDE813 [pii]. https://doi.org/10.1111/j.1525-1470.2008.00813.x

［72］ Ries AL et al (2007) Pulmonary rehabilitation: joint ACCP/AACVPR evidence-based clinical practice guidelines. Chest 131:4S-42S. https://doi.org/10.1378/chest.06-2418

［73］ Rijssenbeek-Nouwens LH, Fieten KB, Bron AO, Hashimoto S, Bel EH, Weersink EJ (2012) Highaltitude treatment in atopic and nonatopic patients with severe asthma. Eur Respir J 40:1374-1380. 09031936.00195211 [pii]. https://doi.org/10.1183/09031936.00195211

［74］ Salt BH, Boguniewicz M, Leung DY (2007) Severe refractory atopic dermatitis in adults is highly atopic. J Allergy Clin Immunol 119:508-509. S0091-6749(06)02341-4 [pii]. https://doi.org/10. 1016/j.jaci.2006.11.006

［75］ Sargen MR, Hoffstad O, Margolis DJ (2014) Warm, humid, and high sun exposure climates are associated with poorly controlled eczema: PEER (Pediatric Eczema Elective Registry) cohort, 2004-2012. J Invest Dermatol 134:51-57. https://doi.org/10.1038/jid.2013.274. Epub 2013 Jun 17

［76］ Sauder MB, McEvoy A, Sampson M, Kanigsberg N, Vaillancourt R, Ramien ML, Zemek R (2016) The effectiveness of written action plans in atopic dermatitis. Pediatr Dermatol 33:e151-e153. https://doi.org/10.1111/pde.12774. Epub 2016 Jan 17

［77］ Schuh A (1995) Angewandte medizinische Klimatologie: Grundlagen und Praxis. Sonntag Stuttgart

［78］ Schuh A (2009) Evidence of the efficacy of climatotherapy and thalassotherapy - a review. Paper presented at the Schweizerische Zeitschrift fur GanzheitsMedizin Die Evidenz der Klima- und Thalassotherapie. Ein Review

［79］ Schultz K et al (2017) Effectiveness of pulmonary rehabilitation for patients with asthma: study protocol of a randomized controlled trial (EPRA). BMC Pulm Med 17:49. https://doi.org/10. 1186/s12890-017-0389-3

［80］ Schultz K et al. (2019) Asthmakontrolle 3, 6 und 12 Monate nach stationärer pneumologischer rehabilitation (EPRA-Studie). Paper presented at the 28. Rehabilitation-swissenschaftliches Kolloquium/15th Congress of EFRR 2019, Berlin

［81］ Selzler AM et al (2018) Telehealth pulmonary rehabilitation: a review of the literature and an example of a nationwide initiative to improve the accessibility of pulmonary rehabilitation. Chron Respir Dis 15:41-47. https://doi.org/10.1177/1479972317724570. Epub 2017 Aug 8

［82］ Silverberg JI, Hanifin J, Simpson EL (2013) Climatic factors are associated with childhood eczema prevalence in the United States. J Invest Dermatol 133:1752-1759. https://doi.org/10.1038/jid. 2013.19. Epub 2013 Jan 18

［83］ Silverman RA, Ito K (2010) Age-related association of fine particles and ozone with severe acute asthma in New York City. J Allergy Clin Immunol 125:367-373.e365. https://doi.org/10.1016/j.jaci.2009.10.061

［84］ Skudlik C, John SM (2020) Prevention and rehabilitation. In: John SM, Johansen JD, Rustemeyer T, Elsner P, Maibach HI (eds) Kanerva's occupational dermatology. Springer, Cham, pp 1617-1629. https://doi.org/10.1007/978-3-319-68617-2_108

［85］Skudlik C et al (2012) First results from the multicentre study rehabilitation of occupational skin diseases -optimization and quality assurance of inpatient management (ROQ). Contact Dermatitis 66:140-147. https://doi.org/10.1111/j.1600-0536.2011.01991.x

［86］Smith HE, Jones CJ (2015) Psychological interventions in asthma current treatment options in allergy. Curr Treat Options Allergy 2:155-168. https://doi.org/10.1007/s40521-015-0051-3

［87］Smith JR, Mugford M, Holland R, Noble MJ, Harrison BD (2007) Psycho-educational interventions for adults with severe or difficult asthma: a systematic review. J Asthma 44:219-241. https://doi.org/10.1080/02770900601182012

［88］Sokolova A, Smith SD (2015) Factors contributing to poor treatment outcomes in childhood atopic dermatitis. Australas J Dermatol. https://doi.org/10.1111/ajd.12331

［89］Spieksma FT, Zuidema P, Leupen MJ (1971) High altitude and house-dust mites. Br Med J 1:82-84

［90］Spielman SC, LeBovidge JS, Timmons KG, Schneider LC (2015) A review of multidisciplinary interventions in atopic dermatitis. J Clin Med 4:1156-1170. https://doi.org/10.3390/jcm4051156

［91］Spruit MA et al (2013) An official American Thoracic Society/European Respiratory Society statement: key concepts and advances in pulmonary rehabilitation. Am J Respir Crit Care Med 188:e13-e64. https://doi.org/10.1164/rccm.201309-1634ST

［92］Spruit MA et al (2014) Differences in content and organisational aspects of pulmonary rehabilitation programmes. Eur Respir J 43:1326-1337. https://doi.org/10.1183/09031936.00145613

［93］Staab D, von Rueden U, Kehrt R, Erhart M, Wenninger K, Kamtsiuris P, Wahn U (2002) Evaluation of a parental training program for the management of childhood atopic dermatitis. Pediatr Allergy Immunol 13:84-90

［94］Staab D et al (2006) Age related, structured educational programmes for the management of atopic dermatitis in children and adolescents: multicentre, randomised controlled trial. BMJ 332:933-938 :332/7547/933 [pii]. https://doi.org/10.1136/bmj.332.7547.933

［95］Stalder JF et al (2013) Therapeutic patient education in atopic dermatitis: worldwide experiences. Pediatr Dermatol 30:329-334. https://doi.org/10.1111/pde.12024

［96］Sunyer J, Basagana X, Belmonte J, Anto JM (2002) Effect of nitrogen dioxide and ozone on the risk of dying in patients with severe asthma. Thorax 57:687-693

［97］Trevor JL, Bhatt SP, Wells JM, Kirkpatrick D, Schumann C, Hitchcock J, Dransfield MT (2015) Benefits of completing pulmonary rehabilitation in patients with asthma. J Asthma 52:969-973. https://doi.org/10.3109/02770903.2015.10254 10. Epub 2015 Aug 18

［98］Vervloet D, Penaud A, Razzouk H, Senft M, Arnaud A, Boutin C, Charpin J (1982) Altitude and house dust mites. J Allergy Clin Immunol 69:290-296

［99］Vocks E (2006) Climatotherapy in atopic eczema. In: Ring J, Przybilla B, Ruzicka T (eds) Handbook of atopic eczema, 2nd edn. Springer, Berlin, pp 507-523

［100］Vocks E, Borelli S, Rakoski J (1994) Climatotherapy (in atopic dermatitis). Paper presented at the Allergologie Klimatherapie (Bei Neurodermitis)

［101］Weinstein AG, McKee L, Stapleford J, Faust D (1996) An economic evaluation of short-term inpatient rehabilitation for children with severe asthma. J Allergy Clin Immunol 98:264-273

［102］Wilfinger D, Aberer W (2017) Curriculum Berufsdermatologie - Neues Praventionsmodell in Osterreich. J Dtsch Dermatol Ges 15:591-593. https://doi.org/10.1111/ddg.13204

［103］Zemp E et al (1999) Long-term ambient air pollution and respiratory symptoms in adults (SAPALDIA study). The SAPALDIA Team. Am J Respir Crit Care Med 159:1257-1266. https://doi.org/10.1164/ajrccm.159.4.9807052

第27章　预防特应性疾病发展的营养干预措施：关注牛奶过敏

Nutritional Interventions to Prevent the Development of Atopic Diseases: A Focus on Cow's Milk Allergy

Kirsten Szklany　Aletta D.Kraneveld　Machteld M.Tiemessen　Johan Garssen　Leon M.J. Knippels　**著**

章　炟　**译**　谭亚琦　**校**

摘要

　　在西方社会，食物过敏等特应性疾病的患病率正在显著增加。牛奶过敏是婴儿出生后第一年内最早和最普遍的过敏食物之一。避免牛奶等过敏原才能防止过敏反应的发生，除此之外没有可用的治疗方法。由于对牛奶过敏的儿童在之后的生活中患其他过敏的风险增加，因此研究通过发展口服耐受性来预防牛奶过敏的营养策略具有重要意义。益生元、益生菌、合生元和长链多不饱和脂肪酸等营养成分具有促进生命早期免疫系统成熟的潜力，这有可能阻止牛奶过敏的进展。到目前为止，现有研究显示出有希望的结果，特别是在减缓湿疹的进展方面。然而，营养干预对食物过敏发展的预防效果尚无定论。未来的研究可能受益于各种膳食成分的组合。但仍然需要更多的随机临床试验来阐明营养干预对食物过敏的预防作用。

关键词：特应性疾病；牛奶过敏；食物过敏；长链多不饱和脂肪酸；营养预防；口服耐受性；益生元；益生菌；合生元

　　在西方社会，特应性疾病的发病率正在增加，最初的表现发生在儿童早期。特应性疾病以特征性的顺序模式发展，在生命早期以特应性皮炎开始，然后是食物过敏、过敏性鼻炎和过敏性哮喘。这一连续过程被称为"过敏进行曲"，得到了以下研究发现的支持：这些特应性疾病是相互关联的，罹患任何一种特应性疾病的患儿更容易发生其他过敏性疾病（Czarnowicki 等，2017）。

　　食物过敏作为"过敏进行曲"中的第二个表现形式，是一种潜在的疾病，可能会明显受益于（并且需要）治疗干预。在<1岁的婴儿中最早和最普遍的食物过敏之一是牛奶过敏（cow's milk allergy，CMA），在一些国家的患病率为2%～5%（Schoemaker 等，2015；Fiocchi 等，2010）。牛奶

过敏的症状包括皮疹、胃肠道不适（如腹泻、呕吐）、呼吸系统问题，严重情况下可出现过敏性休克。尽管79%～90%患儿在3岁时症状会自发缓解（Host 和 Halken，1990；Skripak 等，2007），但目前尚无治疗方法，只有回避牛奶过敏原才能防止过敏反应发生。由于对牛奶过敏的儿童在以后的生活中患其他过敏症的风险增加，研究预防牛奶过敏发展的营养策略具有重要意义。我们将在本篇综述中回顾营养策略在过敏性疾病尤其是牛奶过敏发展中的预防能力。

一、对食物过敏原口服耐受性的研究进展

　　婴儿出生时，婴儿的免疫系统倾向于2型辅助性T细胞（T helper 2，Th2）介导的反应，以

防止妊娠期间母子之间发生致命的免疫反应。但是如果这种偏 Th2 型的免疫反应没有及时得到充分平衡，随后可能会出现 Th2 型免疫反应介导的疾病，如食物过敏。环境因素逐渐诱导免疫系统朝着更平衡的免疫系统发展，表现为调节性 T 细胞（regulatory T cell，Treg）、Th17、Th1 和 Th2 细胞之间恰当的比例，从而防止自身免疫和过敏等疾病的发展（Gollwitzer 和 Marsland，2015）。

一个重要的环境因素是暴露于食物抗原，这对于免疫系统的成熟和对食物过敏原的耐受性的发展至关重要。口服免疫耐受诱导的确切机制尚不清楚，但其对调节性 T 细胞的分化起着重要作用。与口服耐受性有关的调节性 T 细胞分化发生在外周组织，更具体地说是发生在肠道相关淋巴组织（gut-associated lymphoid tissue，GALT）。树突状细胞（dendritic cell，DC）在肠道中摄取抗原并迁移到肠道相关淋巴组织。在肠道相关淋巴组织中，树突状细胞在抗炎因子和调节因子［如转化生长因子 -β（transforming growth factor-β，TGF-β）和 IL-10］的影响下诱导幼稚 T 细胞分化为抗原特异性调节性 T 细胞（Pabst 和 Mowat，2012）。

除了接触食物抗原外，免疫系统的发育还取决于肠道微生物群的组成。有学者提出，微生物群在黏膜免疫耐受的发展中发挥作用（Pabst 和 Mowat，2012）。事实上，特应性儿童和健康儿童的肠道微生物群组成不同，细菌多样性降低和生态失调与特应性疾病的发展有关（Wopereis 等，2014，2018）。与健康婴幼儿相比，罹患过敏性疾病的婴幼儿的胃肠道生态失调的特点是双歧杆菌属和乳酸杆菌属的含量降低（Cukrowska 等，2020）。此外，研究表明，某些肠道共生细菌（如脆弱拟杆菌和几种梭菌），通过其配体和代谢产物，可以刺激巨噬细胞和树突状细胞产生大量的 TGF-β 和 IL-10，从而增加 Treg 细胞数（Hill 和 Artis，2010；Lehmann 等，2015；Round 和 Mazmanian，2010；Smith 等，2013）。同时婴幼儿时期使用抗生素可影响肠道微生物，从而增加日后过敏问题的风险（Ahmadizar 等，2017a，

2018）。因此，肠道微生物群的失调可能导致免疫系统发育不全，降低相关 Treg 细胞数量，降低了口服耐受性，并可能导致食物过敏。

婴儿期的肠道菌群发育受到多种因素的影响，包括分娩方式（阴道与剖腹产）、早期使用抗生素及最重要的早期喂养方式（母乳与配方奶）。总之，婴幼儿时期的食物过敏（如牛奶过敏），可能是肠道生态失调和相关的黏膜免疫系统失衡引起的、没有以适当的方式处理牛奶蛋白的结果。

二、膳食干预法预防牛奶过敏

在生命的最初几年，饮食会影响肠道微生物群的组成，并对免疫系统的发育产生重大影响。我们在这里回顾了几种营养成分在生命早期调节肠道微生物群和（或）免疫系统的过敏预防作用。

（一）母乳

母乳是从出生当天起推荐的婴幼儿饮食来源。它含有对新生儿的生长发育很重要的膳食营养素，以及生长因子、抗原和免疫调节成分［如免疫球蛋白、长链多不饱和脂肪酸（LC-PUFA）、细菌、不可消化的寡糖和维生素］，所有这些都来自母体饮食或免疫系统。这些成分对于塑造肠道微生物群组成和免疫系统的成熟至关重要，即在新生儿中培养口服耐受性（van den Elsen 等，2019；Verhasselt，2010）。世界卫生组织 2011 年的指南建议在婴儿 <6 月龄时，仅将母乳作为营养（<6 月龄的纯母乳喂养最适合世界各地的婴儿，https：//www.who.int/mediacentre/news/statements/2011/breastfeeding_20110115/en/）。3～4 个月的母乳喂养可降低出现喘息、哮喘和湿疹的风险；然而，这些证据不足以得出母乳可预防食物过敏的结论（Greer 等，2019；Gungor 等，2019；Ahmadizar 等，2017b）。

然而，母乳喂养并不总是可及的，其最好的替代品是婴儿配方奶粉。为了确保肠道微生物群和（黏膜）免疫系统的最佳发育，识别母乳中的所有有益成分非常重要，以便添加到婴儿配方奶粉中充分发挥作用。因此，更多关于母乳成分和

母乳成分功能的信息可能会带来预防过敏发展的新策略。

（二）母乳寡糖：益生元

人乳寡糖（human milk oligosaccharide，HMO）是母乳的主要成分之一（Xiao 等，2017）。它们通过直接调节免疫细胞或通过影响肠道微生物群作为发酵底物间接刺激免疫系统的发育（Triantis 等，2018）。母乳中人乳寡糖的分布与生命早期的食物致敏有关（Miliku 等，2018；Ayechu-Muruzabal 等，2018）。由于母乳的替代品婴儿配方奶粉的基础是牛奶，因此与母乳相比，婴儿配方奶粉中的低聚糖成分较少（Boehm 和 Stahl，2007）。因此，为了模拟母乳的成分，最好在婴儿配方食品中添加不易降解的低聚糖，这些低聚糖显示出有益的（益生元）特性。根据国际益生菌和益生元科学协会（International Scientific Association for Probiotics and Prebiotics，ISAPP）对益生元的定义是"一种被宿主微生物选择性利用的底物，对健康有益"（Gibson 等，2017）。益生元可刺激有益共生肠道细菌的生长和活性（Gibson 和 Roberfroid，1995）。研究表明，在婴儿配方奶粉中添加益生元，如特定的短链低聚半乳糖（short-chain galacto-oligosaccharide，scGOS）和长链低聚果糖（long-chain fructo-oligosaccharide，lcFOS）混合物，可产生与母乳喂养婴儿相似的肠道菌群组成（Wopereis 等，2018；Oozeer 等，2013）证明，在婴儿配方奶粉中添加某些益生元将有益于肠道微生物群的发育。在一项随机双盲安慰剂对照研究中发现在配方奶喂养基础上，与对照组相比，补充 scGOS/lcFOS 可减少婴幼儿的特应性表现和感染的发生（Moro 等，2006）。在益生元干预后 2～5 年内仍然观察到这种保护作用，这表明除了对微生物群组成的有益影响和显示的健康益处外，在生命早期使用益生元进行免疫规划可以产生长期的保护作用（Arslanoglu 等，2008，2012）。

这些益生元发挥作用的机制尚并不完全清楚。益生元可刺激有益的共生肠道细菌（如双歧杆菌和乳酸杆菌）的生长和活性（Gibson 和 Roberfroid，1995）。有益细菌数量和活性的增加具有抗菌作用，因为它们可与病原菌竞争结合肠道上皮细胞（Ayechu-Muruzabal 等，2018）。此外，已知 HMO 和 scGOS/lcFOS 能够通过受体介导的胞吞作用或通过细胞旁转移穿过肠上皮屏障（Eiwegger 等，2010；Gnoth 等，2001）表明这些化合物也可能具有全身作用。这与系统检测到至少 1% 的 HMO 的事实一致（Goehring 等，2014）。益生元除了微生物调节能力外，scGOS/lcFOS 已被证明对免疫系统具有直接的免疫调节作用。体外试验表明，scGOS/lcFOS 促进 DC 释放 IL-10，这些 DC 可以上调功能性的抑制性 Foxp3 阳性 T 细胞的数量（Lehmann 等，2015）。在与肠上皮细胞和活化的外周血单核细胞（peripheral blood mononuclear cell，PBMC）的共培养试验中证明 scGOS/lcFOS 通过上皮细胞诱导耐受性 Treg 和 Th1 细胞介导的免疫反应（de Kivit 等，2013；Hayen 等，2018）。并有研究者通过牛奶过敏小鼠模型证明，在致敏期间，scGOS/lcFOS 可使小鼠的急性过敏反应显著降低（Schouten 等，2009）。此外，scGOS/lcFOS 的混合物可上调黏膜 IL-10 和 TGF-β 转录并诱导 Treg 反应，这对于预防过敏至关重要，因为在体内的 TGF-β 或 IL-10 具有保护作用（Schouten 等，2010；Kerperien 等，2014，2018）。

尽管有临床研究已证明益生元对健康有益，但一些临床研究却持不同意见（Ranucci 等，2018；Boyle 等，2016）。其中一项双盲、随机对照试验表明将含益生元的配方奶与标准配方奶和母乳喂养进行比较，发现其不改变过敏的发生率。这项研究中使用的益生元由 GOS 和聚葡萄糖组成，可能是其无效的原因（Ranucci 等，2018）。这些结果表明选用益生元的种类很重要。到目前为止，来自随机试验的证据表明益生元（FOS、GOS 和 PDX）对过敏症状的发展具有预防作用的证据有限（Cuello-Garcia 等，2017）。需要更多的临床研究来了解益生元（包括 HMO）对过敏发展的预防作用。总体而言，益生元是可以安全使用的，世界过敏组织（World Allergy Organization, WAO）指南小组建议无论其过敏风险高还是低，在非纯母乳喂养的婴儿中均补充益生元（有条件的推荐，证据质量低）（Cuello-Garcia 等，2016）。

（三）活微生物：益生菌

肠道微生物群在黏膜免疫系统的发育及口服免疫耐受的发展过程中发挥着重要作用。通过营养调节微生物群组成是一种有潜力的方式，可以直接在饮食中补充活微生物。在婴儿配方奶粉中添加由人乳中分离出活的微生物的选择性菌株可进一步增强配方奶粉对健康的益处（Martin 等，2009；Jeurink 等，2013）。目前国际益生菌和益生元科学协会对益生菌的定义是："当给予足够的量时，会给宿主带来健康益处的一种活微生物"（Hill 等，2014）。已经有多项临床研究证明了益生菌对健康的潜在益处。在最近发表的一项双盲安慰剂对照研究中，与对照组儿童相比，每天接受鼠李糖乳杆菌和双歧杆菌动物亚种的混合物，6 个月后，（年龄为 8—14 月龄）湿疹症状减少。但两组之间致敏儿童的数量没有显著差异（Schmidt 等，2019）。在另一项随机安慰剂对照试验证明了仅鼠李糖乳杆菌有降低湿疹患病率的作用，而双歧杆菌动物亚种则没有该效果。母亲从妊娠第 35 周到产后 6 个月（如果还在哺乳期）和婴儿从出生到 2 岁，每天都给予益生菌补充剂；在 6 岁时，鼠李糖乳杆菌组的过敏性疾病的发生率降低（Wickens 等，2013）；然而，该项研究并未进一步检测食物（鸡蛋、牛奶和花生）或空气（猫、草花粉或屋尘螨）来源的过敏原。在 11 岁时，与接受双歧杆菌组相比接受鼠李糖乳杆菌组中湿疹的患病率显著降低（Wickens 等，2018）。这些数据结论与 Meta 分析（Cuello-Garcia 等，2015；Zuccotti 等，2015）相一致，得出的结论均是益生菌补充剂利于预防湿疹，但没有证实对其他过敏症的发展是否有影响。重点是发现在产前和产后期间补充益生菌的预防效果是最佳的（Cuello-Garcia 等，2015），这表明联合策略（产前和产后）在预防湿疹和降低过敏方面有效。然而，其干预和效果持续的时间需要更进一步地研究，并且食品过敏的检测也需要作为临床试验的结果，以获得更确凿的证据证明益生菌在食物过敏中的预防作用（West 等，2016；Zhang 等，2016）。此外与使用单一菌株相比，多种益生菌菌株的组合在预防湿疹方面具有更显著的效果（Zuccotti 等，2015）。但是因菌株存在特异性差异，WAO 建议：（虽然这些建议的证据等级较低，但总体而言）益生菌可降低高风险孕妇、母乳喂养的高风险儿童及高风险婴儿发生过敏的概率（Fiocchi 等，2015）。

（四）合生元

由于益生菌和益生元在治疗过敏中存在一定的作用，因此可推测所谓的益生菌和益生元组成的合生元可能会产生协同作用。协同作用可以通过益生元与益生菌的组合来实现，其中益生元可促进益生菌的生长和活性。一些临床研究评估了对（食物）过敏发展的合生元策略。在牛奶过敏小鼠模型中，由益生元（scGOS/lcFOS，9∶1）与益生菌短双歧杆菌 M-16V 组成的合生元可显著降低过敏反应，并且优于单独使用益生菌或益生元（Schouten 等，2009）。此外除了减轻过敏反应，合生元饮食（scFOS/lcFOS 和 B. breve M16V 组成）在小鼠牛奶过敏预防模型中显示可增强免疫耐受性（Kostadinova 等，2017）。这些过敏模型中合生元的有益作用可能基于它们对肠上皮细胞的调节作用。

在牛奶过敏小鼠模型中发现，合生元可增加小鼠肠道和肠系膜淋巴结中上皮细胞衍生的半乳糖凝集素 -9（Gal-9）的水平。现有研究已证明 Gal-9 可通过 PBMC 调节 Th1 和 Treg 反应的发展，这将有助于改善过敏，即 Th2 型免疫反应（de Kivit 等，2012）。Gal-9 是一种可溶型凝集素，可通过糖结合序列与适应性免疫细胞相结合。Gal-9 还通过与 IgE 结合阻止其交联，从而防止肥大细胞和（或）嗜碱性粒细胞脱颗粒（Niki 等，2009）。有研究证实特应性皮炎患者和牛奶过敏小鼠的血清 Gal-9 含量在使用合生元干预后显著增加，并与症状改善相关（de Kivit 等，2012）。

据我们所知，目前尚未在临床研究中评估合生元对食物过敏的预防作用。现有几项研究表明了合生元对预防湿疹的作用，并显著改善湿疹的症状（Kukkonen 等，2007；Roze 等，2012；van der Aa 等，2010）。其中一项研究表明，患有特应性皮炎的婴儿（年龄＜7 月龄）经 12 周的补充合生元婴儿配方奶粉可显著缓解 IgE 相关的湿疹症状（van der Aa 等，2010）。1 年后，接受合生元配方奶粉喂养的婴儿出现哮喘样症状和药物使用量也减少（van der Aa 等，2011）。根据临床研究数据，在补充合生元后，湿疹患儿 Gal-9 的系统水平升高（de Kivit 等，2012）。

总之，现有关注合生元对特应性疾病的治疗作用及其预防过敏能力的研究数量尚有限，但现有的研究表明，合生元在预防过敏方面具有一定的作用。

（五）长链多不饱和脂肪酸

膳食长链多不饱和脂肪酸（long-chain polyunsaturated fatty acid，LC-PUFA）是细胞膜中的重要成分，并参与维持免疫系统发育和成熟的有利环境。LC-PUFA 分为 omega-3（ω-3 PUFA）和 omega-6（ω-6 PUFA）脂肪酸。ω-PUFA 花生四烯酸（arachidonic acid，AA）也存在于肉类中，可转化为促炎类花生酸 2 和 4 系列，如前列腺素 E_2。相比之下，ω-3 PUFA 二十二碳六烯酸（docosahexaenoic acid，DHA）和二十碳五烯酸（eicosapentaenoic acid，EPA）通过消耗花生四烯酸参与合成细胞膜，这导致花生四烯酸含量的降低，进而导致促炎性前列腺素和白三烯的减少（Calder 等，1994）。DHA 和 EPA 也与 AA 作为底物竞争环加氧酶和脂加氧酶，转化为促炎能力较低的前列腺素和血栓素 3 和 5 系列（van den Elsen 等，2012）。此外，环氧合酶还可以将 DHA 和 EPA 转化为分解素，发挥抗炎作用（Miles 和 Calder，2017）。

西方社会消费了大量的 ω-6 PUFA，这可能与过敏患病率的增加有关（Blumer 和 Renz 等，2007）。牛奶过敏动物模型也支持这一说法，给予牛奶过敏小鼠富含 ω-6 PUFA 的饮食后更易出现过敏症状（van den Elsen 等，2015；Thang 等，2013）。相比之下，ω-3 PUFA 饮食抑制了急性过敏反应和 IgE 反应的发展，伴随着肠道 Treg 数量的升高（van den Elsen 等，2013，2014）。在食物过敏的大鼠模型中发现，在免疫发育的两个关键时期（怀孕和哺乳期），额外补充 ω-3 PUFA 能够诱导口服免疫耐受的建立。在围产期（在怀孕和哺乳期间）补充 ω-3 PUFA 可诱导后代的 Th1（IFNγ）和 Treg（IL-10）免疫反应的成熟（Richard 等，2016）。这些动物实验表明 ω-3 PUFA 在预防过敏方面具有良好的作用。

临床试验研究了在怀孕和（或）哺乳期间补充鱼油、EPA 和（或）DHA 对特应性疾病发展的影响（Lumia 等，2011；Furuhjelm 等，2009，2011；Bisgaard 等，2016；Palmer 等，2012；Best 等，2016）。但是，这些研究内容之间存在差异，包括特应性疾病的种类，干预的时间和患儿的年龄。其中一些报道表明上述补充物可缓解食物过敏的发展和减轻对过敏原的敏感性，而另一些报道却持不同的意见（Furuhjelm 等，2009；Palmer 等，2012；Best 等，2016、2018；Noakes 等，2012）。一项 Meta 分析表明，妊娠期服用鱼油补充剂可使婴儿患湿疹的风险较低，并且在出生 12 个月内对鸡蛋的敏感性显著降低。同时结论也表明 ω-3 PUFA 对预防婴儿过敏发展也具有积极作用；然而由于所包含的研究存在异质性，尚不能得出母亲摄入 ω-3 PUFA 与婴儿过敏性疾病发展之间存在联系的结论（Best 等，2016）。基于当前的研究，尚无明确证据表明妊娠期补充 ω-3 PUFA 和（或）鱼油可以防止后代过敏的发生，需要更充分设计的随机临床试验获取足够的证据。

出生后和（或）婴儿期补充 ω-3 PUFA 影响过敏发展的证据有限。研究表明在出生后接受鱼油或 ω-3 PUFA 的婴儿中，罹患食物致敏的概率降低，并且首次患过敏性疾病的时间也有所延迟（Clausen 等，2018；Foiles 等，2016；D'Vaz 等，2012a）。补充鱼油的婴儿的免疫细胞表达 IL-3 降低和 IFN-γ 和肿瘤坏死因子 -α（tumour necrosis factor α，TNF-α）升高，表明出现偏向 Th1 介导的免疫反应（D'Vaz 等，2012a）。但也有研究表明出生后补充 ω-3 PUFA 不影响婴儿过敏性疾病的发生（D'Vaz 等，2012b）。一项 2016 年的 Meta 分析表明，婴儿期补充 LC-PUFA 不影响食物过敏、哮喘和湿疹的发展（Schindler 等，2016）。

三、避免过早食用牛奶蛋白

在怀孕和哺乳期间避免接触过敏原是对有过敏性疾病家族史的孕妇的建议。孕妇饮食中减少食物性过敏原，如牛奶、鱼和鸡蛋，以预防和降低婴儿食物过敏反应的风险（American Academy of Pediatrics，2000）。由于摄入的过敏原会通过胎盘并存在于母乳中，这可能会引起婴儿过敏。然而通过避免接触来降低食物过敏风险的证据并不充分（Agostoni 等，2008）。此外，已有研究表明早期接触花生实际上可以预防高危婴儿的花生过敏（Du Toit 等，2015、2016、2018；Perkin 等，2016）。避免接触过敏原的婴儿的过敏风险增加，可能是由于缺乏多种途径（如皮肤或气道）的致敏，导致过敏原特异性口服免疫耐受的建立的缺失（Nowak-Wegrzyn 和 Chatchatee，2017；Fox 等，2009）。

对于存在牛奶过敏风险的婴儿，食用婴儿配方奶粉会使这些婴儿接触主要的牛奶过敏原：酪蛋白和乳清。为了降低婴儿配方奶粉的致敏性，可以通过水解、热处理和（或）超滤等工艺来降低配方奶粉的致敏性（Hays 和 Wood，2005）。这会降低牛奶蛋白的分子量，并有望降低酪蛋白和乳清的致敏能力（von Berg，2009）。水解产物以部分水解产物和广泛水解产物的形式存在。部分水解产物可预防高危婴儿的牛奶过敏，而广泛水解产物则用于喂养已诊断为牛奶过敏的婴儿（Fiocchi 等，2010）。水解产物预防过敏的能力主要在有风险的儿童中进行验证，只有少数研究是在健康婴儿中进行的。根据系统评价，水解产物对预防无家族史婴儿的过敏性疾病没有作用；然而，这些研究的证据质量非常低（Osborn 等，2017）。在有风险的婴儿中，仅进行了有限的研究，且它们的结果相互矛盾。近期发表的一项系统综述得出结论，在高危婴儿中使用部分水解物可降低过敏性疾病，尤其是湿疹的风险（Szajewska 和 Horvath 等，2017）。水解型牛奶配方对预防过敏的作用已在一组有特应性疾病风险的婴儿中得到证实（von Berg 等，2003）。水解产物的预防作用证明，可以降低患特应性皮炎的风险，这种作用甚至可维持 10 年（von Berg 等，2013）。进一步研究水解产物的确切组成可能进一步有助于明确各种水解产物的特定耐受能力。已有研究证明，乳清水解产物中的某些肽可以促进对乳清的口服免疫耐受的建立（Gouw 等，2018）。此外加工工序较少的牛奶（已被证明不易引起过敏）可能具有提高耐受性的能力（Abbring 等，2019a, b）。牛奶加工在牛奶过敏预防策略中的作用需要进一步的研究来验证。

结论

食物过敏的发生率正在增加，因此需要采取一系列预防策略。一些具有肠道微生物群和免疫调节特性的营养成分被认为在预防过敏发展中具有潜在作用。除了本章综述的成分之外，其他重要的营养成分，如维生素、后生元、发酵剂、短链脂肪酸也被认为具有潜在的有益作用，但未能在本篇综述中进行讨论。迄今为止的研究表明，这些营养成分对过敏性疾病，尤其是湿疹，具有一定的作用。然而，营养干预对预防食物过敏的效果尚无定论。造成这种情况的原因可能是研究时所用膳食成分和干预时间的不一致（如益生元混合物的差异、益生菌菌株的差异、干预时间的差异）。为了阐明营养成分对食物过敏的预防作用，未来的研究需探究各种饮食成分的组合，还需要更多的随机临床试验。

参考文献

［1］ Abbring S, Kusche D, Roos TC et al (2019a) Milk processing increases the allergenicity of cow's milk-preclinical evidence supported by a human proof-of-concept provocation pilot. Clin Exp Allergy 49:1013-1025

［2］ Abbring S, Ryan JT, Diks MAP et al (2019b) Suppression of food allergic symptoms by raw cow's milk in mice is retained after skimming but abolished after heating the milk-a promising contribution of alkaline phosphatase. Nutrients 11:1499

［3］ Agostoni C, Decsi T, Fewtrell M et al (2008) Complementary feeding: a commentary by the ESPGHAN Committee on Nutrition. J Pediatr Gastroenterol Nutr 46:99-110

［4］ Ahmadizar F, Vijverberg SJH, Arets HGM et al (2017a) Early life antibiotic use and the risk of asthma and asthma exacerbations in children. Pediatr Allergy Immunol 28:430-437

［5］ Ahmadizar F, Vijverberg SJH, Arets HGM et al (2017b) Breastfeeding is associated with a decreased risk of childhood asthma exacerbations later in life. Pediatr Allergy Immunol 28:649-654

［6］ Ahmadizar F, Vijverberg SJH, Arets HGM et al (2018) Early-life antibiotic exposure increases the risk of developing allergic symptoms later in life: a meta-analysis. Allergy 73:971-986

［7］ American Academy of Pediatrics (2000) Committee on Nutrition. Hypoallergenic infant formulas. Pediatrics 106:346-349

［8］ Arslanoglu S, Moro GE, Schmitt J et al (2008) Early dietary intervention with a mixture of prebiotic oligosaccharides reduces the incidence of allergic manifestations and infections during the first two years of life. J Nutr 138:1091-1095

［9］ Arslanoglu S, Moro GE, Boehm G et al (2012) Early neutral prebiotic oligosaccharide supplementation reduces the incidence of some allergic manifestations in the first 5 years of life. J Biol Regul Homeost Agents 26:49-59

［10］ Ayechu-Muruzabal V, van Stigt AH, Mank M et al (2018) Diversity of human milk oligosaccharides and effects on early life immune development. Front Pediatr 6:239

［11］ Best KP, Gold M, Kennedy D et al (2016) Omega-3 long-chain PUFA intake during pregnancy and allergic disease outcomes in the offspring: a systematic review and meta-analysis of observational studies and randomized controlled trials. Am J Clin Nutr 103:128-143

［12］ Best KP, Sullivan TR, Palmer DJ et al (2018) Prenatal omega-3 LCPUFA and symptoms of allergic disease and sensitization throughout early childhood - a longitudinal analysis of long-term follow-up of a randomized controlled trial. World Allergy Organ J 11:10

［13］ Bisgaard H, Stokholm J, Chawes BL et al (2016) Fish oil-derived fatty acids in pregnancy and wheeze and asthma in offspring. N Engl J Med 375:2530-2539

［14］ Blumer N, Renz H (2007) Consumption of omega3-fatty acids during perinatal life: role in immuno-modulation and allergy prevention. J Perinat Med 35(Suppl 1):S12-S18

［15］ Boehm G, Stahl B (2007) Oligosaccharides from milk. J Nutr 137:847s-849s

［16］ Boyle RJ, Tang ML, Chiang WC et al (2016) Prebiotic-supplemented partially hydrolysed cow's milk formula for the prevention of eczema in high-risk infants: a randomized controlled trial. Allergy 71:701-710

［17］ Calder PC, Yaqoob P, Harvey DJ et al (1994) Incorporation of fatty acids by concanavalin A-stimulated lymphocytes and the effect on fatty acid composition and membrane fluidity. Biochem J 300(Pt 2):509-518

［18］ Clausen M, Jonasson K, Keil T et al (2018) Fish oil in infancy protects against food allergy in Iceland-results from a birth cohort study. Allergy 73:1305-1312

［19］ Cuello-Garcia CA, Brozek JL, Fiocchi A et al (2015) Probiotics for the prevention of allergy: a systematic review and meta-analysis of randomized controlled trials. J Allergy Clin Immunol 136:952-961

［20］ Cuello-Garcia CA, Fiocchi A, Pawankar R et al (2016) World allergy organization-McMaster University guidelines for allergic disease prevention (GLAD-P): prebiotics. World Allergy Organ J 9:10

［21］ Cuello-Garcia C, Fiocchi A, Pawankar R et al (2017) Prebiotics for the prevention of allergies: a systematic review and meta-analysis of randomized controlled trials. Clin Exp Allergy 47:1468-1477

［22］ Cukrowska B, Bierła JB, Zakrzewska M, Klukowski M, Maciorkowska E (2020) The relationship between the infant gut microbiota and allergy. The role of bifidobacterium breve and prebiotic oligosaccharides in the activation of anti-allergic mechanisms in early life. Nutrients 12(4)

［23］ Czarnowicki T, Krueger JG, Guttman-Yassky E (2017) Novel concepts of prevention and treatment of atopic dermatitis through barrier and immune manipulations with implications for the atopic march. J Allergy Clin Immunol 139:1723-1734

［24］ D'Vaz N, Meldrum SJ, Dunstan JA et al (2012a) Fish oil supplementation in early infancy modulates developing infant immune responses. Clin Exp Allergy 42:1206-1216

［25］ D'Vaz N, Meldrum SJ, Dunstan JA et al (2012b) Postnatal fish oil supplementation in high-risk infants to prevent allergy: randomized controlled trial. Pediatrics 130:674-682

［26］ de Kivit S, Saeland E, Kraneveld AD et al (2012) Galectin-9 induced by dietary synbiotics is involved in suppression of allergic symptoms in mice and humans. Allergy 67:343-352

［27］ de Kivit S, Kraneveld AD, Knippels LM et al (2013) Intestinal epithelium-derived galectin-9 is involved in the immunomodulating effects of nondigestible oligosaccharides. J Innate Immun 5:625-638

[28] Du Toit G, Roberts G, Sayre PH et al (2015) Randomized trial of peanut consumption in infants at risk for peanut allergy. N Engl J Med 372:803-813

[29] Du Toit G, Sayre PH, Roberts G et al (2016) Effect of avoidance on peanut allergy after early peanut consumption. N Engl J Med 374:1435-1443

[30] du Toit G, Sayre PH, Roberts G et al (2018) Allergen specificity of early peanut consumption and effect on development of allergic disease in the learning early about peanut allergy study cohort. J Allergy Clin Immunol 141:1343-1353

[31] Eiwegger T, Stahl B, Haidl P et al (2010) Prebiotic oligosaccharides: in vitro evidence for gastrointestinal epithelial transfer and immunomodulatory properties. Pediatr Allergy Immunol 21:1179-1188

[32] Fiocchi A, Brozek J, Schunemann H et al (2010) World allergy organization (WAO) diagnosis and rationale for action against cow's milk allergy (DRACMA) guidelines. World Allergy Organ J 3:57-161

[33] Fiocchi A, Pawankar R, Cuello-Garcia C et al (2015) World allergy organization-McMaster University guidelines for allergic disease prevention (GLAD-P): probiotics. World Allergy Organ J 8:4

[34] Foiles AM, Kerling EH, Wick JA et al (2016) Formula with long-chain polyunsaturated fatty acids reduces incidence of allergy in early childhood. Pediatr Allergy Immunol 27:156-161

[35] Fox AT, Sasieni P, du Toit G et al (2009) Household peanut consumption as a risk factor for the development of peanut allergy. J Allergy Clin Immunol 123:417-423

[36] Furuhjelm C, Warstedt K, Larsson J et al (2009) Fish oil supplementation in pregnancy and lactation may decrease the risk of infant allergy. Acta Paediatr 98:1461-1467

[37] Furuhjelm C, Warstedt K, Fageras M et al (2011) Allergic disease in infants up to 2 years of age in relation to plasma omega-3 fatty acids and maternal fish oil supplementation in pregnancy and lactation. Pediatr Allergy Immunol 22:505-514

[38] Gibson GR, Roberfroid MB (1995) Dietary modulation of the human colonic microbiota: introducing the concept of prebiotics. J Nutr 125:1401-1412

[39] Gibson GR, Hutkins R, Sanders ME et al (2017) Expert consensus document: the International Scientific Association for Probiotics and Prebiotics (ISAPP) consensus statement on the definition and scope of prebiotics. Nat Rev Gastroenterol Hepatol 14:491-502

[40] Gnoth MJ, Rudloff S, Kunz C et al (2001) Investigations of the in vitro transport of human milk oligosaccharides by a Caco-2 monolayer using a novel high performance liquid chromatography-mass spectrometry technique. J Biol Chem 276:34363-34370

[41] Goehring KC, Kennedy AD, Prieto PA et al (2014) Direct evidence for the presence of human milk oligosaccharides in the circulation of breastfed infants. PLoS One 9:e101692

[42] Gollwitzer ES, Marsland BJ (2015) Impact of early-life exposures on immune maturation and susceptibility to disease. Trends Immunol 36:684-696

[43] Gouw JW, Jo J, Meulenbroek L et al (2018) Identification of peptides with tolerogenic potential in a hydrolysed whey-based infant formula. Clin Exp Allergy 48:1345-1353

[44] Greer FR, Sicherer SH, Burks AW (2019) The effects of early nutritional interventions on the development of atopic disease in infants and children: the role of maternal dietary restriction, breastfeeding, hydrolyzed formulas, and timing of introduction of allergenic complementary foods. Pediatrics 143:e20190281

[45] Gungor D, Nadaud P, LaPergola CC et al (2019) Infant milk-feeding practices and food allergies, allergic rhinitis, atopic dermatitis, and asthma throughout the life span: a systematic review. Am J Clin Nutr 109:772s-799s

[46] Hayen SM, Otten HG, Overbeek SA et al (2018) Exposure of intestinal epithelial cells to short- and long-chain fructo-oligosaccharides and CpG oligodeoxynucleotides enhances peanut-specific T helper 1 polarization. Front Immunol 9:923

[47] Hays T, Wood RA (2005) A systematic review of the role of hydrolyzed infant formulas in allergy prevention. Arch Pediatr Adolesc Med 159:810-816

[48] Hill DA, Artis D (2010) Intestinal bacteria and the regulation of immune cell homeostasis. Annu Rev Immunol 28:623-667

[49] Hill C, Guarner F, Reid G et al (2014) Expert consensus document. The International Scientific Association for Probiotics and Prebiotics consensus statement on the scope and appropriate use of the term probiotic. Nat Rev Gastroenterol Hepatol 11:506-514

[50] Host A, Halken S (1990) A prospective study of cow milk allergy in Danish infants during the first 3 years of life. Clinical course in relation to clinical and immunological type of hypersensitivity reaction. Allergy 45:587-596

[51] Jeurink PV, van Bergenhenegouwen J, Jimenez E et al (2013) Human milk: a source of more life than we imagine. Benef Microbes 4:17-30

[52] Kerperien J, Jeurink PV, Wehkamp T et al (2014) Non-digestible oligosaccharides modulate intestinal immune activation and suppress cow's milk allergic symptoms. Pediatr Allergy Immunol 25:747-754

[53] Kerperien J, Veening-Griffioen D, Wehkamp T et al (2018) IL-10 receptor or TGF-beta neutralization abrogates the protective effect of a specific nondigestible oligosaccharide mixture in cow-milk-allergic mice. J Nutr 148:1372-1379

[54] Kostadinova AI, Pablos-Tanarro A, Diks MAP et al (2017) Dietary intervention with beta-lactoglobulin-derived peptides and a specific mixture of fructo-oligosaccharides and bifidobacterium breve M-16V facilitates the prevention of whey-induced allergy in mice by supporting a tolerance-prone immune environment. Front Immunol 8:1303

［55］ Kukkonen K, Savilahti E, Haahtela T et al (2007) Probiotics and prebiotic galacto-oligosaccharides in the prevention of allergic diseases: a randomized, double-blind, placebo-controlled trial. J Allergy Clin Immunol 119:192-198

［56］ Lehmann S, Hiller J, van Bergenhenegouwen J et al (2015) In vitro evidence for immune-modulatory properties of non-digestible oligosaccharides: direct effect on human monocyte derived dendritic cells. PLoS One 10:e0132304

［57］ Lumia M, Luukkainen P, Tapanainen H et al (2011) Dietary fatty acid composition during pregnancy and the risk of asthma in the offspring. Pediatr Allergy Immunol 22:827-835

［58］ Martin R, Jimenez E, Heilig H et al (2009) Isolation of bifidobacteria from breast milk and assessment of the bifidobacterial population by PCR-denaturing gradient gel electrophoresis and quantitative real-time PCR. Appl Environ Microbiol 75:965-969

［59］ Miles EA, Calder PC (2017) Can early omega-3 fatty acid exposure reduce risk of childhood allergic disease? Nutrients 9:784

［60］ Miliku K, Robertson B, Sharma AK et al (2018) Human milk oligosaccharide profiles and food sensitization among infants in the CHILD study. Allergy 73:2070-2073

［61］ Moro G, Arslanoglu S, Stahl B et al (2006) A mixture of prebiotic oligosaccharides reduces the incidence of atopic dermatitis during the first six months of age. Arch Dis Child 91:814-819

［62］ Niki T, Tsutsui S, Hirose S et al (2009) Galectin-9 is a high affinity IgE-binding lectin with anti-allergic effect by blocking IgE-antigen complex formation. J Biol Chem 284:32344-32352

［63］ Noakes PS, Vlachava M, Kremmyda LS et al (2012) Increased intake of oily fish in pregnancy: effects on neonatal immune responses and on clinical outcomes in infants at 6 mo. Am J Clin Nutr 95:395-404

［64］ Nowak-Wegrzyn A, Chatchatee P (2017) Mechanisms of tolerance induction. Ann Nutr Metab 70 (Suppl 2):7-24

［65］ Oozeer R, van Limpt K, Ludwig T et al (2013) Intestinal microbiology in early life: specific prebiotics can have similar functionalities as human-milk oligosaccharides. Am J Clin Nutr 98:S561-S571

［66］ Osborn DA, Sinn JK, Jones LJ (2017) Infant formulas containing hydrolysed protein for prevention of allergic disease and food allergy. Cochrane Database Syst Rev 3:Cd003664

［67］ Pabst O, Mowat AM (2012) Oral tolerance to food protein. Mucosal Immunol 5:232-239

［68］ Palmer DJ, Sullivan T, Gold MS et al (2012) Effect of n-3 long chain polyunsaturated fatty acid supplementation in pregnancy on infants' allergies in first year of life: randomised controlled trial. BMJ 344:e184

［69］ Perkin MR, Logan K, Marrs T et al (2016) Enquiring About Tolerance (EAT) study: feasibility of an early allergenic food introduction regimen. J Allergy Clin Immunol 137:1477-1486.e1478

［70］ Ranucci G, Buccigrossi V, Borgia E et al (2018) Galacto-oligosaccharide/polidextrose enriched formula protects against respiratory infections in infants at high risk of atopy: a randomized clinical trial. Nutrients 10:286

［71］ Richard C, Lewis ED, Goruk S et al (2016) A dietary supply of docosahexaenoic acid early in life is essential for immune development and the establishment of oral tolerance in female rat offspring. J Nutr 146:2398-2406

［72］ Round JL, Mazmanian SK (2010) Inducible Foxp3+ regulatory T-cell development by a commensal bacterium of the intestinal microbiota. Proc Natl Acad Sci U S A 107:12204-12209

［73］ Roze JC, Barbarot S, Butel MJ et al (2012) An alpha-lactalbumin-enriched and symbiotic-supplemented v. a standard infant formula: a multicentre, double-blind, randomised trial. Br J Nutr 107:1616-1622

［74］ Schindler T, Sinn JK, Osborn DA (2016) Polyunsaturated fatty acid supplementation in infancy for the prevention of allergy. Cochrane Database Syst Rev 10:Cd010112

［75］ Schmidt RM, Pilmann Laursen R, Bruun S et al (2019) Probiotics in late infancy reduce the incidence of eczema: a randomized controlled trial. Pediatr Allergy Immunol 30:335-340

［76］ Schoemaker AA, Sprikkelman AB, Grimshaw KE et al (2015) Incidence and natural history of challenge-proven cow's milk allergy in European children--EuroPrevall birth cohort. Allergy 70:963-972

［77］ Schouten B, van Esch BC, Hofman GA et al (2009) Cow milk allergy symptoms are reduced in mice fed dietary synbiotics during oral sensitization with whey. J Nutr 139:1398-1403

［78］ Schouten B, van Esch BC, Hofman GA et al (2010) Oligosaccharide-induced whey-specific CD25 (+) regulatory T-cells are involved in the suppression of cow milk allergy in mice. J Nutr 140:835-841

［79］ Skripak JM, Matsui EC, Mudd K et al (2007) The natural history of IgE-mediated cow's milk allergy. J Allergy Clin Immunol 120:1172-1177

［80］ Smith PM, Howitt MR, Panikov N et al (2013) The microbial metabolites, short-chain fatty acids, regulate colonic Treg cell homeostasis. Science 341:569-573

［81］ Szajewska H, Horvath A (2017) A partially hydrolyzed 100% whey formula and the risk of eczema and any allergy: an updated meta-analysis. World Allergy Organ J 10:27

［82］ Thang CL, Boye JI, Shi HN et al (2013) Effects of supplementing different ratios of omega-3 and omega-6 fatty acids in western-style diets on cow's milk protein allergy in a mouse model. Mol Nutr Food Res 57:2029-2038

［83］ Triantis V, Bode L, van Neerven RJJ (2018) Immunological effects of human milk oligosaccharides. Front Pediatr 6:190

［84］ van den Elsen L, Garssen J, Willemsen L (2012) Long chain N-3 polyunsaturated fatty acids in the prevention of allergic and cardiovascular disease. Curr Pharm Des 18:2375-2392

［85］ van den Elsen LW, van Esch BC, Hofman GA et al (2013) Dietary long chain n-3 polyunsaturated fatty acids prevent allergic sensitization to cow's milk protein in mice. Clin

Exp Allergy 43:798-810

［86］ van den Elsen LW, Bol-Schoenmakers M, van Esch BC et al (2014) DHA-rich tuna oil effectively suppresses allergic symptoms in mice allergic to whey or peanut. J Nutr 144:1970-1976

［87］ van den Elsen LW, van Esch BC, Dingjan GM et al (2015) Increased intake of vegetable oil rich in n-6 PUFA enhances allergic symptoms and prevents oral tolerance induction in whey-allergic mice. Br J Nutr 114:577-585

［88］ van den Elsen LWJ, Garssen J, Burcelin R et al (2019) Shaping the gut microbiota by breastfeeding: the gateway to allergy prevention? Front Pediatr 7:47

［89］ van der Aa LB, Heymans HS, van Aalderen WM et al (2010) Effect of a new synbiotic mixture on atopic dermatitis in infants: a randomized-controlled trial. Clin Exp Allergy 40:795-804

［90］ van der Aa LB, van Aalderen WM, Heymans HS et al (2011) Synbiotics prevent asthma-like symptoms in infants with atopic dermatitis. Allergy 66:170-177

［91］ Verhasselt V (2010) Oral tolerance in neonates: from basics to potential prevention of allergic disease. Mucosal Immunol 3:326-333

［92］ von Berg A (2009) Modified proteins in allergy prevention. Nestle Nutr Workshop Ser Pediatr Program 64:239-247; discussion 247-257

［93］ von Berg A, Koletzko S, Grubl A et al (2003) The effect of hydrolyzed cow's milk formula for allergy prevention in the first year of life: the German Infant Nutritional Intervention Study, a randomized double-blind trial. J Allergy Clin Immunol 111:533-540

［94］ von Berg A, Filipiak-Pittroff B, Kramer U et al (2013) Allergies in high-risk schoolchildren after early intervention with cow's milk protein hydrolysates: 10-year results from the German Infant Nutritional Intervention (GINI) study. J Allergy Clin Immunol 131:1565-1573

［95］ West CE, Jenmalm MC, Kozyrskyj AL et al (2016) Probiotics for treatment and primary prevention of allergic diseases and asthma: looking back and moving forward. Expert Rev Clin Immunol 12:625-639

［96］ Wickens K, Stanley TV, Mitchell EA et al (2013) Early supplementation with Lactobacillus rhamnosus HN001 reduces eczema prevalence to 6 years: does it also reduce atopic sensitization? Clin Exp Allergy 43:1048-1057

［97］ Wickens K, Barthow C, Mitchell EA et al (2018) Effects of Lactobacillus rhamnosus HN001 in early life on the cumulative prevalence of allergic disease to 11 years. Pediatr Allergy Immunol 29:808-814

［98］ Wopereis H, Oozeer R, Knipping K et al (2014) The first thousand days - intestinal microbiology of early life: establishing a symbiosis. Pediatr Allergy Immunol 25:428-438

［99］ Wopereis H, Sim K, Shaw A et al (2018) Intestinal microbiota in infants at high risk for allergy:effects of prebiotics and role in eczema development. J Allergy Clin Immunol 141:1334-1342. e1335

［100］Xiao L, Stahl B, Folkerts G et al (2017) The immunological benefits for complex oligosaccharides in human milk. In: Calder PC, Kulkarni AD (eds) Nutrition, immunity, and infection, 1st edn. CRC Press, Boca Raton

［101］Zhang GQ, Hu HJ, Liu CY et al (2016) Probiotics for prevention of atopy and food hypersensitivity in early childhood: a PRISMA-compliant systematic review and meta-analysis of randomized controlled trials. Medicine 95:e2562

［102］Zuccotti G, Meneghin F, Aceti A et al (2015) Probiotics for prevention of atopic diseases in infants: systematic review and meta-analysis. Allergy 70:1356-1371

第 28 章　综合管理：特应性皮炎和其他过敏性疾病患者教育现状

Comprehensive Approach: Current Status on Patient Education in Atopic Dermatitis and Other Allergic Diseases

Stephan Traidl　Claudia Lang　Peter Schmid-Grendelmeier　Thomas Werfel　Annice Heratizadeh　**著**

章　炬　**译**　谭亚琦　**校**

摘要

过敏反应性疾病具有复杂的慢性病理生理学特征。治疗性患者教育（therapeutic patient education, TPE）项目是过敏患者医疗保健的重要组成部分。这些项目旨在提高患者对循证治疗的依从性，提高患者应对疾病的能力。由一个多专业团队构成的 TPE 涵盖了疾病发病机制、触发因素、护理和饮食等相关问题，以及心理和行为方面在内的各种可用治疗方案。

随机对照研究表明，结构化的团体培训对特应性皮炎患儿及他们的监护人和成年患者提供了帮助，体现在提升生活质量和客观临床疾病参数方面。除了特应性皮炎，还有为过敏反应和哮喘患者制订的宣教计划。本文综述了多种 TPE 概念及其对主客观结果的影响。现有的 TPE 主要专注于特应性皮炎，但也阐明了其他过敏性疾病，如过敏性休克和哮喘。

关键词：过敏反应；特应性皮炎；患者护理；治疗性患者教育计划

自从 George Engel 于 1977 年提出疾病的生物－心理－社会模型以来，人们越来越认识到疾病是生物病理学、个人行为及社会环境之间的复杂相互作用的结果（Engel，1977）。慢性疾病患者尤其需要多模式方法来进行充分治疗（Wade 和 Halligan，2017），因此应该对患者进行疾病相关知识的教育，了解其对日常生活的影响，知晓治疗的不良反应和处理方法，了解应对机制以学会与疾病共存。

如今已有基于证据的针对过敏性疾病的患者宣教方案。不同国家/地区的方案有所不同，主要涉及患者的年龄和数量、干预内容、教学技巧、频率和课程持续时间（Stalder 等，2013）。根据"欧洲特应性湿疹治疗指南"可将特应性皮炎（atopic

dermatitis，AD）的宣教项目分为四类：与年龄相关的多学科结构化小组培训（湿疹学校）、湿疹研讨会、护士主导的湿疹研讨会和结构化的自我管理教育培训（Wollenberg 等，2018a、b）。由于环境不同，不同干预措施之间可能难以比较优劣。

一、特应性皮炎患者教育的必要性

特应性皮炎是一种常见的炎症性皮肤病，以瘙痒剧烈的红斑为特征。AD 不仅显著影响患者的生活质量（quality of life，QoL），还影响了 AD 患儿照顾者的生活质量。夜间瘙痒可扰乱睡眠，导致学习成绩下降。30% 的患儿在疾病严重时期需要药物才能入睡（Paller 等，2002）。此外，AD 还影响患者的人际关系、自尊心及日常生活行为

（Paller 等，2002）。该疾病还会导致性问题和找工作的困难。SCORAD 是评估 AD 严重程度的最常用工具之一，包含主观评价指标"痒"和"失眠"，以及一些客观指标，可用于评估 AD 对患者身心健康及生活质量的损害程度。与其他皮肤病（如银屑病）相比，AD 患者的生活质量受到更严重的影响（Beikert 等，2014）。

因为 AD 慢性且容易复发的特性，因此为了进行充分的疾病治疗，需要建立信任的医患关系和严格的依从性。例如，推荐局部外用糖皮质激素为一线抗炎治疗方案，可充分控制病程（Wollenberg 等，2018b），积极使用局部糖皮质激素可降低 AD 疾病进展的概率（Wollenberg 和 Ehmann，2012）。然而，一项基于 2000 名患者的访谈研究表明，接近一半的患者担心局部外用糖皮质激素的不良反应。这将导致治疗不充分（Zuberbier 等，2006）。在法国的一项研究中则多达 80% 的 AD 患者表示抗拒外用糖皮质激素，1/3 的人承认对治疗依从性不足（Aubert-Wastiaux 等，2011）。这种对治疗的不依从主要是由于未充分告知患者关于乳膏的使用、效果和不良事件等情况。这种治疗的不充分及由此导致的疾病控制不足造成患者去尝试补充医疗。接受顺势疗法治疗的儿童中约有 1/5 是 AD 患者。然而，对顺势疗法的对照试验的系统评价表明，尚无证据可证明这些疗法具有疗效（Simonart 等，2011）。此外，补充医疗的治疗成本更高从而导致疾病控制不理想和更高的社会经济负担（Roll 等，2013）。

Zuberbier 等就社会经济负担发表了一份报道，估计过敏性疾病治疗不足导致的间接成本为 550 亿~1510 亿欧元（Zuberbier 等，2014）。近期的一项欧洲横断面研究表明，每位患者每年的额外自付费用平均为 927 欧元（Arents 等，2019），其中每月最高费用来自润肤剂和保湿剂，为 27.63 欧元。这些调查强调了充分治疗对患者和社会均有益处。

大多数 AD 患者对其疾病的了解很少或存在错误的认识，进一步强调了患者健康宣教的必要性。2004 年，法国的一项研究对 103 名成年患者

进行了 2.5h 的关于 AD 及其治疗的研讨会，48% 的成年 AD 患者误以为成功的 AD 治疗会加重哮喘（Dagregorio 和 Guillet，2005）。

近期的研究表明，AD 与心理疾病风险增加之间的潜在联系。一项针对约 9500 名患者的健康问卷调查显示，中度至重度 AD 患者抗抑郁药和抗焦虑药的服用率升高（Thyssen 等，2018）。此外，AD 患儿更容易表现出注意力缺陷和多动障碍症状，更验证了该疾病对心理健康的影响（Schmitt 等，2018）。

改善生活质量是慢病治疗的主要目标之一。为此，需着重关注患者在日常生活中治疗，并制订应对策略，学会与疾病共存。然而，由于病理生理学的多样性，在常规临床咨询中解释和理解该疾病可能具有挑战性，因为医生感到承受着长久的时间和经济压力。它也可能导致患者有孤独感。因此，患者宣教是一种帮助患者应对和治疗疾病的工具。

二、成年人特应性皮炎患者的健康教育

患者教育的目的是给患者提供疾病相关的病理生理学知识，以便他们更好地了解疾病，例如，治疗特应性皮炎时日常保湿和局部外用糖皮质激素的益处，为提高治疗的接受度奠定基础。此外，教育促进了对疾病促发因素的认识，并提供了纠正错误信息的机会。因此，患者宣教不仅是为了提高治疗的依从性和减轻疾病的严重程度，更是为了让人们认识到瘙痒是特应性皮炎的主要症状。此外，考虑到疾病的社会经济负担，患者宣教的目的也可减少对医疗系统的需求度（如非循证诊断和治疗），并减少因疾病引起的相关费用。

第一份关于心理干预令特应性皮炎患者获益的报道可以追溯到 20 世纪 40 年代至 50 年代（Klein，1949；Shoemaker 等，1955）。但第一个随机对照试验是由 Ehlers 等在 1995 年完成的（Ehlers 等，1995），他们将 124 名成年患者分为四组，分别接受不同的治疗干预：①皮肤病学教育项目（dermatological educational program，DE）；②以放松疗法为形式的自体训练（autogenic training，AT）；

③认知行为治疗（cognitive-behavioral treatment，BT）；④联合 DE 和 BT 治疗（DEBT）。行为治疗侧重于对搔抓的自我控制、压力管理和放松。治疗干预以 5~7 名患者为一组进行，每周 1.5~2h，持续 12 周。1 年的随访显示，与标准药物治疗组相比，AT、BT 和 DEBT 组患者的皮肤严重程度显著降低。此外在这些干预组中，瘙痒的灾害化和患者的无助感均减轻。然而瘙痒和抓挠的严重程度没有差异。进一步的研究发现，团体干预比个体治疗更为有效（Gieler，1993；Stangier 和 Ehlers，1993）。

基于这些积极的经验和数据，Coenraads 等在荷兰格罗宁根对基于一项 2 周的团体（5、6 名患者为一组）教育项目的研究发现：与对照组相比，团体组的 31 名患者使用日常保湿剂频率更高，需要的信息更少，并且在"Marburger Neurodermitis Fragebogen"（一种测量疾病应对能力的问卷调查工具）中得分更低（Coenraads 等，2001）。

2009 年一项在荷兰进行的研究分析了应对瘙痒的多学科训练的效果（Evers 等，2009）。61 名 ≥ 16 岁的患者参加了首月每周四次的小组学习培训，并在此之后每月进行一次。培训由心理学家和皮肤科护士共同进行。1 年后干预组在湿疹面积和严重程度指数（eczema area and severity index, EASI）评分、瘙痒、抓挠意识、瘙痒灾难性、瘙痒自我管理和疾病接受度方面，显著优于对照组。此外，该培训还减少患者就诊于皮肤科的次数。

然而，过去 10 年中大多数 AD 患者健康宣教的研究都集中在儿童、青少年和照顾者。鉴于德国在教育患有 AD 的儿童和青少年方面取得的成功，以及在成年人患者护理方面存在缺陷的情况，德国的一个多学科专家组成立了成年人特应性皮炎培训工作组（Arbeitsgemeinschaft Neurodermitisschulung für Erwachsene，ARNE）。在一项大型全国性多中心随机对照试验中，ARNE 旨在评估结构化患者教育对成年人 AD 门诊患者的医疗保健状况的影响（Heratizadeh 等，2017）。

该研究在德国 15 个地区招募了 315 名中度至重度 AD 成年患者；分为干预组 168 名和对照组 147 名（Heratizadeh 等，2017）。该培训计划由皮肤病学、心理学、心身学和心理治疗、医学社会学、营养学和健康服务研究领域的多学科专业人士组成。5~8 名患者的小组在 6 个 2h 的课程中根据培训手册进行了标准化培训。每次课程都涵盖了有关该疾病的基本信息，如诱发因素、瘙痒－抓挠周期和治疗方案、心理学相关情况（如放松练习和应对策略）及营养方面（如过敏预防、食物不良反应和饮食结构）。这些皮肤病学和营养学相关的知识分别由心理学和心理治疗领域的专业人士进行培训。重点包括：与瘙痒相关的灾难性认知变化，由瘙痒认知问卷（Juckreiz-Kognitions-Fragebogen, JKF）评估（Leung 和 Guttman-Yassky，2014），而社交焦虑则由马尔堡皮肤问卷（Marburger Hautfragebogen, MHF）（Werfel，2009）评估，主观负担由 Skindex-29 评估（Wollenberg 等，2016），疾病严重程度由 SCORAD 评估（Schmitt 等，2007）。1 年后与对照组相比，健康教育组对瘙痒的灾难性认知显著降低。同时健康教育组的 SCORAD、客观 SCORAD 和以患者为导向的 SCORAD（次要终点之一）均低于对照组。

这项研究是第一项基于评估成年人患者教育的多中心随机对照研究。同样也需要更多的研究来分析和比较各种健康宣教项目，并更好地定义和理解宣教的效果。

在数字时代，基于视频的教育给许多患者提供了新的机会，进一步为无法在数周内参加多次培训的患者提供了一种选择。Amstrong 等（2011）进行了一项调查视频教育的随机对照试验。40 名患者在 12 周内观看了 AD 相关知识和多种治疗方法介绍的视频内容，同时另外 40 名患者通过书面小册子接受了相同的信息。最后发现，视频宣教组的疾病严重程度评分（patient-oriented eczema measure，POEM）显著降低。

总之，越来越多的证据表明结构化团体训练有益于成年 AD 患者，但也需要进一步研究以阐明哪些培训内容最有效。

三、特应性皮炎患儿及其照护人员的健康教育

对于儿科患者，尤其是婴幼儿，对其照护人员进行疾病相关的教育非常重要。然而由于疾病的慢性病程和坚持治疗的重要性，也需要让患儿参与这个教育过程。澳大利亚的一项研究表明，缺乏依从性是治疗失败的常见原因（Fischer，1996）。害怕使用局部糖皮质激素和不了解疾病的慢性复发特征是依从性不足的主要原因。

与成年人 AD 患者的健康教育证据相对较少的情况相比，对儿童、青少年或其父母的干预效果明显更好，因为 AD 在年轻人群中患病率更高。

Chinn 等在 2002 年进行了一项有关初级保健护士进行的 30min 教育的结果研究（Chinn 等，2002）。该研究的患者教育组入组了 115 个<4 岁儿童家庭和 120 名 4—16 岁儿童和青少年。在干预后的 4 周和 12 周随访中发现与对照组相比，教育组的生活质量未得到显著改善。研究人员推测该结果可能与招募患者数量过少、AD 病情较轻、评估方法欠佳等因素有关。

根据后两个建议，一项新的随机对照研究招募了 50 名 AD 患者，他们的 SCORAD 平均分为 34 分，并由一位 AD 教育者提供 15min 的个人教育课程（Shaw 等，2008）。然而与对照组相比，健康宣教并不影响 SCORAD 或 QoL 评分。研究人员认为这可能是由于高达 30% 的失访率，以及对照组参与者也接受了皮肤科和儿科医生的指导。此外，该研究还使用了几名非儿童皮肤护理专业方向的护理人员。

Grillo 等于 2006 年评估与父母一起为患儿提供的 2h 干预项目的效果（Grillo 等，2006），与包含 29 名患者的对照组相比，与父母一起接受教育的 32 名干预组患儿在 4 周和 12 周后的 SCORAD 出现显著下降。该项研究人群主要由中度至重度 AD 患者组成，干预组的基线 SCORAD 平均为 50 分。由于 AD 加重家庭照护的负担，作者预计干预组的皮炎家庭影响评分（dermatitis

family impact, DFI）也会降低。然而，最终两组的 DFI 和生活质量并不存在差异（O'Connell，2004；Su，1997）。英国地区的由护士主导的护理方面的健康宣教方案特别成熟（Courtenay 和 Carey，2007）。因此，Moore 等举办了由护士主持的面向≤16 岁儿童的时长 90min 的湿疹研讨会（Moore 等，2009）发现，相较于皮肤科医生主导的诊所就诊的患者，参加研讨会的患者在随后 4 周的随访时的 SCORAD 评分降低，并且更成功地坚持治疗。Schuttelaar 等（2010）也比较了执业护士和皮肤科医生的护理效果，通过将 160 名≤16 岁的患者随机分配至护士护理组或医生护理组，在 4、8 和 12 个月时未发现两组在疾病严重程度（SCORAD）或生活质量的改善方面存在显著差异。

Weber 等学者在一项小样本研究中专注于支持治疗对生活质量和家庭的影响，入组的患儿每两周接受一次为期 90min 的健康教育，由 1 名儿童精神科医生和 1 名志愿医学生共同组织，包括游戏和模拟活动等。他们的家长会由皮肤科医生主持。6 个月后的随访表明，16 名 2—16 岁的患者的生活质量得到了显著改善。然而和 Grillo 等（2006）的研究结果一样，健康教育并不影响皮炎家庭影响评分。

德国的一项基于 823 名患者的多中心随机对照研究，称为德国特应性皮炎干预研究（German Atopic Dermatitis Intervention Study，GADIS），是儿童和青少年教育计划有益效果证据的里程碑之一（Staab 等，2006），旨在制订标准化的教育干预措施。研究将 274 名 3 月龄—7 岁、102 名 8—12 岁和 70 名 13—18 岁的中度至重度 AD 患儿及其家人纳入教育项目组。与前面提到的研究相比，该试验的参与者在 6 周内以小组形式接受了 6 次 2h 的健康教育。其内容由标准化培训手册规定，由儿科、皮肤科、心理学和营养学领域的专业人员提供，相关专业人员在研究开始之前已完成了特定的培训。研究的主要终点为 12 个月后疾病严重程度的变化（SCORAD）。与对照组相比，接受健康教育的所有 3 个年龄组的 SCORAD 均显

著降低。此外，父母对待患儿的方式和孩子对疾病的应对态度（瘙痒－抓挠认知量表）得到了改善（Kupfer 等，2010）。已有研究表明 8—12 岁和青春期的 AD 患儿的瘙痒强度与生活质量呈负相关（Weisshaar 等，2008）。

总之，这些研究阐明了通过标准化的团体宣教能帮助患者管理疾病并从中获益。在 GADIS 试验发布 1 年后的 2007 年，德国保险公司协会建议对患者健康教育项目进行保险退费。正如 Stalder 等最近综述文章（Stalder，2013）显示，这种情况非常独特，与德国的医疗保险公司承担费用相比，部分地区的健康宣教费用来自捐赠（美国）、制药公司（日本和意大利）及政府卫生部门（法国）（Heratizadeh，2014）。

Pustišek 等学者于 2016 年发表了一项随机对照试验分析了克罗地亚儿童（3 月龄—7 岁）及其照护人员的教育项目（Pustisek 等，2016），以 5～8 名患儿为一组提供了 2h 的讲座及书面材料，发现干预组（n=64）和对照组（n=64）之间的 SCORAD、瘙痒、睡眠障碍和家庭生活质量评分存在显著差异。

一项针对对教育项目感兴趣的父母特征的问卷研究表明，社会支持度低、积极解决问题行为高和对医疗效果不满意的照护人员对参与这些健康宣教更为积极（Schut 等，2012）。基于 3 月龄至 7 岁患儿的 GADIS 数据，Breuer 等评估了积极参与健康宣教的获益程度（Breuer 等，2014），结果表明心理因素对结果的影响大于躯体因素。过去效果欠佳的治疗和有限的疾病控制能力是从健康宣教中获益的促进因素。值得注意的是，AD 的基线严重程度和患者的社会经济状况对健康教育的长期效果没有影响。Strangier 等学者的分析亦证实低 IgE 血清水平、瘙痒相关认知及基线时高搔抓程度可预测健康教育能否获益（Stangier 等，2004）。

在荷兰进行的一项研究中，von Os-Medendrop 探究了线上和线下健康护理教育对患有中度 AD 儿童和成人的影响（van Os-Medendorp 等，2012），该研究通过疾病累及的体表面积、生活质量和瘙痒强度评分来评估疾病严重程度，发现基线、3 个月和 12 个月时间点的两组之间没有差异。但是线上健康教育因降低了旷工率，间接地为每位患者节省了 594 欧元费用。

一项发表于 2014 年的关于儿童 AD 心理和教育干预的 Cochrane 综述，对十项随机对照试验进行了 Meta 分析（Ersser 等，2014）。该综述得出以下结论：护士和皮肤科医生主导的干预措施对疾病严重程度和生活质量有显著影响，但缺乏关键的经严格设计的试验和与独立心理社会自助的比较。在"面向皮肤病学的患者教育网络"的文件中，建议"……应向有治疗失败史的患者和父母，以及那些认为自己缺乏社会支持的家庭，提供健康教育，无论他们是否接受有效和可信的治疗"。这些帮助措施应该由多学科团队提供（Barbarot 等，2013）。

总之，针对儿童和护理人员的健康宣教是 AD 疾病管理的一个核心内容，因为其可影响疾病严重程度、生活质量和治疗费用。

四、其他过敏性疾病的患者教育

除了 AD，还有其他慢性过敏性疾病患者从健康宣教中受益。全球哮喘倡议书（The Global Initiative for Asthma，GINA）强调结构化哮喘培训对控制和管理疾病的重要性（Horak 等，2016）。吸入器使用培训、关于监测峰值流量的自我管理、哮喘行动计划及对哮喘恶化应对方法尤为重要。值得注意的是，70%～80% 的患者使用了错误的吸入技术。Melani 等学者已经证明了吸入器使用不当与疾病控制欠佳有关（Melani 等，2011），可通过药剂师和护士有效地教授吸入技巧。

就疾病管理的依从性而言，约 50% 的哮喘患者服药不规律，因为与 AD 患者一样，哮喘患者也往往会担心药物的不良反应。因此，提供治疗的相关信息可改善服药行为（Partridge 等，2011）。此外，共同制订治疗方案可提高患者的依从性，同时专科护士的随访和吸入提醒器也有同样的效果（Chan 等，2015；Morton 等，2017；Otsuki 等，2009；Williams 等，2010）。

有几项对照试验和 Meta 分析揭示了患者教育的积极作用。一项基于 7843 名儿童的 38 项研究的回顾性研究表明，在进行教育干预后，急诊科就诊率降低（Boyd 等，2009），但生活质量和症状上没有发现统计学上的显著差异（缺乏相应数据）。在 P2AET 临床研究中，338 名儿童在父母的陪同下被分别纳入指导组、教育组或对照组（Szczepanski 等，2010）。6 个月后，由多专业团队进行的教育组的急诊就诊率降低。

上述确凿证据表明健康教育是哮喘治疗中重要的干预措施，因此其已被纳入德国国家哮喘护理指南。

对于过敏性疾病的患者而言，预防不良事件，避免危及生命的系统性事件是患者教育的一个重要方面。

2013 年世界过敏组织发布了一份过敏症指南，强调了对有过敏反应病史的患者进行健康教育的重要性，特别是如何在过敏性休克期间使用肾上腺素自动注射器挽救患者的生命（Simons 等，2013）。Topal 等学者研究发现约 39% 的过敏性疾病的患者在确诊后 1 年内不携带自动注射器（Topal 等，2013）。他们中半数以缺乏需求为理由，只有 40% 的人能够正确使用自动注射器。Bock 等调查发现，90% 因食物过敏反应导致死亡的可能因素为没有或未能及时接受肾上腺素治疗（Bock 等，2001）。在 Kaster 等的一篇综述中表明，健康教育的重要性是由过敏性疾病患者的信息匮乏而凸显的（Kastner 等，2010），并有必要定期随访并关注是否携带自动注射器。此外，Sicherer 等学者进行了基于 60 名新诊断食物过敏患儿父母的研究（Sicherer 等，2012），他们通过印刷的

读物和视频提供相关信息和教育，最终发现经健康教育后患者使用自动注射器正确激活步骤从 3.4 个提高到 5.95 个（总共 6 个），并在 1 年后继续保持在 5.47 个。2015 年过敏反应培训和教育工作组（working group on anaphylaxis training and education, AGATE）提供了过敏性疾病的教育益处的最确凿证据（Brockow 等，2015），在这项试验中，95 名确诊儿童的照顾者和 98 名既往有过敏反应的患者被随机分配到对照组或干预组，后者接受了两次为期 3h 培训并在培训 3 个月后进行有关过敏反应知识和应急管理能力的测试。与对照组相比，干预组的上述两项指标均得到显著改善。

我们的两个中心都为这些疾病提供了相关的患者教育，并已被证明是提高患者知识和遵循治疗计划的重要工具。此外，由于能够更好地了解自己的疾病和使用更优良的疾病管理工具，患者的生活质量得到了提高。除了常规课程以外，数分钟的小型定制教育课程可能是健康教育非常有用的小工具。这种"微教育"很容易推广，尽管它所需要的时间短，但患者仍可获益良多（Bieber 等，2016）。

有效的患者教育需要跨多学科专业，因为不同专业的联合不仅为患者提供多样化的知识，还可提供不同的方法。因此，心理学家、营养专家、护士和其他相关医疗保健提供者的参与，对于患者护理、预防及病情预后非常重要（Madan 等，2020）。

总而言之，患者健康教育不仅可以改善疾病、控制和提高生活质量，还能提高社会经济效益，是过敏性疾病管理和治疗中不可或缺的一部分。

参考文献

[1] Arents B, Fink-Wagner A, Seitz IA, Mensing U, Wettemann N et al (2019) Out-of-pocket costs for individuals with atopic eczema: a cross-sectional study in nine European countries. Acta Derm Venereol 99:263-267

[2] Armstrong AW, Kim RH, Idriss NZ, Larsen LN, Lio PA (2011) Online video improves clinical outcomes in adults with atopic dermatitis: a randomized controlled trial. J Am Acad Dermatol 64(3):502-507

［3］ Aubert-Wastiaux H, Moret L, Le Rhun A, Fontenoy AM, Nguyen JM, Leux C et al (2011) Topical corticosteroid phobia in atopic dermatitis: a study of its nature, origins and frequency. Br J Dermatol 165(4):808-814

［4］ Barbarot S, Bernier C, Deleuran M, De Raeve L, Eichenfield L, El Hachem M et al (2013) Therapeutic patient education in children with atopic dermatitis: position paper on objectives and recommendations. Pediatr Dermatol 30(2):199-206

［5］ Beikert FC, Langenbruch AK, Radtke MA, Kornek T, Purwins S, Augustin M (2014) Willingness to pay and quality of life in patients with atopic dermatitis. Arch Dermatol Res 306(3):279-286

［6］ Bieber T, Akdis C, Lauener R, Traidl-Hoffmann C, Schmid-Grendelmeier P, Schappi G et al (2016) Global allergy forum and 3rd Davos declaration 2015: atopic dermatitis/eczema: challenges and opportunities toward precision medicine. Allergy 71(5):588-592

［7］ Bock SA, Munoz-Furlong A, Sampson HA (2001) Fatalities due to anaphylactic reactions to foods. J Allergy Clin Immunol 107(1):191-193

［8］ Boyd M, Lasserson TJ, McKean MC, Gibson PG, Ducharme FM, Haby M (2009) Interventions for educating children who are at risk of asthma-related emergency department attendance. Cochrane Database Syst Rev 2009(2):Cd001290

［9］ Breuer K, Matterne U, Diepgen TL, Fartasch M, Gieler U, Kupfer J et al (2014) Predictors of benefit from an atopic dermatitis education programme. Pediatr Allergy Immunol 25(5):489-495

［10］ Brockow K, Schallmayer S, Beyer K, Biedermann T, Fischer J, Gebert N et al (2015) Effects of a structured educational intervention on knowledge and emergency management in patients at risk for anaphylaxis. Allergy 70(2):227-235

［11］ Chan AH, Stewart AW, Harrison J, Camargo CA Jr, Black PN, Mitchell EA (2015) The effect of an electronic monitoring device with audiovisual reminder function on adherence to inhaled corticosteroids and school attendance in children with asthma: a randomised controlled trial. Lancet Respir Med 3(3):210-219

［12］ Chinn DJ, Poyner T, Sibley G (2002) Randomized controlled trial of a single dermatology nurse consultation in primary care on the quality of life of children with atopic eczema. Br J Dermatol 146(3):432-439

［13］ Coenraads PJ, Span L, Jaspers JP, Fidler V (2001) Intensive patient education and treatment program for young adults with atopic eczema. Hautarzt 52(5):428-433

［14］ Courtenay M, Carey N (2007) A review of the impact and effectiveness of nurse-led care in dermatology. J Clin Nurs 16(1):122-128

［15］ Dagregorio G, Guillet G (2005) Educational seminars for adults with atopic dermatitis: preliminary report about 103 patients. Allergy 60(4):540-541

［16］ Ehlers A, Stangier U, Gieler U (1995) Treatment of atopic dermatitis: a comparison of psychological and dermatological approaches to relapse prevention. J Consult Clin Psychol 63(4):624-635

［17］ Engel GL (1977) The need for a new medical model: a challenge for biomedicine. Science 196 (4286):129-136

［18］ Ersser SJ, Cowdell F, Latter S, Gardiner E, Flohr C, Thompson AR et al (2014) Psychological and educational interventions for atopic eczema in children. Cochrane Database Syst Rev 2014(1):Cd004054

［19］ Evers AW, Duller P, de Jong EM, Otero ME, Verhaak CM, van der Valk PG et al (2009) Effectiveness of a multidisciplinary itch-coping training programme in adults with atopic dermatitis. Acta Derm Venereol 89(1):57-63

［20］ Fischer G (1996) Compliance problems in paediatric atopic eczema. Australas J Dermatol 37(Suppl 1):S10-S13

［21］ Gieler U (1993) Atopisches Ekzem - Psychische Bedingungen als Auslösefactor. Dermatologische Mantsschrift 79:2

［22］ Grillo M, Gassner L, Marshman G, Dunn S, Hudson P (2006) Pediatric atopic eczema: the impact of an educational intervention. Pediatr Dermatol 23(5):428-436

［23］ Heratizadeh A (2014) Therapeutic patient education. Curr Treat Options Allergy 1(4):358-364

［24］ Heratizadeh A, Werfel T, Wollenberg A, Abraham S, Plank-Habibi S, Schnopp C et al (2017) Effects of structured patient education in adults with atopic dermatitis: Multicenter randomized controlled trial. J Allergy Clin Immunol 140(3):845-53.e3

［25］ Horak F, Doberer D, Eber E, Horak E, Pohl W, Riedler J et al (2016) Diagnosis and management of asthma - statement on the 2015 GINA guidelines. Wien Klin Wochenschr 128(15-16):541-554

［26］ Kastner M, Harada L, Waserman S (2010) Gaps in anaphylaxis management at the level of physicians, patients, and the community: a systematic review of the literature. Allergy 65 (4):435-444

［27］ Klein HS (1949) Psychogenic factors in dermatitis and their treatment by group therapy. Br J Med Psychol 22:13

［28］ Kupfer J, Gieler U, Diepgen TL, Fartasch M, Lob-Corzilius T, Ring J et al (2010) Structured education program improves the coping with atopic dermatitis in children and their parents-a multicenter, randomized controlled trial. J Psychosom Res 68(4):353-358

［29］ Leung DY, Guttman-Yassky E (2014) Deciphering the complexities of atopic dermatitis: shifting paradigms in treatment approaches. J Allergy Clin Immunol 134(4):769-779

［30］ Madan I, Parsons V, Ntani G, Coggon D, Wright A, English J et al (2020) A behaviour change package to prevent hand dermatitis in nurses working in the National Health Service: results of a cluster randomized controlled trial. Br J Dermatol 27

［31］ Melani AS, Bonavia M, Cilenti V, Cinti C, Lodi M, Martucci P et al (2011) Inhaler mishandling remains common in real life and is associated with reduced disease control. Respir Med 105 (6):930-938

［32］ Moore EJ, Williams A, Manias E, Varigos G, Donath S (2009) Eczema workshops reduce severity of childhood atopic eczema. Australas J Dermatol 50(2):100-106

［33］ Morton RW, Elphick HE, Rigby AS, Daw WJ, King DA, Smith LJ et al (2017) STAAR: a randomised controlled trial of electronic adherence monitoring with reminder alarms and feedback to improve clinical outcomes for children with asthma. Thorax 72(4):347-354

［34］ O'Connell EJ (2004) The burden of atopy and asthma in children. Allergy 59(Suppl 78):7-11

［35］ Otsuki M, Eakin MN, Rand CS, Butz AM, Hsu VD, Zuckerman IH et al (2009) Adherence feedback to improve asthma outcomes among inner-city children: a randomized trial. Pediatrics 124(6):1513-1521

［36］ Paller AS, McAlister RO, Doyle JJ, Jackson A (2002) Perceptions of physicians and pediatric patients about atopic dermatitis, its impact, and its treatment. Clin Pediatr 41(5):323-332

［37］ Partridge MR, Dal Negro RW, Olivieri D (2011) Understanding patients with asthma and COPD:insights from a European study. Prim Care Respir J 20(3):315-323. 17 p following 23

［38］ Pustisek N, Situm M, Vurnek Zivkovic M, Ljubojevic Hadzavdic S, Vurnek M, Niseteo T (2016) The significance of structured parental educational intervention on childhood atopic dermatitis:a randomized controlled trial. J Eur Acad Dermatol Venereol 30(5):806-812

［39］ Roll S, Reinhold T, Pach D, Brinkhaus B, Icke K, Staab D et al (2013) Comparative effectiveness of homoeopathic vs. conventional therapy in usual care of atopic eczema in children: long-term medical and economic outcomes. PLoS One 8(1):e54973

［40］ Schmitt J, Langan S, Williams HC (2007) What are the best outcome measurements for atopic eczema? A systematic review. J Allergy Clin Immunol 120(6):1389-1398

［41］ Schmitt J, Buske-Kirschbaum A, Tesch F, Trikojat K, Stephan V, Abraham S et al (2018) Increased attention-deficit/hyperactivity symptoms in atopic dermatitis are associated with history of antihistamine use. Allergy 73(3):615-626

［42］ Schut C, Mahmutovic V, Gieler U, Kupfer J (2012) Patient education programs for childhood atopic dermatitis: who is interested? J Dtsch Dermatol Ges 10(9):657-661

［43］ Schuttelaar ML, Vermeulen KM, Drukker N, Coenraads PJ (2010) A randomized controlled trial in children with eczema: nurse practitioner vs. dermatologist. Br J Dermatol 162(1):162-170

［44］ Shaw M, Morrell DS, Goldsmith LA (2008) A study of targeted enhanced patient care for pediatric atopic dermatitis (STEP PAD). Pediatr Dermatol 25(1):19-24

［45］ Shoemaker RJ, Guy WB, McLaughlin JT (1955) The usefulness of group therapy in the treatment of atopic eczema. Pa Med J 58(6):603-609

［46］ Sicherer SH, Vargas PA, Groetch ME, Christie L, Carlisle SK, Noone S et al (2012) Development and validation of educational materials for food allergy. J Pediatr 160(4):651-656

［47］ Simonart T, Kabagabo C, De Maertelaer V (2011) Homoeopathic remedies in dermatology: a systematic review of controlled clinical trials. Br J Dermatol 165(4):897-905

［48］ Simons FE, Ardusso LR, Dimov V, Ebisawa M, El-Gamal YM, Lockey RF et al (2013) World allergy organization anaphylaxis guidelines: 2013 update of the evidence base. Int Arch Allergy Immunol 162(3):193-204

［49］ Staab D, Diepgen TL, Fartasch M, Kupfer J, Lob-Corzilius T, Ring J et al (2006) Age related, structured educational programmes for the management of atopic dermatitis in children and adolescents: multicentre, randomised controlled trial. BMJ 332(7547):933-938

［50］ Stalder JF, Bernier C, Ball A, De Raeve L, Gieler U, Deleuran M et al (2013) Therapeutic patient education in atopic dermatitis: worldwide experiences. Pediatr Dermatol 30(3):329-334

［51］ Stangier U, Ehlers A (1993) Ein ambulantes psychologisches Gruppenprogramm bei Neurodermitis. Prax Klin Verhaltensmed Rehab 22(10):103

［52］ Stangier U, Ehlers A, Gieler U (2004) Predicting long-term outcome in group treatment of atopic dermatitis. Psychother Psychosom 73(5):293-301

［53］ Su JC, Kemp AS, Varigos GA, Nolan TM (1997) Atopic eczema: its impact on the family and financial cost. Arch Dis Child 76(2):159-162

［54］ Szczepanski R, Jaeschke R, Spindler T, Ihorst G, Forster J (2010) Preschoolers' and parents' asthma education trial (P2AET) - a randomized controlled study. Eur J Pediatr 169(9):1051-1060

［55］ Thyssen JP, Hamann CR, Linneberg A, Dantoft TM, Skov L, Gislason GH et al (2018) Atopic dermatitis is associated with anxiety, depression, and suicidal ideation, but not with psychiatric hospitalization or suicide. Allergy 73(1):214-220

［56］ Topal E, Bakirtas A, Yilmaz O, Ertoy IH, Arga M, Demirsoy MS et al (2013) A real-life study on acquired skills from using an adrenaline autoinjector. Int Arch Allergy Immunol 160 (3):301-306

［57］ van Os-Medendorp H, Koffijberg H, Eland-de Kok PC, van der Zalm A, de Bruin-Weller MS, Pasmans SG et al (2012) E-health in caring for patients with atopic dermatitis: a randomized controlled cost-effectiveness study of internet-guided monitoring and online self-management training. Br J Dermatol 166(5):1060-1068

［58］ Wade DT, Halligan PW (2017) The biopsychosocial model of illness: a model whose time has come. Clin Rehabil 31(8):995-1004

［59］ Weisshaar E, Diepgen TL, Bruckner T, Fartasch M, Kupfer J, Lob-Corzilius T et al (2008) Itch intensity evaluated in the German Atopic Dermatitis Intervention Study (GADIS): correlations with quality of life, coping behaviour and SCORAD severity in 823 children. Acta Derm Venereol 88(3):234-239

［60］ Werfel T (2009) The role of leukocytes, keratinocytes, and allergen-specific IgE in the development of atopic dermatitis. J Invest Dermatol 129(8):1878-1891

［61］ Williams LK, Peterson EL, Wells K, Campbell J, Wang M, Chowdhry VK et al (2010) A cluster-randomized trial to provide clinicians inhaled corticosteroid adherence information for their patients with asthma. J Allergy Clin Immunol 126(2):225-231. 31.e1-4

［62］ Wollenberg A, Ehmann LM (2012) Long term treatment concepts and proactive therapy for atopic eczema. Ann Dermatol 24(3):253-260

［63］ Wollenberg A, Oranje A, Deleuran M, Simon D, Szalai Z, Kunz B et al (2016) ETFAD/EADV eczema task force 2015 position paper on diagnosis and treatment of atopic dermatitis in adult and paediatric patients. J Eur Acad Dermatol Venereol 30(5):729-747

［64］ Wollenberg A, Barbarot S, Bieber T, Christen-Zaech S, Deleuran M, Fink-Wagner A et al (2018a) Consensus-based European guidelines for treatment of atopic eczema (atopic dermatitis) in adults and children: part II. J Eur Acad Dermatol Venereol 32(6):850-878

［65］ Wollenberg A, Barbarot S, Bieber T, Christen-Zaech S, Deleuran M, Fink-Wagner A et al (2018b) Consensus-based European guidelines for treatment of atopic eczema (atopic dermatitis) in adults and children: part I. J Eur Acad Dermatol Venereol 32(5):657-682

［66］ Zuberbier T, Orlow SJ, Paller AS, Taieb A, Allen R, Hernanz-Hermosa JM et al (2006) Patient perspectives on the management of atopic dermatitis. J Allergy Clin Immunol 118(1):226-232

［67］ Zuberbier T, Lotvall J, Simoens S, Subramanian SV, Church MK (2014) Economic burden of inadequate management of allergic diseases in the European Union: a GA(2) LEN review. Allergy 69(10):1275-1279